HER2 阳性乳腺癌

HER2-Positive Breast Cancer

原 著 ［美］萨拉·赫维茨（Sara Hurvitz）

　　　 ［美］凯莉·麦肯（Kelly McCann）

主 译 王晓稼 雷 蕾

辽宁科学技术出版社
LIAONING SCIENCE AND TECHNOLOGY PUBLISHING HOUSE

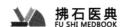

拂石医典
FU SHI MEDBOOK

图书在版编目（CIP）数据

HER2 阳性乳腺癌／（美）萨拉·赫维茨（Sara Hurvitz），（美）凯莉·麦肯（Kelly McCann）原著；王晓稼，雷蕾主译.—沈阳：辽宁科学技术出版社，2020.6
书名原文：HER2 – Positive Breast Cancer
ISBN 978 – 7 – 5591 – 1584 – 3

Ⅰ.①H…　Ⅱ.①萨…②凯…③王…④雷…　Ⅲ.①乳腺癌–药物疗法　Ⅳ.①R737.905

中国版本图书馆 CIP 数据核字（2020）第 068115 号

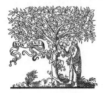

ELSEVIER

Elsevier（Singapore）Pte Ltd.
3 Killiney Road, #08 – 01 Winsland House I, Singapore 239519
Tel：（65）6349 – 0200；Fax：（65）6733 – 1817

声明

本译本由辽宁科学技术出版社完成。相关从业及研究人员必须凭借其自身经验和知识对文中描述的信息数据、方法策略、搭配组合、实验操作进行评估和使用。由于医学科学发展迅速，临床诊断和给药剂量尤其需要经过独立验证。在法律允许的最大范围内，爱思唯尔、译文的原文作者、原文编辑及原文内容提供者均不对译文或因产品责任、疏忽或其他操作造成的人身及/或财产伤害及/或损失承担责任，亦不对由于使用文中提到的方法、产品、说明或思想而导致的人身及/或财产伤害及/或损失承担责任。

著作权登记号 06 – 2019 – 56　　　　　　　　　　　　　　　　　版权所有　侵权必究

出版发行：辽宁科学技术出版社
　　　　　北京拂石医典图书有限公司
　　　　　地址：北京海淀区车公庄西路华通大厦 B 座 15 层
联系电话：010-57262361/024-23284376
E - mail：fushimedbook@163.com
印 刷 者：中煤（北京）印务有限公司
经 销 者：各地新华书店

幅面尺寸：185mm×260mm
字　　数：530 千字　　　　　　　　　　　印　　张：21.5
出版时间：2020 年 6 月第 1 版　　　　　　印刷时间：2020 年 6 月第 1 次印刷

责任编辑：李俊卿　　　　　　　　　　　　责任校对：梁晓洁
封面设计：潇　潇　　　　　　　　　　　　封面制作：潇　潇
版式设计：天地鹏博　　　　　　　　　　　责任印制：丁　艾

如有质量问题，请速与印务部联系　联系电话：010-57262361

定　　价：168.00 元

翻译者委员会

译者序

乳腺癌是全球女性发病率最高的恶性肿瘤之一，乳腺癌由多种分子特征不同的亚型组成，各亚型之间的生物学特征、药物治疗、预后等均完全不同。

HER2 阳性乳腺癌约占乳腺癌的25%，其生物学上表现为肿瘤恶性程度高、易早期发生疾病复发或转移、进展快、预后差、脑转移较多见等特点。但是，随着抗 HER2 靶向药物的不断问世，近 10 年来 HER2 阳性乳腺癌患者的总体生存得到明显改善，晚期患者一线治疗的平均总生存期达到了接近 5年，一些患者甚至治愈。HER2 作为乳腺癌的驱动基因，在乳腺癌发展的不同阶段均起着重要的作用，因此，近年来开发的一系列针对 HER2 信号通路的各类靶向药物均十分有效，解决了大部分常规抗 HER2 治疗药物的耐药问题。

本书原作者参阅了乳腺癌相关领域的大量最新文献，从 HER2 生物学与检测特点、临床抗 HER2 治疗、药物毒性的思考和新型药物治疗等四大方面系统全面阐述了 HER2 阳性乳腺癌，对于乳腺肿瘤和肿瘤内科专业临床医生、肿瘤专业研究生等均有重要的前沿学术参考价值。

本书主要由我科临床医生在原著出版后的 1 年内完成翻译工作，感谢他们的辛勤付出及家人们的默默支持。浙江省肿瘤医院较早成立了乳腺肿瘤内科，目前有专科医师近 20 名，其中博士和硕士各 8 名，主任医师 4 名、副主任医师 6 名，博士生导师 1 人，硕士生导师3 人，至今培养研究生 20 余名，并已出版多部学术专著。本书力求翻译"忠实、通顺"，即保留原著作者的思想和注重语言表达人性化、清晰和通顺，便于中文读者理解。由于中英文两种语言的思维方式的差别，在本书翻译过程中难免存在对原著理解的偏差，真诚希望广大读者谅解并提出宝贵意见，我们将在再版时加以改正。

王晓稼
2020 年 6 月

原著编委会

Dennis J. Slamon, **MD**, **PhD**
Professor of Medicine
Department of Medicine
Division of Hematology and Oncology
David Geffen School of Medicine
Jonsson Comprehensive Cancer Center
University of California Los Angeles
Los Angeles, CA, USA

Kelly E. McCann, **MD**, **PhD**
Health Sciences Clinical Instructor
Department of Medicine
Division of Hematology and Oncology
David Geffen School of Medicine
Jonsson Comprehensive Cancer Center
University of California Los Angeles
Los Angeles, CA, USA

Yanling Ma, **MD**, **MS**
Associate Professor of Pathology
Department of Surgical Pathology
Keck School of Medicine
University of Southern California
Los Angeles County and USC Medical Center
Los Angeles, CA, USA

Michael F. Press, **MD**, **PhD**
Harold E. Lee Chair in Cancer Research
Professor of Pathology
Department of Surgical Pathology

Keck School of Medicine
Norris Comprehensive Cancer Center
University of Southern California
Los Angeles, CA, USA

Mahdi Khoshchehreh, **MD**, **MS**
Resident Physician in Anatomic and Clinical
    Pathology
Department of Surgical Pathology
Keck School of Medicine
University of Southern California
Los Angeles, CA, USA

Grace Namjung Kim, **MD**
Assistant Professor of Pathology
Department of Surgical Pathology
Keck School of Medicine
University of Southern California
Los Angeles, CA, USA

Melody Cobleigh, **MD**
Associate Professor of Medicine
Department of Internal Medicine
Division of Hematology
Oncology and Cell Therapy
Rush University Medical Center
Chicago, IL, USA

Ruta Rao, **MD**
Associate Professor of Medicine

Department of Internal Medicine

Division of Hematology, Oncology and
Cell Therapy

Rush University Medical Center

Chicago, IL, USA

Sarah Sammons, MD

Department of Medicine

Division of Hematology/Oncology

Duke Cancer Institute

Duke University

Durham, NC, USA

Kimberly Blackwell, MD

Professor of Medicine

Department of Medicine

Division of Hematology/Oncology

Duke Cancer Institute

Duke University

Durham, NC, USA

Nancy U. Lin, MD

Associate Professor of Medicine

Medical Oncology

Dana – Farber Cancer Institute

Boston, MA, USA

José Pablo Leone, MD

Instructor in Medicine

Department of Medicine

Division of Medical Oncology

Harvard Medical School

Dana – Farber Cancer Institute

Boston, MA, USA

Ayal A. Aizer, MD, MHS

Instructor in Radiation Oncology

Radiation Oncology

Dana – Farber Cancer Institute

Boston, MA, USA

Peter A. Fasching, MD

Professor

Comprehensive Cancer Center Erlangen
– EMN

University Hospital Erlangen

Department of Gynecology and Obstetrics

Erlangen, Bavaria, Germany

Michael Untch, MD, PhD

Prof Dr Gynecology and Obstetrics

Helios Klinikum Berlin Buch

Berlin, Germany

Mohammad Jahanzeb, MD, FACP

Professor of Clinical Medicine

Hematology – Oncology

Medical Director

U Sylvester Deerfield Campus

Associate Center Director for Community
Outreach Sylvester Comprehensive Cancer
Center University of Miami

Miller School of Medicine

FL, USA

Reshma Mahtani, DO

Assistant Professor of Medicine

Sylvester Cancer Center

University of Miami

Deerfield Beach, FL, USA

Ana Cristina Sandoval – Leon, MD

Breast Oncology Fellow

Department of Medicine

Division of Medical Oncology

Sylvester Comprehensive Cancer Center

University of Miami, Miami

FL, USA

Javier Cortes, MD, PhD

Dr. Medical Oncology

Ramony Cajal University Hospital

Madrid, Spain

Vall d'Hebron Institute of Oncology (VHIO)

Barcelona, Spain

IOB Institute of Oncology, Quironsalud Group

Madrid & Barcelona, Spain

Debora de Melo Gagliato, MD

Assistant Physician

Clinical Oncology

Hospital Sirio Libanes

Sao Paulo, Brazil

Sara M. Tolaney, MD, MPH

Associate Director

Clinical Research

Breast Oncology

Susan F. Smith Center for Women's Cancers

Dana – Farber Cancer Institute

Boston, MA, USA

Assistant Professor of Medicine

Department of Medicine

Division of Medical Oncology

Harvard Medical School

Boston, MA, USA

Romualdo Barroso – Sousa, MD, PhD

Clinical Fellow

Department of Medicine

Division of Hematology/Oncology

Dana – Farber Cancer Institute

Boston, MA, USA

Eric H. Yang, MD

Assistant Clinical Professor of Medicine

Department of Medicine

Division of Cardiology

David Geffen School of Medicine

University of California Los Angeles

Los Angeles, CA, USA

Aashini Master, DO

Assistant Professor of Medicine

Department of Medicine

Division of Hematology and Oncology

David Geffen School of Medicine

Jonsson Comprehensive Cancer Center

University of California Los Angeles

Los Angeles, CA, USA

Ruth M. O'Regan, MD

Chief

Division of Hematology Oncology

Medicine

University of Wisconsin

Madison, WI, USA

Marina N. Sharifi, MD, PhD

Oncology Fellow

Department of Medicine, Division of Hematology and Oncology

University of Wisconsin Madison

Madison, WI, USA

Mary L. (Nora) Disis, MD

William R. Gwin III, MD

Acting Instructor

Medicine

University of Washington

Seattle, WA, USA

Hope S. Rugo, MD
Professor of Medicine
Director, Breast Oncology and Clinical Trials Education
Medicine
University of California San Francisco Comprehensive Cancer Center
San Francisco, CA, USA

Mirela Tuzovic, MD
Cardiovascular Fellow
UCLA Cardio – Oncology Program
Division of Cardiology
Department of Medicine
University of California at Los Angeles
Los Angeles, CA, USA

Megha Agarwal, MD
Assistant Clinical Professor of Medicine
UCLA Cardio – Oncology Program
Division of Cardiology
Department of Medicine
University of California at Los Angeles
Los Angeles, CA, USA

Nidhi Thareja, MD
Assistant Clinical Professor of Medicine
UCLA Cardio – Oncology Program
Division of Cardiology
Department of Medicine
University of California at Los Angeles
Los Angeles, CA, USA

原著前言

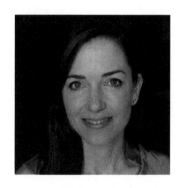

Sara A. Hurvitz, MD
医学副教授，美国加州大学
洛杉矶分校大卫·格芬医学
院血液科/肿瘤科

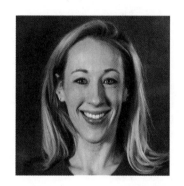

Kelly E. McCann, MD, PhD
健康科学临床讲师，美国加
州大学洛杉矶分校大卫·格
芬医学院血液科/肿瘤科

　　在几十年的时间里，HER2 阳性乳腺癌已经从一种预后很差的疾病转变为一种具有丰富治疗选择的疾病，其治疗效果现在与 HER2 阴性乳腺癌相似或比其更好。尽管 HER2 阳性乳腺癌仍被认为是一种侵袭性肿瘤，但由于 HER2 指导下的靶向治疗和优化组合策略的发展，HER2 阳性乳腺癌已成为一种可靶向治疗的肿瘤。本书首先讨论 HER2 生物学，了解 HER2 生物学对药物开发十分重要，然后讨论 HER2 在肿瘤组织检测中的争议。接下来，我们讨论了不可手术和转移性 HER2 阳性乳腺癌的治疗，包括最佳的一线治疗、二线治疗和其他治疗方案，以及 HER2 阳性乳腺癌中枢神经系统转移的治疗，这是这类患者群体中越来越普遍的问题，因为我们在长期控制患者系统性疾病方面也取得了进展。

　　通常，能成功治疗转移性疾病的药物将会作为可治愈性药物进行评估，此时，基于不同的获批药物、疾病分期和激素受体状态以及患者和医保人员的偏好，用药的治疗策略会有较大差异。

利用病理完全缓解作为新辅助（术前）治疗方法的长期预后的替代评价指标，使HER2靶向治疗早期乳腺癌的方法取得了更快的进展。在治疗方案中，考虑患者的转归至关重要。在本书第三部分，我们重点关注了HER2靶向治疗的心脏和非心脏毒性。早期和激素受体阳性HER2阳性乳腺癌患者的降阶梯策略是优化细胞毒药物和HER2靶向药物风险及受益平衡的尝试。在本书最后，我们探讨了未来的治疗方法，包括激酶抑制剂、抗体药物偶联物、免疫疗法和曲妥珠单抗生物仿制药。

——谨将此书献给我的母亲 Beth，她面对与乳腺癌的斗争时的乐观和幽默给了我和我的病人更多的灵感。

致　谢

　　我们要感谢那些勇敢参与临床试验的妇女，她们为进一步推进了 HER2 阳性乳腺癌的治疗做出了贡献。

目　录

第 1 部分　背景/检测 ································· 1

　第 1 章　HER2 分子生物学和 HER2 靶向治疗 ················ 3

　第 2 章　指南变更时代的 HER2 检测 ·················· 17

第 2 部分　进展期疾病 ···················· 53

　第 3 章　HER2 阳性进展期乳腺癌的最佳一线治疗 ············· 55

　第 4 章　HER2 阳性乳腺癌二线及以上治疗选择 ·············· 83

　第 5 章　HER2 阳性乳腺癌的中枢神经系统转移 ·············· 101

　第 6 章　HER2 阳性乳腺癌新辅助治疗的研究进展 ············· 127

　第 7 章　辅助治疗 ····························· 143

　第 8 章　激素受体与人表皮生长因子受体 2 共表达肿瘤：临床实践与

　　　　　治疗策略综述 ························ 159

　第 9 章　低危 HER2 阳性乳腺癌的降阶梯辅助治疗 ············ 179

第 3 部分　关于药物毒性的思考 ················ 189

　第 10 章　HER2 靶向治疗的心脏毒性 ················· 191

　第 11 章　HER2 靶向治疗的非心脏毒性 ················ 229

第 4 部分　最新治疗方法 ·················· 241

　第 12 章　新型非 HER2 靶向药物治疗 HER2 阳性乳腺癌 ········· 243

　第 13 章　调控 HER2 阳性乳腺癌患者的免疫系统 ············ 291

　第 14 章　用于 HER2 阳性乳腺癌的生物仿制药 ············· 317

第 1 部分

背景/检测

第 1 章

HER2 分子生物学和 HER2 靶向治疗

KELLY E. MCCANN, MD, PHD · DENNIS J. SLAMON, MD, PHD

摘要

HER2/neu 最初是指大鼠神经母细胞瘤中的一种癌基因。在 1987 年底发表的对一部分乳腺癌中 *HER2/neu* 的初步描述中，*HER2* 基因扩增的乳腺癌患者的预后比 *HER2* 基因拷贝数正常的患者差。这一观察结果使得最初的治疗性抗体曲妥珠单抗得以发展，并最终扭转了这一亚型疾病糟糕的临床预后。HER2 受体属于 Ⅰ 型受体酪氨酸激酶家族，该家族还包括表皮生长因子受体 HER1、HER3 和 HER4。这类受体在细胞膜外形成异源二聚体和同源二聚体，介导全身各种上皮细胞的增殖、分化和生存信号传导。与该家族其他成员不同，HER2 在缺乏配体的情况下处于开放构象状态，使其成为二聚反应的优先结合伴侣。大约 20%～25% 的乳腺癌中存在 *HER2* 基因扩增，有证据表明其预后较差是由 *HER2* 的扩增引起的，HER2 靶向药物曲妥珠单抗、帕妥珠单抗、T－DM1 和拉帕替尼、来那替尼、妥卡替尼（tucatinib）也已被开发出来。这些疗法是基于我们对 HER2 的了解，但对于其作用机制（MOAs）及对 MOAs 的抵抗模式等新概念的进一步认识，最终将有助于进一步了解 HER2 生物学及其在乳腺癌中的作用。

关键词

ErbB2；乳腺癌 *HER2* 基因扩增；HER2 靶向治疗；HER2 靶向治疗耐药机制；癌基因；酪氨酸激酶受体

癌基因 *erbB* 的发现

我们目前对肿瘤分子生物学的认知，是始于癌症可能是一种传染性疾病的想法。19 世纪后期，Pasteur 和 Koch 发现了引起霍乱、肺结核和炭疽病的致病因素。鉴于一些试验发现肿瘤也可以在同一物种的动物间成功移植，所以癌症也被一些人误认为是一种传染性疾病[1,2]。Rous 发现，普利茅斯岩鸡肉瘤培养液中精细过滤的无细胞提取物能够在同一品种的母鸡身上诱发肉瘤产生，指出这应该是病毒所起的作用[3,4]。这种病毒最终被命名为 Rous 肉瘤病毒（RSV）。它是一种单链 RNA 逆转录病毒，可以逆转录成 DNA 整合到宿主基因组中，利用宿主的转录和翻译机制进行复制，从而在衣壳包裹中创造新的 RNA 病毒[5]。数十年后，RSV 被发现能够将培养皿中的鸡胚成纤维细胞转化为具有肉瘤特点的肿瘤细胞：细胞形态从纺锤形变为圆形，生长迅速，并失去了接触抑制，能够永生化[6]。在 RSV 基因组的 4 个基因中，转化因子被发现是唯一一个不参与病毒复制的基因，命名为 *src*[7]。

虽然 DNA 在 1944 年就被证明是传递恶性表型转化信息的载体分子，但是，直到 20 世纪 70 年代中期，遗传分析仍仅限于简单的病毒基因组。到 20 世纪 70 年代末，分子生物学以及基因克隆和测序技术的进步使研究更复杂的基因组成为可能。Bishop 和 Varmus 利用放射性标记的 *src* DNA 探针惊奇地发现，*src* 基因原生于正常鸡的基因组[8]。RSV 作为一种致癌性病毒，在其偶然的发展过程中随机整合到 *src* 附近的鸡基因组中，并将 *src* 编码的 RNA 整合到病毒颗粒中[9]。鉴于 *src* 是促进细胞生长和分化关键信号通路上的酪氨酸激酶，RSV 将异常表达的 *src* 携带进入细胞能将正常细胞转化为潜在的致瘤细胞[10]。

这项工作激发了人们对带有癌基因的逆转录病毒的进一步探索，推动了 *myc*、*abl*、*ras* 和 *raf* 等基因的发现。在一只患有肉瘤的猫身上的 Hardy – Zuckerman 猫肉瘤病毒中发现了 *kit*。*abl* 是在 Abelson 小鼠白血病病毒中发现的，该病毒可导致小鼠的前 B 细胞淋巴瘤。在鸡红细胞增多症 ES4 逆转录病毒引起的红白血病鸡中发现了 *erbB*，在用诱变剂乙基亚硝基脲治疗的大鼠神经母细胞瘤和胶质母细胞瘤中发现了相关基因 *neu*[11,12]。与 *src* 一样，这些基因的表达在本构蛋白激活的情况下可能致癌，但是它们在细胞正常的增殖、分化和生存中发挥了重要作用。

ErbB2/HER2/neu 基因在人乳腺癌中的扩增

有趣的是，几乎所有被逆转录病毒吸收的原癌基因都被发现在无脊椎动物和脊椎动物物种中高度保守，包括智人（Homo sapiens）。在 20 世纪 80 至 90 年代，人类最终发现了 4 种稍微不同版本的 *erbB* 基因，*erbB*2 和 *neu* 被发现是同一基因。在一些人胃癌和乳腺癌中，

erbB2 基因的拷贝数增加。1987 年，我们发表了最初的研究结果，即 20% ~ 25% 的乳腺癌患者肿瘤中有 erbB2 癌基因（现更常称为人表皮生长因子受体2，HER2）的扩增，这些患者的预后明显差于没有 HER2 基因扩增的患者（图1.1）。HER2 扩增的患者中位生存期为3 年，而 HER2 未扩增的患者中位生存期为 6 ~ 7 年[13]。

　　HER2 基因位于 17 号染色体（17q）的长臂上，其遗传扩增是包含多个基因的 17q 片段异常复制的结果[14]。HER2 基因扩增的分子机制依然是研究的热点领域。据推测，在 DNA 复制过程中，HER2 两侧异常大的 DNA 序列重复区域可能形成次生结构，导致复制叉折叠，形成 DNA 双链断裂，从而导致扩增HER2 基因的 DNA 修复过程[15]。然而，由于肿瘤细胞的非整倍性而具有多个拷贝的 17 号染色体（多倍体 17）似乎并没有导致 HER2 mRNA 或蛋白质的过表达[16]。HER2 基因产物的病理过表达似乎仅限于存在 HER2 基因扩增的肿瘤中[17]。

HER2 是酪氨酸激酶受体

　　如前所述，HER2 是 ErbB 家族中 4 种跨膜 I 型酪氨酸激酶受体之一，其他还包括 EGFR（HER1）、HER3 和HER4[18]。HER2 与 ErbB 的其他成员在四个细胞外结构域、一个螺旋跨膜结构域、一个细胞内酪氨酸激酶催化结构域以及保守的 C 端磷酸酪氨酸残基上具有

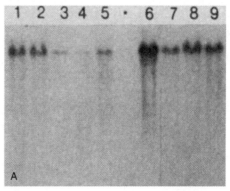

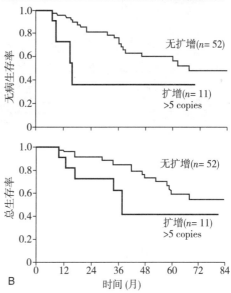

图 1.1　与没有 HER2 基因扩增的乳腺癌患者相比，HER2 基因扩增的乳腺癌患者的预后较差

（A）采用放射标记的 HER2 DNA 探针 Southern blot 分析 189 例乳腺肿瘤标本中 HER2 基因拷贝数。在这个具有代表性的 Southern blot 中，样本3 和样本 4 具有一个 HER2 的单一拷贝，样本 1、2、5、7 和 9 有 2 ~ 5 个拷贝，样本 6 和 8 有 5 ~ 20 个拷贝。（B）Kaplan - Meier 分析发现，携带 5 个 HER2 基因拷贝的淋巴结阳性患者的无病生存和总体生存较差。

改编自：Slamon DJ, et al. Human breast cancer：correlation with relapse and survival with amplification of the HER - 2/neu oncogene. Science 1987；235（4785）：177 - 182（图 1 和 3）。

同源性（图 1.2），但 HER2 的基础蛋白构象存在根本性差异[19]。EGFR、

HER3 和 HER4 是固定在细胞膜内的受体，呈非活性单体形式，细胞外亚区 Ⅱ 和 Ⅳ 连接在一起（图 1.3）[20-22]。在结合配体时，这三种受体的每一种都经历构象变化，进入开放状态，暴露与第二个 ErbB 受体蛋白二聚化的结合位点。

ErbB 的同源和异源二聚体化均会导致 C－末端酪氨酸残基的磷酸化。这些位点可作为通过 MAP 激酶 RAS/RAF/MEK/ERK、JAK/STAT 和 PI3K/AKT/mTOR 通路介导的细胞内下游信号转导的适配子蛋白的对接位点（图 1.4）[23,24]。

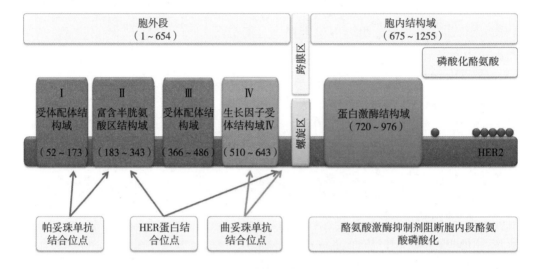

图 1.2　HER2 的蛋白结构域

HER2 有四个细胞外结构域。其他 ErbB 家族蛋白与细胞外结构域 Ⅱ 和细胞外结构域 Ⅳ 附近的区域结合，抗体帕妥珠单抗细胞外结构域 Ⅰ 和 Ⅱ 结合，曲妥珠单抗的结合位点位于结构域 Ⅳ 的 C－末端[18,37]。酪氨酸激酶抑制剂如拉帕替尼和来那替尼干扰细胞内蛋白激酶活性[60]

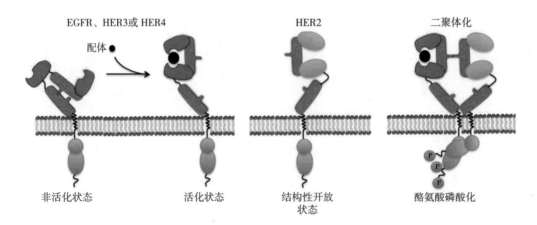

图 1.3　EGFR、HER3 和 HER4 均需要配体来改变构象以进行二聚化，但 HER2 不需要

EGFR、HER3 和 HER4 受配体激活后发生构象变化，形成开放构象进行二聚化。HER2 不依赖于配体而处于开放构象中，因此可立即与 ErbB 家族的其他成员进行二聚化

经 creative commons 3.0 许可，改编自 Marchini C，et al[60]

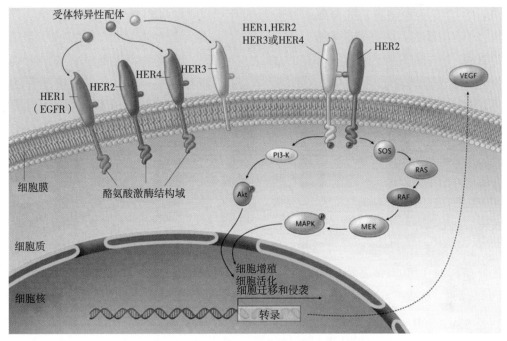

图 1.4 ErbB 家族的跨膜酪氨酸激酶受体

ErbB 家族蛋白是酪氨酸激酶受体。HER2 没有已知的配体，HER3 缺乏细胞内酪氨酸激酶结构域。HER2 与 EGFR（HER1）、第二个 HER2、HER3 或 HER4 的二聚化可激活受体细胞内激酶结构域上的酪氨酸残基的自身磷酸化。激活信号通过 PI3K/AKT 和 Ras/Raf/MEK 通路向下游传递。Akt，蛋白激酶 B；MAPK，丝裂原活化蛋白激酶；MEK，MAPK/ERK 激酶；PI3-K，磷脂酰肌醇-3 激酶；Raf，快速加速纤维肉瘤基因；Ras，大鼠肉瘤基因；VEGF，血管内皮生长因子

引自：Hudis CA. N Engl J Med 2007；357：39-51.[61,67]

已有超过 10 种可溶性蛋白被鉴定为 ErbB 受体家族的配体，但 HER2 本身既不需要配体来激活，也未被证明能与配体结合。与其他 3 个家庭成员不同，HER2 在基础状态时就处于开放构象[25,26]。这对细胞的正常功能和致癌转化具有重要意义。HER2 是其他 ErbB 蛋白首选的结合伙伴，这是由于开放的蛋白构象促进了 HER2 与 HER2 蛋白的同源二聚化或 HER2 与配体激活的 EGFR、HER3 或 HER4 的异源二聚化（图 1.3）[27-29]。

由于 ErbB 受体下游的细胞内通路最终调控着参与细胞生长、增殖、存活和迁移的蛋白的表达，因此它们对于维持正常的细胞功能是必不可少的，但如果被异常激活，它们也可能在肿瘤的发生中发挥直接调控作用。HER2 在胚胎发生和青春期的乳腺发育过程中参与了上皮细胞的分化和迁移，HER2 敲除小鼠模型中发现 HER2 可能在心脏发育中发挥了一定的作用[30-32]。HER2 在细胞表面上的过表达可导致自发的同源二聚化，从而激活 ErbB 细胞内酪氨酸激酶信号通路，而不需要配体[33]。

靶向 HER2 异常信号的药物

许多恶性肿瘤中都存在着 *HER2* 基

因的扩增，包括胃癌、食道癌、卵巢癌、子宫内膜癌、肺癌和膀胱癌，以及约 20%～25% 的乳腺癌，这使 HER2 成为抗肿瘤治疗具有吸引力的靶点[34,35]。表 1.1 为美国食品和药物管理局（FDA）批准的 5 种 HER2 靶向治疗药物及适应证，图 1.5 为批准时间表。

曲妥珠单抗和帕妥珠单抗是针对 HER2 蛋白细胞外结构域的 IgG1 单克隆抗体。曲妥珠单抗与细胞外亚结构域Ⅳ结合，帕妥珠单抗与细胞外可结合配体的亚结构域Ⅰ和二聚化结构域Ⅱ结合（图 1.2）[19]。曲妥珠单抗是在 20 世纪 90 年代开发的，最初于 1998 年获得 FDA 批准，可根据临床情况联合化疗或作为单一疗法[36]。帕妥珠单抗在 2012 年获得了 FDA 批准的首个适应证；迄今为止，帕妥珠单抗仅被 FDA 批准与曲妥珠单抗和基于紫杉烷的化疗方案联合使用[37]。由于临床试验表明，在基于曲妥珠单抗治疗的基础上添加帕妥珠单抗进一步提高了临床疗效，这种协同作用机制是基础科学研究的热门领域，旨在了解 HER2 的生物学特点[38]。除了干扰同源和异源的二聚化从而干扰细胞内的信号传导，体外和小鼠模型中显示靶向 HER2 的抗体参与了免疫系统的调节[39-41]。抗体与细胞表面结合并招募免疫细胞的机制被称为抗体依赖细胞介导的细胞毒作用（antibody - dependent cell - medical cytotoxicity，ADCC）。

T - DM1 是一种抗体偶联药物，由曲妥珠单抗通过化学连接体与一种强效微管抑制剂美坦新结合而成[42]。T - DM1 通过内吞作用被 HER2 阳性肿瘤细胞内化。内化后，化学连接体在溶酶体中裂解，美坦新被释放到细胞中，通过与微管蛋白结合阻碍细胞复制。T - DM1 被批准作为 HER2 阳性转移性乳腺癌的单一治疗[43]。

小分子酪氨酸 HER2 受体激酶抑制剂（TKI）作用于细胞内激酶结构域，破坏自身磷酸化。大多数 TKI 抑制多个酪氨酸激酶，而不是针对一个 TKI。FDA 批准的第一个 TKI 是 2001 年用于慢性粒细胞白血病（CML）的伊马替尼[44]。除了抑制 CML 中的 BCR - ABL 融合蛋白外，伊马替尼还抑制胃肠道间质瘤（GIST）中的 c - KIT 激酶和血小板衍生生长因子受体（最初是针对后者开发的）[45]。2003 年，在一组非小细胞肺癌患者中，研究人员描述了针对 EGFR 的 TKI 吉非替尼的疗效，2004 年又发现吉非替尼抑制的是具有 L858R 和外显子 19 缺失突变的 EGFR[46-49]。

两种酪氨酸激酶抑制剂已被批准用于 HER2 阳性乳腺癌。拉帕替尼是一种酪氨酸激酶抑制剂，通过与催化激酶结构域中的 ATP 结合囊竞争性结合，干扰 EGFR 和 HER2 的活性[50]。来那替尼是一种泛 HER 抑制剂，能共价结合细胞内结构域，因此是不可逆的[51]。FDA 于 2007 年批准拉帕替尼与卡培他滨联合用于转移性乳腺癌患者，于 2010 年批准其与来曲唑联合用于 HER2 阳性、激素受体阳性的转移性乳腺癌患者[50]。妥卡替尼（Tucatinib）是一种较新的激酶抑制剂，已处于临床开发的后期，特异性靶向 HER2 激酶[52]。

表 1.1　FDA 批准的 HER2 抑制剂[35,36,41,42,49,50,53,54,59]

HER2 抑制剂	靶点	作用机制	FDA 批准的 HER2 阳性乳腺癌适应证	毒性	耐药机制
曲妥珠单抗（赫赛汀）	HER2 的细胞外结构域（亚结构域 Ⅳ）的重组人源化 IgG1 单克隆抗体	• 下调 HER2 受体表达 • 抑制 HER2 二聚化 • 抑制细胞外结构域的剪切 • 抑制 HER2 介导的细胞内信号通路 • 通过未确定的机制诱导细胞凋亡 • ADCC 和补体介导的细胞裂解的免疫机制	**早期** • 联合化疗 +/- 帕妥珠单抗用于新辅助或辅助治疗 **晚期** • 与紫杉醇 +/- 帕妥珠单抗联合用于一线治疗 • 单药用于二线及三线治疗	• **心脏毒性**（亚临床及临床水平的左室射血分数下降，心律失常，高血压） 　■ 必须在治疗前和治疗期间监测 LV EF。如果 LV EF 绝对值比基线减少 > 16%，则中断用药 • **输液反应**（如果出现过敏反应，血管性水肿，间质性肺炎，ARDS，则停止使用） • **胚胎 - 胎儿毒性**（羊水过少，肺发育不全，新生儿死亡） • **肺毒性**（咳嗽加重，呼吸困难，鼻炎，鼻窦炎） • **胃肠道毒性**，包括恶心、呕吐和腹泻	• HER2 细胞外结构域突变导致对曲妥珠单抗的结合亲和力降低 • HER2 的表达水平降低 • 细胞外结构域丢失的截短 HER2 的表达 p95HER2 • 生长因子受体旁路途径的激活，比如 IGFR1，雌激素受体和 MET 受体 • 细胞内信号蛋白的激活突变，如 PI3K

续表

HER2 抑制剂	靶点	作用机制	FDA 批准的 HER2 阳性乳腺癌适应证	毒性	耐药机制
帕妥珠单抗（帕捷特）	针对 HER2 细胞外二聚化结构域（亚结构域 II）的重组人源化 IgG1 单克隆抗体	● 抑制 HER2 与其他 ErbB 家族成员（EGFR，HER3，HER4）的异二聚化 ● 免疫效应，如 ADCC	**早期** ● 联合曲妥珠单抗和化疗用于早期和辅助或新辅助治疗 **晚期** ● 联合曲妥珠单抗+多西紫杉醇用于一线治疗	● **心脏毒性**（亚临床及临床水平的左室射血分数下降，心律失常，高血压） 　■ 如果 LV EF <40% 或 LV EF 40%~45%，但与基线相比绝对值下降 10% 或更多，则必须暂停用药 ● **输液反应**（如果出现过敏反应，血管性水肿、同质性肺炎、ARDS，则停止使用） ● **胃肠道毒性**，包括恶心、呕吐和腹泻 ● **胚胎-胎儿毒性**（出生缺陷，新生儿死亡）	● 细胞外 HER2 的突变导致对帕妥珠单抗的结合亲和力降低 ● HER2 的表达水平降低 ● ErbB 家族成员（EGFR，HER3）的表达增加 ● 生长因子受体信号旁路的激活
T - DM1（Kadcyla）	曲妥珠单抗与美坦新化学偶联的抗体偶联药物（ADC）	● 通过受体介导的内吞作用被 HER2 阳性癌细胞内化，并在溶酶体区释放有效的抗微管剂美坦新 ● 抑制 HER2 介导的细胞内信号通路 ● 免疫效应，如 ADCC	**晚期** ● 辅助 HER2 靶向治疗 6 个月内疾病复发患者的一线治疗 ● 曲妥珠单抗和/或紫杉烷化疗后进展的二线治疗	● **心脏毒性**（亚临床及临床水平的左室射血分数下降，心律失常，高血压） 　■ 如果 LV EF <40% 或 LV EF 40%~45%，但与基线相比绝对值下降 10% 或更多，则必须暂停用药 ● **输液反应** ● **肝毒性**，LFT 瞬时升高 ● **肺毒性**（咳嗽加重，呼吸困难，鼻炎、鼻窦炎） ● **神经毒性**（外周神经感觉异常） ● **疲劳**	● 细胞外 HER2 的突变导致对曲妥珠单抗的结合亲和力降低 ● HER2 的表达水平降低

续表

HER2 抑制剂	靶点	作用机制	FDA 批准的 HER2 阳性乳腺癌适应证	毒性	耐药机制
拉帕替尼（泰立沙）	EGFR 和 HER2 酪氨酸激酶的小分子抑制剂；可逆的竞争性结合 ATP 位点	抑制参与生长、增殖，侵袭和血管生成的细胞内信号通路	**晚期** • 与卡培他滨联合应用	• 肝功能衰竭患者禁用 • 药物间相互作用 　■ 由 CYP3A4 和 CYP3A5 代谢；正在使用华法林的患者慎用 • 心脏毒性　继发于心肌细胞线粒体功能障碍的心脏毒性（LV EF 降低，心律失常） 　■ 心脏超声监测心脏功能及 LV EF 　■ EKG 监测 QTc 延长情况 • 骨髓抑制 • 皮肤毒性（皮疹、手足综合征） • 胃肠道毒性（常见腹泻） • 食欲不振 • 疲劳	• 减少结合的基因突变 • 生长因子信号传导旁路的激活，如雌激素受体信号通路
来那替尼（Nerlynx）	EGFR，HER2，HER3，HER4 酪氨酸激酶的小分子抑制剂；共价结合细胞内结构域；不可逆转	抑制参与生长、增殖，侵袭和血管生成的细胞内信号通路	**早期** • 辅助化疗和曲妥珠单抗 ×1 年后的强化辅助治疗	• 胃肠道毒性（腹泻 95%，恶心，呕吐） 　■ 每包装系列有使用洛哌丁胺预防预防的建议 • 食欲不振 • 疲劳 • 肝毒性 • 严重肝衰竭患者需调整剂量	• 抑制来那替尼与细胞内结构域结合的遗传突变

治疗的标准剂量如下：①曲妥珠单抗负负荷剂量为 4mg/kg，IV，维持剂量为 2mg/kg，IV，每周；或负荷单抗剂量 8mg/kg，IV，6mg/kg 维持，每 3 周；②帕妥珠单抗负荷剂量为 840mg，IV，然后每 3 周维持剂量为 420mg，IV；③T-DM1 每 3 周一次，3.6mg/kg，IV；④拉帕替尼每日口服 1250mg（随食物吸收增加）联合卡培他滨或拉帕替尼每日 1500mg 口服，联合来曲唑；⑤来那替尼每日 240mg，随食物口服。

ADC，抗体偶联药物；ADCC，抗体依赖性细胞毒性；EKG，心电图；IGFR1，胰岛素样生长因子受体 1；LV EF，左心室射血分数。

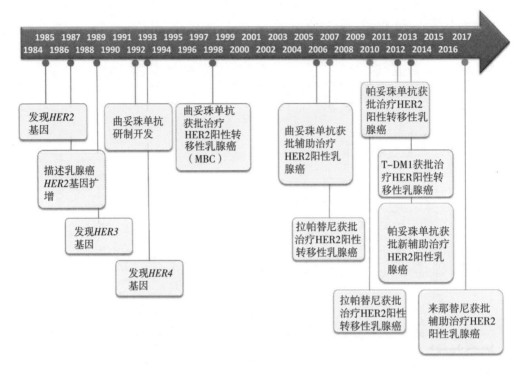

图 1.5　HER2 靶向治疗的时间表

曲妥珠单抗和帕妥珠单抗是 HER2 细胞外结构域的抗体。拉帕替尼和来那替尼是小分子酪氨酸激酶抑制剂。
T–DM1 是曲妥珠单抗与微管抑制剂美坦新连接构成的抗体偶联药物；MBC，转移性乳腺癌

令人关注的是，随着检测肿瘤样本中致癌驱动突变的全外显子组测序技术的出现，在 HER2 的酪氨酸激酶结构域和细胞外结构域中也发现了 HER2 的激活突变，尽管是 HER2 基因扩增驱动了大多数 HER2 阳性乳腺癌。激活的点突变，小片段插入和缺失会导致蛋白质信号转导增加，但不会导致表达增加，因此不能使用荧光原位杂交或免疫组织化学技术来识别。据谨慎估计，激活突变仅存在于 1%~2% 的乳腺癌患者中，但由于乳腺癌患者数量众多，显然这不是一个无关紧要的数量[53]。根据在肺腺癌中针对 EGFR（也称为 HER1）激活突变的治疗经验，使用酪氨酸激酶抑制剂如来那替尼进行治疗正在试验当中，但迄今为止还没有令人信服的证据表明具有 HER2 激酶激活或其细胞外结构域突变的肿瘤对 HER2 靶向治疗有反应。

HER2 靶向治疗的耐药机制

曲妥珠单抗彻底改变了 HER2 阳性乳腺癌患者的治疗方法，但很快就发现，许多最初对曲妥珠单抗有反应的 HER2 阳性转移性乳腺癌患者在 12 个月内发生疾病进展[54]。由于抗体介导的治疗方法与小分子抑制剂的固有差异（表 1.1 总结），曲妥珠单抗和帕妥珠单抗的耐药机制可能与拉帕替尼和来那替

尼的耐药机制完全不同，因此 HER2 阳性肿瘤在曲妥珠单抗 +／- 帕妥珠单抗进展后可能对靶向 HER2 的 TKIs 有反应[42,55,56]。为了证明这一点，研究发现了一种缺失细胞外结构域的 HER2 截短活性形式，p95ErbB2；曲妥珠单抗不能与 p95 结合，但拉帕替尼能通过细胞内作用抑制 p95HER2 的激酶活性[57]。到目前为止，p95HER2 的发现主要局限于临床前模型，而不是实际患者的肿瘤。第二个例子是，标准剂量外周给药的曲妥珠单抗不能通过血脑屏障，但拉帕替尼已被证实对曲妥珠单抗治疗期间出现的脑转移有效[58]。由于 HER2 靶向抗体和 TKI 的作用机制不同，因此将 HER2 靶向抗体与 TKI 联合的双靶治疗可能比单独使用任何一种方法都更有效。事实上，曲妥珠单抗和拉帕替尼的联合疗法已经在转移性乳腺癌的治疗中取得了阳性结果，并且被 NCCN 指南推荐为曲妥珠单抗耐药的 HER2 阳性疾病的一种治疗选择[59,60]。

自 HER2 异常及其与人乳腺癌的关系被首次发现以来，已经过去了 31 年[13]。这一发现在既往依据雌激素/孕酮受体途径的状态对乳腺癌进行分类的基础上引入了乳腺癌的新亚型。进一步的研究发现，HER2 基因扩增和由此导致的蛋白的病理过表达诱发了更具侵袭性的临床表型，使得扩增的 HER2 基因成为合理的治疗靶标[13,17,61-63]。临床前研究进一步转化为临床研究，最终促使 FDA 在 1998 年批准曲妥珠单抗作为 HER2 阳性乳腺癌的初始治疗方法[64-66]。尽管自最初描述 HER2/neu 以来已有 31 年，自曲妥珠单抗批准以来已有 20 年，关于 HER2 阳性亚型的大量研究已发表，但 HER2 检测方法、曲妥珠单抗和其他 HER2 靶向药物的作用机制以及这些药物的耐药机制，多种问题和争议依然围绕着 HER2 阳性乳腺癌及其治疗。本卷回顾并解决了这些关键问题，试图让读者了解 HER2 阳性乳腺癌及其治疗的最新进展。

参考文献

[1] Brock TD. Robert Koch：A Life in Medicine and Bacteriology. Washington, DC：American Society for Microbiology；1999.

[2] Feinstein S. Louis Pasteur：The Father of Microbiology. New York, NY：Enslow Publishing；2008.

[3] Rous P. A transmissible avian neoplasm. （sarcoma of the common fowl）. J Exp Med. 1910；12（5）：696-705.

[4] Rous P. A sarcoma of the fowl transmissible by an agent separable from the tumor cells. J Exp Med. 1911；13（4）：397-411.

[5] Smith B. Principles of virology. Vet Rec. 2017；180（10）：254.

[6] Temin HM. Mechanism of cell transformation by RNA tumor viruses. Annu Rev Microbiol. 1971；25（1）：609-648.

[7] Avery OT. Studies on the chemical nature of the substance inducing transformation of pneumococcal types：induction of transformation by a desoxyribonucleic acid fraction isolated from pneumococcus type III. J Exp Med. 1944；79（2）：137-158.

[8] Stehelin D, Varmus HE, Bishop JM, Vogt PK. DNA related to the transforming gene（s）of avian sarcoma viruses is present in normal avian DNA. Nature. 1976；260（5547）：170-173.

[9] Stehelin D, Guntaka RV, Varmus HE, Bishop JM. Purification of DNA complementary to nucleotide sequences required for neoplastic transformation of fibroblasts by avian sarcoma viruses. J

Mol Biol. 1976；101（3）：349 - 365.

［10］Thomas SM, Brugge JS. Cellular functions regulated by src family kinases. Annu Rev Cell Dev Biol. 1997；13（1）：513 - 609.

［11］Cooper GM. Oncogenes. 2nd ed. Boston：Jones and Bartlett Publishers；1995.

［12］Flint SJ. Principles of Virology：Molecular Biology, Pathogenesis, and Control. Washington, D. C. ：ASM Press；2000.

［13］Slamon D, Clark G, Wong S, Levin W, Ullrich A, McGuire W. Human breast cancer：correlation of relapse and survival with amplification of the HER - 2/neu oncogene. Science. 1987；235（4785）：177 - 182.

［14］Sahlberg KK, Hongisto V, Edgren H, et al. The HER2 amplicon includes several genes required for the growth and survival of HER2 positive breast cancer cells. Mol Oncol. 2012；7（3）：392 - 401.

［15］Marotta M, Onodera T, Johnson J, et al. Palindromic amplification of the ERBB2 oncogene in primary HER2 - positive breast tumors. Sci Rep. 2017；7：41921.

［16］Vanden Bempt I, Van Loo P, Drijkoningen M, et al. Polysomy 17 in breast cancer：clinicopathologic significance and impact on HER - 2 testing. J Clin Oncol. 2008；26（30）：4869 - 4874.

［17］Slamon DJ, Godolphin W, Jones LA, et al. Studies of the HER - 2/neu proto - oncogene in human breast and ovarian cancer. Science. 1989；244（4905）：707 - 712.

［18］Beerli RR, Hynes NE. Epidermal growth factor - related peptides activate distinct subsets of erbb receptors and differ intheir biological activities. J Biol Chem. 1996；271（11）：6071 - 6076.

［19］Finn RD, Coggill P, Eberhardt RY, et al. The Pfam protein families database：towards a more sustainable future. Nucleic Acids Res. 2015；44（D1）：D279 - D285.

［20］Cho HS. Structure of the extracellular region of HER3 reveals an interdomain tether. Science. 2002；297（5585）：1330 - 1333.

［21］Bouyain S, Longo PA, Li S, Ferguson KM, Leahy DJ. The extracellular region of ErbB4 adopts a tethered conformation in the absence of ligand. Proc Natl Acad Sci. 2005；102（42）：15024 - 15029.

［22］Ferguson KM, Berger MB, Mendrola JM, Cho H - S, Leahy DJ, Lemmon MA. EGF activates its receptor by removing interactions that autoinhibit ectodomain dimerization. Mol Cell. 2003；11（2）：507 - 517.

［23］Bublil EM, Yarden Y. The EGF receptor family：spearheading a merger of signaling and therapeutics. Curr Opin Cell Biol. 2007；19（2）：124 - 134.

［24］Holbro T, Hynes NE. ERBB receptors：directing key signaling networks throughout life. Annu Rev Pharmacol Toxicol. 2004；44（1）：195 - 217.

［25］Cho H - S, Mason K, Ramyar KX, et al. Structure of the extracellular region of HER2 alone and in complex with the Herceptin Fab. Nature. 2003；421（6924）：756 - 760.

［26］Garrett TPJ, McKern NM, Lou M, et al. The crystal structure of a truncated ErbB2 ectodomain reveals an active conformation, poised to interact with other erbb receptors. Mol Cell. 2003；11（2）：495 - 505.

［27］Beerli RR, Graus - Porta D, Woods - Cook K, Chen X, Yarden Y, Hynes NE. Neu differentiation factor activation of ErbB - 3 and ErbB - 4 is cell specific and displays a differential requirement for ErbB - 2. Mol Cell Biol. 1995；15（12）：6496 - 6505.

［28］Graus - Porta D. ErbB - 2, the preferred heterodimerization partner of all ErbB receptors, is a mediator of lateral signaling. EMBO J. 1997；16（7）：1647 - 1655.

［29］Karunagaran D, Tzahar E, Beerli RR, et al. ErbB - 2 is a common auxiliary subunit of NDF and EGF receptors：implications for breast cancer. EMBO J. 1996；15（2）：254 - 264.

［30］Brix D, Clemmensen K, Kallunki T. When good turns bad：regulation of invasion and metastasis by ErbB2 receptor tyrosine kinase. Cells. 2014；3（1）：53 - 78.

［31］Negro A. Essential roles of Her2/erbB2 in cardiac development and function. Recent Prog Horm Res. 2004；59（1）：1 - 12.

［32］Olayioye MA. New embo members' review：the erbb signaling network：receptor heterodimerization in development and cancer. EMBO J. 2000；19（13）：3159 - 3167.

［33］Lonardo F, Di Marco E, King CR, et al. The normal erbB - 2 product is an atypical receptor - like tyrosine kinase with constitutive activity in the absence of ligand. New Biol. 1990；2（11）：992 - 1003.

［34］Iqbal N. Human epidermal growth factor receptor 2（HER2）in cancers：overexpression and therapeutic implications. Mol Biol Int. 2014; 2014: 1 -9.

[35] Ross JS, Slodkowska EA, Symmans WF, Pusztai L, Ravdin PM, Hortobagyi GN. The HER - 2 receptor and breast cancer: ten years of targeted anti - HER - 2 therapy and personalized medicine. Oncologist. 2009; 14 (4): 320 -368.

[36] Trastuzumab. In: Micromedex (Columbia Basin College Library ed.) [Electronic version]. Greenwood Village, CO: Truven Health Analytics; 2017.

[37] Pertuzumab. In: Micromedex (Columbia Basin College Library ed.) [Electronic version]. Greenwood Village, CO: Truven Health Analytics; 2017.

[38] Fuentes G, Scaltriti M, Baselga J, Verma CS. Synergy between trastuzumab and pertuzumab for human epidermal growth factor 2 (Her2) from colocalization: an in silicobased mechanism. Breast Cancer Res. 2011; 13 (3).

[39] Carson WE, Parihar R, Lindemann MJ, et al. Interleukin - 2 enhances the natural killer cell response to Herceptincoated Her2 /neu - positive breast cancer cells. Eur J Immunol. 2001; 31 (10): 3016 -3025.

[40] Clynes RA, Towers TL, Presta LG, Ravetch JV. Inhibitory Fc receptors modulate in vivo cytotoxicity against tumor targets. Nat Med. 2000; 6 (4): 443 -446.

[41] Shi Y, Fan X, Meng W, Deng H, Zhang N, An Z. Engagement of immune effector cells by trastuzumab induces HER2/ERBB2 downregulation in cancer cells through STAT1 activation. Breast Cancer Res. 2014; 16 (2).

[42] Olivier Jr KJ, Hurvitz SA. Antibody - Drug Conjugates: Fundamentals, Drug Development, and Clinical Outcomes to Target Cancer. John Wiley & Sons; 2016.

[43] Trastuzumab emtansine. In: Micromedex (Columbia Basin College Library ed.) [Electronic version]. Greenwood Village, CO: Truven Health Analytics; 2017.

[44] Druker BJ, Talpaz M, Resta DJ, et al. Efficacy and safety of a specific inhibitor of the bcr - abl tyrosine kinase in chronic myeloid leukemia. N Engl J Med. 2001; 344 (14): 1031 -1037.

[45] Joensuu H, Roberts PJ, Sarlomo - Rikala M, et al. Effect of the tyrosine kinase inhibitor STI571 in a patient with a metastatic gastrointestinal stromal tumor. N Engl J Med. 2001; 344 (14): 1052 -1056.

[46] Kris MG, Natale RB, Herbst RS, et al. Efficacy of gefitinib, an inhibitor of the epidermal growth factor receptor tyrosine kinase, in symptomatic patients with nonsmall cell lung cancer. JAMA. 2003; 290 (16): 2149.

[47] Lynch TJ, Bell DW, Sordella R, et al. Activating mutations in the epidermal growth factor receptor underlying responsiveness of nonsmall - cell lung cancer to gefitinib. N Engl J Med. 2004; 350 (21): 2129 -2139.

[48] Paez JG. EGFR mutations in lung cancer: correlation with clinical response to gefitinib therapy. Science. 2004; 304 (5676): 1497 -1500.

[49] Sordella R. Gefitinib - sensitizing EGFR mutations in lung cancer activate anti - apoptotic pathways. Science. 2004; 305 (5687): 1163 -1167.

[50] Lapatinib. In: Micromedex (Columbia Basin College Library ed.) [Electronic version]. Greenwood Village, CO: Truven Health Analytics; 2017.

[51] Neratinib. In: Micromedex (Columbia Basin College Libraryed.) [Electronic version]. Greenwood Village, CO: Truven Health Analytics; 2017.

[52] Moulder SL, Borges VF, Baetz T, et al. Phase I study of ONT - 380, a HER2 inhibitor, in patients with HER2 (+) - advanced solid tumors, with an expansion cohort in HER2 (+) metastatic breast cancer (MBC). Clin Cancer Res. 2017; 23 (14): 3529 -3536.

[53] Bose R, Kavuri SM, Searleman AC, et al. Activating HER2 mutations in HER2 gene amplification negative breast cancer. Cancer Discov. 2012; 3 (2): 224 -237.

[54] Vogel CL. Efficacy and safety of trastuzumab as a single agent in first - line treatment of HER2 - Overexpressing metastatic breast cancer. J Clin Oncol. 2002; 20 (3): 719 -726.

[55] Chen FL, Xia W, Spector NL. Acquired resistance to small molecule ErbB2 tyrosine kinase inhibitors. Clin Cancer Res. 2008; 14 (21): 6730 -6734.

[56] Menyhart O, Santarpia L, Gyorffy B. A comprehensive outline of trastuzumab resistance biomarkers in HER2 overexpressing breast cancer. Curr Cancer Drug Targets. 2015; 15 (8): 665 -683.

[57] Xia W, Liu L - H, Ho P, Spector NL. Truncated

ErbB2 receptor（p95ErbB2）is regulated by heregulin through heterodimer formation with ErbB3 yet remains sensitive to the dual EGFR/ErbB2 kinase inhibitor GW572016. Oncogene. 2004; 23（3）: 646 - 653.

[58] Gril B, Palmieri D, Bronder JL, et al. Effect of lapatinib on the outgrowth of metastatic breast cancer cells to the brain. J Natl Cancer Inst. 2008; 100（15）: 1092 - 1103.

[59] Blackwell KL, Burstein HJ, Storniolo AM, et al. Randomized study of lapatinib alone or in combination with trastuzumab in women with ErbB2 - positive, trastuzumab - refractory metastatic breast cancer. J Clin Oncol. 2010; 28（7）: 1124 - 1130.

[60] Network NCC. NCCN Clinical Practice Guidelines in Oncology（NCCN Guidelines®）for Breast Cancer（Version 1. 2017）. http://www. nccn. org. Accessed October 1, 2017.

[61] Slamon DJ. Proto - oncogenes and human cancers. N Engl J Med. 1987; 317（15）: 955 - 957.

[62] Pegram MD, Konecny G, Slamon DJ. The molecular and cellular biology of HER2/neu gene amplification/overexpression and the clinical development of herceptin（trastuzumab）therapy for breast cancer. Cancer Treat Res. 2000; 103: 57 - 75.

[63] Pietras RJ, Arboleda J, Reese DM, et al. HER - 2 tyrosine kinase pathway targets estrogen receptor and promotes hormone - independent growth in human breast cancer cells. Oncogene. 1995; 10（12）: 2435 - 2446.

[64] Slamon DJ, Leyland - Jones B, Shak S, et al. Use of chemotherapy plus a monoclonal antibody against HER2 for metastatic breast cancer that overexpresses HER2. N Engl J Med. 2001; 344（11）: 783 - 792.

[65] Pegram MD, Pienkowski T, Northfelt DW, et al. Results of two open - label, multicenter phase II studies of docetaxel, platinum salts, and trastuzumab in HER2 - positive advanced breast cancer. J Natl Cancer Inst. 2004; 96（10）: 759 - 769.

[66] Pegram MD, Lipton A, Hayes DF, et al. Phase II study of receptor - enhanced chemosensitivity using recombinant humanized anti - p185HER2/neu monoclonal antibody plus cisplatin in patients with HER2/neu - overexpressing metastatic breast cancer refractory to chemotherapy treatment. J Clin Oncol. 1998; 16（8）: 2659 - 2671.

[67] Hudis CA. Trastuzumab e mechanismof action and use in clinical practice. N Engl J Med. 2007; 357: 39 - 51.

第 2 章

指南变更时代的 HER2 检测

MICHAEL F. PRESS, MD, PHD · GRACE NAMJUNG KIM, MD ·
MAHDI KHOSHCHEHREH, MD, MS · YANLINGMA, MD, MS ·
DENNIS J. SLAMON, MD, PHD

摘要

人类表皮生长因子受体 2 (human epidermal growth factor receptor type 2, HER2) 基因，又称为 ERBB2，在大约 20% 的浸润性乳腺癌中扩增/过表达，并被作为乳腺癌治疗性干预的靶点。虽然 HER2 扩增/高表达被界定为一类临床结局明显较差的乳腺癌亚型，但无论是在乳腺癌转移性病例或辅助治疗中，采用 HER2 靶向治疗 HER2 扩增乳腺癌的无病生存率及总体生存率均有显著改善。因此，使用伴随诊断检测将"HER2 阳性"与"HER2 阴性"乳腺癌两者区别开来至关重要。美国食品和药品管理局（FDA）批准的伴随诊断检测要么是针对 HER2 蛋白产物的免疫组织化学检测，要么是基于 DNA 水平检测肿瘤细胞核内 HER2 基因拷贝数的原位杂交检测。FDA 根据批准过程中提交的数据为每个检测制定了判读标准。此外，由美国临床肿瘤学会 (the American Society of Clinical Oncology, ASCO) 和美国病理学家协会 (the College of American Pathologists, CAP) 成立了专门的小组，用来推荐组织处理的标准化流程，并为这些检测法制定了判读标准。这些推荐发表于 2007 年、2013/2014 年和 2018 年，但其与 FDA 批准的标准，以及最近公布的数据（尤其是 ISH 相关的数据）存在差异。虽然 ASCO – CAP 的诊断标准一些是建立于已发表的数据，但另外一些则是基于小组成员的意见。我们总结了这些问题，并根据现有证据和我们的经验提出了我们的观点。

关键词

ASCO – CAP HER2 检测指南；乳腺癌；HER2/ERBB2 基因扩增；HER2 伴随诊断；HER2 过表达；HER2 检测

背景

乳腺癌与其他癌症一样是一种基因性疾病，归因于个体及其背景，是遗传与获得性基因改变组合的结果。人们已在乳腺癌中发现了种类繁多的基因改变[1,2]；然而，只有相对很少一部分被证实可用于疾病的治疗性干预。这些基因改变包括基因组扩增、基因表达修饰以及在乳腺癌中已报道的数以百计的癌症相关基因的序列突变。然而，目前只有其中5种标志物在乳腺癌治疗决策中发挥着重要作用，包括雌激素受体 – α（ER）表达，孕激素受体（PR）表达，人类表皮生长因子受体2（HER2）基因扩增/过表达和 BRCA1/BRCA2 基因的遗传性突变。近些年，在遗传性乳腺和卵巢癌家族的女性预防性乳房切除术相关决策中，BRCA1 和 BRCA2 基因突变发挥着关键作用。奥拉帕尼（Olaparib）作为一种 PARP（多聚 ADP 核糖聚合酶）抑制剂，最近已被获批用于治疗伴有 BRCA1 突变的转移性女性乳腺癌。

此外，乳腺癌辅助或新辅助治疗的决策需要结合 ER、PR 和 HER2 三种标志物。

抗激素治疗以及抗 HER2 靶向治疗已使表达 ER 或存在 HER2 基因扩增/过表达的乳腺癌患者无病生存率（disease – free survival，DFS）和总体生存率（overall survival，OS）得到了显著提高。尽管 ER 和 PR 是公认的决定治疗决策的非常成熟的生物标记物，并且只有那些表达了 ER、PR 的女性肿瘤患者能从抗雌激素疗法获益，然而用于测定乳腺癌组织中 ER、PR 表达的临床检测却主要由实验室自行研发，正如实验室检测所示[3]，这些检测的敏感性与特异性存在显著差异。使用实验室开发的 ER 和 PR 检测法与用于评估 HER2 基因扩增和过表达的诊断性检测形成鲜明对比。HER2 的状态主要是通过由美国食品和药品管理局（the US Food and Drug Administration，FDA）批准的且以此作为检测目的伴随诊断来进行评估（表2.1）。

表 2.1　FDA 批准用于 HER2 检测的伴随诊断

年份	方法	检测法名称	适用范围	获批方式	公司
1997	FISH	INFORM HER2[a]	早期复发或死亡风险	一致性研究和队列研究	Oncor, Inc.[a] Ventana Med Systems, Inc.
1998 2012 2013	IHC	HercepTest	曲妥珠单抗 帕妥珠单抗 T – DM1	与 CTA 的一致性研究	Dako, Inc.[b]

续表

年份	方法	检测法名称	适用范围	获批方式	公司
2000	IHC	Pathway anti – HER2/neu（CB11）	曲妥珠单抗	与 HercepTest 的一致性研究	Ventana Medical Systems[c]
2001	FISH	PathVysion	曲妥珠单抗	对曲妥珠单抗治疗乳腺癌（H0648 研究）回顾性评估与临床结局比较	Vysis, Inc.[d]
2004	IHC	InSite HER2/neu（CB11）Kit	曲妥珠单抗	与 HercepTest 的一致性研究	Biogenex Laboratories, Inc.[e]
2005 2012 2013	FISH	Her2 FISH pharm-DX 试剂盒	曲妥珠单抗 帕妥珠单抗 T – DM1	与 PathVysion 和 HercepTest 的一致性研究	Dako, Inc.[b]
2008	CISH	SPOT – Light HER2 CISH 试剂盒	曲妥珠单抗	与 PathVysion 和 HercepTest 的一致性研究	Introgen, Inc.[f]
2011	Dual ISH	INFORM HER2	曲妥珠单抗	与 PathVysion 的一致性研究	Ventana Medical Systems
2011	Dual ISH	HER2 CISH pharmDx 试剂盒	曲妥珠单抗	与 PathVysion 和 PharmDx 的一致性研究	Dako, Inc.
2012	IHC	Bond Oracle HER2 IHC	曲妥珠单抗	与 PathVysion 和 HercepTest 的一致性研究	Leica Biosystems
2017	NGS	FoundationOne CDx	曲妥珠单抗 帕妥珠单抗 T – DM1	与 F1 LDT 的一致性研究	Foundation Medicine, Inc.

注：CISH，显色原位杂交；CTA，临床试验检测（4D5 和 CB11）；FISH，荧光原位杂交；HER2，人表皮生长因子受体 2；IHC，免疫组化；LDT，实验室开发的免疫组化检测；NGS，二代测序。

[a] INFORM HER2/neu FISH 检测，在 1997 年由 Oncor, Inc. 通过最初的上市前批准（PMA），其目的在于"根据复发或疾病相关死亡风险对乳腺癌患者进行分层"，随后于 2000 年被 Ventana Medical Systems, Inc. 收购，并于 2007 年 10 月 22 日退出市场。目前批准的"INFORM HER2"已被修订为使用不同 HER2 DNA 探针和 17 号染色体着丝粒探针的亮视野显微镜双色原位杂交检测。它现在被批准用于选择曲妥珠单抗治疗的患者。

[b] 由安捷伦公司收购。

[c] Ventana 现在是 F. Hoffmann La Roche 有限公司的子公司。

[d] 由雅培实验室收购，现为雅培分子公司。

[e] InSite HER2/neu（C B11）试剂盒于 2006 年退出市场。

[f] 现为 Life technologies. Inc。

请参考：http://www.fda.gov/MedicalDevices/ProductsandMedicalProcedures/InVitroDiagnostics/ucm301431.htm

人类表皮生长因子受体 2 基因（*HER*2，也称为 *ERBB*2）的扩增和过表达与伴有这种改变的乳腺癌患者无病生存期及总体生存期缩短相关[4-6]，但这种改变也是抗 HER2 人源性单克隆抗体［曲妥珠单抗（trastuzumab）[7-9] 和帕妥珠单抗（pertuzumab）[10]］、HER2 激酶小分子抑制剂[11-13]以及已被证实能有效治疗 HER2 阳性乳腺癌的抗体 - 药物偶联物，如 trastuzumab emtansine（TDM1）[14,15]等治疗的药物作用靶点。如此看来，HER2 状态既是预后性又是预测性生物标志物。因此，*HER*2 基因扩增状态的评估对于患者选择这些靶向治疗至关重要。为了便于这些 HER2 靶向治疗正确选择合适的患者，美国 FDA 在批准这些药物时要求其使用伴随诊断。

伴随诊断和美国食品和药物管理局（FDA）诊断标准

*HER*2 / *ERBB*2 基因编码一种膜受体蛋白，这种蛋白低水平表达于几乎所有正常腺上皮细胞的基底膜和侧膜上[16]。由于 HER2 膜蛋白过表达是 *HER*2 基因扩增的直接结果，因此各种不同的伴随诊断通过检测 *HER*2 基因扩增或蛋白质过表达来选择可能受益于这些靶向治疗的患者。FDA 使用了临床试验评估中一部分与特定药物相关的数据来确定 HER2 状态的检测流程。

INFORM HER2 FISH 检测

首个获 FDA 批准的 HER2 检测是一种 HER2 荧光原位杂交（fluorescence in situ hybridization，FISH）检测。其获批的临床适应证是用于识别"高复发或高疾病相关死亡风险"的乳腺癌患者，而非任何治疗性筛选（表 2.1）。为获得 FDA 批准，*HER*2 FISH 检测（Oncor，Inc.）研究分为两个阶段进行。第一阶段为一致性研究，比较了 140 例存档乳腺癌的 *HER*2 FISH 检测结果与该组病例经由 Southern 杂交或斑点杂交独立评估而获得的 *HER*2 基因扩增状态的一致性[4]。与作为标准的固相印迹法相比，该 *HER*2 FISH 检测法显示出了 98% 的敏感性和 100% 的特异性。第二阶段采用该 *HER*2 FISH 方法检测 324 例腋窝淋巴结阴性且有长期（10 年）临床结局信息的女性浸润性乳腺癌的 *HER*2 基因状态，其中 57 例（18%）被观察到存在 *HER*2 基因扩增。这些患者除非疾病复发，那些只接受了手术治疗，而未进行放射治疗、辅助化疗或激素治疗的患者，他们的疾病早期复发（诊断后 24 个月内复发）、总复发（任何时间）和疾病相关死亡的相对风险（相对危险）与该基因扩增显著相关。*HER*2 扩增所显示的预后信息独立于与它同时纳入研究的其他传统预后因子，包括确诊时年龄、肿瘤大小、组织病理学分级、ER 和 PR 状态[4]。*HER*2 扩增使患者早期复发、总复发及疾病相关死亡风险增加 3 倍以上。该研究判定 *HER2* 扩增的标准是：当单个肿瘤细胞核内 *HER2* 基因平均拷贝数 ≥ 4.0 时，或当单个肿瘤细胞内 *HER2* 基因平均拷贝数除以内对照 17 号染色体着丝粒（CEP17）的平均拷贝数 ≥ 2.0。基于此标准和其他数据，FDA 批准了 Oncor INFORM HER2 FISH 检测用于 *HER2* 基因扩增的检测（表 2.2）。这些评分标准类似于我们[19,20]及其他研究者[21,22]在科研情况下使用的评分标准。

HercepTest 及其他 IHC 伴随诊断检测

首个获得 FDA 批准的 HER2 靶向治疗药物为曲妥珠单抗，该药物将 HercepTest（DAKO Corporation, Carpinteria, CA）免疫组化（immunohistochemical, IHC）检测作为其伴随诊断（表 2.1）以确定"HER2 阳性"乳腺癌患者，以用于转移性病变的治疗。该药物临床试验时采用的是实验室自行研发的 IHC"临床试验检测"（"Clinical Trial Assay", CTA），该 IHC 的一抗为鼠源性抗 HER2 抗体（4D5），该抗体作为鼠源性前体被人源化后可得到药物曲妥珠单抗（赫赛汀）[23,24]。4D5 和曲妥珠单抗均能与 HER2 蛋白近膜区的细胞外抗原表位结合。虽然该检测最初只用了 4D5，但随后被更改为在两张不同的载玻片上分别孵育两种不同的抗 HER2 抗体（4D5 和 CB11），使用亲和素 - 生物素 - 过氧化物酶 IHC 检测系统显色，并

对免疫组化的染色程度分别进行主观评分[25]。CB11 抗体与 HER2 蛋白 C 末端附近的细胞内抗原表位结合。4D5 和 CB11 IHC 检测在抗原修复方法上有所不同，但两者都使用类似的显色方法，包含生物素化的马抗小鼠抗体和标准的亲和素 - 生物素辣根过氧化物酶复合物的显色方法[25]。因为 Genentech 公司（该药物的制造商和实验的赞助商）并未准备将 CTA 作为伴随诊断商业化，于是他们与另一家公司 DAKO 公司合作开发了一个可用于鉴定"HER2 阳性"女性乳腺癌的 HER2 IHC 检测。基于对由国家癌症研究所合作的乳腺癌组织资源库提供的，无临床结局信息的 548 个乳腺癌标本进行 CTA 和 HercepTest 免疫染色的直接比较，DAKO HercepTest 获得了 FDA 的批准。尽管这些病例缺乏临床结局信息，但有保存完好的石蜡包埋组织块可用。FDA 要求两种检测之间至少要达到 75% 的一致率，而实际观察到的一致率为 79%，在此基础上 FDA 批准了该检测。

虽然 CTA 的商业开发被认为是不切实际，但它确实成为 HercepTest 和另外一个 IHC 检测——Ventana Pathway（Ventana Medical Systems, Tucson, AZ）IHC 检测的原型。最初的 Ventana Pathway 检测就是使用来自 CTA 的抗 HER2 抗体之一的 CB11，与 FDA 批准的 HercepTest 进行比较，获得了与 HercepTest 相同的结果，从而获得 FDA 的批准。

表 2.2　FDA、2007 版 ASCO-CAP 指南、2013/2014 版 ASCO-CAP 指南和 USC/TRIO 乳腺癌分析实验室使用的诊断标准和类别的比较

检测方法/结果解读	FDA	2007 ASCO-CAP[a]	2013 ASCO-CAP[b]	USC BCAL/TRIO
HER2 的 IHC[c] 检测				结果解读
阳性	3+ (>10%)*	3+ (>30%)**	3+ (>10%)*	过度表达[e]
不确定	2+*	2+**	2+*	表达增加[d]
阴性	0, 1+	0, 1+	0, 1+	低表达

HER2 的 ISH[f] 检测	FDA HER2/CEP17 比值	FDA 平均 HER2 基因拷贝数	2007 HER2/CEP17 比值	2007 平均 HER2 基因拷贝数	2013 HER2/CEP17 比值	2013 平均 HER2 基因拷贝数	2013 根据 USC/TRIO 解读	USC HER2/CEP17 比值	USC 平均 HER2 基因拷贝数
阳性	比值 ≥2.0	NA	比值 >2.2	NA	≥2.0	≥4.0 且	过度表达	≥2.0	≥4.0 且
阳性	NA	NA	NA	NA	<2.0	≥6.0	未扩增	<2.0	≥6.0
不确定	NA	NA	比值 1.8~2.2	NA	1.8~2.2	3[g]	混合	<2.0	≥4.0 且 <6.0
阴性	比值 <2.0	NA	比值 <1.8	NA	<2.0	2	未扩增	<2.0	<4.0
阴性	NA	NA	NA	NA	<2.0	1	未扩增	<2.0	<4.0

注：HER2，人表皮生长因子受体 2；ISH，原位杂交；NA，不适用。

* 至少 10% 的肿瘤细胞具有细胞膜 IHC 阳性。

** 至少 30% 的肿瘤细胞具有细胞膜 IHC 阳性。

a 使用 IHC 检测时，不再要求将要用于评估的每个 IHC 组别与先前的检测一致率达到或超过 95%。

b 使用 IHC 检测时，要求将要用于评估的每个 IHC 组别与先前的检测一致率达到或超过 95%。现在，实验室有责任通过遵守 HER2 检测的能力认证和熟练检测来确保其检测结果的可靠性和准确性，而特定的一致性未作要求（补充数据 11）[17,18]。

c HER2 的 IHC 检测：运用 IHC 检测分析 HER2 蛋白表达。

d 表达增加：DAKO 提示可能 10H8-IHC 检测预测本组为 "HER2 阳性"，因为约 50% 病例是 "HER2 阳性"，65%（2017 年末公布的数据）~ 80% 的病例显示 HER2 基因扩增[13]。

e 过度表达：实验室开发的 10H8-IHC 检测预测本组为 "HER2 阳性"，因为 99% 的病例显示 HER2 基因扩增。DAKO-HercepTest 也预测为 "HER2 阳性"，因为 97% 的病例显示 HER2 基因扩增。

f HER2 的 ISH 检测：平均 HER2 基因拷贝数>6.0，原位杂交。若 IHC 是 0 或 1+ 归为阴性，若 IHC 为 3+则判读为阳性，若 IHC2+则需要重新计数至少 20 个细胞再进一步分析。

g 译者注：在 2013 版 HER2 指南中，HER2/CEP17 比值<2.0，平均 HER2 基因拷贝数≥6.0，这组病例被预测为 "HER2 阳性"，因为冰冻组织中观察到整个肿瘤细胞染色水平是相同的[6]。但固定后，IHC 这种单一均匀着色就将我们曾经描述过的那样变得更具有变异性[6]。"肿瘤阳性细胞的百分比较认为受固定条件的影响很大，因为约 50% 病例显示 HER2 基因扩增……"

随后，兔抗 HER2 单克隆抗体 4B5 替代了小鼠抗 HER2 单克隆抗体 CB11。该抗体也可用于 Ventana 全自动免疫组织化学染色平台。使用新的抗 HER2/neu（4B5）抗体的第二代 PATHWAY 检测法在获批过程中，应用独立样本将其与 Ventana Medical Systems（Ventana）的 PATHWAY HER2（克隆 CB11）一抗进行了比较，显示出 83% 的一致率，该一致率被认为是可接受的。但 PATHWAY 抗 HER2/neu（4B5）与临床结局的实际相关性从未被建立。FDA 还批准使用计算机图像分析系统 Ventana Image Analysis System（VIAS）对 4B5 Pathway 检测的 IHC 染色结果进行评分。

这些 FDA 批准的 IHC 检测中，使用的评分系统是基于 CTA 的解读策略，而该策略本身是基于我们[6,26,27]及其他研究者[28-31]先前描述过的多个实验室自行研发研究方案的评分方法。在 Genentech 赞助的曲妥珠单抗 H0648 临床试验中，无论 CTA 检测采用的是 4D5 还是 CB11，只要女性转移性乳腺癌的活检标本 IHC 评分为 2 + 或 3 +，则该患者有资格入组该试验。人乳腺癌细胞株 MDA - MB - 231、MDA - MB - 175 和 SK - BR - 3 在这两种检测中作为检测控制标准，相应的 IHC 染色评分分别为 0、1 + 和 3 +。组织样本上的 IHC 染色评分基于对细胞膜染色强度的主观评估分别计为无染色（IHC 0）、可检测到但染色弱（IHC 1 +）、中等染色（IHC 2 +）和强染色（IHC 3 +）[25]。

PathVysion HER2 FISH 检测

随后，FDA 又批准了以曲妥珠单抗治疗为适应证的其他一些 FISH 检测。用于曲妥珠单抗治疗患者筛选的 FISH 检测中的第一个研究是采用 Vysis 公司的 FISH 检测来比对临床结局数据及组织样本的特征。这些组织样本来自于曲妥珠单抗最初获得 FDA 批准的关键性的 H0648 临床试验[24]。这项研究由 Genentech 研究人员和先前获得过 Oncor INFORM HER2 检测批准的一些研究人员合作进行。该研究为 HER2 PathVysion 检测作为 HER2 阳性转移性乳腺癌患者进行曲妥珠单抗治疗的伴随 FISH 诊断奠定了基础[32]（表 2.1）。该研究中 HER2 基因扩增的判读标准与先前批准的 Oncor INFORM HER2 FISH 检测标准相似，即单个肿瘤细胞内 HER2 基因平均拷贝数除以内对照 17 号染色体着丝粒基因组位点（CEP17）平均值的比值≥2.0 的乳腺癌被认为存在 HER2 基因扩增。该 FISH 检测法使用了荧光直接标记的 HER2 DNA 探针（红色）和荧光直接标记的 CEP17 探针（绿色）（图 2.1）。

重要的是，FDA 的建议是遵循接近 2.0 的界值（或 HER2 平均拷贝数 4.0）。当 HER2 与 CEP17 的比值在 1.80 ~ 2.20 之间时，FDA 建议给最初的评分者需增加至少 20 个额外的细胞进行评分，而第二个评分者需增加至少 40 个额外的细胞进行评分。

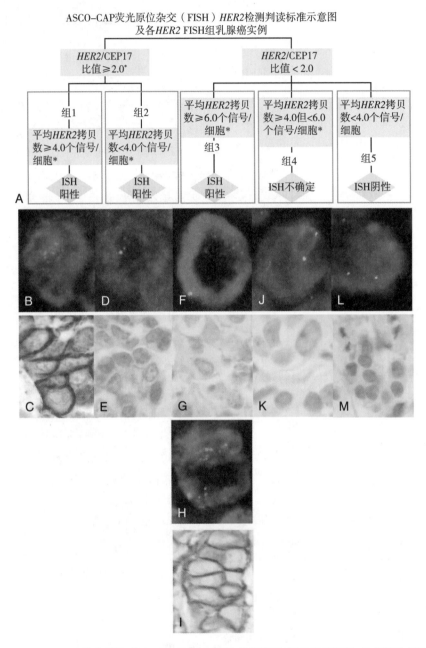

ASCO–CAP荧光原位杂交（FISH）*HER2*检测判读标准示意图
及各*HER2* FISH组乳腺癌实例

图 2.1 ASCO – CAP 荧光原位杂交（FISH）*HER2* 检测判读标准示意图和各 *HER2* FISH 组乳腺癌实例及相应的 HER2 免疫组织化学染色

（A）由 ASCO – CAP HER2 检测指南委员会出版的 ASCO – CAP 人类表皮生长因子受体 2（HER2）FISH 检测判读标准示意图[17,18]，通过引入组号（组 1 到组 5）对其进行了修改，以标识归类不同的 ASCO – CAP FISH 组。*HER2* 与 17 号染色体着丝粒（CEP17）比值≥2.0 的乳腺癌分为两组：一组 *HER2* 基因在单个肿瘤细胞中的平均拷贝数≥4.0［原位杂交（ISH）阳性；我们的组 1］，另一组 *HER2* 基因在单个肿瘤细胞中的平均拷贝数 <4.0（ISH 阳性；我们的组 2）。*HER2*/CEP17 比值 <2.0 的乳腺癌被分为三组：一组 *HER2* 基因平均拷贝数≥6.0（ISH 阳性；我们的组 3），另一组 *HER2* 基因平均拷贝数≥4.0 且 <6.0（ISH 不确定；我们的组 4），还有一组乳腺癌患者，单个肿瘤细胞平均 *HER2* 基因拷贝数 <4.0（ISH 阴性；我们的组 5）。根据 ASCO – CAP 指

南，组 1、2 和 3[17,18]乳腺癌被判读为"ISH 阳性"，组 4 被判读为"ISH 不确定"，组 5 为"ISH 阴性"。（B ~ M）ASCO - CAP 指南判读标准 ISH 组与 FISH 观察到的 HER2 基因扩增状态及经由 DAKO HercepTest IHC 检测法观察到的 HER2 蛋白表达状态进行比较。ASCO - CAP 指南判读标准根据 HER2 - FISH 比值和 HER2 基因平均拷贝数将组 1 细分归类为"ISH 阳性"，结果如图 B（FISH）和 C（IHC）所示；组 2 也被归类为"ISH 阳性"，但我们的结果与之矛盾，如 D 组（FISH）和 E 组（IHC）所示；组 3 被归类为"ISH 阳性"，但其结果如 F 组（FISH）、G 组（IHC）、H 组（FISH）和 I 组（IHC）所示是混合的；组 4 被归类为"ISH 不确定"，但我们的结果也与之相矛盾，如 J 组（FISH）和 K 组（IHC）所示；组 5 被归类为 ISH 阴性，确认结果如 L 组（FISH）和 M 组（IHC）所示。（B）ASCO - CAP 组 1 乳腺癌，FISH 检测显示 HER2 基因扩增，符合 ASCO - CAP 指南中 ISH 阳性的定义［以及国际乳腺癌研究组（BCIRG）中 HER2 扩增的定义］。本例 HER2 基因平均拷贝数为 16.85/肿瘤细胞，CEP17 拷贝数为 2.28/细胞，HER2/CEP17 FISH 比值为 7.38。HER2 信号足够多，并未能在这张显微镜下拍摄的照片的单一聚焦平面中全部被捕获，因而某些信号出现对焦不清晰。所有图像均未使用计算机增强（BCIRG01661，原始显微镜下照片放大倍数 1000 × ）。（C）ASCO - CAP 组 1 乳腺癌，HER 蛋白过表达，HercepTest IHC 检测为 IHC 3 + （BCIRG01661，原始放大倍数 400 × ）。（D）ASCO - CAP 组 2 乳腺癌。该例乳腺癌 HER2 基因平均拷贝数为 3.75/肿瘤细胞，CEP17 拷贝数为 1.80/细胞，HER2/CEP FISH 比值为 2.08。该乳腺癌在 BCIRG/ Translational Research in Oncology（TRIO）中心实验室中被评估为 FISH 检测 HER2 无扩增，这与 ASCO - CAP 指南中"ISH 阳性"的名称相矛盾，该患者被纳入 BCIRG -005 试验。本组 52 例乳腺癌患者中，BCIRG -005 纳入 3 例，BCIRG -006 纳入 46 例（BCIRG02899，原始放大倍数 1000 × ）。（E）ASCO - CAP 组 2 乳腺癌，与图 D 为同一例乳腺癌，HER2 蛋白表达经由 HercepTest IHC 检测法确定为 IHC 0，这与 ASCO - CAP 指南定义的"ISH 阳性"相矛盾（BCIRG02899，原始放大倍数 400 × ）。（F）ASCO - CAP 组 3 乳腺癌，为我们组 3N 中的一例，在 BCIRG/TRIO 中心实验室经 FISH 检测报告为 HER2 基因无扩增，这与目前 ASCO - CAP 指南定义的"ISH 阳性"相矛盾。该例乳腺癌的 HER2 基因平均拷贝数 7.35/肿瘤细胞，CEP17 平均拷贝数 4.20/细胞，因此其 HER2/CEP17 比值为 1.75（BCIRG04086，原始放大倍数 1000 × ）。（G）ASCO - CAP 组 3 乳腺癌。我们的组 3N，IHC 检测结果为 HER2 低表达（IHC 0/1 + ），先前被报告为 HER2 无扩增，这与目前 ASCO - CAP 指南中的"ISH 阳性"定义相矛盾（BCIRG04086，原始放大倍数 400 × ）。（H）ASCO - CAP 组 3 乳腺癌，BCIRG3A 组其中一个病例，HER2 基因平均拷贝数为 27.50/肿瘤细胞，CEP17 平均拷贝数为 20.67/肿瘤细胞，因此 HER2 FISH 比值仅为 1.33。请注意，HER2 基因信号（橙色）和 CEP17 信号（绿色）在细胞核的一个有限的区域聚集在一起，使得不借助单带通滤光片的情况下评估单个信号具有挑战性（参见图 3，另一个示例[33]）。该例乳腺癌在 BCIRG/TRIO 中心实验室被报告为 HER2 扩增，该患者纳入 BCIRG -006。本病例符合 ASCO - CAP 指南定义的"ISH 阳性"（BCIRG00575，原始放大倍数 1000 × ）。（I）ASCO - CAP 组 3 乳腺癌，与图 H 同属组 3A，IHC 检测 HER2 蛋白过表达（HercepTest 检测 IHC 3 + ），符合 ASCO - CAP 指南中"ISH 阳性"的定义（BCIRG00575，原始放大倍数 400 × ）。（J）ASCO - CAP 组 4 乳腺癌，被目前的 ASCO - CAP 指南视为"ISH 不确定"。BCIRG/TRIO 中心实验室通过 FISH 检测报告该病例为 HER2 基因无扩增，其 HER2 基因平均拷贝数 4.22/肿瘤细胞，CEP17 平均拷贝数 2.23/肿瘤细胞，HER2/CEP17 比值为 1.89。该患者被随机分配到 BCIRG -005（BCIRG01911，原始放大倍数 1000 × ）。（K）ASCO - CAP 组 4 乳腺癌，与图 J 为同一病例，HER2 HercepTest 检测为蛋白低表达（IHC 0；BCIRG01911，原始放大倍数 400 × ）。（L）ASCO - CAP 组 5 乳腺癌，符合 ASCO - CAP 指南定义的"ISH 阴性"，BCIRG/TRIO 中心实验室经 FISH 检测报告为 HER2 基因无扩增。该病例 HER2 基因平均拷贝数 1.35/肿瘤细胞，CEP17 平均拷贝数 1.50/细胞，HER2/CEP17 比值 0.90（BCIRG04095，原始放大倍数 1000 × ）。（M）ASCO - CAP 组 5 乳腺癌，参见图 L，经 HercepTest 检测为 HER2 蛋白低表达（IHC 0），符合 ASCO - CAP 指南定义的"ISH 阴性"（BCIRG04095，原始放大倍数 400 × ）。

经许可转载自：Press MF, Sauter G, Buyse M, et al. HER2 Gene Amplification Testing by Fluorescence in situ Hybridization（FISH）：Comparison of the American Society of Clinical Oncology｛ASCO｝ - College of American Pathologists｛CAP｝Guidelines with FISH Scores used for enrollment in Breast Cancer International Research Group｛BCIRG｝Clinical Trials. J Clin Oncol 2016；34（29）：3518 - 3528.）（ * ）根据我们基于 IHC 的研究结果，组 2 在 2018 年的《临床实践要点更新》中被修订为"ISH 阴性"。

当这两名评分者得到的比值一致时，可报告 FISH 结果。如果两个比值不一致，则需重复整个检测过程，并对标本重新评估。之所以需要这种额外的关注是因为由两个人评估增加了肿瘤细胞的数量，这将会增加估值的精确度，提高这一关键点诊断的准确性。此后，无论是 2007 或 2013/2014 版的 ASCO－CAP 指南都对 FDA 批准的 FISH 检测标准进行了更改，但并没有具显著意义的数据支持推荐的变更[17,18,34,35]。

FISA 评分系统在 2018 年新增了修订[199]（见下文"期望"）。

这些最初为 IHC 和 FISH 检测开发进行的实验和判读标准为后续的 HER2 IHC 和原位杂交（in situ hybridization, ISH）检测提供了原型（表2.1）。根据 FDA 最初对 HercepTest 的批准，当免疫染色评分为"0"或"1＋"（分别为无免疫染色或弱的不连续膜染色）时，IHC 结果被解释为"HER2 阴性"，当超过 10% 的浸润癌细胞显示出强而完整的全膜染色或"IHC 3＋"染色时，IHC 结果被解释为"HER2 阳性"。尽管"IHC 2＋"（中等的全膜染色）在曲妥珠单抗治疗转移性乳腺癌的关键性临床试验 H0648、H0649 和 H0650[24,32,36,37] 中被认为是 HER2 过表达，但随后的指南 IHC 2＋（超过 10% 的癌细胞呈现弱到中等强度的环周膜染色）被定义为"不确定"，只有 IHC 3＋ 被认为是"HER2 阳性"（超过 10% 的肿瘤细胞呈现强而完整的环周膜染色）（https：//www. accessdata. fda. gov/cdrh ＿ docs/ pdf/P980018S010b. pdf）。

明视野显微镜下 HER2 原位检测

同样地，后续一些获得批准用于检测 HER2 基因扩增的 ISH 检测判读标准为：对单探针检测而言，例如显色原位杂交（chromogenic in situ hybridization, CISH）检测，单个肿瘤细胞核内的 HER2 基因平均拷贝数大于或等于（≥）4.0；对双探针 ISH 检测而言，HER2 基因平均拷贝数与 17 号染色体着丝粒（CEP17）比值≥2.0（表2.2）。那些 HER2 与 CEP17 比值在 2.0 上下浮动 10% 之内的乳腺癌，即 1.80～2.20，则需要两个不同观察者每人增加评估 40 个额外的肿瘤细胞。对这些病例而言，评估 80 个肿瘤细胞核后，如果两个观察者获得的比值均大于或小于 2.0，则该病例相应地被判读为"HER2 阳性"或"HER2 阴性"，评分系统没有"不确定"（即"未定"）类别。这些评分标准与 FISH 检测在科研环境中采用的 HER2 基因扩增评分标准相类似[19-22]，但在 ASCO－CAP 后续撰写的指南中有所改变（表2.2）。

NGS 与 Foundation One CDx

直至 2017 年，FDA 批准用于 HER2 检测的只有 IHC 或 ISH 检测（表2.1）。2017 年，Foundation Medicine 获得批准使用二代（大规模平行 DNA）测序（nest－generation sequencing, NGS）方法对福尔马林固定的石蜡包埋样本进行

HER2 基因扩增的评估。该研究涉及了 6300 个样本（4200 个包括了细胞株的分析样本以及 2100 个临床样本）。F1CDx 检测在实体肿瘤中得到了验证，包括非小细胞肺癌、乳腺癌、卵巢癌、结直肠癌和黑色素瘤。该平台能检测 324 个基因的所有四类基因改变（替换、插入、缺失和拷贝数改变）以及一些基因重排，还包括微卫星不稳定性（microsatellite instability，MSI）和肿瘤突变负荷分析。就乳腺癌而言，该平台检测 HER2/ERBB2 基因的扩增以鉴定出可能对曲妥珠单抗、曲妥珠单抗抗体偶联物（TDM1）或帕妥珠单抗有反应的乳腺癌患者。对拷贝数等于 4（肿瘤的基线倍性为 +2）的 HER2/ERBB2 扩增结果应使用另一种测试进行确认。F1CDx 的研究结果与 FDA 批准的 DAKO HER2 PharmDx FISH 试剂盒阳性符合率为 89.4%，阴性符合率为 98.4%，其他二代测序方法与 FoundationOne 检测也是相符的（参考：https：//www. foundationmedicine. com/genomic - testing/foundation - one - cdx # cdx - claims）。

2007 版 ASCO - CAP HER2 检测指南

尽管 HER2 IHC 和 FISH 检测结果之间的一致性具有统计学意义，但对石蜡包埋的组织标本实行 IHC 的标准化显然是个有难度的问题。早期报道的 IHC 阳性率波动约在 2% ~ 50% 之间[45-48]。

起初以为使用含标准对照细胞株的标准化检测可以解决这个问题，然而，这种办法并未规避评分误差[38,49,50]。在一些使用 FDA 批准的 HercepTest IHC 检测（DAKO）的大型队列研究中，HER2 阳性率为 30% ~ 60%[48]。变化无常的固定条件（特别是乙醇暴露）以及不同的抗原修复方法导致了不正确的 IHC 结果[38,49]。

为了解决与 HER2 评估相关的这些问题，美国临床肿瘤学会（ASCO）和美国病理学家学会（CAP）发布了临床评估 HER2 状态的指南[17,18,34,35,119]。2007 年最初召集的 ASCO - CAP 指南委员会旨在解决 HER2 检测结果间存在的较大差异。正如 2007 版指南中所报道的那样[34,35]，"来自曲妥珠单抗辅助治疗的两项随机临床试验前瞻性亚研究表明，高通量中心实验室对相同的样本进行重新评估，原试验点实验室（原治疗机构的病理科）进行的 HER2 检测大约有 20% 并不正确[51,52]。对于这种决定是否适合一种非常有效但可能危及生命的昂贵治疗方法的重要检测来说，这种无序状态和高比率的不准确性是不能接受的。

ASCO - CAP 指南指出，"尽管国际病理学界试图在常规实践中提高 HER2 检测的地位[53-57]，但检测的不准确性仍然是 IHC 和 FISH 面临的主要问题[42,51,52]。"然而，与 FISH 检测情况相反，有关 HER2 检测不规范性的报道几乎只涉及到 IHC 检测[25,39,43,44,52,58-69]。在其他问题中，IHC 判读的关键环节

——主观性是 IHC 分析的一个主要问题,许多研究都记录了这一点。例如,即使有经验丰富的病理学家参与,相同样本的两个 IHC 检测的 kappa 相关统计量也只达到 0.67 和 0.74,而 FISH 检测的 kappa 值达到了 0.97。

相比之下,FISH 对 *HER2* 基因扩增的检测在不同机构之间基本一致,并且已证实比 IHC 更准确[72]。据报道,如果对未经筛选的患者组进行分析,FISH 检测的实验室间一致率很高,符合率为 92%~99%[25,43,51]。一项 CAP 的实验室能力验证项目分析表明,作为 CAP 实验室能力验证项目的一部分,FISH 检测在临床实验室间比较显示出了有史以来观察到的最高水平的室间一致性[50,54,73]。当 CAP 公布他们对 HER2 FISH 检测实验室能力验证项目的最初结果时发现,参与该项目的 100% 的实验室使用 FISH 检测方法对未知样本进行了正确的分类[54]。该报道涉及 35 和 63 个实验室最初两年的调查结果。此外,在 CAP 能力验证项目随后公布的报告中,FISH 检测在 139 个参与的实验室中显示出高度的一致性[73]。英国的能力验证项目也报道了类似的结果[55]。

自 2004 年以来,开展 FISH 检测并参加 CAP HER2 能力验证项目的实验室数量仅适度增加(2004 年为 174 个实验室,2011 年为 317 个实验室,2016 年为 330 个实验室),而开展 IHC 检测并参加 CAP HER2 IHC 能力验证项目的实验室数量则有大幅增加(2004 年为 125 个实验室,2011 年为 1150 个实验室[74],2016 年为 1399 个实验室)。FISH 外部质量保证计划表明 FISH 在外部质量审计中表现更加稳定。最后,无论用曲妥珠单抗还是拉帕替尼治疗转移性乳腺癌,HER2 靶向治疗的反应性与由 FISH 确定的 HER2 状态的相关性强于由 IHC 确定的 HER2 状态[13,32]。

基于 FDA 标准 IHC 发生的变更

尽管如此,2007 版 ASCO-CAP HER2 指南对 IHC 和 FISH 两者均给出了更改建议。2007 版指南为 HER2 状态评估编撰了"优化检测方案"(图 2.2),即将 IHC 作为主要检测方法,前提是开展该 IHC 检测的临床实验室已经进行了 HER2 IHC 与第二种方法(如 FISH)一致性的分析评估,并证明实验室即将用于实验室报告和决定治疗的免疫染色类别(通常为 IHC 0,IHC 1+ 和 IHC 3+)两种方法的一致率达到 95%。IHC 2+ 被称为"不确定",对这些乳腺癌需进一步进行 HER2 FISH 检测。

在没有提供任何支持性数据的情况下,2007 版 ASCO-CAP 指南武断地要求在对 HER2 免疫组化染色阳性水平(1+/2+/3+)进行主观判定时,具有特定染色水平的癌细胞至少要达到 30%,而不是 FDA 要求的 10%。不幸的是,对于那些试图遵守指南的人来说,两种百分比的重要性均未被确立。在冰冻组织样本中,HER2 蛋白在胎儿及成人正常组织的上皮细胞中呈现相对均匀的低水平表达[16]。同样,在缺乏

HER2 基因扩增的乳腺癌中，类似的低水平表达也存在于整个肿瘤的所有浸润性癌细胞中[6]。而在具有 HER2 基因扩增的乳腺癌中，整个癌细胞群均可以观察到免疫染色增加、染色水平均匀的 HER2 膜表达[6]。仅当这些冰冻组织经福尔马林固定和石蜡包埋（formalin-fixed and paraffin-embedded，FFPE）后，才在特定的肿瘤细胞群和正常上皮中观察到免疫染色水平的差异性[6,16]。标本中免疫染色的这种差异性显然是由于组织固定造成的人工假象，而在绝大多数组织样本中与肿瘤细胞基因表达水平的实际异质性几乎无关。值得注意的是，这种因组织固定诱导的 FFPE 组织中的差异性在 FISH 分析中不会发生[13,32,33,75,76]。

基于 FDA 标准 FISH 发生的变更

2007 版 ASCO - CAP 指南[34,35]亦对 FISH 评分标准给出了不同于 FDA 的更改建议。这些指南将 HER2 与 CEP17 比值在 1.8～2.2 之间及单个肿瘤细胞核内的 HER2 平均拷贝数在 4.0～6.0 范围间定义为 HER2 基因扩增不确定。大约 2% 的乳腺癌病例 HER2 FISH 比值在 1.8～2.2 范围内[71]。然而，由于临床医生和患者面对 HER2 状态只有两项选择（治疗或不治疗），这含三个诊断范围（扩增、不确定及未扩增）的修改建议对患者决定是否治疗提出了挑战。我们并不认为这个不确定范围的提出是合理的，因为没有数据证明之前 FDA 批准的评判标准（如制造商已经推荐的那样）是不足的。显然，2013/2014 版 ASCO - CAP 指南委员会对 1.8～2.2 的比值与我们有类似的结论，并改变了关于"不确定"状态的标准，具体见后所述。

2007 版 ASCO - CAP 指南面临的挑战

2007 版指南中未提及的 IHC 挑战之一是，按照将 IHC 作为主要检测手段的要求，鲜有实验室在 IHC 和 FISH 之间能取得如此高的一致率（表 2.3）。在 2000 至 2007 年间发表的 19 个纳入了至少 100 例乳腺癌的 IHC 和 FISH 盲法比较的研究中，仅有两项研究在相同队列中显示 IHC 0、IHC 1+ 和 IHC 3+ 与 FISH 的一致率达到了要求的 95%（表 2.3）。事实上，2007 版指南发布后，这一挑战并没有得到改善。因为从 2008 至 2014 年间发表的 18 篇论文中，仅有另两个研究达到了 95% 一致性。此外，关于 IHC 检测这个问题应该是预料之中的，因为自 1989 年以来的多项研究均报道了 IHC 与不同数量的假阴性结果相关，这取决于所使用的特定的抗 HER2 抗体[6,13,26,27,43,71,72]（参见表 2.3 中 IHC 0/1+ 乳腺癌的扩增率）。另外，IHC 还显示了不同数量的假阳性结果，这些结果似乎主要与组织固定方法或固定时间和/或检测中使用的抗原修复方法相关[13,32,43,72]（请注意表 2.3 中 IHC 3+ 乳腺癌的扩增率小于 100%）。尽管如此，IHC 还是被编定成为 2007

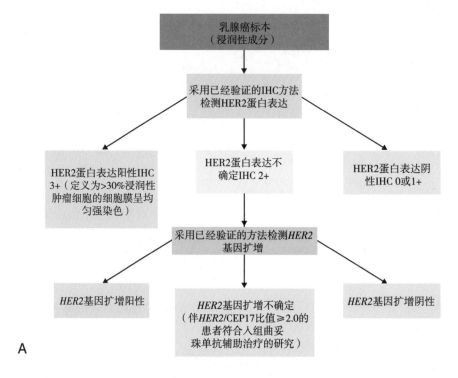

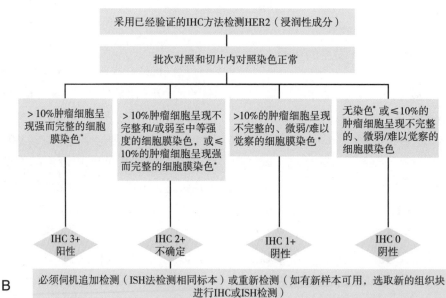

图 2.2 采用免疫组织化学法（IHC）进行 HER2 检测的判读标准

（A）2007 版 HER2 检测判读标准。尽管此图转载自 2007 版 ASCO – CAP HER2 检测指南，但 IHC 判读标准在 2013/2014 版更新（B）或是在 2018 年发表的 2017 版更新中基本保持不变。2007 版指南要求"30%"的肿瘤 细胞呈现 IHC 3 + 的免疫着色为"HER2 阳性"，这一要求在 2013/2014 版指南中被降低至 10%，并在 2018 版 更新中得以保留，且与 FDA 的要求相符合。（B）2013/2014 版 HER2 检测判读标准。"采用免疫组织化学法 （IHC）检测乳腺癌浸润成分中人表皮生长因子受体 2（HER2）蛋白表达的判读标准。虽然可能会有未涵盖的 HER2 IHC 类别，但在实践中这些类别很少见，如果遇到，应视为 IHC 2 + 不确定。ISH，原位杂交。注：最终报告的结果假设病理学家没有发现组织学与 HER 检测明显不相符的情况。（＊）已使用低倍视野初步判断，并于连续、均质的浸润性细胞群中进行观察。"该 IHC 判读标准很大程度上忽略了表 2.3 罗列的发表于 2000 年至 2017 年间有关 IHC 假阴性和 IHC 假阳性结果。

经许可转载自：Wolff AC, Hammond ME, Schwartz JN, et al. American Society of Clinical Oncology/College of American Pathologists guideline recommendations for human epidermal growth factor receptor 2 testing in breast cancer. J Clin Oncol 2007；25（1）：118 – 145 and Reproduction with permission of testing algorithm（Fig. 1）from Wolff A, Hammond MEH, Hicks DG, Dowsett M, McShane L, Allison KH, Allred DC, Bartlett JMS, Bilous M, Fitzgibbons P, Hanna W, Jenkins RB, Mangu P, Paik S, Perez E, Press MF, Spears PA, Vance GH, Viale G, Hayes D. Recommendations for human epidermal growth factor receptor 2 testing in breast cancer：American Society of Clinical Oncology – College of American Pathologists｛ASCO/CAP｝clinical practice guideline update. J Clin Oncol. 2013；31：3997 – 4013.

版 ASCO – CAP 指南中 HER2 检测的主要手段。

既然 *HER2* 的 FISH 检测一直被认为在实验室间更具准确性和可重复性，那么为什么人们却更愿选择 IHC 而非 FISH 呢？可能因为使用明视野显微镜的 IHC 在美国各地病理实验室中普遍可用，并且，病理学家对这种尽管更精确但需要使用荧光显微镜来观察荧光标记的 DNA 探针杂交后的结果具有显著的抵触性。随后批准的两种使用明视野显微镜的 ISH 法（表 2.1）可能有助于提高病理实验室对其的接受程度。然而，尽管与 IHC 相比这些 ISH 方法确实提高了对 HER2 状态评估的能力，但它们也具有一些局限性，其中最值得注意的是这些方法在 *HER2* 基因高度扩增的乳腺（或上消化道）癌病例中无法准确地计数出 *HER2* 基因拷贝数。当然，目前的治疗决策并非取决于该基因扩增水平，而是取决于其是否"扩增"。虽然我们的经验表明，这些明视野显微镜 ISH 方法存在一些技术限制，但就准确检测 HER2 状态而言，该类方法优于 IHC。

2007 版 ASCO – CAP 指南委员会的既定目标是"制定一项指南，以提高人类表皮生长因子受体 2（HER2）检测在浸润性乳腺癌中的准确性及其作为预测标志物的效能[34,35]。"但 2007 版指南是否实现了该目标尚存争议[71,94]。重要的是这些指南通过指定福尔马林为唯一固定试剂，确实标准化了乳腺癌标本的分析前组织处理过程。2007 版指南还将 6 ~ 48 小时定义为福尔马林固定的最佳时间，尽管此要求随后在 2013/2014 版 ASCO – CAP 指南中被更改为 6 ~ 72 小时。2007 版指南也使得 CAP 提供的、指南所要求的 HER2 实验室能力验证项目得到了更广泛的采用。

2013/2014 版 ASCO – CAP HER2 检测指南

"为了提高 HER2 检测的准确性及其作为浸润性乳腺癌预测标志物的效能"，ASCO – CAP 指南在 2013 年[17]和 2014 年[18]作出了修订。尽管对 2007 版检测指南中的 IHC 检测有细微的修改，但针对 ISH 检测进行的修改则更为重要。

表 2.3　IHC 与 FISH 的一致性：各项研究ᵃ 中每个 IHC 免疫染色类别（0，1+，2+，3+）的 HER2 基因扩增率（%）

参考文献	IHC 方法	例数	根据 IHC 评分的 HER2 基因扩增率（%）			
			IHC 3 +	IHC 2 +	IHC 1 +	IHC 0
Hoang et al.[61]	Dako HercepTest（FDA）	100	89%	17%	0%	0%
Ridolfi et al.[67],b	Dako Ab（LDT）	750	100%	35.9%	1.8%	
Simon et al.[67]	Dako HercepTest（FDA）	2857	99%	97%	66.2%	3.5%
Wang et al.[69]	Dako A0485（LDT）	189	91.4%	38.2%	2.2%	0%
Kobayashi et al.[62]	LDT	170	100%	18.5%	5.7%	0%
McCormick et al.[65]	Dako HercepTest（FDA）	198	100%	42.2%	8.5%	3.8%
Roche et al.[52]	Dako HercepTest（FDA）	119	89.8%	0%	0%	0%
Dowsett et al.[58]	Dako HercepTest（FDA）	426	94.1%	48.1%	0.7%	
Hammock et al.[60]	Dako HercepTest（FDA）	102	48.8%	6.1%	4.2%	
Lal et al.[63]	Dako HercepTest（FDA）	2279	89.7%	26.5%	3.1%	1.1%
Mrozkowiak et al.[66]	Dako HercepTest（FDA）	360	90%	20%	0%	
Varshney et al.[68]	Dako HercepTest（FDA）	788	80.4%	11.6%	0%	
Yaziji et al.[44]	Dako A0485（LDT）	2913	91.6%	17%	2.8%	
Dybdal et al.[25]	Clinical Trials Assay（LDT）	529	89%	24%	7%	3%
Ellis et al.[59]	Dako HercepTest（FDA）	114	90%	31.8%	6.9%	
Lottner et al.[64]	Dako HercepTest（FDA）	215	100%	72%	2.4%	
Press et al.[43]	Dako HercepTest（FDA）	842	78.2%	16.9%	5.3%	3.6%
Ciampa et al.[39]	Dako HercepTest（FDA）	108	52.4%	7%	6.7%	12.5%

续表

根据 IHC 评分的 HER2 基因扩增率（%）				例数	IHC 方法	参考文献
IHC 0	IHC 1 +	IHC 2 +	IHC 3 +			
0%	0%	12.2%	91.6%	289	Dako HercepTest（FDA）	Hofmann et al. [77]
0%	8.3%	22.9%	56.3%	661	Dako HercepTest（FDA）	Rasmussen et al. [78]
	1.6%	29.1%	86.4%	697	A0485（Dako）	Grimm et al. [79]
	12.2%	66.6%	93.9%	175	3B5 antibody（LDT）	Panjwani et al. [80]
	3.3%	57.9%	95.2%	100	Dako HercepTest（FDA）	Tsuda et al. [81],b
0%	3.3%	15.2%	84.1%	200	4B5 antibody LDT	Lambein et al. [82]
0%	3.2%	21.5%	91%	681	Dako HercepTest（FDA）	Jorgenson[83]
12.8%		43.8%	97.8%	291	A0485（Dako）LDT	Bernasconi et al. [84]
0%	23%	38.8%	100%	216	CB11 antibody	Martin et al. 2012[85]
3.3%	7.1%	49.2%	88.4%	543	CB11 antibody	Lee et al. 2012[86]
0%	12.5%	76.5%	97.3%	125	Dako HercepTest（FDA）	Kiyose et al. [87]
	2.4%	39.9%	98.1%	1437	Dako HercepTest（FDA）	Vergara – Lluri et al. [88],b
	9.6%	38.9%	87.2%	396	CB11（Biogenix）	Kokate et al. [89]
2.6%	4.8%	28.1%	93.8%	950	A0485（Dako）LDT	Park et al. [90]
0%	1%	19%	92%	154	Dako HercepTest（FDA）	Minot et al. [91]
10%	5%	13%	69%	2546	CB11（Ventana）	Varga et al. [92]
0%	2.6%	29.4%	100%	150	4B5（Ventana）（FDA）	Lambein et al. [93],b
9.4%	6.4%	13.5%	55.1%	628	A0485（Dako）LDT	Fasching et al. [75]
1.7%	3.3%	12.4%	81.1%	2590	Dako HercepTest（FDA）	Schalper et al. [94]
0.8%	0.7%	5.8%	84.3%	1528	Dako HercepTest（FDA）	Varga et al. [95]

续表

根据IHC评分的 HER2基因扩增率（%）				例数	IHC方法	参考文献
IHC 0	IHC 1+	IHC 2+	IHC 3+			
1.5%		16.4%	98.9%	811	4B5 (Ventana)	Green IF et al., Hum Pathol, 2015[96],b
31.3%		50.5%	95.2%	175	A0485 (Dako) (LDT)	Pu et al.[97]
2%		53%	45.0%	943	A0485 (Dako) (LDT)	Pennacchia et al.[98]
2.90%		13.3%	51.7%	93	4B5 (Ventana)	Layfield et al.[99]
26.8%		33.3%	59.09%	180	Dako HercepTest (FDA)	Onguru et al.[100]
1%	0.6%	16.8%	49.1%	3605	Dako HercepTest (FDA)	Morey et al.[101]
5.6%		40.3%	100%	314	4B5 rabbit monoclonal, Ventana (FDA)	Overcast et al.[102],b
5.8%	6.2%	36.0%	96.4%	368	4B5 rabbit monoclonal, Ventana (FDA)	Solomon et al.[103]
0%	3.3%	23.5%	100%	129	4B5 rabbit monoclonal, Ventana (FDA)	Qi et al.[104],b
0.5%		47%	91.8%	240	Dako HercepTest (FDA)	Hyeon et al.[105]
4.2%		31.1%	93%	432	Dako HercepTest (FDA)	Eswarachary et al.[106]
3.2%		37.0%	97.8%	498	Dako HercepTest (FDA)	Furrer et al.[107],b
2.5%	7.4%	31.3%	85.4%		Averages by studies with 4 IHC categories	
3.9%		36.5%	91.5%		Averages by studies with 3 IHC categories	

注：LDT：实验室开发的IHC检测；FDA：FDA批准的IHC检测。

通过各个研究中病例数加权，这些研究中各个免疫组化染色组别平均HER2扩增率如下：IHC 0/1：3.2%；IHC 0：2.5%；IHC 1+：7.4%；IHC 2+：33.9%；IHC 3+：88.4%。如果按各个研究中的病例数略有不同，这些平均值略有不同：IHC 0/1+：3.1%；IHC 0：2.1%；IHC 1+：4.6%；IHC 2+：23.4%；IHC 3+：84.5%。如果只考虑使用FDA批准的检测方法进行研究，HER2扩增的加权平均值如下：IHC 0/1+：3.1%；IHC 0：2.0%；IHC 1+：4.6%；IHC 2+：21.1%；IHC 3+：83.0%。如果只考虑使用实验室开发的IHC检测进行分析研究，HER2扩增的加权平均值如下：IHC 0/1+：3.9%；IHC 0：3.7%；IHC 1+：4.8%；IHC 2+：24.7%；IHC 3+：89.5%。

a 至少100例IHC和FISH的比较。

b 在单项研究中，IHC 0、IHC 1+和IHC 3+的一致性达到了95%。

IHC 检测

2013/2014 版 ASCO - CAP 指南中仍然将免疫组织化学保留为 HER2 评估的主要检测手段，并保留了四种免疫染色类别。然而对显示特定染色水平的肿瘤细胞需 >30% 的要求被降回到了 1998 年 FDA 和试剂盒制造商最初要求的 >10%。

HER2 检测的 IHC 策略保持不变，仍将 IHC 作为 HER2 检测的可接受的主要检测手段。IHC 2 + 乳腺癌需追加 ISH 以评估 HER2 基因扩增状态（图 2.1）。有趣的是，该指南仍然建议临床实验室在将 IHC 作为主要检测手段前，应将其与 ISH 进行一致性研究。然而，新指南对 IHC 与 ISH 的一致率不再有明确说明（以前为 95%），而是更加概括性地指出"实验室有责任通过满足 HER2 检测认证和能力验证要求来确保其检测结果的可靠性和准确性，而不再对具体的一致性有所要求（补充数据 11）[17,18]。"

2013/2014 版指南还要求 IHC 3 + 评判标准为 >10% 的肿瘤细胞呈现强而完整的膜染色。然而，随后一篇"给编辑的信"指出，具有 HER2 基因扩增的（浸润性）微乳头状乳腺癌只在其侧膜及基底膜而非腔缘膜出现强染色[108]，此标准也因此而被修改。

对（浸润性）微乳头状乳腺癌来说事实的确如此，同样对于所有其他腺癌（包括乳腺癌[109]）及所有被覆正常上皮细胞的腺体结构（如乳腺、胃肠道、呼吸道、女性生殖道和脉络丛）也是如

此[16]。原因可能是最常出现 HER2 基因扩增和过表达的组织学分级 G2 和 G3 乳腺癌中不常见或相对缺乏腺腔，但这种现象并未得到广泛认可（包括 ASCO - CAP 指南在内）。因此，具有 HER2 基因扩增的乳腺癌可以仅"呈现"外周膜的强免疫染色。事实上，如果寻找并识别出假腺腔，就会发现它们缺乏 HER2 膜染色[109]。

尽管 2013/2014 版 ASCO - CAP 指南建议对不确定的 IHC 2 + 乳腺癌追加 FISH 检测，以鉴定出"IHC 2 +"乳腺癌中大约 15%~48% 存在 HER2 基因扩增的肿瘤（表 2.3），但该指南仍然未对 2%~8% 存在 HER2 基因扩增的 IHC 0/1 + 乳腺癌以及 5%~22% 缺乏 HER2 基因扩增的 IHC 3 + 乳腺癌提出建议[13,32]（表 2.3）。

ISH 检测

2013/2014 版指南旨在指导 FISH 及明视野原位杂交（CISH，SISH，DISH）检测。在这些指南中，对 HER2 ISH 状态的评估发生了实质性变化。2007 版指南基于 ISH 比值推荐了 3 个类别，"阳性"（ISH 比值 ≥2.2）、"不确定"（ISH 比值 1.8~2.2）和"阴性"（ISH 比值 <1.8），而 2013 / 2014 版指南创建了 5 个不同的 ISH 类别，其中 3 个为"ISH 阳性"，1 个为"ISH 不确定"，1 个为"ISH 阴性"。这 5 个类别是基于 HER2 基因平均拷贝数和 HER2/CEP17 比值组合而建立的（图 2.1）。HER2/CEP17 比值 ≥2.0 的乳腺癌包含两组：

一组为 *HER2* 基因平均拷贝数 ≥4.0/肿瘤细胞（我们的"组1"），另一组为 *HER2* 基因平均拷贝数 <4.0/肿瘤细胞（我们的"组2"）。HER2/CEP17 比值 <2.0 的乳腺癌由另外3组组成：一组 *HER2* 基因平均拷贝数 ≥6.0/肿瘤细胞（我们的"组3"），这组也被归类为"ISH 阳性"；另一组 *HER2* 基因平均拷贝数 ≥4.0 但 <6.0/肿瘤细胞（我们的"组4"），被归类为新的"ISH 不确定"病例；还有一组乳腺癌的 *HER2* 基因平均拷贝数 <4.0/肿瘤细胞（我们的"组5"），被归类为"ISH 阴性"。根据这些 ASCO – CAP 指南[17,18]，比值属于组1、组2和组3的乳腺癌被解释为"ISH 阳性"，组4被解释为"ISH 不确定"，组5被解释为"ISH 阴性"（图2.1）。

2013/2014 版指南 ISH 检测的问题

在这些指南发布之时，并无适用于此修订分类方案的临床或人口统计学数据，亦无诸如每个 FISH 组别在乳腺癌群体中的分布比例等基本信息。此外，也没有关于这些新的 ASCO – CAP 组别是否与 HER2 蛋白表达相关，或更为重要的临床结局相一致的数据可用。为了更好地解答这些问题，我们使用先前在我们实验室确定乳腺癌标本 HER2 状态的两项回顾性研究：一组标本来自于一家学术机构的会诊实践队列[76]，另一组来自于入组国际乳腺癌研究小组（Breast Cancer International Research Group，BCIRG）/肿瘤转化医学研究（Translaion Research in Oncology，TRIO）临床试验的乳腺癌组织标本[33]。通过这些研究，我们能够确定乳腺癌患者群体中每组的分布情况（表2.4）。

尽管 2013/2014 版 ASCO – CAP 指南[17,18] 为 ISH 保留了"不确定"这一名称，但对"HER2 不确定"的乳腺癌的定义进行了修改。根据我们及其他研究者的研究数据表明，"不确定"的病例数从大约 2%[71] 增加到 4% ~ 12%[33,76,95,102,110–113]。2013 版 ASCO – CAP 对 HER2 不确定的扩大使用是"知晓了抗 HER2 治疗（如曲妥珠单抗）的相关获益和低风险的情况下再次故意强调敏感性而非特异性的错误"。[114] 然而，并没有数据或分析来支持这种"意图犯错"。

基于我们对南加州大学的学术会诊实践和 BCIRG / TRIO 乳腺癌临床试验的研究，我们对 ASCO – CAP 提出的 5 个 ISH 类别中的 3 个不敢苟同（表2.2）。我们仅同意将组1定义为"ISH 阳性"，将组5定义为"ISH 阴性"，但我们估计这两组病例囊括了所有乳腺癌的 90% ~ 95%（表2.4）。因此，尽管我们的分歧影响到多个 ISH 类别，但只涉及到大约 5%~10% 的乳腺癌患者。

表 2.4　ASCO – CAP HER2 FISH 各组乳腺癌分布比例

组别	FISH 分组标准	BCIRG/TRIO 试验[33]		CONSULTATION PRACTICE[76]	
		病例数	占比（%）	病例数	占比（%）
1	比值≥2.0；HER2 平均≥4.0	4269	40.8	1328	17.7
2	比值≥2.0；HER2 平均<4.0	71	0.7	31	0.4
3	比值<2.0；HER2 平均≥6.0	55	0.5	48	0.6
4	比值<2.0；HER2 平均≥4.0 且 <6.0	432	4.1	345	4.6
5	比值<2.0；HER2 平均<4.0	5641	53.9	5774	76.7
合计		10 468	100	7526	100

注：ASCO，美国临床肿瘤学会；BCIRG，国际乳腺癌研究组；CAP，美国病理学家协会；FISH，荧光原位杂交；HER2，人表皮生长因子受体 2；TRIO，肿瘤转化研究。

该表格经由两项研究中各自的表 1 数据绘制而成，这两项研究为：Press MF, Sauter G, Buyse M, et al. HER2 gene amplification testing by fluorescent in situ hybridization (FISH): comparison of the ASCO – College of American pathologists guidelines with FISH scores used for enrollment in breast cancer international research group clinical trials. J Clin Oncol 2016；34：3518 – 3528；Press MF, Villalobos I, Santiago A, et al: Assessing the new American Society of Clinical Oncology/College of American Pathologists Guidelines for HER2 testing by fluorescence in situ hybridization: experience of an academic consultation practice. Arch Pathol Lab Med 2016；140：1250 – 1258.

USC/BCIRG – TRIO 中心实验室

在 FISH 检测中，肿瘤细胞核中 HER2 基因拷贝数及 17 号染色体着丝粒（CEP17）在一张切片内都清晰可见，并且可以对其进行计数（图 2.1）。我们[4,19,20,27] 及其他研究者[21,22] 基于既往采用 Southern 印迹杂交进行 DNA 分析的研究结果，推荐将每个肿瘤细胞中 HER2 信号至少为 CEP17 信号的 2 倍定义为扩增。该界值后来被用于多个临床试验，随后被 FDA 接受为区分乳腺癌 HER2 扩增与否的界值。该界值的使用与基因产物过表达（无论通过 mRNA 亦或蛋白质分析评估）[6,41,72]、疾病更具侵袭性行为[4,6,27] 及对 HER2 靶向治疗

的反应性[7 – 9,24,32,37] 具有良好相关性。虽然我们建议使用诸如 CEP17 的内部对照，但我们的研究已经显示，无论是最初 Oncor INFORM FISH 检测使用的 HER2/CEP17 比值，还是随后用于 Oncor / Ventana INFORM FISH 检测的 HER2 平均拷贝数，都能得到类似结论[4]。然而，仅使用后一种方法有可能导致一些乳腺癌被错误分类。对于那些 CEP17 拷贝数增加（每个肿瘤细胞含 4 个或更多拷贝数）、但无 HER2 基因扩增的乳腺癌（约占 6% ~ 9% 的病例），如果 FISH 检测中没有使用 CEP17 对照，可能会被错误地判定为 HER2 扩增（假阳性）。尽管不同的 FISH 评判标准通常能得到类似的结果，但对于那些相对不常见的乳腺癌来说，使用位于同一染色

体但在 HER2 扩增区域之外的内部对照探针是很重要的。FISH 比值也有助于对处在临界值 2.0 附近的结果做出决策。例如，在该界值（2.0）附近，HER2 平均拷贝数（分子）应该提高至每个肿瘤细胞拷贝数平均值高于 4.0 以上。此外，使用同一染色体上对照基因比值的方法与最初评估基因扩增的 Southern 印迹法是一致的[5,6,72,113]。我们认为，使用 HER2 与 CEP17 的拷贝数来确定 FISH 比值是鉴定 HER2 基因扩增肿瘤最佳的，也是在生物学上最合适的方法。

从这个角度来看，目前使用 HER2 平均基因拷贝数以及 HER2/CEP17 FISH 比值来对各种 HER2 组别进行分类似乎是合理的。然而，在缺乏数据的情况下，将这些 ASCO – CAP HER2 FISH 组别与 HER2 蛋白过表达或临床结局关联起来是存在问题的。因此，我们进行了两项研究来评估其关联性[33,76]。

ASCO – CAP FISH 组别与 HER2 蛋白表达水平的关联性

鉴于 HER2 基因扩增的主要生物学结果是 HER2 蛋白过表达，我们评估了每个 ASCO – CAP FISH 组别与 IHC 确定的 HER2 蛋白表达水平的相关性，以评估 ASCO – CAP FISH 组与 IHC 检测组之间的一致性。不出所料，我们发现 AS-CO – CAP FISH 组 1 乳腺癌与 HER2 蛋白表达增加（IHC 2+ 和 IHC 3+）显著相关。同样，正如预期的那样，ASCO – CAP FISH 组 5 乳腺癌与 HER2 蛋白低表达（IHC 0 和 IHC 1+）显著相关。

而与 ASCO – CAP 指南相反的是，我们发现 ASCO – CAP 组 2 与 HER2 蛋白低表达相关，而不是 ISH 阳性乳腺癌所预期的 HER2 过表达（图 2.1D 和 E）。同样，ASCO – CAP 组 4 "ISH 不确定" 乳腺癌与 HER2 蛋白低表达（IHC 0/1 +）显著相关（图 2.1J 和 K）。ASCO – CAP 组 3 乳腺癌似乎由两个不同的亚组组成，其中比较多的是我们之前报道的 "HER2 无扩增"（我们的 3N 组），这些病例显示出与 HER2 蛋白低表达（IHC 0/1 +）相关（图 2.1F 和 G）。另一个亚组是先前被报道为 "HER2 扩增" 但病例数量较少（我们的 3A 组），其与 HER2 蛋白过表达（IHC 2 + ／ 3 +）相关（图 2.1H、I 和图 2.3）。因此，我们认为 ASCO – CAP FISH 组 3 乳腺癌是一个混合组，由至少两个亚组组成。

ASCO – CAP FISH 组别与临床结局的相关性

在模型系统中，经基因工程改造而过表达 HER2 的人乳腺癌细胞系增殖速率增加，迁移更远更快，血管生成能力增强，且更具侵袭能力。同样，临床上具有 HER2 基因扩增/过表达的乳腺癌与缺乏这种改变的乳腺癌相比更具侵袭性，患者具有较短的 DFS 和 OS。此外，在临床前模型系统和患者临床试验中，只有那些具有 HER2 扩增/过表达的乳腺癌对 HER2 靶向治疗有反应[7-9,13,24,32,116]。通过使用这些临床判断标准，我们研究了 ASCO – CAP 指南

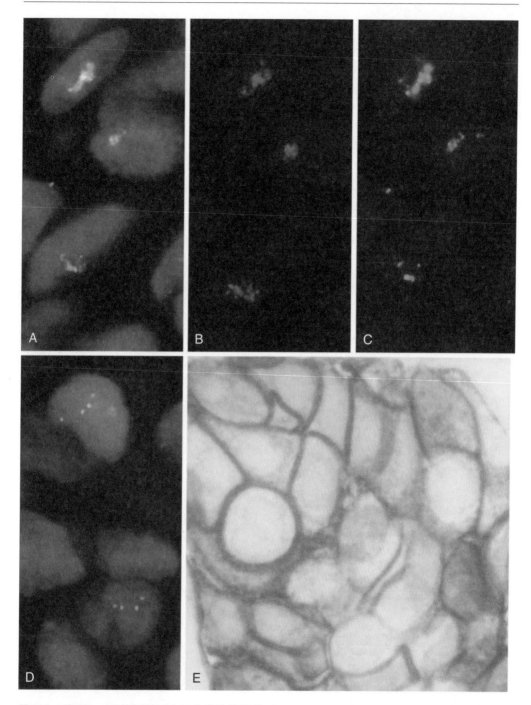

图 2.3　ASCO – CAP FISH 3A 组乳腺癌的评估（*HER2*/CEP17 比值 < 2.0，单个肿瘤细胞核内 *HER2* 基因平均拷贝数 ≥6.0）

美国临床肿瘤学会/美国病理学家协会（ASCO – CAP）第 3 组乳腺癌（此处称为 "3A 组"）中的少数病例同时显示 *HER2* 基因扩增和 HER2 蛋白过度表达。（A）ASCO – CAP 第 3 组乳腺癌，我们的 3A 组病例之一。该例乳腺癌单个肿瘤细胞 *HER2* 基因平均拷贝数为 23.2，单个肿瘤细胞 17 号染色体着丝粒（CEP17）平均拷贝数为 15.75，因而其 *HER2* FISH 比值仅为 1.47。这张三带通图像显示了 *HER2* 基因拷贝数（橙色）与 CEP17 拷贝数（绿色）在肿瘤细胞核有限的区域内排列在一起而形成的复合图像（蓝色/橙色/绿色）。请注意，*HER2* 基因信号（橙色）与 CEP17 信号（绿色）聚集在同一个细胞核的有限区域内，使得在没有单带通滤光片协助下评估单个信号具有挑战性，如图 B 和 C 所示。HER2 基因（橙色）和 CEP17（绿色）是使用雅培分子 PathVysion HER2 DNA 探针试剂盒（Vysis LSI HER – 2/neu SpectrumOrange/CEP17 SpectrumGreen）FISH 分析鉴定。会诊病例编号：C20906。（B）此单带通图像（橙色滤光片）显示了 HER2 基因拷贝在与图 A 和 C 相同的肿瘤细胞核内的分布。HER2 基因拷贝（橙色）使用 Abbott – Molecular PathVysion HER2 DNA 探针试剂盒（Vysis LSI HER – 2/neu SpectrumOrange/CEP17 SpectrumGreen）FISH 分析鉴定。会诊案例编号：C20906。（C）此单带通图像（绿色滤光片）显示了 CEP17（绿色）的 α 卫星 DNA 在与图 A 和 B 相同的肿瘤细胞核内的分布。Abbott – Molecular Path Vysion HER2 DNA 探针试剂盒（Vysis LSI HER – 2/neu SpectrumOrange/CEP17 SpectrumGreen）FISH 分析。会诊案例编号：C20906。（D）17 号染色体上远离 HER2 基因的替代对照探针的 FISH。该例乳腺癌使用视黄酸受体 α（retinoic acid receptor alpha，RARA）基因探针（绿色）的 FISH 检测，显示单个肿瘤细胞内 RARA 平均拷贝数为 2.55，HER2/RARA 比值为 9.1。同样，使用 Smith – Magenis 综合征（SMS）基因区域的 FISH 探针（橙色）作为替代对照探针时，单个肿瘤细胞内的拷贝数为 1.85，HER2/SMS 比值为 12.54。该例乳腺癌在我们的诊疗实践中被报告为"HER2 扩增"，这与 ASCO – CAP 指南的"ISH 阳性"定义一致。RARA 基因（绿色）和 SMS（橙色）使用雅培分子 Vysis – Smith – Magenis 区域 LSI – SMS – SpectrumOrange/RARA – SpectrumGreen 探针进行鉴定。会诊案例编号：C20906。（E）ASCO – CAP 第 3 组乳腺癌，对应于我们的"3A 组"病例，免疫组织化学检测（IHC；HercepTest IHC 3 +）显示 HER2 蛋白过表达，这与 ASCO – CAP 指南定义的"ISH 阳性"相符合。我们采用 10H8 – IHC 检测法也得到了相似的结果（IHC 3 +，数据未显示）。会诊案例编号：C20906（原始放大倍数：1000 ×［A 至 D］和 400 ×［E］）。

经许可转载自：Press MF, Villalobos I, Santiago A, et al. Assessing the New American Society of Clinical Oncology/College of American Pathologists Guidelines for HER2 testing by fluorescence in situ hybridization：experience of an academic consultation practice. Arch Pathol Lab Med 2016；140（11）：1250 – 1258.

HER2 FISH 组别的临床表现与"ISH HER2 阳性"或"ISH HER2 阴性"定义的组别是否一致。该分析采用的数据来自两个大型随机临床试验。这两个临床试验分别是 BCIRG – 005（使用不含 HER2 靶向治疗的辅助化疗治疗"HER2 无扩增"乳腺癌病例的临床试验）和 BCIRG – 006（使用 HER2 靶向治疗来辅助治疗"HER2 扩增"乳腺癌病例的临床试验）[33]。

正如对"ISH 阳性"疾病的预期，来自 BCIRG – 006 试验的 ASCO – CAP 组 1 的乳腺癌患者中，随机接受曲妥珠单抗治疗者与仅接受标准 AC – T 化疗者相比，其 DFS 和 OS 均有显著提高。尽管入组 BCIRG –006 临床试验的 ASCO – CAP 组 2 的乳腺癌患者数量有限（正如预期，这类患者的出现频率大约为 1%），与随机分配

到标准 AC – T 化疗组的患者相比，随机分配到曲妥珠单抗组的患者 DFS 或 OS 均无显著提高。该结果提示此组患者应是"ISH 阴性"，而不是 2013/2014 版 ASCO – CAP 指南定义的"ISH 阳性"。《2018 年临床实践指南要点更新》已将组 2 重新归类为"ISH 阴性"，前提是这些病例的 IHC 检测不是 IHC 3 +。

ASCO – CAP FISH 组 4（"ISH HER2 不确定"）乳腺癌患者与其他"HER2 无扩增"病例加入了 BCIRG – 005 临床试验，而未加入 BCIRG – 006 临床试验。因为在 BCIRG – 005 临床试验中纳入了这些比 ASCO – CAP 组 5 更具侵袭性的患者。人们曾预测如果将这些患者作为一个试验亚组进行分析应该会发现该亚组具有更短的 DFS 和 OS，然而，该试验并未观察到这一点。正如

对"ISH HER2 阴性"乳腺癌患者亚组的预期一样，ASCO – CAP 组 4 乳腺癌患者的 DFS 和 OS 与参加同一试验的 ASCO – CAP 组 5 乳腺癌患者并没有显著差异[33]。

来自 MD Anderson 癌症中心（MD Anderson Cancer Center）的研究人员最近的研究结果也证实 ASCO – CAP FISH 组 4 或"ISH 不确定"乳腺癌中"HER2 无扩增"的状态[113]。按照 2013/2014 版 ASCO – CAP 指南的建议，该研究使用了替代对照探针将"ISH HER2 不确定"乳腺癌分为"ISH HER2 阳性"和"ISH HER2 阴性"两个亚组，用以制定 HER2 靶向治疗决策。研究者们使用 17 号染色体着丝粒之外的替代对照探针将这些乳腺癌患者分为 HER2/替代对照比 ≥2.0 与 HER2/替代对照比 <2.0 两个亚组。这两个"ISH HER2 不确定"亚组患者的 DFS 和 OS 彼此之间没有显著差异（图 2.4）[113]。这些研究显示此种方法

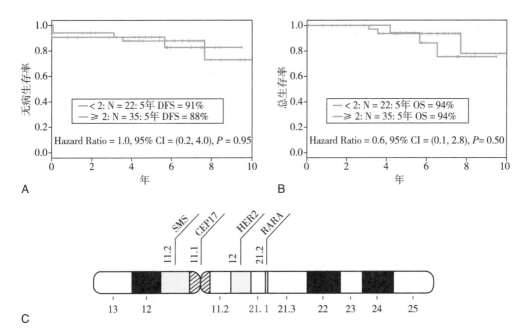

图 2.4　ASCO – CAP FISH 组 4（"HER2 不确定"）乳腺癌患者的临床结局，这些患者的癌肿使用替代对照探针进行评估，根据比值 ≥2.0 或 <2.0 相应报告为"ISH 阳性"或"ISH 阴性"

（A）57 例 HER2 结果不确定患者（22 例比值 <2，35 例比值 ≥2）使用 HER2/替代 17 号染色体基因比值绘制 Kaplan – Meier DFS 曲线。CI，置信区间；DFS，无病生存；HER2，人表皮生长因子受体 2。（B）57 例 HER2 结果不确定患者（22 例比值 <2，35 例比值 ≥2）使用 HER2/替代 17 号染色体基因比值绘制 Kaplan – Meier OS 曲线。CI，置信区间；HER2，人表皮生长因子受体 2；OS，总生存率。（C）替代控制基因位点（SMS 及 RARA）与 17 号染色体着丝粒和 HER2 基因在 17 号染色体 p（短）臂及 q（长）臂上的相对位置。

经许可转载自：Sneige N, Hess KR, Multani AS, et al. Prognostic significance of equivocal human epidermal growth factor receptor 2 results and clinical utility of alternative chromosome 17 genes in patients with invasive breast cancer：a cohort study. Cancer 2017；123（7）：1115 – 1123. doi：10. 1002/cncr. 30460.

有一个重大的缺陷，即没有认识到这些替代性对照所在基因组区域（尤其是位于17号染色体短臂上的）可能经常会发生杂合性缺失，从而导致 HER2/对照探针比值仅仅因为对照基因位点杂合性缺失而增加至≥2.0，而非真正的 HER2 基因扩增（未发表的数据）。这项来自 MD Anderson 癌症中心的独立研究显示，这些因使用短臂替代对照将 HER2 FISH 比值从<2.0转换至≥2.0从而由"ISH HER2 不确定"变为"ISH HER2 阳性"的乳腺癌患者与使用同样替代对照评估后肿瘤依然保持 HER2 FISH 比值<2.0的患者相比，两者具有相似的 DFS 和 OS（图2.4）[113]。

鉴于 ASCO – CAP 组3的肿瘤患者数量较少且需要进一步将其细分为 ASCO – CAP 组3N 和 ASCO – CAP 组3A，因此创建的亚组样本量太小而无法进行有意义的结果分析[33]。

总的来说，对 HER2 蛋白表达与临床结果数据的分析得出了下述一致的解释模式：ASCO – CAP FISH 第1组：HER2 扩增；ASCO – CAP FISH 第2组：HER2 无扩增；ASCO – CAP FISH 第3组：混合有 HER2 无扩增（"第3N组"）和 HER2 扩增（"第3A组"）的肿瘤组；ASCO – CAP 第4组：HER2 无扩增；ASCO – CAP 第5组：HER2 无扩增（表2.2）。

展望

正如本章标题所示，HER2 检测指南十多年来一直处于变化中。我们认为未来这种变化可能会持续存在。基于前面部分的总结及其他人发表的研究[117,118]，ASCO – CAP 指南委员会决定在2016年末至2017年"更新"HER2 检测建议，以解决5个临床问题[119]。这些问题如下：①对 IHC 2＋（IHC 不确定）最合适的定义是什么？②如果初始空心针活检 HER2 检测阴性，是否必须对手术标本重复 HER2 检测？③是否应视 HER2／CEP17≥2.0，但 HER2 平均拷贝数<4.0/细胞的浸润性癌为 ISH HER2 阳性？④是否应将 HER2 平均拷贝数≥6.0/细胞，但 HER2／CEP17＜2.0的浸润性癌视为 ISH HER2 阳性？⑤对于 HER2 平均拷贝数4.0～6.0/细胞且 HER2／CEP17＜2.0的病例，这些最初被认为是 HER2 ISH 检测不确定的浸润性癌，什么是合适的诊断检查？

指南委员会对这些问题回答如下：①将 IHC 2＋定义为"浸润性乳腺癌中＞10％的肿瘤细胞显示弱至中等强度的完整的膜染色"。然而，委员会没有认识到正如其他地方所报道的[16,71,109]，HER2 蛋白在正常或恶性腺上皮的腔缘膜上可以没有表达，而只表达于侧膜和基底膜。②考虑到许多"三阴"（ER 阴性、PR 阴性及 HER2 无扩增）乳腺癌的组织学分级，建议根据预期来选择是否进行额外的 HER2 检测。③具有讽刺意味的是，"为了获得最准确的 HER2

状态评估（阳性或阴性）"，需要使用不那么准确的[6,26,43,72] IHC 方法进行额外检测以解决那些已经联合 ISH 和 IHC 检测且有证据显示 HER2 未扩增的"组 2"和"组 4"乳腺癌最终的 HER2 状态。④同样，推荐使用 IHC 进行额外检测，而不是像先前那样在没有任何数据支持的情况下直接定义为"ISH 阳性"。⑤基于其他研究者[113,120-122]采用替代对照基因探针的研究结果，推荐再次进行 IHC 检测，而不是使用缺乏数据支持的替代对照探针检测来定义"ISH 阳性"或"ISH 阴性"。虽然对于由 2013/2014 版 ASCO - CAP HER2 检测指南在 HER2 FISH 检测中产生的混淆来说，这些回应代表了一种进步，但他们仍然没有充分利用近期及以往既有的数据来调整这些判定，使这些评判分类与采用关联科学和临床结局而获得的已知相关性达到一致。因此，我们预计指南的应用将仍会持续其不稳定性和混乱状态。

小结

原来的 FDA 相关指南的优势在于它是建立在与伴随诊断一并提交的数据而获得批准的。人们可以质疑某些检测提供的数据的数量或质量，但这些申请和批准是基于对所提交数据的分析基础之上的。其中一些应用，比如最初两个 FISH 检测，在申请过程中使用了临床结局信息，这需要（通常是在临床试验中）投入大量资金及更多的时间和精力来支持其评审过程。另一些申请主要使

用的是一致性研究。这些申请需要的数据较少，成本较低，但也常常被认为是足够的。可见，那些仅基于一致性研究数据的伴随诊断具有一定脆弱性，因为它们的诊断判读标准与临床结局可能不具相关性（表 2.1）。

我们认为，在其遵循建立在那些提交 FDA 并于文献中发表的数据之上的标准时，ASCO - CAP 指南处于最佳状态，而 HER2 检测指南中不同于 FDA 标准的和/或基于委员会成员意见而无已发表数据支持的那些变化则问题重重。这些变化诸如 2007 版指南中使用 2.2 的 FISH 比值，或在没有任何已发表数据的情况下，仅根据 HER2 平均拷贝数和 HER2 FISH 比值将 HER2 FISH 检测结果分为 5 类。那些 ASCO - CAP 指南与已发表的数据相矛盾的情况可能更难解决，因为这种错误的检测方法在临床实践中变得根深蒂固。例如，每个版本的 ASCO - CAP 指南建议继续使用 IHC 作为可接受的唯一筛查程序，尽管世界范围内的文献都表明了使用这种方法会出现"假阴性"（IHC 0 和 IHC 1 + / FISH 扩增）和"假阳性"（IHC 3 + / FISH 未扩增）乳腺癌（表 2.3）。结果是，这种根深蒂固的检测方法不太可能在短期内发生变化。

在 BCIRG/TRIO 及 USC 乳腺癌分析实验室（the USC Breast Cancer Analysis Laboratory），我们采用了已确定的疾病相关特征来评估 2013/2014 版 ASCO - CAP 指南关于 HER2 FISH 检测解读的恰当性[33,76]。正如我们先前报道过的，在

缺乏 HER2 蛋白过表达的情况下，人们不得不质疑 ASCO－CAP FISH 组 2、组 3N 或组 4 乳腺癌是否会存在 *HER2* 未扩增之外的其他情况。ASCO－CAP 组 2 及组 4 乳腺癌患者临床结局的研究结果也支持这些解释。就组 4（"HER2 不确定"）乳腺癌而言，在缺乏 HER2 靶向治疗的情况下，患者临床结局与组 5（ISH HER2 阴性）患者没有显著差异[33]。就组 2（"ISH HER2 阳性"伴比值 ≥2.0，但 *HER2* 基因平均拷贝数 <4.0）乳腺癌而言，在 BCIRG－006 临床试验中，随机分配到曲妥珠单抗辅助治疗组的患者 10 年随访结果与同一试验中随机只接受化疗的患者相比，其 DFS 及 OS 均无改善。

　　HER2 基因扩增与 HER2 蛋白过表达直接相关。在该相关性最初被证实[6]后的近 30 年里，人们一直没有发现更多与病理性 HER2 蛋白过表达相关的其他机制。那些起初被固体印迹法认为 *HER2* 无扩增而存在 HER2 蛋白过表达的乳腺癌[6]，后由 FISH 证实存在 *HER2* 基因扩增[71,109,123]。大量研究证实，那些存在 *HER2* 基因扩增/过表达而未经 HER2 靶向治疗的乳腺癌患者，其 DFS 及 OS 显著差于那些有相似情况但不伴 *HER2* 基因扩增的乳腺癌患者。在 BCIRG/TRIO 试验及 USC 的会诊实践中，我们使用了 *HER2* 基因扩增状态的生物学相关性来评估 2013/2014 版 ASCO－CAP FISH 的这 5 个组的分类和解读[33,76]。其结果导致我们对 ASCO－CAP 委员会提出的 5 个分组中的 3 个产

生了强烈质疑[17,18]。虽然这 3 组乳腺癌（我们的 ASCO－CAP 组 2、组 3 及组 4）只占整个浸润性乳腺癌的 5% ~ 12%，但我们认为，他们还是代表了相当数量的患者因 *HER2* FISH 状态被错误解读而可能正在接受不恰当治疗。虽然一些肿瘤学家及病理学家要求涉及包含 HER2 靶向治疗在内的随机临床试验结果来确认我们的论断，但我们只能提供其中一个 ASCO－CAP 组别（第 2 组，*HER2* 平均基因拷贝数 <4.0 但 *HER2*/CEP17 ≥2.0）有限的临床试验数据。在我们的研究中，ASCO－CAP 第 2 组的乳腺癌与 HER2 蛋白低水平表达而非过表达显著相关[33,76]。此外，那些纳入 BCIRG－006 临床试验的数量有限的此类患者中，随机接受化疗联合曲妥珠单抗辅助治疗的患者并未从 HER2 靶向治疗中显著获益。

　　我们对 HER2 状态的评估得到了基于人乳腺癌细胞系及人乳腺癌临床组织样本（冰冻的及福尔马林固定石蜡包埋的）的实验室数据支持以及临床试验和大型队列研究各组别的临床结局的数据支持。从 HER2 检测相关问题的总结可以明显看出，我们的方法在几个方面与 ASCO－CAP HER2 检测指南不同，包括同时使用 FISH 和 IHC 两者并以 FISH 作为主要的、更准确的方法。此外，我们的解释性归类，特别是 *HER2* FISH 组别 2、3 和 4，与 2013/2014 版 ASCO－CAP 指南中指定的归类也大不相同。

　　迄今为止，尚无与我们报告的研

究结果或分类相矛盾的数据出现[33,76]。一些肿瘤学家和病理学家希望通过针对各个 ASCO – CAP FISH 组患者的 HER2 靶向治疗随机临床试验获得更多的临床结局数据。NSABP – B47 试验就是这样的临床试验。该临床试验最近报道，在 3270 例随机分组的缺乏 HER2 扩增但伴有 HER2 蛋白低表达（IHC 1 + 或 IHC 2 + ）的女性乳腺癌患者中，曲妥珠单抗并未使患者获益[116]。此类临床试验要求患者对这些研究作出生命的承诺，且极其昂贵。我们认为临床医生应根据当前的数据优势治疗患者，直到有针对性的临床试验显示我们的研究结果有误。

正如最初于 1987 年描述的，HER2 的改变是指 HER2 基因的扩增[5]，间接评估 HER2 扩增带来的影响，例如测量 HER2 mRNA 或蛋白质水平的改变，与直接的、准确的评估中心事件即基因扩增本身总有一步之遥。事实上，这些间接评估并没有起太大作用，反而增加了额外的技术挑战，使得对 DNA 扩增效应的有效间接评估更成问题。评估肿瘤 DNA 是否存在 HER2 基因扩增，应当基于证据，这些证据应该是实际的分子生物学发现，在非曲妥珠单抗时代和/或曲妥珠单抗时代已知与 HER2 扩增相关的临床结局，已证实的对 HER2 靶向治疗有效的临床反应证据，而不是根据什么可能或不可能构成实际基因扩增的估计。我们相信，本章所述的方法和分析为有效评估 HER2 基因扩增提供了证据。

参考文献

[1] Cancer Genome Atlas N. Comprehensive molecular portraits of human breast tumours. Nature. 2012；490：61 – 70.

[2] Curtis C, Shah SP, Chin SF, et al. The genomic and transcriptomic architecture of 2, 000 breast tumours reveals novel subgroups. Nature. 2012；486：346 – 352.

[3] Hede K. Breast cancer testing scandal shines spotlight on black box of clinical laboratory testing. J Natl Cancer Inst. 2008；100, 836 – 837, 844.

[4] Press MF, Bernstein L, Thomas PA, et al. HER – 2/neu gene amplification characterized by fluorescence in situ hybridization：poor prognosis in node – negative breast carcinomas. J Clin Oncol. 1997；15：2894 – 2904.

[5] Slamon DJ, Clark GM, Wong SG, et al. Human breast cancer：correlation of relapse and survival with amplification of the HER – 2/neu oncogene. Science. 1987；235：177 – 182.

[6] Slamon DJ, Godolphin W, Jones LA, et al. Studies of the HER – 2/neu proto – oncogene in human breast and ovarian cancer. Science. 1989；244：707 – 712.

[7] Piccart – Gebhart MJ, Procter M, Leyland – Jones B, et al. Trastuzumab after adjuvant chemotherapy in HER2 – positive breast cancer. N Engl J Med. 2005；353：1659 – 1672.

[8] Romond EH, Perez EA, Bryant J, et al. Trastuzumab plus adjuvant chemotherapy for operable HER2 – positive breast cancer. N Engl J Med. 2005；353：1673 – 1684.

[9] Slamon D, Eiermann W, Robert N, et al. Adjuvant trastuzumab in HER2 – positive breast cancer. N Engl J Med. 2011；365：1273 – 1283.

[10] Swain SM, Baselga J, Kim SB, et al. Pertuzumab, trastuzumab, and docetaxel in HER2 – positive metastatic breast cancer. N Engl J Med. 2015；372：724 – 734.

[11] Geyer CE, Forster J, Lindquist D, et al. Lapatinib plus capecitabine for HER2 – positive advanced breast cancer. N Engl J Med. 2006；355：2733 – 2743.

[12] Piccart – Gebhart M, Holmes E, Baselga J, et al. Adjuvant lapatinib and trastuzumab for early human epidermal growth factor receptor 2 – positive breast cancer：results from the randomized phase

III adjuvant lapatinib and/or trastuzumab treatment optimization trial. J Clin Oncol. 2016; 34: 1034 −1042.

[13] Press MF, Finn RS, Cameron D, et al. HER −2 gene amplification, HER − 2 and epidermal growth factor receptor mRNA and protein expression, and lapatinib efficacy in women with metastatic breast cancer. Clin Cancer Res. 2008; 14: 7861 −7870.

[14] Perez EA, Barrios C, Eiermann W, et al. Trastuzumab emtansine with or without pertuzumab versus trastuzumab plus taxane for human epidermal growth factor receptor 2 − positive, advanced breast cancer: primary results from the phase III MARIANNE study. J Clin Oncol. 2017; 35: 141 −148.

[15] Verma S, Miles D, Gianni L, et al. Trastuzumab emtansine for HER2 − positive advanced breast cancer. N Engl J Med. 2012; 367: 1783 −1791.

[16] Press MF, Cordon − Cardo C, Slamon DJ. Expression of the HER − 2/neu proto − oncogene in normal human adult and fetal tissues. Oncogene. 1990; 5: 953 −962.

[17] Wolff AC, Hammond ME, Hicks DG, et al. Recommendations for human epidermal growth factor receptor 2 testing in breast cancer: American Society of Clinical Oncology/College of American Pathologists clinical practice guideline update. J Clin Oncol. 2013; 31: 3997 −4013.

[18] Wolff AC, Hammond ME, Hicks DG, et al. Recommendations for human epidermal growth factor receptor 2 testing in breast cancer: American Society of Clinical Oncology/College of American Pathologists clinical practice guideline update. Arch Pathol Lab Med. 2014; 138: 241 −256.

[19] Press MF, Pike MC, Hung G, et al. Amplification and overexpression of HER −2/neu in carcinomas of the salivary gland: correlation with poor prognosis. Cancer Res. 1994; 54: 5675 −5682.

[20] Saffari B, Jones LA, el − Naggar A, et al. Amplification and overexpression of HER −2/neu (c − erbB2) in endometrial cancers: correlation with overall survival. Cancer Res. 1995; 55: 5693 −5698.

[21] Kallioniemi OP, Kallioniemi A, Kurisu W, et al. ERBB2 amplification in breast cancer analyzed by fluorescence in situ hybridization. Proc Natl Acad Sci USA. 1992; 89: 5321 −5325.

[22] Sauter G, Moch H, Moore D, et al. Heterogeneity of erbB −2 gene amplification in bladder cancer. Cancer Res. 1993; 53: 2199 −2203.

[23] Carter P, Presta L, Gorman CM, et al. Humanization of an anti − p185HER2 antibody for human cancer therapy. Proc Natl Acad Sci USA. 1992; 89: 4285 −4289.

[24] Slamon DJ, Leyland − Jones B, Shak S, et al. Use of chemotherapy plus a monoclonal antibody against HER2 for metastatic breast cancer that overexpresses HER2. N Engl J Med. 2001; 344: 783 −792.

[25] Dybdal N, Leiberman G, Anderson S, et al. Determination of HER2 gene amplification by fluorescence in situ hybridization and concordance with the clinical trials immunohistochemical assay in women with metastatic breast cancer evaluated for treatment with trastuzumab. Breast Cancer Res Treat. 2005; 93: 3 −11.

[26] Press MF, Hung G, Godolphin W, et al. Sensitivity of HER −2/neu antibodies in archival tissue samples: potential source of error in immunohistochemical studies of oncogene expression. Cancer Res. 1994; 54: 2771 −2777.

[27] Press MF, Pike MC, Chazin VR, et al. Her −2/neu expression in node − negative breast cancer: direct tissue quantitation by computerized image analysis and association of overexpression with increased risk of recurrent disease. Cancer Res. 1993; 53: 4960 −4970.

[28] Gullick WJ, Love SB, Wright C, et al. c − erbB −2 protein overexpression in breast cancer is a risk factor in patients with involved and uninvolved lymph nodes. Br J Cancer. 1991; 63: 434 −438.

[29] Lovekin C, Ellis IO, Locker A, et al. c − erbB −2 oncoprotein expression in primary and advanced breast cancer. Br J Cancer. 1991; 63: 439 −443.

[30] O' Reilly SM, Barnes DM, Camplejohn RS, et al. The relationship between c − erbB −2 expression, S − phase fraction and prognosis in breast cancer. Br J Cancer. 1991; 63: 444 −446.

[31] Winstanley J, Cooke T, Murray GD, et al. The long term prognostic significance of c − erbB −2 in primary breast cancer. Br J Cancer. 1991; 63: 447 −450.

[32] Mass RD, Press MF, Anderson S, et al. Evaluation of clinical outcomes according to HER2 detection by fluorescence in situ hybridization in

women with metastatic breast cancer treated with trastuzumab. Clin Breast Cancer. 2005; 6: 240 – 246.

[33] Press MF, Sauter G, Buyse M, et al. HER2 gene amplification testing by fluorescent in situ hybridization (FISH): comparison of the ASCO – College of American pathologists guidelines with FISH scores used for enrollment in breast cancer international research group clinical trials. J Clin Oncol. 2016; 34: 3518 – 3528.

[34] Wolff AC, Hammond ME, Schwartz JN, et al. American Society of Clinical Oncology/College of American Pathologists guideline recommendations for human epidermal growth factor receptor 2 testing in breast cancer. J Clin Oncol. 2007; 25: 118 – 145.

[35] Wolff AC, Hammond ME, Schwartz JN, et al. American Society of Clinical Oncology/College of American Pathologists guideline recommendations for human epidermal growth factor receptor 2 testing in breast cancer. Arch Pathol Lab Med. 2007; 131: 18 – 43.

[36] Cobleigh MA, Vogel CL, Tripathy D, et al. Multinational study of the efficacy and safety of humanized anti – HER2 monoclonal antibody in women who have HER2 – overexpressing metastatic breast cancer that has progressed after chemotherapy for metastatic disease. J Clin Oncol. 1999; 17: 2639 – 2648.

[37] Vogel CL, Cobleigh MA, Tripathy D, et al. Efficacy and safety of trastuzumab as a single agent in first – line treatment of HER2 – overexpressing metastatic breast cancer. J Clin Oncol. 2002; 20: 719 – 726.

[38] Jacobs TW, Gown AM, Yaziji H, et al. Comparison of fluorescence in situ hybridization and immunohistochemistry for the evaluation of HER – 2/neu in breast cancer. J Clin Oncol. 1999; 17: 1974 – 1982.

[39] Ciampa A, Xu B, Ayata G, et al. HER – 2 status in breast cancer: correlation of gene amplification by FISH with immunohistochemistry expression using advanced cellular imaging system. Appl Immunohistochem Mol Morphol. 2006; 14: 132 – 137.

[40] Owens MA, Horten BC, Da Silva MM. HER2 amplification ratios by fluorescence in situ hybridization and correlation with immunohistochemistry in a cohort of 6556 breast cancer tissues. Clin Breast Cancer. 2004; 5: 63 – 69.

[41] Pauletti G, Dandekar S, Rong H, et al. Assessment of methods for tissue – based detection of the HER – 2/neu alteration in human breast cancer: a direct comparison of fluorescence in situ hybridization and immunohistochemistry. J Clin Oncol. 2000; 18: 3651 – 3664.

[42] Perez EA, Suman VJ, Davidson NE, et al. HER2 testing by local, central, and reference laboratories in specimens from the North Central Cancer Treatment Group N9831 intergroup adjuvant trial. J Clin Oncol. 2006; 24: 3032 – 3038.

[43] Press MF, Sauter G, Bernstein L, et al. Diagnostic evaluation of HER – 2 as a molecular target: an assessment of accuracy and reproducibility of laboratory testing in large, prospective, randomized clinical trials. Clin Cancer Res. 2005; 11: 6598 – 6607.

[44] Yaziji H, Goldstein LC, Barry TS, et al. HER – 2 testing in breast cancer using parallel tissue – based methods. JAMA. 2004; 291: 1972 – 1977.

[45] Barnes DM, Lammie GA, Millis RR, et al. An immunohistochemical evaluation of c – erbB – 2 expression in human breast carcinoma. Br J Cancer. 1988; 58: 448 – 452.

[46] Baselga J, Tripathy D, Mendelsohn J, et al. Phase II study of weekly intravenous trastuzumab (Herceptin) in patients with HER2/neu – overexpressing metastatic breast cancer. Semin Oncol. 1999; 26: 78 – 83.

[47] De Potter CR, Beghin C, Makar AP, et al. The neuoncogene protein as a predictive factor for haematogenous metastases in breast cancer patients. Int J Cancer. 1990; 45: 55 – 58.

[48] Roche PC, Ingle JN. Increased HER2 with U. S. Food and Drug Administration – approved antibody. J Clin Oncol. 1999; 17: 434.

[49] Jacobs TW, Gown AM, Yaziji H, et al. Specificity of HercepTest in determining HER – 2/neu status of breast cancers using the United States Food and Drug Administration – approved scoring system. J Clin Oncol. 1999; 17: 1983 – 1987.

[50] Tubbs RR, Pettay JD, Roche PC, et al. Discrepancies in clinical laboratory testing of eligibility for trastuzumab therapy: apparent immunohistochemical false – positives do not get the message. J Clin Oncol. 2001; 19: 2714 – 2721.

[51] Paik S, Bryant J, Tan – Chiu E, et al. Real – world performance of HER2 testingenational sur-

gical adjuvant breast and bowel project experience. J Natl Cancer Inst. 2002; 94: 852 −854.

[52] Roche PC, Suman VJ, Jenkins RB, et al. Concordance between local and central laboratory HER2 testing in the breast intergroup trial N9831. J Natl Cancer Inst. 2002; 94: 855 −857.

[53] Bilous M, Dowsett M, Hanna W, et al. Current perspectives on HER2 testing: a review of national testing guidelines. Mod Pathol. 2003; 16: 173 −182.

[54] Cell Markers and Cytogenetics Committees, College of American Pathologists. Clinical laboratory assays for HER −2/neu amplification and overexpression: quality assurance, standardization, and proficiency testing. Arch Pathol Lab Med. 2002; 126: 803 −808.

[55] Ellis IO, Bartlett J, Dowsett M, et al. Best practice No 176: updated recommendations for HER2 testing in the UK. J Clin Pathol. 2004; 57: 233 −237.

[56] Hanna W, O' Malley F. Updated recommendations from the HER2/neu consensus meeting. Curr Oncol. 2002; 9 (suppl. 1): S18 −S19.

[57] Zarbo RJ, Hammond ME. Conference summary, Strategic Science symposium. Her −2/neu testing of breast cancer patients in clinical practice. Arch Pathol Lab Med. 2003; 127: 549 −553.

[58] Dowsett M, Bartlett J, Ellis IO, et al. Correlation between immunohistochemistry (HercepTest) and fluorescence in situ hybridization (FISH) for HER −2 in 426 breast carcinomas from 37 centres. J Pathol. 2003; 199: 418 −423.

[59] Ellis CM, Dyson MJ, Stephenson TJ, et al. HER2 amplification status in breast cancer: a comparison between immunohistochemical staining and fluorescence in situ hybridisation using manual and automated quantitative image analysis scoring techniques. J Clin Pathol. 2005; 58: 710 −714.

[60] Hammock L, Lewis M, Phillips C, et al. Strong HER −2/neu protein overexpression by immunohistochemistry often does not predict oncogene amplification by fluorescence in situ hybridization. Hum Pathol. 2003; 34: 1043 −1047.

[61] Hoang MP, Sahin AA, Ordonez NG, et al. HER −2/neu gene amplification compared with HER −2/neu protein overexpression and interobserver reproducibility in invasive breast carcinoma. Am J Clin Pathol. 2000; 113: 852 −859.

[62] Kobayashi M, Ooi A, Oda Y, et al. Protein overexpression and gene amplification of c −erbB −2 in breast carcinomas: a comparative study of immunohistochemistry and fluorescence in situ hybridization of formalin −fixed, paraffin −embedded tissues. Hum Pathol. 2002; 33: 21 −28.

[63] Lal P, Salazar PA, Hudis CA, et al. HER −2 testing in breast cancer using immunohistochemical analysis and fluorescence in situ hybridization: a single −institution experience of 2,279 cases and comparison of dual −color and single −color scoring. Am J Clin Pathol. 2004; 121: 631 −636.

[64] Lottner C, Schwarz S, Diermeier S, et al. Simultaneous detection of HER2/neu gene amplification and protein overexpression in paraffin −embedded breast cancer. J Pathol. 2005; 205: 577 −584.

[65] McCormick SR, Lillemoe TJ, Beneke J, et al. HER2 assessment by immunohistochemical analysis and fluorescence in situ hybridization: comparison of HercepTest and PathVysion commercial assays. Am J Clin Pathol. 2002; 117: 935 −943.

[66] Mrozkowiak A, Olszewski WP, Piascik A, et al. HER2 status in breast cancer determined by IHC and FISH: comparison of the results. Pol J Pathol. 2004; 55: 165 −171.

[67] Ridolfi RL, Jamehdor MR, Arber JM. HER −2/ neu testing in breast carcinoma: a combined immunohistochemical and fluorescence in situ hybridization approach. Mod Pathol. 2000; 13: 866 −873.

[68] Varshney D, Zhou YY, Geller SA, et al. Determination of HER −2 status and chromosome 17 polysomy in breast carcinomas comparing HercepTest and PathVysion FISH assay. Am J Clin Pathol. 2004; 121: 70 −77.

[69] Wang S, Saboorian MH, Frenkel EP, et al. Assessment of HER −2/neu status in breast cancer. Automated Cellular Imaging System (ACIS) − assisted quantitation of immunohistochemical assay achieves high accuracy in comparison with fluorescence in situ hybridization assay as the standard. Am J Clin Pathol. 2001; 116: 495 −503.

[70] Bartlett JM, Going JJ, Mallon EA, et al. Evaluating HER2 amplification and overexpression in breast cancer. J Pathol. 2001; 195: 422 −428.

[71] Sauter G, Lee J, Bartlett JM, et al. Guidelines for human epidermal growth factor receptor 2 testing: biologic and methodologic considerations. J

Clin Oncol. 2009; 27: 1323 – 1333.

［72］ Press MF, Slamon DJ, Flom KJ, et al. Evaluation of HER – 2/neu gene amplification and overexpression: comparison of frequently used assay methods in a molecularly characterized cohort of breast cancer specimens. J Clin Oncol. 2002; 20: 3095 – 3105.

［73］ Persons DL, Tubbs RR, Cooley LD, et al. HER – 2 fluorescence in situ hybridization: results from the survey program of the College of American Pathologists. Arch Pathol Lab Med. 2006; 130: 325 – 331.

［74］ Wolff AC, Hammond ME, Hayes DF. Re: predictability of adjuvant trastuzumab benefit in N9831 patients using the ASCO/CAP HER2 – positivity criteria. J Natl Cancer Inst. 2012; 104: 957 – 958.

［75］ Fasching PA, Weihbrecht S, Haeberle L, et al. HER2 and TOP2A amplification in a hospital – based cohort of breast cancer patients: associations with patient and tumor characteristics. Breast Cancer Res Treat. 2014; 145: 193 – 203.

［76］ Press MF, Villalobos I, Santiago A, et al. Assessing the new American Society of Clinical Oncology/College of American Pathologists Guidelines for HER2 testing by fluorescence in situ hybridization: experience of an academic consultation practice. Arch Pathol Lab Med. 2016; 140: 1250 – 1258.

［77］ Hofmann M, Stoss O, Gaiser T, et al. Central HER2 IHC and FISH analysis in a trastuzumab (Herceptin) phase II monotherapy study: assessment of test sensitivity and impact of chromosome 17 polysomy. J Clin Pathol. 2008; 61: 89 – 94.

［78］ Rasmussen BB, Andersson M, Christensen IJ, et al. Evaluation of and quality assurance in HER2 analysis in breast carcinomas from patients registered in Danish Breast Cancer Group (DBCG) in the period of 2002 – 2006. A nationwide study including correlation between HER – 2 status and other prognostic variables. Acta Oncol. 2008; 47: 784 – 788.

［79］ Grimm EE, Schmidt RA, Swanson PE, et al. Achieving 95% cross – methodological concordance in HER2 testing: causes and implications of discordant cases. Am J Clin Pathol. 2010; 134: 284 – 292.

［80］ Panjwani P, Epari S, Karpate A, et al. Assessment of HER – 2/neu status in breast cancer using fluorescence in situ hybridization & immunohistochemistry: experience of a tertiary cancer referral centre in India. Indian J Med Res. 2010; 132: 287 – 294.

［81］ Tsuda H, Kurosumi M, Umemura S, et al. HER2 testing on core needle biopsy specimens from primary breast cancers: interobserver reproducibility and concordance with surgically resected specimens. BMC Cancer. 2010; 10: 534.

［82］ Lambein K, Praet M, Forsyth R, et al. Relationship between pathological features, HER2 protein expression and HER2 and CEP17 copy number in breast cancer: biological and methodological considerations. J Clin Pathol. 2011; 64: 200 – 207.

［83］ Jorgensen JT, Moller S, Rasmussen BB, et al. High concordance between two companion diagnostics tests: a concordance study between the HercepTest and the HER2 FISH pharmDx kit. Am J Clin Pathol. 2011; 136: 145 – 151.

［84］ Bernasconi B, Chiaravalli AM, Finzi G, et al. Genetic heterogeneity in HER2 testing may influence therapy eligibility. Breast Cancer Res Treat. 2012; 133: 161 – 168.

［85］ Martin V, Camponovo A, Ghisletta M, et al. Internal quality assurance program for ERBB2 (HER2) testing improves the selection of breast cancer patients for treatment with trastuzumab. Pathol Res Int. 2012; 2012: 261857.

［86］ Lee Y, Ryu Y, Jeong H, et al. Effectiveness of silverenhanced in situ hybridization for evaluating HER2 gene status in invasive breast carcinoma: a comparative study. Arch Med Res. 2012; 43: 139 – 144.

［87］ Kiyose S, Igarashi H, Nagura K, et al. Chromogenic in situ hybridization (CISH) to detect HER2 gene amplification in breast and gastric cancer: comparison with immunohistochemistry (IHC) and fluorescence in situ hybridization (FISH). Pathol Int. 2012; 62: 728 – 734.

［88］ Vergara – Lluri ME, Moatamed NA, Hong E, et al. High concordance between HercepTest immunohistochemistry and ERBB2 fluorescence in situ hybridization before and after implementation of American Society of Clinical Oncology/College of American Pathology 2007 guidelines. Mod Pathol. 2012; 25: 1326 – 1332.

［89］ Kokate P, Sawaimoon S, Bhatia S, et al. Evaluation of genetic status of HER – 2/neu and aneusomy 17 by fluorescence in situ hybridization and comparison with immunohistochemistry assay from Indian breast cancer patients. Genet Test

Mol Biomark. 2012；16：239 −245.

[90] Park S, Park HS, Koo JS, et al. Breast cancers presenting luminal B subtype features show higher discordant human epidermal growth factor receptor 2 results between immunohistochemistry and fluorescence in situ hybridization. Cancer. 2012；118：914 −923.

[91] Minot DM, Voss J, Rademacher S, et al. Image analysis of HER2 immunohistochemical staining. Reproducibility and concordance with fluorescence in situ hybridization of a laboratory − validated scoring technique. Am J Clin Pathol. 2012；137：270 −276.

[92] Varga Z, Noske A, Ramach C, et al. Assessment of HER2 status in breast cancer：overall positivity rate and accuracy by fluorescence in situ hybridization and immunohistochemistry in a single institution over 12 years：a quality control study. BMC Cancer. 2013；13：615.

[93] Lambein K, Van Bockstal M, Vandemaele L, et al. Distinguishing score 0 from score 1 + in HER2 immunohistochemistry − negative breast cancer：clinical and pathobiological relevance. Am J Clin Pathol. 2013；140：561 −566.

[94] Schalper KA, Kumar S, Hui P, et al. A retrospective population − based comparison of HER2 immunohistochemistry and fluorescence in situ hybridization in breast carcinomas：impact of 2007 American Society of Clinical Oncology/College of American Pathologists criteria. Arch Pathol Lab Med. 2014；138：213 −219.

[95] Varga Z, Noske A. Impact of modified 2013 ASCO/CAP guidelines on HER2 testing in breast cancer. One year experience. PLoS One. 2015；10：e0140652.

[96] Green IF, Zynger DL. Institutional quality assurance for breast cancer HER2 immunohistochemical testing：identification of outlier results and impact of simultaneous fluorescence in situ hybridization cotesting. Hum Pathol. 2015；46：1842 −1849.

[97] Pu X, Shi J, Li Z, et al. Comparison of the 2007 and 2013 ASCO/CAP evaluation systems for HER2 amplification in breast cancer. Pathol Res Pract. 2015；211：421 −425.

[98] Pennacchia I, Vecchio FM, Carbone A, et al. HER2 immunohistochemical assessment with A0485 polyclonal antibody：is it time to refine the scoring criteria for the "2 +" category？ Appl Immunohistochem Mol Morphol. 2015；23：31 −35.

[99] Layfield LJ, Frazier S, Esebua M, et al. Interobserver reproducibility for HER2/neu immunohistochemistry：a comparison of reproducibility for the HercepTest and the 4B5 antibody clone. Pathol Res Pract. 2016；212：190 −195.

[100] Onguru O, Zhang PJ. The relation between percentage of immunostained cells and amplification status in breast cancers with equivocal result for Her2 immunohistochemistry. Pathol Res Pract. 2016；212：381 −384.

[101] Morey AL, Brown B, Farshid G, et al. Determining HER2（ERBB2）amplification status in women with breast cancer：final results from the Australian in situ hybridisation program. Pathology. 2016；48：535 −542.

[102] Overcast WB, Zhang J, Zynger DL, et al. Impact of the 2013 ASCO/CAP HER2 revised guidelines on HER2 results in breast core biopsies with invasive breast carcinoma：a retrospective study. Virchows Arch. 2016；469：203 −212.

[103] Solomon JP, Dell' Aquila M, Fadare O, et al. Her2/neu status determination in breast cancer：a single institutional experience using a dual − testing approach with immunohistochemistry and fluorescence in situ hybridization. Am J Clin Pathol. 2017；147：432 −437.

[104] Qi L, Zhou L, Lu M, et al. Development of a highly specific HER2 monoclonal antibody for immunohistochemistry using protein microarray chips. Biochem Biophys Res Commun. 2017；484：248 −254.

[105] Hyeon J, Cho SY, Hong ME, et al. NanoString nCounter（R）approach in breast cancer：a comparative analysis with quantitative real − time polymerase chain reaction, in situ hybridization, and immunohistochemistry. J Breast Cancer. 2017；20：286 −296.

[106] Eswarachary V, Mohammed IG, Jayanna PK, et al. HER2/neu testing in 432 consecutive breast cancer cases using FISH and IHC − a comparative study. J Clin Diagn Res. 2017；11：EC01 −EC05.

[107] Furrer D, Jacob S, Caron C, et al. Concordance of HER2 immunohistochemistry and fluorescence in situ hybridization using tissue microarray in breast cancer. Anticancer Res. 2017；37：3323 −3329.

[108] Rakha EA, Pigera M, Shaaban A, et al. Nation-

al guidelines and level of evidence: comments on some of the new recommendations in the American Society of Clinical Oncology and the College of American Pathologists human epidermal growth factor receptor 2 guidelines for breast cancer. J Clin Oncol. 2015; 33: 1301 – 1302.

[109] Press MF, Ma Y, Sauter G, et al. Controversies in HER2 oncogene testing: what constitutes a true positive result in breast cancer patients? Am J Hematol/Oncol. 2017; 13: 18 – 28.

[110] Long TH, Lawce H, Durum C, et al. The new equivocal: changes to HER2 FISH results when applying the 2013 ASCO/CAP guidelines. Am J Clin Pathol. 2015; 144: 253 – 262.

[111] Muller KE, Marotti JD, Memoli VA, et al. Impact of the 2013 ASCO/CAP HER2 guideline updates at an academic medical center that Performs primary HER2 FISH testing: increase in equivocal results and utility of reflex immunohistochemistry. Am J Clin Pathol. 2015; 144: 247 – 252.

[112] Sapino A, Maletta F, Verdun di Cantogno L, et al. Gene status inHER2 equivocal breast carcinomas: impact of distinct recommendations and contribution of a polymerase chain reaction – based method. Oncologist. 2014; 19: 1118 – 1126.

[113] Sneige N, Hess KR, Multani AS, et al. Prognostic significance of equivocal human epidermal growth factor receptor 2 results and clinical utility of alternative chromosome 17 genes in patients with invasive breast cancer: a cohort study. Cancer. 2017; 123: 1115 – 1123.

[114] Wolff AC, Hammond ME, Hicks DG, et al. Reply to E. A. Rakha et al. J Clin Oncol. 2015; 33: 1302 – 1304.

[115] Downey L, Livingston RB, Koehler M, et al. Chromosome 17 polysomy without human epidermal growth factor receptor 2 amplification does not predict response to lapatinib plus paclitaxel compared with paclitaxel in metastatic breast cancer. Clin Cancer Res. 2010; 16: 1281 – 1288.

[116] Fehrenbacher L, Cecchini RS, Geyer CE, et al. NSABP B – 47 (NRG oncology): phase III randomized trial comparing adjuvant chemotherapy with adriamycin (A) and cyclophosphamide (C) →weekly paclitaxel (WP), or docetaxel (T) and C with or without a year of trastuzumab (H) in women with node – positive or high – risk nodenegative invasive breast cancer (IBC) expressing HER2 staining intensity of IHC 1 + or 2 + with negative FISH (HER2 – Low IBC). In: Cancer Research San Antonio Breast Cancer Symposium. 2017.

[117] Ballard M, Jalikis F, Krings G, et al. 'Non – classical' HER2 FISH results in breast cancer: a multi – institutional study. Mod Pathol. 2017; 30: 227 – 235.

[118] Stoss OC, Scheel A, Nagelmeier I, et al. Impact of updated HER2 testing guidelines in breast cancer – reevaluation of HERA trial fluorescence in situ hybridization data. Mod Pathol. 2015; 28: 1528 – 1534.

[119] Wolff AC, Hammond MEH, Allison KH, et al. HER2 testing in breast cancer: American Society of Clinical Oncology/College of American Pathologists Clinical Practice Guideline Focused Update. J Clin Oncol. 2018; 36. https: //doi. org/10. 1200/JCO. 2018. 77. 8738.

[120] Donaldson AR, Shetty S, Wang Z, et al. Impact of an alternative chromosome 17 probe and the 2013 American Society of Clinical Oncology and College of American Pathologists guidelines on fluorescence in situ hybridization for the determination of HER2 gene amplification in breast cancer. Cancer. 2017; 123: 2230 – 2239.

[121] Shah MV, Wiktor AE, Meyer RG, et al. Change in pattern of HER2 fluorescent in situ hybridization (FISH) results in breast cancers submitted for FISH testing: experience of a reference laboratory using US Food and Drug Administration Criteria and American Society of Clinical Oncology and College of American Pathologists Guidelines. J Clin Oncol. 2016; 34: 3502 – 3510.

[122] Tse CH, Hwang HC, Goldstein LC, et al. Determining true HER2 gene status in breast cancers with polysomy by using alternative chromosome 17 reference genes: implications for anti – HER2 targeted therapy. J Clin Oncol. 2011; 29: 4168 – 4174.

[123] Pauletti G, Godolphin W, Press MF, et al. Detection and quantitation of HER – 2/neu gene amplification in human breast cancer archival material using fluorescence in situ hybridization. Oncogene. 1996; 13: 63 – 72.

第 2 部分

进展期疾病

第 3 章

HER2 阳性进展期乳腺癌的最佳一线治疗

RUTA RAO, MD · MELODY COBLEIGH, MD

摘要

约 20% 乳腺癌患者存在 HER2 蛋白过表达或 *HER2* 基因扩增，与肿瘤高侵袭性和不良无病生存期（disease - free survival, DFS）和总生存期（overall survivial, OS）有关。随着抗 HER2 靶向治疗的诞生，乳腺癌治疗手段和临床预后已发生革命性的变化。关键性临床研究已证实，化疗联合抗 HER2 单克隆抗体曲妥珠单抗较单纯化疗能够显著改善晚期一线患者的无进展生存期（PFS）及 OS [2]。CLEOPATRA 研究证明另一种单克隆抗体帕妥珠单抗联合曲妥珠单抗和多西他赛能明显改善患者 PFS 及 OS（中位 OS 56.5 个月）[19,20]。双靶联合紫杉类药物已成为 HER2 阳性进展期乳腺癌的一线标准治疗。其他新药临床研究也正在进行中。

关键词

关键词：拉帕替尼；来那替尼；帕妥珠单抗；曲妥珠单抗；T - DM1

引言

约 20% 乳腺癌患者存在 HER2 蛋白过表达和/或 *HER2* 基因扩增，与肿瘤高侵袭性、不良 DFS 和 OS 有关。Slamon 和同事[1]于 1987 年发表的一项研究结果显示，189 例乳腺癌患者中 30% 存在 *HER2* 基因表达扩增，*HER2* 基因扩增是一个能够预测疾病复发时间和 OS 较短的预后因子。一系列研究也证实 HER2 表达状态与疾病预后有关。

随着针对 HER2 受体的单克隆抗体、酪氨酸激酶抑制剂和抗体偶联药物（antibody - drug conjugates, ADCs）等靶向治疗药物被应用，该亚型乳腺癌的治疗和预后已被革新。就无进展生存期（progression - free survival, PFS）和 OS 而言，HER2 阳性晚期乳腺癌患者预后已得到改善。尽早使用靶向治疗能明显改善患者预后。本章节，我们将概述 HER2 阳性转移性乳腺癌（MBC）的一线治疗。

曲妥珠单抗

曲妥珠单抗是一种针对 HER2 受体胞外区亚结构域 IV 的重组单克隆抗体。曲妥珠单抗通过不同途径作用于 HER2 受体,主要机制是抗体依赖细胞介导的细胞毒作用(antibody-dependent cell-mediated cytotoxicity, ADCC)。它也能触发 HER2 受体的内吞和降解作用。曲妥珠单抗主要通过干扰激活信号通路必需的 HER2 受体二聚化,抑制下游丝裂原活化蛋白激酶(MAPK)和磷脂酰肌醇 3-激酶(PI3K)/丝氨酸/苏氨酸激酶(AKT,也称蛋白激酶 B)信号通路激活,最终抑制细胞生长、增殖、分化、迁移和存活。

曲妥珠单抗联合化疗

靶向治疗应用以前,化疗是治疗 HER2 阳性转移性乳腺癌(metastatic breast cancer, MBC)的主要手段。2001 年 Slamon 等人在《新英格兰医学杂志》上发表的一项关键研究证实,与单纯化疗相比,曲妥珠单抗联合化疗能显著改善患者的 PFS 和 OS[2]。这个试验入组了 HER2 蛋白免疫组化(IHC)表达 2+ 或 3+ 且未接受过化疗的晚期乳腺癌患者。患者随机接受单纯化疗或化疗联合曲妥珠单抗治疗(图 3.1)。化疗包括蒽环类(阿霉素 $60mg/m^2$ 或表阿霉素 $75mg/m^2$)和环磷酰胺($600mg/m^2$)或紫杉醇(仅在既往辅助治疗接受过蒽环类治疗的患

者中,$175mg/m^2$)。每 3 周为 1 个周期,共 6 周期,由研究者决定是否给予额外治疗周期。曲妥珠单抗的首次负荷剂量为 $4mg/kg$,随后每周 $2mg/kg$ 直到疾病进展。研究主要终点是疾病进展时间和不良事件发生率。次要终点是疾病缓解率(RR)、缓解时间(DoR)、治疗失败时间(TTF)和 OS。研究共入组 469 例患者,中位随访 30 个月。化疗联合曲妥珠单抗组的中位 TTP 较单纯化疗组有改善(7.4 个月比 4.6 个月;$P<0.001$)。在曲妥珠单抗联合蒽环类和环磷酰胺亚组(7.8 个月比 6.1 个月;$P<0.001$)和紫杉醇联合曲妥珠单抗亚组(6.9 个月比 3.0 个月;$P<0.001$)均可见到这种改善。化疗基础上联合曲妥珠单抗也能改善 RR(50% 比 32%;$P<0.001$)、DoR(中位 9.1 个月比 6.1 个月;$P<0.001$)、TTF(6.9 个月比 4.5 个月;$P<0.001$)。最引人注目的是,化疗联合曲妥珠单抗组患者的 OS 延长至 25.1 个月,而单纯化疗组为 20.3 个月($P=0.046$)。该生存差异未受后续交叉研究偏倚的影响。即 2/3 仅接受化疗的患者在其疾病进展后改为接受开放标签的曲妥珠单抗治疗(单药或联合化疗);基于这是一项意向性治疗研究分析,这些患者最终被纳入到单纯化疗组进行分析。本研究入组了 IHC 检测 HER2 2+ 和 3+ 的患者,但 HER2 3+ 的患者从曲妥珠单抗治疗中获益更明显。这与其他研究结果一致,这些研究表明,只有荧光原位杂交(FISH)检测 *HER2* 基因扩增的肿瘤患者能从曲妥珠单抗治疗中显著获益[3](图 3.2)。

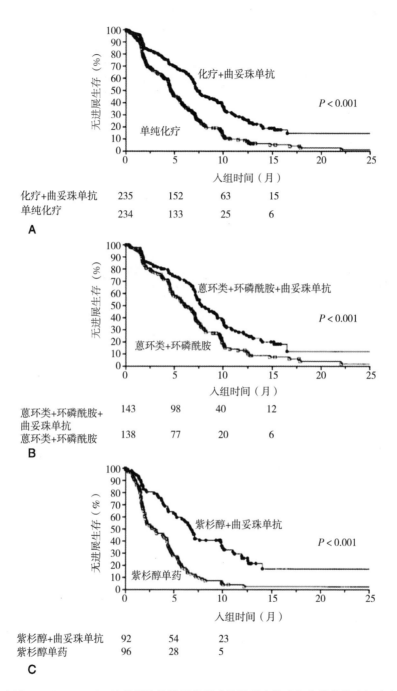

图 3.1　（**A**）**Kaplan－Meier** 法分析比较接受曲妥珠单抗联合化疗组和单纯化疗组患者的 **PFS**；
（**B**）曲妥珠单抗联合蒽环类和环磷酰胺组和单纯蒽环类联合环磷酰胺组；（**C**）曲妥珠单抗联合
紫杉组和紫杉醇单药组

引自：Slamon DJ，Leyland－Jones B，Shak S，et al. Use of chemotherapy plus a monoclonal antibody against HER2 for metastatic breast cancer that overexpresses HER2. N Engl J Med. 2001；344（11）：783－792.

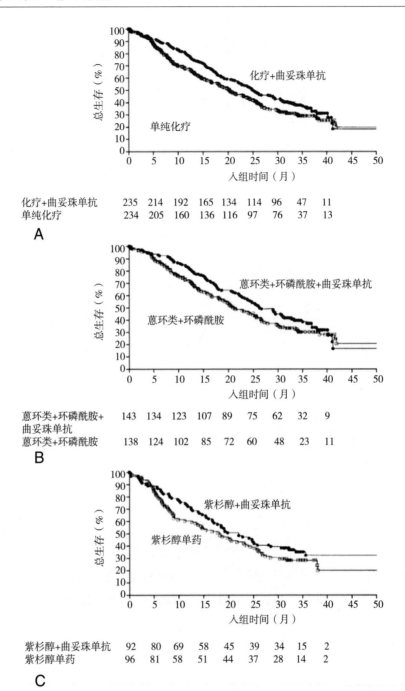

图 3.2   （A）化疗联合曲妥珠单抗组和单纯化疗组的 OS 生存曲线（Kaplan – Meier）；（B）蒽环类和环磷酰胺联合曲妥珠单抗组和蒽环类联合环磷酰胺组的 OS 生存曲线（Kaplan – Meier）；（C）紫杉醇联合曲妥珠单抗组和紫杉醇单药组的 OS 生存曲线（Kaplan – Meier）

引自：Slamon DJ, Leyland – Jones B, Shak S, et al. Use of chemotherapy plus a monoclonal antibody against HER2 for metastatic breast cancer that overexpresses HER2. N Engl J Med. 2001；344（11）：783 – 792.

另一项试验 M77001 也证实了曲妥珠单抗加入化疗能够获益[4]。这是一项比较曲妥珠单抗联合多西他赛与多西他赛单药一线治疗晚期 HER2 阳性 MBC 疗效和安全性的开放、随机、多中心 Ⅱ 期临床研究。该研究最初入组了 IHC 检测 HER2 2＋和 3＋患者，但同期较多研究已显示 IHC 结果为 3＋或 FISH 检测为基因扩增的患者最可能从曲妥珠单抗治疗中获益，因此方案修定为只继续入组 IHC 3＋和/或 FISH 基因扩增患者。该试验共招募了 188 名患者。意向性治疗分析显示，联合组总体 RR 为 61%，而多西他赛组为 34%（P = 0.0002）。所有亚组均显示联合曲妥珠单抗治疗能够带来额外生存获益。联合组中位 OS 为 31.2 个月，而单药组中位 OS 为 22.7 个月（P = 0.0325）。联合组患者 DoR、TTP 和 TTF 均优于单药组。在这项试验中，单药组中 57% 患者因无法耐受化疗毒性或其他原因停用多西他赛或疾病进展而交叉到曲妥珠单抗治疗组。

两项临床研究结果的一致性已明确显示化疗基础上联合曲妥珠单抗能改善包括 OS 在内的所有研究终点。它们也奠定了曲妥珠单抗联合紫杉类药物一线治疗 HER2 阳性 MBC 的地位。

曲妥珠单抗在很大程度上改变了 HER2 阳性 MBC 的自然演变进程。一项单中心研究通过比较不同 HER2 表达和治疗方案的患者生存差异证实了该结论[5]。这项研究收集了 1991 年至 2007 年间确诊并已知 HER2 表达且未接受过曲妥珠单抗辅助治疗的 MBC 患者。

2019 例患者中，118 例（5.6%）HER2 阳性患者在转移时未接受曲妥珠单抗治疗；191 例（9.1%）HER2 阳性患者接受了一线曲妥珠单抗治疗。中位随访 16.9 个月后，接受曲妥珠单抗治疗的 HER2 阳性患者预后优于 HER2 阴性患者，未接受曲妥珠单抗治疗的 HER2 阳性患者预后最差，三者 1 年生存率分别为 86.6%、75.1% 和 70.2%。

曲妥珠单抗联合紫杉醇基础上增加其他化疗药物

一项随机Ⅲ期临床研究评估了曲妥珠单抗联合紫杉醇基础上加卡铂治疗 HER2 阳性晚期乳腺癌的临床疗效和安全性[6]。169 例晚期初治 HER2 阳性（IHC 2＋同时 FISH 扩增或 IHC 3＋）MBC 患者随机接受曲妥珠单抗联合紫杉醇（TP）或同样方案基础上联合卡铂（TPC）治疗。主要终点为客观 RR（ORR），次要终点为 PFS 和 OS。曲妥珠单抗给药方式为第 1 天标准负荷剂量 4mg/kg，随后每周 2mg/kg；紫杉醇 175mg/m²，每 3 周一次；卡铂 AUC = 6，每 3 周一次。三药联合组 ORR 略高于两药联合组（52% 比 36%，P = 0.04），三药联合组明显延长了中位 PFS（10.7 个月比 7.1 个月，HR = 0.66，P = 0.03）。TPC 治疗组患者 OS 有改善趋势（35.7 个月比 32.2 个月），但未达统计学差异。正如预期，联合卡铂增加了 4 级中性粒细胞减少和 3 级血小板减少发生率。

基于上述阳性结果，BCIRG 007 临床研究也随即展开[7]。该项Ⅲ期随机临床研究入组了 263 例晚期初治 HER2 阳性（FISH 证实基因扩增）MBC 患者，随机分为多西他赛、卡铂联合曲妥珠单抗（TCH）组和多西他赛联合曲妥珠单抗（TH）组。曲妥珠单抗每周 2mg/kg；TH 组第 1 天予多西他赛（100mg/m²），每 3 周一次，TCH 组第 1 天予多西他赛（75mg/m²）和卡铂（AUC = 6），每 3 周一次。主要终点是 TTP，定义为从随机点到疾病进展、第二原发恶性肿瘤或死亡的时间间隔。次要终点为 RR、DoR 和 OS。两组中位 TTP 无统计学差异（TH 组 11.07 个月比 TCH 组 10.4 个月，P = 0.57）；两组中位 OS 也无统计学差异（TH 组 37.1 个月，TCH 组 37.4 个月，P = 0.99）。两组 RR 均为 72%，TCH 组中位 DoR 也无明显增加。基于这些结果，紫杉类联合曲妥珠单抗成为 HER2 阳性 MBC 的标准一线治疗方案。

一项Ⅱ期随机临床研究探索了多西他赛和曲妥珠单抗基础上联合卡培他滨的疗效[8]。共 222 例局部晚期或转移性 HER2 阳性乳腺癌患者入组，随机分配至 HT 组（曲妥珠单抗联合多西他赛）或 HTX 组（曲妥珠单抗和多西他赛联合卡培他滨）。曲妥珠单抗的首次负荷剂量 8mg/kg，随后 6mg/kg，q3w。HTX 方案中多西他赛 75mg/m²，q3w；TH 方案中多西他赛 100mg/m²，q3w。卡培他滨 950mg/m²，每天 2 次，第 1 ~ 14 天，每 21 天为一周期。主要终点（总 RR）无统计学差异（HTX 组 70.5% 比 HT 组 72.7%，P = 0.717）。HTX 组中位 PFS 较长（17.9 个月比 12.8 个月，P = 0.045）。两组观察到不同毒副反应谱与选择多西他赛剂量不同和增加卡培他滨化疗相一致。作者认为 HTX 方案一线治疗 HER2 阳性转移性乳腺癌是有效可行的。解读该结论时需谨慎，这是一项随机Ⅱ期而非Ⅲ期临床研究，OS 并未得到改善。

基于同时靶向 HER2 和 VEGF 通路的生物学理论可行性，AVEREL Ⅲ期临床研究评估了多西他赛和曲妥珠单抗基础上联合贝伐单抗一线治疗局部复发或转移性 HER2 阳性乳腺癌的疗效[9]。424 例患者随机分至 TH 组（多西他赛 100mg/m² + 曲妥珠单抗 8mg/kg 首次负荷剂量，随后维持剂量 6mg/kg）或 BTH 组（TH + 贝伐单抗 15mg/kg），每 3 周 1 次。中位随访时间 26 个月后，主要研究终点为研究评估的 PFS（TH 组 13.7 个月比 BTH 组 16.5 个月，P = 0.0775），未达统计学差异。总体 RR 或 OS 在两组间无差异。观察到不良事件与已知贝伐单抗不良反应谱一致。本研究未达主要研究终点，因此，未能改变紫杉醇联合曲妥珠单抗作为 HER2 阳性晚期乳腺癌的一线治疗标准。

由 PTEN（同源性磷酸酶 - 张力蛋白）缺失引起的 PIK/AKT/mTOR（雷帕霉素哺乳动物靶点）通路过度激活能够导致曲妥珠单抗耐药。mTOR 抑制剂可能恢复 PTEN 缺失型肿瘤对曲妥珠单抗敏感性。该理论在 BOLERO - 1 中得到验证[10]。这项双盲Ⅲ期临床研究共入组 719 例既往 12 个月内未接受过曲妥珠单抗治疗或化疗的 HER2 阳性局部晚期或转移性乳腺癌患者，2:1 比例随机分配至口服依维莫司（10mg）+ 紫杉醇 + 曲妥珠单抗组或口服安慰剂 + 紫杉醇 + 曲妥珠单抗组。中位随访 41.3 个月后，总体中位 PFS 没有改善（依维莫司组 14.95 个月比安慰剂组 14.49 个月，$P = 0.1166$）。激素受体阴性（HR−）亚组（$n = 311$）中，依维莫司组的中位 PFS 增加到 20.27 个月，而安慰剂组为 13.08 个月，但因未达到研究预设的显著性阈值（$P = 0.0044$）而无统计学差异（$P = 0.0049$）。依维莫司组发生口腔炎（67% 比 32%）、腹泻（57% 比 47%）和脱发（47% 比 53%）的比例较高。3 或 4 级中性粒细胞减少症（25% 比 15%）、口炎（13% 比 1%）、贫血（10% 比 3%）和腹泻（9% 比 4%）的比例也较高。依维莫司组出现 17 例（4%）不良事件相关死亡病例，而安慰剂组没有。鉴于该方案治疗 HR 阴性、HER2 阳性组的有效性，可以考虑开展进一步研究。

曲妥珠单抗与其他化疗药物的联合

紫杉醇不耐受可考虑使用其他化疗药物。一项 II 期临床研究验证了长春瑞滨联合曲妥珠单抗是有效而耐受良好的一线治疗方案[11]。55 例 HER2 过度表达患者（IHC 3 + 或 FISH 检测基因扩增）每周接受曲妥珠单抗和长春瑞滨治疗（曲妥珠单抗负荷剂量 4mg/kg，维持剂量 2mg/kg，qw；长春瑞滨 25mg/m^2，qw）。37 例患者（68%）出现 ORR（完全或部分缓解），9 例患者病情稳定 6 个月或更长时间。近 40% 患者 1 年内未出现疾病进展。

一项随机、前瞻性、多中心 III 期临床研究[12]比较了曲妥珠单抗联合长春瑞滨或紫杉醇（研究者选择用紫杉醇或多西他赛）一线治疗 HER2 阳性（IHC3 + 或 FISH 检测基因扩增）转移性乳腺癌患者的疗效。由于有效入组率低，试验提前结束。主要研究终点为 RR。81 例可评估患者结果提示两种方案均有效。曲妥珠单抗联合长春瑞滨治疗患者 RR 为 51%，曲妥珠单抗和紫杉醇治疗患者 RR 为 40%，但无统计学差异（$P = 0.37$）。

III 期临床研究 HERNATA[13]入组了 143 例初治 HER2 阳性 MBC 患者，随机分配至多西他赛组（100mg/m^2，第 1 天）或长春瑞滨组（30~35mg/m^2，第 1 和第 8 天）。两组患者每 3 周都接受曲妥珠单抗治疗。两组主要终点 TTP（12.4 个月比 15.3 个月，$P = 0.67$）、次要终点中位 OS（35.7 个月比 38.7 个月，$P = 0.98$）、中位 DoR 和研究者评估的总 RR 都未达统计学差异。多西他赛组中更多患者因毒副作用而停止治疗。药物毒性与已知毒性反应谱相符。作者结论认为，尽管长春瑞滨联合曲妥珠单抗的疗效不优于多西他赛联合曲妥珠单抗，但耐受性更好，应考虑作为一线治疗的可选方案。

卡培他滨联合曲妥珠单抗治疗 HER2 阳性晚期乳腺癌有效且可耐受。一项德国开放性、单臂 II 期临床研究中[14]，1427 例既往蒽环类和/或紫杉醇经治的 HER2 阳性转移性乳腺癌患者接受了该方案治疗，RR 为 45%。一项日本临床研究[15]入组的 59 例 HER2 阳性转移性乳腺癌患者接受了相同治疗方案，64% 患者因转移接受过化疗。总体患者 RR 为 50%，接受一线治疗患者 RR 较高（65.0%）。该方案作为一线治疗比后线治疗更能延长患者 PFS 和 OS。治疗相关不良事件与预期一致。

曲妥珠单抗单药

曲妥珠单抗单药可以作为不愿接受化疗的 HER2 阳性 MBC 患者的一线治疗选择。一项单盲、多中心研究随机入组 114 例 HER2 阳性（IHC 2 + 或 3 +）MBC 患者至两个不同剂量曲妥珠单抗组作为一线治疗（4mg/kg 负荷剂量 + 每周 2mg/kg 维持，或 8mg/kg 负荷剂量 + 每周 4mg/kg 维持）。本研究 ORR 为 26%，临床获益率为 38%。只有 HER2 表达 IHC 3 + 患者才对治疗有反应。对 HER2 基因扩增的回顾性分析表明，HER2 扩增患者 RR 为 34%，而 HER2 基因未扩增患者 RR 为 7%。同样，HER2 扩增患者中位 TTP 更长（4.3 个月比 1.7 个月）。本研究患者群与另一项关键性临床研究相似，该研究中阿霉素和环磷酰胺联合曲妥珠单抗组 RR 为 56%，紫杉醇联合曲妥珠单抗组 RR 为 41%。本研究所有患者中位生存期为 24.2 个月，与关键性研究结果相一致（化疗联合曲妥珠单抗 OS 为 25.1 个月），作者认为曲妥珠单抗单药作为一线治疗并不会对转移性患者生存产生不利影响。

一项日本随机Ⅲ期临床研究却得出了不同结论[17]。本研究探索了曲妥珠单抗序贯曲妥珠单抗联合多西他赛对比初始曲妥珠单抗联合多西他赛作为晚期乳腺癌一线治疗的疗效和安全性。研究假想是如果能证明这两个方案治疗患者 OS 无差异，那么曲妥珠单抗单药起始组患者的生活质量将会改善。研究主要终点为 PFS 和 OS。该研究计划入组 160 例患者，实际入组 112 例，由于两组患者 PFS 差异明显，研究被提前终止。单药组中位 PFS 为 3.7 个月，联合组中位 PFS 为 14.6 个月（$P < 0.01$）。单药组 OS 也更短，尽管结果未达中期分析设定的显著性阈值（1%）。因两组死亡患者人数均较少，中位 OS 暂未达到。

帕妥珠单抗

帕妥珠单抗是一种结合 HER2 受体结构域Ⅱ区的单克隆抗体，而曲妥珠单抗与结构域Ⅳ区结合。由于帕妥珠单抗和曲妥珠单抗结合 HER2 受体的不同亚结构域，它们联合使用能够更全面阻断 HER2 受体信号传导。

帕妥珠单抗与 HER2 受体结合能防止 HER2 受体与 HER2 家族其他成员，尤其与 HER3 受体发生异源二聚体化。二聚体化对 HER2 受体家族的激活至关重要。同一受体的两个分子（同二聚体）或两个不同受体（异二聚体）之间均可能发生二聚体化。HER2 与 HER3 最易发生二聚体化。二聚体化能够导致受体胞内段酪氨酸激酶区磷酸化，促进下游细胞内信号传导而使细胞发生活化和增殖。干扰二聚体化能够阻断细胞信号传导，抑制细胞生长。与曲妥珠单抗一样，帕妥珠单抗也能引起抗体依赖性细胞毒性反应（ADCC）。

CLEOPATRA 临床研究（临床评估帕妥珠单抗联合曲妥珠单抗）[18,19]改变了 HER2 阳性晚期乳腺癌患者一线治疗的临床实践。在这项双盲、安慰剂对照的Ⅲ期临床研究中，共 808 例既往未接受化疗或抗 HER2 治疗的 HER2 阳性 MBC 患者 1:1 随机入组安慰剂联合曲妥珠单抗和多西他赛组或帕妥珠单抗联合曲妥珠单抗和多西他赛组。主要研究终点是独立评估 PFS，定义为从随机分组到首次影像学提示病情进展或最后一次独立评估肿瘤进展后因任何原因发生死亡的时间间隔。患者每 3 周接受曲妥珠单抗（起始标准负荷剂量 8mg/kg，维持 6mg/kg）联合多西他赛（75mg/m²）治疗。帕妥珠单抗起始 840mg，每 3 周 420mg 维持。如果多西他赛化疗因副作用而终止，靶向治疗持续直到疾病进展或患者不可耐受。PFS 从对照组的 12.4 个月提高到帕妥珠单抗组的 18.5 个月，延长了 6.1 个月（HR 0.75，P < 0.001）。所有预设亚组均能获益，包括既往接受过新辅助化疗或辅助化疗患者且无论患者激素受体状态。最初结果发表时中位随访时间为 19.3 个月，生存数据尚不明确（图 3.3）。

CLEOPATRA 后续研究结果显示，增加帕妥珠单抗不仅使 PFS 显著改善，也使次要终点 OS 显著改善。中位随访

50 个月时，帕妥珠单抗组中位 OS 较对照组明显延长（56.5 个月比 40.8 个月，HR 0.68，P < 0.001）。探索性分析显示所有预设亚组也均获益。中位 PFS 与先前分析结果一致，从对照组的 12.4 个月延长至帕妥珠单抗组 18.7 个月。这是基于意向性治疗分析结果，对照组实际交叉至帕妥珠单抗组患者仍归在对照组进行分析更有力地支持了这些结果（图 3.4）。

基于 CLEOPATRA 研究结果[19]，一项Ⅱ期临床研究评估了帕妥珠单抗、曲妥珠单抗联合每周紫杉醇的安全性和有效性[20]。HER2 阳性转移性乳腺癌患者（IHC 3 + 或 FISH HER2/CEP17 比值 ≥ 2）接受该方案作为晚期一线或二线治疗。主要研究目标是 6 个月内无疾病进展的患者比例。研究共入组 69 例患者，其中 51 例接受了一线治疗。中位随访 33 个月后，6 个月 PFS 为 86%，中位 PFS 为 21.4 月，中位 OS 为 44 个月。该项研究证实了每周紫杉醇联合曲妥珠单抗和帕妥珠单抗方案疗效，并可作为多西他赛联合靶向治疗的替代方案。

2012 年，基于 CLEOPATRA 临床研究结果，美国食品和药品管理局（FDA）批准了帕妥珠单抗联合曲妥珠单抗和多西他赛用于晚期 HER2 阳性 MBC 患者的一线治疗。2013 年美国国立综合癌症网络（NCCN）也将帕妥珠单抗添加至曲妥珠单抗和紫杉类联合方案，作为一线治疗 HER2 阳性转移性乳腺癌的推荐药物。最新版 NCCN 指南（NCCN V2. 2017）[21]仍然推荐帕妥珠单抗 + 曲妥珠单抗 + 多西他赛（1 类）或

紫杉醇（2A 类）作为 HER2 阳性 MBC 的一线治疗。目前指南推荐疾病进展时应停用帕妥珠单抗，但仍需要临床研究明确帕妥珠单抗最有效的持续治疗时间。

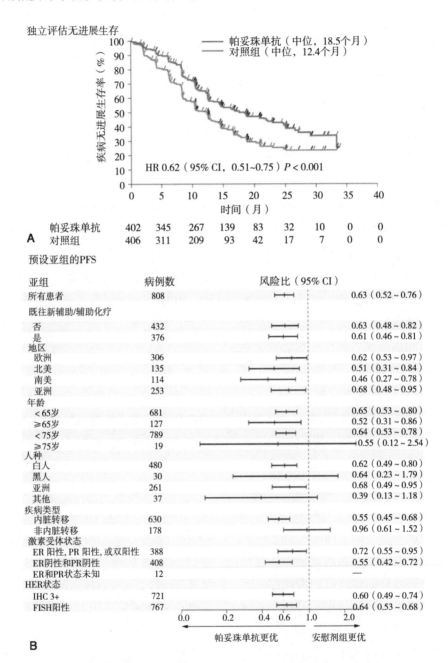

图 3.3　（A）独立评估 PFS 曲线；（B）独立评估预设临床亚组 PFS

引自：Baselga J，Cortés J，Kim SB，et al. Pertuzumab plus trastuzumab plus docetaxel for metastatic breast cancer. N Engl J Med. 2012；366（2）：109 – 119.

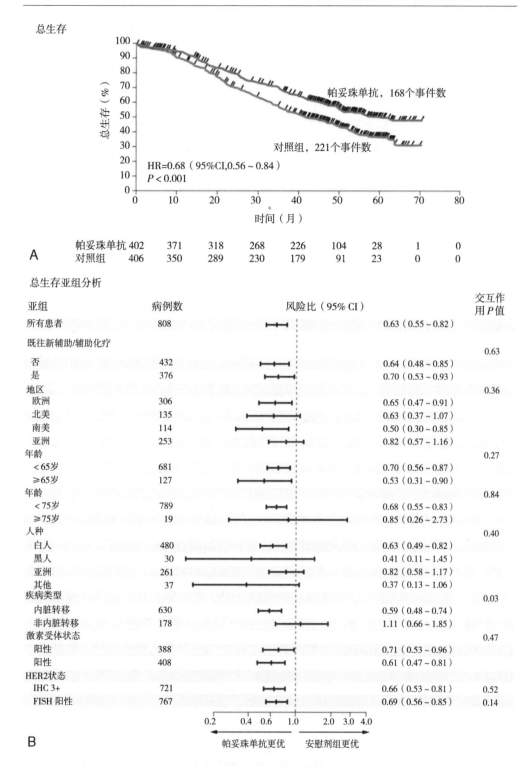

图 3.4　（A）OS 生存曲线；（B）OS 亚组分析

引自：Swain SM, Baselga J, Kim SB, Ro J, Semiglazov V, Campone M, et al. Pertuzumab, trastuzumab, and docetaxel in HER2 – positive metastatic breast cancer. N Engl J Med. 2015；372（8）：724 – 734.

基于 VELVET 研究结果[22]，曲妥珠单抗联合帕妥珠单抗和长春瑞滨可以作为不能耐受紫杉醇化疗患者的替代方案。这项开放标签的 II 期临床研究中，队列 1 入组了 106 例晚期初治 HER2 阳性局部晚期或 MBC 患者接受该联合方案治疗。研究者评估总体 RR 为 74.2%，中位 PFS 为 14.3 个月。治疗方案可耐受且无意外毒性反应发生。

艾日布林的疗效也在一项多中心、开放的 II 期临床研究中被评估，即艾日布林、曲妥珠单抗和帕妥珠单抗三药联合一、二线治疗 HER2 阳性转移性或进展期乳腺癌的临床研究。所有入组患者均接受过曲妥珠单抗联合一种紫杉类作为术后辅助化疗或晚期一线治疗。主要研究终点为 PFS。50 例患者中 8 例接受了该方案一线化疗。中位 PFS 尚未达到。RR 为 56.5%。作者认为该方案耐受良好，可作为多西他赛联合靶向的替代方案治疗 HER2 阳性 MBC。

不包含曲妥珠单抗而仅帕妥珠单抗联合化疗治疗晚期乳腺癌的 III 期临床研究正在进行。

曲妥珠单抗 – 美坦新偶联物（trastuzumab emtansine，T – DM1）

T – DM1 是一种曲妥珠单抗与化疗偶联药物（antibody – drug conjugates，ADC），其中细胞毒性抗微管聚合抑制剂（DM1）通过稳定的硫醚键与曲妥珠单抗相连接[24]。这种独特机制允许细胞毒性药物能够直接进入肿瘤细胞内部。T – DM1 与 HER2 受体的胞外结构域结合后，使曲妥珠单抗通过 HER2 受体介导发挥靶向作用，然后 ADC 被细胞内吞，DM1 分子在细胞内得到释放。

EMILIA 研究[25]是证实 T – DM1 治疗曲妥珠单抗 + 紫杉醇经治 HER2 阳性 MBC 患者的 PFS 优于拉帕替尼联合卡培他滨治疗的一项 III 期临床研究。基于上述结果，一项对比 T – DM1 3 周方案与多西他赛联合曲妥珠单抗（HT）3 周方案的随机 II 期临床研究也已完成[26]。共 137 例晚期初治 HER2 阳性（IHC 3 + 或 FISH 检测基因扩增）乳腺癌患者被随机入组治疗。研究主要终点是研究者评估的 PFS 和安全性。T – DM1 组 PFS 为 14.2 个月，HT 组 9.2 个月（危险比 0.59，P = 0.035）。两组总体缓解率（ORR）和临床获益率相似，但 T – DM1 组患者达到客观缓解的持续时间更长。T – DM1 具有良好安全性，3 级和 4 级不良事件发生率较拉帕替尼联合卡培他滨组更低。两组患者初步 OS 结果相似。

MARIANNE 是一项评估 T – DM1、T – DM1 联合帕妥珠单抗以及曲妥珠单抗联合紫杉醇三种方案治疗晚期初治 HER2 阳性乳腺癌的疗效和安全性的 III 期临床研究[27]。对照组设计为紫杉醇联合曲妥珠单抗的原因是该方案在 2009 年仍是标准一线治疗方案。患者（n = 1095）以 1:1:1 随机分为三组：紫杉醇联合曲妥珠单抗、T – DM1 或 T – DM1 联合帕妥珠单抗。主要终点是独立评估的 PFS。三组患者中位 PFS 分别为 13.7、

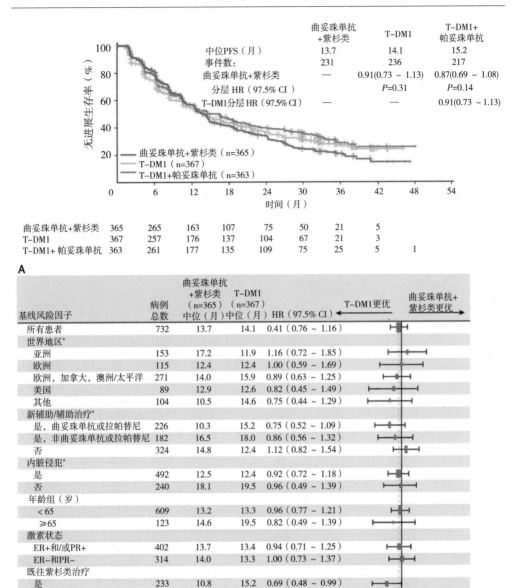

图 3.5　独立评估 PFS。（A）Kaplan–Meier 法预测意向性治疗人群 PFS 曲线。分层 Cox 比例风险回归模型用于分析风险比和 97.5% CI，分层对数秩检验获得 P 值。分层因素包括全球不同地区、既往新辅助/辅助治疗以及是否伴随内脏转移。（B）比较 T–DM1 或曲妥珠单抗联合紫杉醇治疗预设亚组之间 PFS。按分层因素和重要临床变量预设亚组患者，分别比较 T–DM1 组与曲妥珠单抗联合紫杉醇组患者之间的中位 PFS、未分层风险比和 97.5% CI 值。垂直虚线表示所有患者的风险比。

（*）分层因素。ER，雌激素受体；HR，风险比；PR，孕激素受体。

引自：Perez EA, Barrios C, Eiermann W, Toi M, Im YH, Conte P, Martin M, Pienkowski T, Pivot X, Burris H III, Petersen JA, Stanżel S, Strasak S, Patre M, Ellis P, J Clin Oncol. 2017；35：141–148. DOI：10.1200/JCO. 2016. 67. 4887, Copyright © 2016 American Society of Clinical Oncology.

14.1 和 15.2 个月。含 T – DM1 治疗组的中位 PFS 均不劣于（也均不优于）紫杉醇联合曲妥珠单抗组。每组观察到的毒性反应与已知毒性反应谱一致。T – DM1 基础上加上帕妥珠单抗并不能改善 PFS。紫杉醇联合曲妥珠单抗组、T – DM1 组和 T – DM1 联合帕妥珠单抗组的 OS 分别为 50.9 个月、53.7 个月和 51.8 个月。本研究者认为，基于 T – DM1 较好的耐受性、非劣效性 PFS 和相似的 OS 结果，T – DM1 也许可以作为紫杉醇联合曲妥珠单抗治疗这些患者的有效且耐受的替代方案。

拉帕替尼

　　拉帕替尼是一种口服、高效、可逆地作用于表皮生长因子受体（EGFR）和 HER2 受体的酪氨酸激酶抑制剂。研究表明，拉帕替尼联合来曲唑可以作为一线治疗 HER2 阳性乳腺癌的有效方案（见内分泌治疗部分）。

　　拉帕替尼联合化疗还未能成为一线治疗转移性 HER2 阳性乳腺癌的治疗方案。既往临床研究[28,29]提示拉帕替尼单药或联合化疗在晚期一线治疗中可能有效，推动了Ⅲ期临床试验的进程。COMPLETE 是一项以紫杉醇为基础联合拉帕替尼或曲妥珠单抗一线治疗 HER2 阳性 MBC 患者的随机、开放性Ⅲ期临床研究[30]。该研究因 2012 年 4 月中期分析结果显示曲妥珠单抗组 PFS 较拉帕替尼组明显延长而被提前终止。MA.31 临床研究比较了 HER2 靶向治疗（拉帕替尼或

曲妥珠单抗）联合紫杉醇一线治疗 651 例 HER2 阳性乳腺癌患者的疗效[31]。患者接受 24 周联合方案治疗，随后序贯相同抗 HER2 靶向治疗直至疾病进展。研究主要终点为 PFS。中位随访 21.5 个月后，意向性治疗分析显示拉帕替尼组患者中位 PFS 劣于曲妥珠单抗组（9 个月比 11.3 个月，HR 1.37，$P = 0.001$）。此外，拉帕替尼组毒副反应更明显。

来那替尼

　　来那替尼是一种口服不可逆抑制 EGFR1、HER2、HER3 和 HER4 酪氨酸激酶小分子抑制剂，可持续抑制细胞内信号传导。NEFERT – T[32]最初设计是一项比较来那替尼联合紫杉醇方案是否优于曲妥珠单抗联合紫杉醇一线治疗 HER2 阳性 MBC 的随机Ⅲ期临床研究。因研究被修订，实际目标患者数从 1200 例减少至 480 例，该研究已不再符合随机Ⅲ期临床研究标准。共 479 例患者入组，两组患者中位 PFS 均为 12.9 月（$P = 0.89$），ORR 和临床获益率也相似（74.8% 比 77.6%，$P = 0.52$；88.4% 比 85.2%，$P = 0.24$）。来那替尼组患者发生腹泻和恶心的比例较高。来那替尼组有 3 例患者因治疗相关不良事件死亡，曲妥珠单抗组有 1 例患者死亡。基于两种方案在 PFS、总 RR、临床获益率和反应持续时间方面均无明显统计学差异的结果，本研究作者认为两种方案毒性不同但疗效相似。令人关注的是，来那替尼能够降低患者中枢神经系统

（CNS）转移相关的症状发生或疾病进展的频率，这也是一个预设研究终点。

曲妥珠单抗生物仿制药

生物仿制药是一种与 FDA 批准生物制剂高度相似的生物制剂，即参比制剂。与原研药相比，其疗效与安全性没有临床意义的差异。两者在临床非活性成分上可能有细微差别。生物仿制药治疗肿瘤相关临床研究正在进行。近期，贝伐珠单抗生物仿制药已被批准用于治疗成人结直肠癌、肺癌、脑癌、肾癌和宫颈癌。

HERITAGE[33] 是一项国际多中心、双盲、随机Ⅲ期临床试验，比较了曲妥珠单抗生物仿制药（MYL－1401O，My-lan）联合紫杉醇与曲妥珠单抗联合紫杉醇治疗 HER2 阳性（IHC 3＋或 IHC 2＋经 FISH 检测 HER2/CEP17 比值 ＞ 2）MBC 患者的疗效、安全性和免疫原性，研究也入组了晚期初治且有可测量病灶的患者。患者以 1∶1 比例随机接受曲妥珠单抗或曲妥珠单抗生物仿制药联合研究者选择的紫杉类治疗（多西他赛 75mg/m² 每 3 周一次或紫杉醇 80mg/m² 每周一次，每 4 周可暂停 1 周）。治疗至少 8 周期（3 周/周期）。如果患者对治疗有反应或病情稳定，8 周期后可以停止化疗并继续曲妥珠单抗或生物仿制药直到病情进展。研究主要终点是 ORR，定义为 24 周时完全或部分缓解患者的比例。次要终点是 48 周时分析的疾病进展时间、PFS 和 OS。其他终点包括不良事件、实验室评估、左心室射血分数和免疫原性。该研究共入组 500 例患者，按协议修正要求排除曾接受过一线治疗的患者，因此，42 例患者在初步 ITT 分析时被排除。生物仿制药组总 RR 为 69.6%，曲妥珠单抗组为 64%。总体 RR 比值（1.09；90% 可信区间 0.974～1.211）和差异（5.53；95% 可信区间 － 3.08 ～ 14.04）均在等效界限内。48 周时，两组在疾病进展时间、PFS 或 OS 均无显著统计学差异。两组用药安全性也非常相似。作者认为有必要进一步开展研究用于评估生物仿制药的安全性和远期临床疗效。

其他生物仿制药相关临床研究正在进行中。一项研究正在评估比较 PF－05280014（曲妥珠单抗，辉瑞）或赫赛汀（曲妥珠单抗，欧盟）联合紫杉醇一线治疗 HER2 阳性 MBC 的疗效（RE-FLECTIONS B327－02）。另一项研究正在比较 BCD－02 联合紫杉醇与赫赛汀联合紫杉醇治疗方案的安全性和有效性。

内分泌治疗联合抗 HER2 靶向治疗

HER2 阳性乳腺癌患者中约半数表达激素受体阳性（HR 阳性）[34-37]。曲妥珠单抗治疗 HER2 阳性乳腺癌患者有效，与 HR 状态无关[4,34-36,38]。表皮生长因子受体（EGFR）、HER2 和雌激素受体（ER）通路之间存在交互作用，与 HR 阳性、HER2 阳性乳腺癌对内分泌治疗耐药有关。发现通路之间存在交互作用现象也促进了内分泌治疗联合抗

HER2 靶向治疗临床研究的开展。

TAnDEM[39]（曲妥珠单抗联合阿那曲唑治疗 ER 阳性 HER2 阳性乳腺癌）是一项开放标签的 Ⅲ 期临床研究，207 例 HER2 阳性（IHC 3 + 或 FISH 基因扩增）HR 阳性 MBC 随机分为阿那曲唑组或阿那曲唑联合曲妥珠单抗（周疗）组。主要研究终点是 PFS，联合组中位 PFS 为 4.8 个月，阿那曲唑单药组中位 PFS 为 2.4 个月（$P = 0.0016$）。次要终点 TTP 也显著改善。联合组和单药组中位 OS 分别为 28.5 个月和 23.9 个月，但无统计学差异（$P = 0.325$）。两组 PFS 均短于预期的原因可能是 HER2 阳性肿瘤本身具有高侵袭性，或约 2/3 患者既往接受过三苯氧胺作为辅助或转移阶段的治疗。阿那曲唑单药组患者可在疾病进展时交叉至曲妥珠单抗组。这可能降低了初始接受曲妥珠单抗治疗组患者潜在的生存获益。

eLEcTRA[40]临床研究比较了 57 例绝经后患者随机接受来曲唑单药或联合曲妥珠单抗治疗的疗效。第 3 组 35 例 HER2 阴性患者接受来曲唑单药治疗。该研究因入组缓慢且未完成计划入组 370 例患者而提前结束。结果表明，来曲唑基础上联合曲妥珠单抗可使肿瘤进展时间从单药组的 3.3 个月延长到联合组的 14.1 个月（$P = 0.23$）。HER2 阴性肿瘤进展时间为 15.2 个月。联合治疗组患者的临床获益率也得到了改善（65% 比 39%）。

在另一项随机、双盲、对照 Ⅲ 期临床试验中[41]，ER 和/或孕酮受体（PR）阳性（HR 阳性）晚期初治乳腺癌（Ⅲb/Ⅲc 或 Ⅳ 期）患者被随机分至每日口服 2.5mg 来曲唑联合拉帕替尼（1500mg）组或联合安慰剂组治疗。治疗至疾病进展或患者退出研究。主要终点是研究者评估的 PFS，定义为从入组到患者疾病进展或发生任何原因死亡的间期。1286 例 HR 阳性患者中，经中心实验室确认每组 17% 为 HER2 阳性患者（拉帕替尼组和安慰剂组分别为 111 例和 108 例）。219 例 HER2 阳性患者的中位随访时间 1.8 年，来曲唑联合拉帕替尼组中位 PFS 较来曲唑联合安慰剂组明显延长（8.2 个月比 3.0 个月，HR 0.71，$P = 0.019$）。联合拉帕替尼治疗使 ORR 从 15% 提高到 28%（$P = 0.021$），临床获益率从 29% 提高到 48%（$P = 0.003$）。两组 OS 无显著差异（33 个月比 32 个月）。拉帕替尼组患者腹泻和皮疹发生率更高，10% 患者出现 3 级或 4 级腹泻，15% 患者因此停止治疗。其余患者需要接受药物减量、治疗中断或未调整治疗剂量的支持性干预措施（图 3.6）。

鉴于双靶联合化疗的疗效优势，Arpino G 研究团队进行了一项开放性临床研究 PERTAIN 用于评估帕妥珠单抗联合曲妥珠单抗及芳香化酶抑制剂（AI，阿那曲唑或来曲唑）的疗效[42]。该研究入组 258 例绝经后 HER2 阳性、HR 阳性局部晚期或 MBC 患者。随机分为两组，一组接受曲妥珠单抗、帕妥珠单抗联合 AI 治疗，另一组是曲妥珠单抗联合 AI 治疗，两组同时接受或不接受诱导化疗。主要研究终点是 PFS，曲

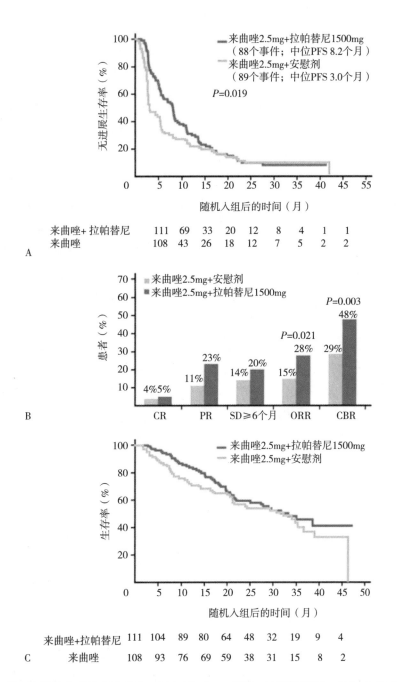

图 3.6 HER2 阳性患者的临床疗效。（A）Kaplan–Meier 法预测 PFS；（B）有效率和临床获益率（CBR）；（C）Kaplan–Meier 法预测 OS

CR，完全缓解；ORR，总缓解率；PR，部分缓解；SD，疾病稳定。

引自：Johnston S, Pippen J Jr, Pivot X, Lichinitser M, Sadeghi S, Dieras V, Gomez HL, Romieu G, Manikhas A, Kennedy MJ, Press MF, Maltzman J, Florance A, O'Rourke L, Oliva C, Stein S, Pegram M, J Clin Oncol. 2009；27：5538–5546. DOI：10.1200/JCO.2009.23.3734，Copyright © 2009.

妥珠单抗、帕妥珠单抗联合 AI 组 PFS 为 18.89 个月，曲妥珠单抗联合 AI 组 PFS 为 15.80 个月，提高了 3.09 个月。加用帕妥珠单抗治疗使患者发生疾病进展或死亡风险降低，ORR 及中位 DoR 改善。无新的安全性风险提示。

由于患者入组特征不一致，我们无法通过这些研究比较一线紫杉类联合或不联合曲妥珠单抗治疗的疗效。尤其入组患者均为 HR 阳性。总之，这些研究表明除标准化疗或内分泌治疗外，患者能从抗 HER2 靶向治疗中获益。对 HR 阳性、HER2 阳性 MBC 患者来说，靶向联合内分泌治疗比单纯内分泌治疗更能改善 PFS。这些研究结果支持将这些联合方案作为合适患者的治疗选择。这些治疗能够推迟患者需要化疗联合抗 HER2 靶向治疗的开始时间，并为不适合或拒绝化疗患者提供治疗选择。

美国临床肿瘤学会指南

2014 年，美国临床肿瘤学会发布关于 HER2 阳性晚期乳腺癌系统治疗的临床实践指南[43]。该指南的制定主要基于多学科专家组对 III 期随机对照临床研究结果的解读及相关临床经验。指南中有关一线治疗推荐整理如下。

一线治疗推荐抗 HER2 靶向治疗联合方案，除外经特别选择的 ER 和/或 PR 阳性乳腺癌患者可以考虑单独内分泌治疗（证据类型：循证级别；证据质量：高；推荐强度：强）。这项建议基于一系列临床研究，包括 Slamon 教授及其同事完成的关键性临床研究，该研究显示，HER2 靶向联合化疗与单纯化疗相比能够提高患者 RR、PFS、TTP 和 OS。在内分泌治疗相关研究中，增加 HER2 靶向治疗能够改善 RR 和 PFS，但不能改善 OS。

一线治疗推荐曲妥珠单抗、帕妥珠单抗联合紫杉类方案，除非患者对紫杉类有禁忌（证据类型：循证级别；证据质量：高；推荐强度：强）。此推荐主要基于 CLEOPATRA 研究结果[18,19]，该方案能改善患者 PFS 和 OS。专家组认为紫杉醇可以代替多西他赛化疗，但是在获得更多数据支持前，通常不推荐联合其他化疗药物。

专家组对治疗持续时间也作了推荐。建议抗 HER2 靶向联合化疗患者的化疗持续时间约 4~6 个月（或更长时间）和/或达到最佳疗效。化疗停止后应继续 HER2 靶向治疗直至疾病进展或毒副反应不耐受，期间无需更换方案（证据类型：循证级别；证据质量：中等；推荐强度：中等）。

如果患者在以曲妥珠单抗为基础的辅助治疗后复发且间隔超过 12 个月，应遵循一线治疗方案推荐（证据类型：循证级别；证据质量：中级；推荐强度：强）。CLEOPATRA 临床研究[18,19]允许新辅助或辅助曲妥珠单抗治疗后至 MBC 确诊时间间隔 >12 个月的患者入组。疾病复发与以曲妥珠单抗为基础的辅助治疗的时间间隔 ≤12 个月的患者应推荐二线治疗方案（证据类型：循证级别；证据质量：中等；推荐强度：中等）。

对于 HR 阳性和/HER2 阳性型患者，临床可推荐 HER2 靶向联合化疗（证据类型：循证级别；证据质量：高；推荐强度：强）或内分泌联合曲妥珠单抗或拉帕替尼（证据类型：循证级别；证据质量：高；推荐强度：中等），或对特定患者仅内分泌治疗（证据类型：循证级别；证据质量：中等；推荐强度：弱）。特殊情况下，如肿瘤负荷较低、合并症或 HER2 靶向禁忌和/或较长无病间期，临床可推荐一线内分泌治疗（证据类型：非正式共识；证据质量：中等；推荐强度：弱）。

内分泌治疗相关临床研究未见 OS 获益优势[39-41]，而 CLEOPATRA 研究[18,19]确实表明 ER 阳性和 ER 阴性患者 OS 均获益。目前暂无研究比较抗 HER2 靶向联合内分泌治疗与抗 HER2 靶向联合化疗的疗效。内分泌治疗适合推荐给 DFS 较长、惰性肿瘤、有严重并发症、不适合化疗或拒绝化疗的患者。由于研究提示 OS 无统计学差异，单用内分泌治疗或联合靶向治疗均可。目前还无法确定哪些患者可以从内分泌治疗基础上增加 HER2 靶向治疗中获益。

如果患者已在靶向联合化疗中，临床医生可以在化疗结束和/或疾病进展时改内分泌联合靶向治疗（类型：非正式共识；证据质量：不足；推荐强度：弱）。

国家综合癌症网络指南（NCCN）

NCCN 定期在网站更新癌症治疗指南[21]。治疗推荐由临床证据共识级别进行分级。1 类推荐是基于高水平临床证据，专家组达成一致共识，干预性治疗是合适的。2A 类是基于较低级别证据，专家组达成一致共识，干预性治疗是合适的。2B 类是基于较低级别证据和 NCCN 专家共识，而 3 类是指基于任一水平证据，专家组对干预性治疗的合适性存在较大分歧。除非指南另附说明，所有推荐均为 2A 类。专家组建议所有 HER2 阳性肿瘤都需要接受 HER2 靶向治疗，HER2 阳性定义为 IHC3 + 或原位杂交检测基因扩增。指南中描述了 HER2 检测相关推荐。

2017. V2 版浸润性乳腺癌 NCCN 指南（www.nccn.org）推荐一线治疗 HER2 阳性乳腺癌的药物包括：

• 帕妥珠单抗、曲妥珠单抗和多西他赛（1 类）

• 帕妥珠单抗、曲妥珠单抗和紫杉醇（2A 类）

其他可选方案：

• T - DM1

• 曲妥珠单抗 + 紫杉醇 ± 卡铂

• 曲妥珠单抗 + 多西他赛

• 曲妥珠单抗 + 长春瑞滨

• 曲妥珠单抗 + 卡培他滨

基于 MARIANNE 研究结果[27]：T - DM1、T - DM1 联合帕妥珠单抗治疗的疗效不劣于曲妥珠单抗联合紫杉类治疗且耐受性也较好，NCCN 指南已推荐 T - DM1 作为一线治疗的可选药物，但仅适用于无法接受首选帕妥珠单抗、曲妥珠单抗和多西他赛治疗的 HER2 阳性 MBC 患者。

毒副作用

上述药物常见毒副反应综述如下：

曲妥珠单抗经 FDA 认证的不良反应有：心肌病、严重致死性输液反应、肺毒性和胚胎毒性。

曲妥珠单抗可导致亚临床和临床心力衰竭，同时接受曲妥珠单抗和蒽环类化疗患者的发生率和严重性更高。在曲妥珠单抗单药一线治疗临床研究中[16]，114 例患者中有 3 例发生了心脏事件。其中有 2 例有严重的心脏病史，1 例接受过蒽环类辅助化疗。第 3 例患者的心脏事件归因于乳腺癌。一项关键性研究显示 234 例患者中 63 例出现症状性或无症状性心脏功能障碍。美国纽约心脏协会心衰分级为 3 级或 4 级发生率在接受曲妥珠单抗联合蒽环类和环磷酰胺治疗的患者中最高（16%），而接受蒽环类和环磷酰胺治疗为 3%，曲妥珠单抗和紫杉醇为 2%，单独紫杉醇为 1%。建议曲妥珠单抗治疗前和治疗中评估患者的左心室功能。必须权衡转移性患者

的心脏毒性风险与曲妥珠单抗带来的生存获益。

关键性临床研究发现 25% 患者输注曲妥珠单抗后会出现寒战[2]，而减慢输注速度能减少其发生。47% 接受化疗联合曲妥珠单抗治疗的患者会出现感染，而仅接受化疗患者的感染发生率为 29%。曲妥珠单抗单药研究中最常见治疗相关不良事件为寒战（25%）、乏力（23%）、疼痛（18%）和恶心（14%）[16]。多数不良事件强度为轻到中度。曲妥珠单抗联合其他化疗药物并未显著增加这些化疗药物的已知毒性。

曲妥珠单抗联合化疗基础上联合帕妥珠单抗治疗会增加腹泻、皮疹、黏膜炎症、发热性中性粒细胞减少症和皮肤干燥的发生率[18]。多数为 1 级和 2 级不良事件且发生在与多西他赛联用期间。帕妥珠单抗组患者发生 3 级发热性粒细胞减少症和腹泻的频率较高，而左室收缩功能障碍的发生率无明显升高。多西他赛停药后，两组患者发生腹泻、皮疹、上呼吸道感染和肌肉痉挛的人数差异超过 5%（表 3.1）[19]。

表 3.1 多西他赛停用后患者发生不良事件的安全性数据[a]

不良事件	对照组（N = 261）	帕妥珠单抗组（N = 306）
任何级别的最常见不良反应 – 患者人数（%）[b]		
脱发	6（2.3）	5（1.6）
腹泻[c]	37（14.2）	86（28.1）
中性粒细胞减少症	13（5.0）	10（3.3）
恶心	30（11.5）	39（12.7）
疲劳	25（9.6）	41（13.4）
皮疹[c]	21（8.0）	56（18.3）

续表

不良事件	对照组（$N = 261$）	帕妥珠单抗组（$N = 306$）
乏力	23 (8.8)	41 (13.4)
食欲减退	14 (5.4)	22 (7.2)
肢端水肿	32 (12.3)	28 (9.2)
呕吐	17 (6.5)	30 (9.8)
肌肉酸痛	19 (7.3)	25 (8.2)
黏膜炎	4 (1.5)	11 (3.6)
头痛	32 (12.3)	52 (17.0)
便秘	18 (6.9)	17 (5.6)
上呼吸道感染[c]	32 (12.3)	56 (18.3)
瘙痒[c]	15 (5.7)	42 (13.7)
发热性中性粒细胞减少症	0	0
皮肤干燥	10 (3.8)	10 (3.3)
肌肉痉挛[c]	6 (2.3)	24 (7.8)

a. 数据收集自多西他赛治疗完成后至少接受过 1 次研究药物的患者。总不良事件描述见附表 S1。

b. 最常见不良事件是指事件总体发生率≥25%（包括多西他赛治疗期间）或者总体组间差异≥5%的不良事件。

c. 与对照组相比，帕妥珠单抗（pertuzumab）组发生率至少高出 5%。

引自：Swain SM, Baselga J, Kim SB, Ro J, Semiglazov V, Campone M, et al. Pertuzumab, trastuzumab, and docetaxel in HER2 - positive metastatic breast cancer. N Engl J Med. 2015；372（8）：724 - 734.

MARIANNE 试验中[27]，与对照组相比，T - DM1 组患者最常见的 ≥3 级不良事件包括天门冬氨酸转氨酶升高（6.6%）、血小板减少症（6.4%）和贫血（4.7%），T - DM1 联合帕妥珠单抗组包括血小板减少症（7.9%）、贫血（6.0%）和丙氨酸转氨酶升高（5.2%）。除外≥3 级腹泻（2.5% 比 T - DM1 组 0.3%），T - DM1 基础上联合帕妥珠单抗并未明显增加其他毒性。

无论拉帕替尼单用或与来曲唑联用，腹泻和皮疹发生均与拉帕替尼有关[28,41]。紫杉醇基础上联合拉帕替尼增加了皮疹、腹泻、黏膜炎和呕吐的发生率[29]。MA - 31[31]是一项比较拉帕替尼或曲妥珠单抗联合紫杉类治疗疗效的临床研究，拉帕替尼组腹泻和皮疹的发生率增加，仅在曲妥珠单抗组观察到左室射血分数降低 20%，且较少见（2.3%）。

腹泻是来那替尼的已知不良反应。NEfERT - T 试验中[32]，来那替尼联合紫杉醇组与曲妥珠单抗联合紫杉醇组的腹泻发生率分别为 92.5% 和 33.3%。需要注意的是，本研究并未强制进行腹泻的初级预防。来那替尼组恶心的发生率也较高（44.2% 比 30.3%）。两组中脱发、周围神经病变和疲劳等不良反应相似。来那替尼联合紫杉醇组 3 例患者因治疗相关不良事件而死亡（1 例败血症休克，1 例肠梗阻，1 例腹水），曲妥珠单抗和紫杉醇组 1 例患者因肺炎死亡。

正在进行的Ⅲ期临床试验

比较不同药物或不同组合一线治疗 HER2 阳性 MBC 疗效的Ⅲ期临床试验正在进行中。

- 一项比较 Pf – 05280014 联合紫杉醇与曲妥珠单抗联合紫杉醇作为 HER2 阳性 MBC 患者一线治疗的Ⅲ期随机双盲临床研究（REFLECTIONS B327 – 02）。
- 一项比较 BCD – 022（CJSC Biocad，俄罗斯）联合紫杉醇与赫赛汀（F. Hoffmann La Roche Ltd，瑞士）联合紫杉醇一线治疗 HER2 阳性 MBC 患者安全性和有效性的国际、多中心、随机、双盲Ⅲ期临床研究。
- 一项开放、随机、多中心评估曲妥珠单抗静脉输注至少 3 年一线治疗 HER2 阳性 MBC 患者的疗效以及患者接受曲妥珠单抗皮下注射治疗的Ⅲ期临床研究。
- 一项开放、多中心Ⅲb 期评估静脉注射帕妥珠单抗、皮下注射曲妥珠单抗联合紫杉醇治疗 HER2 阳性 MBC 患者疗效的临床研究（SAPPHIRE）。
- 一项研究帕妥珠单抗、曲妥珠单抗（赫赛汀）联合紫杉类药物（研究者选择多西他赛、紫杉醇或白蛋白紫杉醇）一线治疗 HER2 阳性晚期乳腺癌的Ⅲb 期临床研究（PERUSE）。
- 一项比较紫杉醇/曲妥珠单抗/帕妥珠单抗与紫杉醇/曲妥珠单抗/帕妥珠单抗/帕博利珠单抗一线治疗 HER2 阳性晚期乳腺癌的随机Ⅲ期临床研究。
- 一项比较以紫杉类化疗为基础联合拉帕替尼或曲妥珠单抗一线治疗 HER2/neu 阳性 MBC 患者疗效的随机、开放性Ⅲ期临床研究。
- 来自西班牙乳腺癌研究小组评估达沙替尼联合曲妥珠单抗和紫杉醇一线治疗 HER2 阳性 MBC 患者疗效的临床研究。
- 一项比较化疗或内分泌治疗联合双靶（曲妥珠单抗＋帕妥珠单抗）一线治疗 HER2 阳性 MBC 患者疗效的Ⅲ期临床研究。

目前正在进行许多新药临床研究，主要应用于后线治疗。

- 妥卡替尼（ONT – 380）是一种高度选择性 HER2 激酶小分子抑制剂。与其他 HER2/EGFR 双重抑制剂不同，它在临床有效浓度下无 EGFR 抑制作用，从而降低了 EGFR 相关毒性反应的发生（严重皮疹和腹泻）。目前正在进行一项评估妥卡替尼或安慰剂联合卡培他滨和曲妥珠单抗治疗既往接受过紫杉醇、曲妥珠单抗、帕妥珠单抗和 T – DM1 治疗的 HER2 阳性不可手术局部晚期或转移性乳腺癌患者疗效的随机、双盲Ⅱ期临床研究

（HER2CLIMB）。

- ZW25 是一种抗 HER2 特异性双侧单克隆抗体，能够同时作用于 HER2 受体胞外段上的两个不同表位。ZW25 与曲妥珠单抗联合帕妥珠单抗结合的 HER2 胞外结构域相同，并比曲妥珠单抗具有更强的结合能力和内吞作用。
- PI3K 抑制剂
  · Alpelisib 是一种口服磷脂酰肌醇 3 - 激酶（PI3K）抑制剂，能够选择性抑制 PI3Kα 亚基。这种结构性信号通路激活是一种 HER2 阳性 MBC 对曲妥珠单抗产生耐药的机制。一项 I 期临床研究显示[44]，Alpelisib 联合 T - DM1 治疗 HER2 阳性 MBC 患者的安全性较好且具有显著抗肿瘤活性，包括先前接受过 T - DM1 治疗的患者。
  · 一项评估 LJM716、BYL719 联合曲妥珠单抗治疗 HER2 阳性转移性乳腺癌患者的安全性和耐受性的开放性临床研究正在进行。
- Margetuximab 是一款 Fc 段修饰的抗 HER2 单克隆抗体，与曲妥珠单抗识别 HER2 受体表位相同且具有相似的亲和力。与曲妥珠单抗相比，它与 NK 细胞和巨噬细胞表面活化 CD16A Fc 受体的亲和力增加而与抑制性 CD32B 受体的亲和力减低。SOPHIA 是一项正在进行的比较 Margetuximab 或曲妥珠单抗联合化疗（研究者选择的化疗方案：卡培他滨、艾日布林、吉西他滨或长春瑞滨）治疗经治

HER2 阳性 MBC 患者疗效的Ⅲ期随机临床研究。

- 一项 Patritumab（人抗 HER3 单克隆抗体）联合曲妥珠单抗和紫杉醇治疗初诊 HER2 阳性 MBC 患者的安慰剂对照、随机、双盲 I b/2 期临床研究正在进行。
- 一系列 CDK4/6 抑制剂（palbociclib、ribociclib 和 abemaciclib）联合靶向治疗的临床研究正在进行。
- 其他免疫治疗药物，如 durvalumab 和 atezolizumab，联合抗 HER2 靶向治疗的临床研究也在进行中。

当前研究和未来方向的局限性

毫无疑问，靶向治疗显著改善了 HER2 阳性 MBC 患者的临床预后。此外，辅助和新辅助治疗中增加抗 HER2 靶向治疗已被证明可以减少转移性患者人数。尽管治疗取得了进步，但是大多数晚期患者仍将死于癌症，因此，仍有许多工作要做。

治疗 HER2 阳性 MBC 的主要问题是中枢神经系统（CNS）转移。乳腺癌是第二大常见的容易发生脑转移的原发肿瘤[45]。HER2 阳性患者更易发生 CNS 转移。脑转移已成为治疗 HER2 阳性 MBC 的挑战之一，尤其在靶向治疗已能系统性控制肿瘤并使患者生存期得到延长时。这些新疗法治疗脑转移的疗效有限。患者往往容易发生脑转移，甚至包括内脏转移已控制良好的患者。既能治疗 CNS 转移又能预防脑转移的研究有

待开展。

尽管一线接受了曲妥珠单抗和帕妥珠单抗治疗，患者仍会发生疾病进展。生物标志物有助于确定哪些患者最能从双靶治疗中获益，哪些患者可能对双靶治疗不敏感且容易早期出现疾病进展。

另一个问题是帕妥珠单抗治疗转移性乳腺癌的治疗持续时间。上述研究中，帕妥珠单抗在疾病进展时被停用。既往研究中，患者在以曲妥珠单抗为基础的治疗中发生疾病进展后，曲妥珠单抗仍继续使用但需更改化疗药物。临床研究随后也证实了曲妥珠单抗持续治疗能够获益[46]。建议谨慎考虑在临床研究中如何证明帕妥珠单抗在疾病进展后继续使用仍有效的方法。

显然，一些 HER2 阳性乳腺癌患者能够从单纯抗 HER2 靶向（无化疗）治疗中获益。例如，在 NeoSphere 新辅助试验中[47]，仅接受曲妥珠单抗和帕妥珠单抗治疗（无化疗）组患者的病理完全缓解率为 18%。如果生物标记物能够确定这些患者，我们就能找到一组可避免接受毒性化疗的 HER2 阳性乳腺癌患者。

一线曲妥珠单抗和帕妥珠单抗临床试验的一个主要局限性是在抗 HER2 靶向维持治疗阶段禁止内分泌治疗。如果像 HER2 阴性/HR 阳性乳腺癌患者一样在不化疗阶段使用内分泌治疗，很有可能显著改善生存，然而 SystHERs 研究最新结果不支持该方案作为目前的标准治疗。41% 的 HR 阳性/HER2 阳性患者一线治疗期间未接受内分泌治疗[48]。

如何治疗老年转移性乳腺癌患者也是一项挑战。既往临床研究中的老年乳腺癌患者入组较少[49]。临床试验中纳入老年患者明显不足。美国食品和药品监督管理局（FDA）公布的一项对 55 项注册试验中 28 000 多例癌症患者的回顾性分析数据显示[50]，除乳腺癌激素治疗相关研究外，所有癌症治疗相关注册临床研究中纳入老年患者不足，特别是 70 岁及以上患者。这些临床研究入组不足可能导致这类患者对特定治疗的疗效和毒副反应信息的缺乏。

临床研究显示，化疗联合靶向治疗时，化疗的持续时间越短，疗效可能越好。这些研究设计可能很难得到制药公司的支持，但可能获得美国癌症治疗评估计划（Cancer Therapy Evaluation Program，CTEP）的授权支持。

临床研究入组环节十分重要。随着抗 HER2 靶向在早期新辅助和辅助治疗中的应用，因疾病进展成为 MBC 患者的人数正在减少。那些令人鼓舞的治疗进步会使适合入组临床研究的晚期患者人数减少。一些新药或新型组合治疗相关临床研究更可能推进这类疾病的治疗进展。因此，所有临床医生能够考虑他们的 HER2 阳性 MBC 患者入组临床研究至关重要。

参考文献

[1] Slamon DJ, Clark GM, Wong SG, Levin WJ, Ullrich A, McGuire WL. Human breast cancer: correlation of relapse and survival with amplification of the Her－2/neu oncogene. Science.

1987；235（4785）：177 – 182.

［ 2 ］ Slamon DJ, Leyland – Jones B, Shak S, et al. Use of chemotherapy plus a monoclonal antibody against HER2 for metastatic breast cancer that overexpresses HER2. N Engl J Med. 2001；344（11）：783 – 792.

［ 3 ］ Mass RD, Press MF, Anderson S, et al. Evaluation of clinical outcomes according to HER2 detection by fluorescence in situ hybridization in women with metastatic breast cancer treated with trastuzumab. Clin Breast Cancer. 2005；6（3）：240 – 246.

［ 4 ］ Marty M, Cognetti F, Maraninchi D, et al. Randomized phase II trial of the efficacy and safety of trastuzumab combined with docetaxel in patients with human epidermal growth factor receptor 2 – positive metastatic breast cancer administered as first – line treatment：the M77001 study group. J Clin Oncol. 2005；23（19）：4265 – 4274.

［ 5 ］ Dawood S, Broglio K, Buzdar AU, Hortobagyi GN, Giordano SH. Prognosis of women with metastatic breast cancer by HER2 status and trastuzumab treatment：an institutional – based review. J Clin Oncol. 2010；28（1）：92 – 98.

［ 6 ］ Robert N, Leyland – Jones B, Asmar L, et al. Randomized phase III study of trastuzumab, paclitaxel, and carboplatin compared with trastuzumab and paclitaxel in women with HER – 2 – overexpressing metastatic breast cancer. J Clin Oncol. 2006；24（18）：2786 – 2792.

［ 7 ］ Valero V, Forbes J, Pegram MD, et al. Multicenter phase III randomized trial comparing docetaxel and trastuzumab with docetaxel, carboplatin, and trastuzumab as first – line chemotherapy for patients with HER2 – gene – amplified metastatic breast cancer（BCIRG 007 study）：two highly active therapeutic regimens. J Clin Oncol. 2011；29（2）：149 – 156.

［ 8 ］ Wardley AM, Pivot X, Morales – Vasquez F, et al. Randomized phase II trial of first – line trastuzumab plus docetaxel and capecitabine compared with trastuzumab plus docetaxel in HER2 – positive metastatic breast cancer. J Clin Oncol. 2010；28（6）：976 – 983.

［ 9 ］ Gianni L, Romieu GH, Lichinitser M, et al. AVEREL：a randomized phase III Trial evaluating bevacizumab in combination with docetaxel and trastuzumab as firstline therapy for HER2 – positive locally recurrent／metastatic breast cancer. J Clin Oncol. 2013；31（14）：1719 – 1725.

［10］ Hurvitz SA, Andre F, Jiang Z, et al. Combination of everolimus with trastuzumab plus paclitaxel as first – line treatment for patients with HER2 – positive advanced breast cancer（BOLERO – 1）：a phase 3, randomised, double – blind, multicentre trial. Lancet Oncol. 2015；16（7）：816 – 829.

［11］ Burstein HJ, Harris LN, Marcom PK, et al. Trastuzumab and vinorelbine as first – line therapy for HER2 – overexpressing metastatic breast cancer：multicenter phase II trial with clinical outcomes, analysis of serum tumor markers as predictive factors, and cardiac surveillance algorithm. J Clin Oncol. 2003；21（15）：2889 – 2895.

［12］ Burstein HJ, Keshaviah A, Baron AD, et al. Trastuzumab plus vinorelbine or taxane chemotherapy for HER2 – overexpressing metastatic breast cancer：the trastuzumab and vinorelbine or taxane study. Cancer. 2007；110（5）：965 – 972.

［13］ Andersson M, Lidbrink E, Bjerre K, et al. Phase III randomized study comparing docetaxel plus trastuzumab with vinorelbine plus trastuzumab as first – line therapy of metastatic or locally advanced human epidermal growth factor receptor 2 – positive breast cancer：the HERNATA study. J Clin Oncol. 2011；29（3）：264 – 271.

［14］ Schaller G, Fuchs I, Gonsch T, et al. Phase II study of capecitabine plus trastuzumab in human epidermal growth factor receptor 2 overexpressing metastatic breast cancer pretreated with anthracyclines or taxanes. J Clin Oncol. 2007；25（22）：3246 – 3250.

［15］ Yamamoto D, Iwase S, Kitamura K, Odagiri H, Yamamoto C, Nagumo Y. A phase II study of trastuzumab and capecitabine for patients with HER2 – overexpressing metastatic breast cancer：Japan Breast Cancer Research Network（JBCRN）00 Trial. Cancer Chemother Pharmacol. 2008；61（3）：509 – 514.

［16］ Vogel CL, Cobleigh MA, Tripathy D, et al. Efficacy and safety of trastuzumab as a single agent in first – line treatment of HER2 – overexpressing metastatic breast cancer. J Clin Oncol. 2002；20（3）：719 – 726.

［17］ Inoue K, Nakagami K, Mizutani M, et al. Randomized phase III trial of trastuzumab monotherapy followed by trastuzumab plus docetaxel versus trastuzumab plus docetaxel as first – line therapy in patients with HER2 - positive metastatic breast cancer: the JO17360 Trial Group. Breast Cancer Res Treat. 2010; 119 (1): 127 - 136.

[18] Baselga J, Cortés J, Kim SB, et al. Pertuzumab plus trastuzumab plus docetaxel for metastatic breast cancer. N Engl J Med. 2012; 366 (2): 109 - 119.

[19] Swain SM, Baselga J, Kim SB, et al. Pertuzumab, trastuzumab, and docetaxel in HER2 - positive metastatic breast cancer. N Engl J Med. 2015; 372 (8): 724 - 734.

[20] Smyth LM, Iyengar NM, Chen MF, et al. Weekly paclitaxel with trastuzumab and pertuzumab in patients with HER2 - overexpressing metastatic breast cancer: overall survival and updated progression - free survival results from a phase II study. Breast Cancer Res Treat. 2016; 158 (1): 91 - 97.

[21] NCCN Clinical Practice Guidelines in Oncology Breast Cancer Version 2. 2017. 2017. https://www. nccn. org/professionals/physician _ gls/pdf/breast. pdf.

[22] Perez EA, López - vega JM, Petit T, et al. Safety and efficacy of vinorelbine in combination with pertuzumab and trastuzumab for first - line treatment of patients with HER2 - positive locally advanced or metastatic breast cancer: VELVET Cohort 1 final results. Breast Cancer Res. 2016; 18 (1): 126.

[23] Narui K, Yamashita T, Kitada M, et al. Eribulin in combination with pertuzumab plus trastuzumab for HER2 - positive advanced or recurrent breast cancer (JBCRG - M03). J Clin Oncol. 2017; 35 (suppl): abstr 1025.

[24] Lewis Phillips GD, Li G, Dugger DL, et al. Targeting HER2 - positive breast cancer with trastuzumab - DM1, an antibody - cytotoxic drug conjugate. Cancer Res. 2008; 68 (22): 9280 - 9290.

[25] Verma S, Miles D, Gianni L, et al. Trastuzumab emtansine for HER2 - positive advanced breast cancer. N Engl J Med. 2012; 367 (19): 1783 - 1791.

[26] Hurvitz SA, Dirix L, Kocsis J, et al. Phase II randomized study of trastuzumab emtansine versus trastuzumab plus docetaxel in patients with human epidermal growth factor receptor 2 - positive metastatic breast cancer. J Clin Oncol. 2013; 31 (9): 1157 - 1163.

[27] Perez EA, Barrios C, Eiermann W, et al. Trastuzumab emtansine with or without pertuzumab versus trastuzumab plus taxane for human epidermal growth factor receptor 2 - positive, advanced breast cancer: primary results from the phase III MARIANNE study. J Clin Oncol. 2017; 35 (2): 141 - 148.

[28] Gomez HL, Doval DC, Chavez MA, et al. Efficacy and safety of lapatinib as first - line therapy for ErbB2 - amplified locally advanced or metastatic breast cancer. J Clin Oncol. 2008; 26 (18): 2999 - 3005.

[29] Di Leo A, Gomez HL, Aziz Z, et al. Phase III, double - blind, randomized study comparing lapatinib plus paclitaxel with placebo plus paclitaxel as first - line treatment for metastatic breast cancer. J Clin Oncol. 2008; 26 (34): 5544 - 5552.

[30] Sweetlove M. Phase III trial of lapatinib. Pharm Med. 2012; 26 (5): 321 - 325.

[31] Gelmon KA, Boyle FM, Kaufman B, et al. Lapatinib or trastuzumab plus taxane therapy for human epidermal growth factor receptor 2 - positive advanced breast cancer: final results of NCIC CTG MA. 31. J Clin Oncol. 2015; 33 (14): 1574 - 1583.

[32] Awada A, Colomer R, Inoue K, et al. Neratinib plus paclitaxel vs trastuzumab plus paclitaxel in previously untreated metastatic ERBB2 - positive breast cancer: the NEfERT - T randomized clinical trial. JAMA Oncol. 2016; 2 (12): 1557 - 1564.

[33] Rugo HS, Barve A, Waller CF, et al. Effect of a proposed trastuzumab biosimilar compared with trastuzumab on overall response rate in patients with ERBB2 (HER2) - positive metastatic breast cancer: a randomized clinical trial. JAMA. 2017; 317 (1): 37 - 47.

[34] Untch M, Gelber RD, Jackisch C, et al. Estimating the magnitude of trastuzumab effects within patient subgroups in the HERA trial. Ann Oncol. 2008; 19 (6): 1090 - 1096.

[35] Perez EA, Romond EH, Suman VJ, et al. Updated results of the combined analysis of NCCTG N9831 and NSABP B - 31 adjuvant chemotherapy with/without trastuzumab in patients with HER2 - positive breast cancer. J Clin Oncol. 2007; 25 (18): abstr 512.

[36] Brufsky A, Lembersky B, Schiffman K, Lieberman G, Paton VE. Hormone receptor status does not affect the clinical benefit of trastuzumab therapy for patients with metastatic breast cancer. Clin

Breast Cancer. 2005; 6 (3): 247 –252.

[37] Penault – Llorca F, Vincent – Salomon A, Mathieu MC, Trillet – Lenoir V, Khayat D, Marty M. Incidence and implications of HER2 and hormonal receptor overexpression in newly diagnosed metastatic breast cancer. J Clin Oncol. 2005; 23 (16): abstr 764.

[38] Slamon D, Eiermann W, Robert N, et al. BCIRG 006: 2nd interim analysis phase III randomized trial comparing doxorubicin and cyclophosphamide followed by docetaxel with doxorubicin and cyclophosphamide followed by docetaxel and trastuzumab with docetaxel, carboplatin and trastuzumab (TCH) in Her2neu positive early breast cancer patients. In: SABCS. 2006. General Session 2: Abstract 52.

[39] Kaufman B, Mackey JR, Clemens MR, et al. Trastuzumab plus anastrozole versus anastrozole alone for the treatment of postmenopausal women with human epidermal growth factor receptor 2 – positive, hormone receptorpositive metastatic breast cancer: results from the randomized phase III TAnDEM study. J Clin Oncol. 2009; 27 (33): 5529 –5537.

[40] Huober J, Fasching PA, Barsoum M, et al. Higher efficacy of letrozole in combination with trastuzumab compared to letrozole monotherapy as first – line treatment in patients with HER2 – positive, hormone – receptor – positive metastatic breast cancer – results of the eLEcTRA trial. Breast. 2012; 21 (1): 27 –33.

[41] Johnston S, Pippen Jr J, Pivot X, et al. Lapatinib combined with letrozole versus letrozole and placebo as first – line therapy for postmenopausal hormone receptor – positive metastatic breast cancer. J Clin Oncol. 2009; 27 (33): 5538 –5546.

[42] Aprino G, Ferrero J – M, de la Haba – Rodriguez J, et al. Primary analysis of PERTAIN: a randomized, two – arm, open – label, multicenter phase II trial assessing the efficacy and safety of pertuzumab given in combination with trastuzumab plus an aromatase inhibitor in first – line patients with HER2 – positive and hormone receptor – positive metastatic or locally advanced breast cancer. In: Presented at: San Antonio Breast Cancer Symposium; December 6 – 10; San Antonio, TX. 2016; Abstract S3 – 04.

[43] Giordano SH, Temin S, Kirshner JJ, et al. Systemic therapy for patients with advanced human epidermal growth factor receptor 2 – positive breast cancer: American Society of Clinical Oncology clinical practice guideline. J Clin Oncol. 2014; 32 (19): 2078 –2099.

[44] Jain S, Santa – Maria CA, Rademaker A, Giles FJ, Cristofanilli M, Gradishar WJ. Phase I study of alpelisib (BYL –719) and T – DM1 in HER2 – positive metastatic breast cancer after trastuzumab and taxane therapy. J Clin Oncol. 2017; 35 (15): abstr 1026.

[45] Kamar FG, Posner JB. Brain metastases. Semin Neurol. 2010; 30 (3): 217 –235.

[46] Blackwell KL, Burstein HJ, Storniolo AM, et al. Randomized study of Lapatinib alone or in combination with trastuzumab in women with ErbB2 – positive, trastuzumab – refractory metastatic breast cancer. J Clin Oncol. 2010; 28 (7): 1124 –1130.

[47] Gianni L, Pienkowski T, Im YH, et al. Efficacy and safety of neoadjuvant pertuzumab and trastuzumab in women with locally advanced, inflammatory, or early HER2 – positive breast cancer (NeoSphere): a randomised multicentre, open – label, phase 2 trial. Lancet Oncol. 2012; 13 (1): 25 –32.

[48] Cobleigh M, Yardley DA, Brufsky A, et al. Baseline (BL) characteristics, treatment (tx) patterns, and outcomes in patients with hormone receptor (HR) + vs HR – HER2 + disease from the SystHERs registry. Cancer Res. 2017; 77. https: //doi. org/10. 1158/1538 – 7445. SABCS16 – P5 –08 –27. P5 –08.

[49] Murthy VH, Krumholz HM, Gross CP. Participation in cancer clinical trials: race –, sex –, and age – based disparities. JAMA. 2004; 291 (22): 2720 –2726.

[50] Talarico L, Chen G, Pazdur R. Enrollment of elderly patients in clinical trials for cancer drug registration: a 7 – year experience by the US Food and Drug Administration. J Clin Oncol. 2004; 22 (22): 4626 –4631.

第 4 章

HER2 阳性乳腺癌二线及以上治疗选择

SARAH SAMMONS, MD · KIMBERLY BLACKWELL, MD

摘要

HER2 阳性晚期乳腺癌临床治疗非常成功，得益于抗 HER2 治疗药物（包括曲妥珠单抗、帕妥珠单抗、T-DM1 和拉帕替尼）相继获得批准。HER2 阳性 MBC 一线治疗标准是帕妥珠单抗、曲妥珠单抗联合紫杉烷类。进展后，T-DM1 是二线治疗的最佳选择。一旦患者曲妥珠单抗、帕妥珠单抗和 T-DM1 治疗失败，最佳的后线治疗或持续抗 HER2 治疗证据有限，可考虑临床研究。曲妥珠单抗治疗进展后继续进行抗 HER2 靶向治疗已显示出进一步获益。拉帕替尼联合治疗对反复抗 HER2 治疗失败患者仍取得临床获益。曲妥珠单抗联合单药化疗是后线治疗的合理选择。

关键词

HER2 阳性乳腺癌；拉帕替尼；转移性；T-DM1

引言

在过去的 20 年，HER2 阳性转移性乳腺癌（MBC）的治疗有了巨大临床进步，抗 HER2 治疗取得了突破性的临床成功。曲妥珠单抗的发现改变了早期和转移性 HER2 阳性乳腺癌的临床进程。作为现代肿瘤学上最大成功之一，1998 年，曲妥珠单抗联合紫杉醇成为 HER2 阳性转移性乳腺癌的一线治疗方案[1]。早期 HER2 阳性乳腺癌辅助治疗领域，化疗加曲妥珠单抗可显著提高无病生存率和总生存率，成为标准辅助治疗[2-4]。尽管如此，仍有高达 30% 早期 HER2 阳性乳腺癌患者出现复发转移[2,5]。曲妥珠单抗联合新的抗 HER2 药物帕妥珠单抗、小分子抑制剂拉帕替尼和抗体药物偶联药物（T-DM1）仍然发挥着关键作用。

对于 HER2 阳性转移性乳腺癌的一线治疗，根据 CLEOPATRA 临床研究结果，以曲妥珠单抗为基础辅助治疗完成 6 个月以上的复发患者，专家组推荐含帕妥珠单抗、曲妥珠单抗和紫杉烷治疗。在曲妥珠单抗和多西他赛中加用帕妥珠单抗与中位无进展生存率（PFS）和 OS 显著改善相关，中位 OS 达 56.5 个月[7]。该方案进展的患者或辅助曲妥珠单抗 6 个月内进展的患者推荐二线治疗。

T-DM1 是 HER2 阳性转移性乳腺癌的最佳二线治疗方案，主要基于 EMILIA Ⅲ 期临床研究结果。该试验显示，与卡培他滨和拉帕替尼相比，T-DM1 显著改善患者 PFS 和 OS[8,9]。除了二线推荐外，共识或指南几乎不能给出二线以上治疗的药物顺序；然而，目前，拉帕替尼联合治疗和曲妥珠单抗/化疗联合治疗已经得到了很好的研究和应用。这类患者中也应该考虑临床试验。图 4.1 显示了 HER2 阳性 MBC 中二线及二线以上的合理治疗方案。

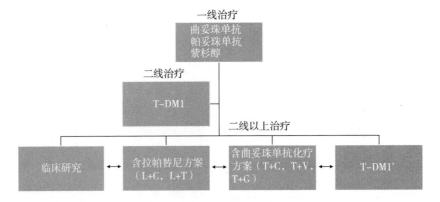

图 4.1　HER2 阳性转移性乳腺癌的二线及二线以上治疗方案

C，卡培他滨；G，吉西他滨；L，拉帕替尼；T，曲妥珠单抗；V，长春瑞滨；*，如果二线方案中未加入 T-DM1，在三线及三线以上治疗方案中加入 T-DM1 仍有效

总的来说，在二线及以上 HER2 阳性 MBC 治疗中，抗 HER2 靶向治疗疗效已经大大改善。最近来自 19 项评估近 20 年来 HER2 阳性 MBC 治疗效果的随机对照研究也证实了这些结果[10]。在二线及以上患者中，OS 从使用拉帕替尼加卡培他滨的 15.3 个月[11]提高到使用 T-DM1 的 30 个月[8]。在二线及以上治疗中，与单独使用拉帕替尼相比，拉帕替尼加曲妥珠单抗治疗改善了患者的 OS[12]。同样，在接受至少两线抗 HER2 治疗的多重治疗失败的患者中，与内科医师选择的方案（PC）相比，T-DM1 治疗显著改善了患者的 OS，从 15.8 个月提高到 22.7 个月[13]。一些主要的 HER2 阳性转移性乳腺癌二线及二线以上治疗的 Ⅲ 期临床研究见表 4.1。在本文中，二线治疗定义为曲妥珠单抗和紫杉烷治疗进展后的治疗。这些结果证实，抗 HER2 治疗能显著改善那些其他方法已无法治愈的患者的结局。

本章将重点介绍二线及以上已确定和批准的治疗方案，包括：

- 在曲妥珠单抗治疗进展后持续抗 HER2 治疗的原则
- 二线及以上使用 ADC（T-DM1）的证据和建议

- 拉帕替尼联合治疗转移性 HER2 阳性乳腺癌
- 化疗/曲妥珠单抗联合治疗转移性 HER2 阳性乳腺癌
- 激素受体阳性、HER2 阳性 MBC

在曲妥珠单抗治疗进展后继续抗 HER2 治疗

自从初始使用曲妥珠单抗的研究开展以来，我们就面对着关于如何应对那些曲妥珠单抗为基础治疗失败的患者。多年来，HER2 阳性晚期乳腺癌（MBC）患者中，在曲妥珠单抗治疗进展以后，肿瘤学家凭经验继续进行抗 HER2 治疗。曲妥珠单抗与许多细胞毒药物具有协同作用[14]。因此，理论上，改变化疗药物并继续靶向治疗仍然可以获益。除蒽环类药物外，大多数药物联合曲妥珠单抗的耐受性好，持续治疗几乎不会导致毒性累积。

一些Ⅲ期临床研究已经证明，在含有曲妥珠单抗的治疗方案中疾病进展后，继续曲妥珠单抗或抗 HER2 治疗仍然有效。一项Ⅲ期临床研究探讨了卡培他滨联合曲妥珠单抗或卡培他滨治疗经曲妥珠单抗治疗失败患者的疗效[15,16]。该试验因设计不够合理而提前结束。但是，来自 156 名患者的数据显示，尽管卡培他滨与卡培他滨联合曲妥珠单抗的 OS 并无显著差异，然而，中位疾病进展时间（TTP）倾向于组合组（8.2 个月对 5.6 个月）更优（表 4.1），未调整的危险比（HR）为 0.69（95% CI 0.48 ~ 0.97；双侧对数秩 $P = 0.0338$）[16]。在事后分析中，第二次进展后继续或重新开始曲妥珠单抗或拉帕替尼治疗的患者（$n = 52$）生存期为 18.8 个月，而没有接受抗 HER2 药物患者（$n = 88$）的生存期为 13.3 个月（HR = 0.63；$P = 0.02$），且持续曲妥珠单抗治疗没有增加毒性。另一项Ⅲ期随机临床试验比较了拉帕替尼联合卡培他滨与单用卡培他滨在接受曲妥珠单抗、蒽环类和紫杉烷治疗失败患者中的作用[17]。在 324 名符合条件的受试者中，该研究达到了主要终点中位疾病进展时间，拉帕替尼和卡培他滨组更优（8.4 个月对 4.4 个月；$P < 0.0019$）（表 4.1）。

这些数据都支持含曲妥珠单抗方案失败后，后续应该继续抗 HER2 靶向治疗。在转移性乳腺癌中，连续抗 HER2 治疗的持续时间尚不清楚，且没有随机研究作指导。多数专家认为，如果不受毒性限制，在曲妥珠单抗/帕妥珠单抗 - 紫杉烷和曲妥珠单抗抗体偶联物（T - DM1）治疗进展后，应考虑以拉帕替尼为基础或曲妥珠单抗/化疗组合。继续抗 HER2 治疗的时间仍然需要个性化，需考虑到之前的治疗方案、对之前治疗方案的反应、毒性和总体临床疗效等。

表 4.1　二线及以上治疗 HER2 阳性转移性乳腺癌的关键Ⅲ期临床研究。二线治疗定义为含曲妥珠单抗方案治疗进展后的治疗

研究名称	患者例数	方案	人群特征	中位 TTP 或 PFS（月）	中位 OS（月）	客观有效率
TH3RESA（Krop et al.,2017）[13]	602	T‑DM1 对比内科医生选择治疗方案	至少二线及以上抗 HER2 靶向治疗后进展的 HER2 阳性 MBC	6.2 对 3.3（P<0.0001）	22.7 对 15.8（P=0.0007）	未达到
EMILIA[8]	991	T‑DM1 对比卡培他滨+拉帕替尼	曲妥珠单抗+紫杉类治疗后进展的 HER2 阳性 MBC	9.6 对 6.4（P<0.001）	30.9 对 25.1（P<0.001）	44（P<0.001）
EGF104900[34]	296	拉帕替尼 +/− 曲妥珠单抗	曲妥珠单抗+蒽环类+紫杉类治疗后进展的 HER2 阳性 MBC	11.1 对 8.1（周）（P=0.011）	14.0 对 9.5（P=0.026）	10（P=0.46）
von Minckwitz et al.[16]	156	卡培他滨 +/− 曲妥珠单抗	曲妥珠单抗+至多一线化疗后进展的 HER2 阳性 MBC	8.2 对 5.6（P=0.034）	24.9 对 20.6（P=0.73）	48（P=0.012）
EGF100151[17]	324	卡培他滨 +/− 拉帕替尼	曲妥珠单抗+蒽环类+紫杉类治疗后进展的 HER2 阳性 MBC	8.4 对 4.4（P<0.001）	75 对 64.7（周）（P=0.21）	22（P=0.09）

MBC, 转移性乳腺癌；ORR, 总体反应率；OS, 总生存时间；PFS, 无进展生存时间；TTP, 疾病进展时间

曲妥珠单抗－美坦新偶联物（T－DM1）治疗 HER2 阳性转移性乳腺癌

T－DM1 是一种具有曲妥珠单抗靶向 HER2 的 ADC（抗体偶联物）抗肿瘤药物，其具有细胞毒性活性的微管抑制剂 DM1 通过一个稳定的硫醚键连接到曲妥珠单抗[18]。DM1，也称为 Emtansine（美坦新），是一种美登素类化合物（maytansinoid），能够干扰微管蛋白功能。这种 ADC 药物可使细胞毒性药物传递到 HER2 过度表达的肿瘤细胞内，同时正常组织则免受影响。T－DM1（每 3 周 3.6mg/kg）的安全性和推荐剂量在I期临床试验中已确定[19]。在II期临床试验中首次观察到 T－DM1 对多重治疗失败的 HER2 阳性 MBC 患者的临床获益，患者前期曾接受曲妥珠单抗、拉帕替尼、蒽环类药物、紫杉烷和卡培他滨治疗[20,21]。T－DM1 是曲妥珠单抗和紫杉烷治疗进展后二线治疗的重要选择，显示出比拉帕替尼和卡培他滨更优的疗效[22,23]。与内科医生选择治疗相比，T－DM1 在二线以上患者中也显示出优越的疗效[13]。

T－DM1 二线治疗

在一项Ⅲ期临床研究 EMILIA 中证实了 T－DM1 在二线治疗中的有效性，在该试验中，比较了 T－DM1 与拉帕替尼加卡培他滨对曲妥珠单抗和紫杉烷经治 HER2 阳性 MBC 患者的疗效（表 4.1）。绝大多数患者伴有内脏疾病，其中一半患者激素受体阳性。这项研究同时达到

了两个共同的终点。T－DM1 显著改善了 PFS，9.6 个月对比 6.4 个月（HR 0.65；95% CI 0.55～0.77；$P < 0.001$）[8]。在第二次中期分析中，T－DM1 治疗中位 OS 更优，30.9 个月对比 25.1 个月（HR 0.68；95% CI 0.5～0.85；$P < 0.001$）。最终分析证实 OS 相似（29.9 个月对 25.9 个月）（HR 0.75；95% CI：0.64～0.88）[22]。重要的是，拉帕替尼/卡培他滨的 3 级或 4 级毒性高于 T－DM1（57.0% 对 40.8%）。T－DM1 耐受性很好，最常见的严重不良事件是血小板减少和肝酶升高。在 481 例 T－DM1 治疗患者中，1.7% 的患者出现左室射血分数 <50%，而联合组为 1.6%。这些结果促使 FDA 在 2013 年批准 T－DM1 用于紫杉类和曲妥珠单抗治疗失败的 HER2 阳性 MBC。

EMILIA 是先于"帕妥珠单抗联合紫杉醇＋曲妥珠单抗"双靶治疗方案作为 HER2 阳性 MBC 一线治疗标准之前开展的临床研究，目前尚不清楚帕妥珠单抗经治患者能否从 T－DM1 中获得同样的益处。最近的一项回顾性、观察性研究纳入了来自 23 个癌症中心的 250 名患者，研究了在真实世界中 T－DM1 在 HER2 阳性 MBC 中的疗效及其在帕妥珠单抗经治患者中的活性[24]。在总体人群中，T－DM1 在帕妥珠单抗经治和既往未接受帕妥珠单抗治疗患者中的 PFS 和 OS 相似。然而，既往帕妥珠单抗治疗似乎与二线 T－DM1 的疗效呈负相关。帕妥珠单抗经治患者接受 T－DM1 作为二线治疗，中位 PFS 为 3 个

月，而未经帕妥珠单抗治疗的患者 PFS 为 8 个月（$P = 0.0001$）。需进一步的大规模研究明确 T-DM1 作为帕妥珠单抗经治患者的二线治疗方案。

T-DM1 作为二线以上治疗

如果二线未接受 T-DM1 治疗，T-DM1 在后线治疗中仍具有一定疗效。TH3RESA Ⅲ期临床研究表明，在接受二线或二线以上抗 HER2 靶向治疗的 HER2 阳性 MBC 患者中，T-DM1 仍比医生选择方案（PC）更有效[13]（表 4.1）。符合条件的患者为 HER2 阳性 MBC，之前接受过二线或二线以上抗 HER2 治疗，包括曲妥珠单抗、拉帕替尼和紫杉烷。患者被随机分为 T-DM1 组和 PC 组，PC 组的大多数方案为曲妥珠单抗联合单药化疗或曲妥珠单抗联合拉帕替尼。在该治疗人群中，与 PC 相比，T-DM1 显著改善了 PFS（6.2 个月对 3.3 个月；HR 0.528；95% CI 0.422 ~ 0.661；$P < 0.0001$）。同时，T-DM1 组的 OS 时间亦明显长于 PC 组（22.7 个月对 15.8 个月；HR 0.68；95% CI 0.54 ~ 0.85；$P = 0.0007$）。而且 T-DM1 的安全性也更好。

总之，EMILIA 和 TH3RESA 研究均证明 T-DM1 比基于化疗的抗 HER2 方案有更好的疗效和生存，并为将 T-DM1 作为常规二线或三线治疗提供了强有力的依据。

拉帕替尼联合治疗 HER2 阳性转移性乳腺癌

在帕妥珠单抗、曲妥珠单抗、紫杉类一线治疗和 T-DM1 二线治疗失败的患者中，目前缺乏后线治疗的共识或证据。几项试验研究了拉帕替尼单独和联合其他药物治疗 HER2 阳性 MBC 的疗效和安全性。以拉帕替尼为基础的方案（拉帕替尼/卡培他滨或拉帕替尼/曲妥珠单抗）在多重方案经治的患者中显示出较好的临床疗效，是一个合理的选择（图 4.1）。值得注意的是，目前没有数据证明在多重抗 HER2 单抗（如帕妥珠单抗和 T-DM1）失败患者中哪个方案更有效。

拉帕替尼是一种口服生物可利用的小分子，能结合并可逆地抑制表皮生长因子受体（EGFR）和 HER2 的细胞内激酶域的三磷酸腺苷结合位点，阻断受体磷酸化和下游信号通路的激活，包括 MAPK/ERK（丝裂原-活化蛋白激酶；细胞外信号相关激酶 1/2）和 PI3K/AKT（磷脂酰肌醇 3′激酶；蛋白激酶 B）途径[25,26]。拉帕替尼具有不同于曲妥珠单抗的作用机制；因此，在临床前研究中，拉帕替尼与曲妥珠单抗没有交叉耐药性，在曲妥珠单抗耐药的细胞系中表现出显著活性[25,27]。

拉帕替尼在多个 Ⅱ 期临床研究中为单药治疗，其疗效有限，但安全性可耐受[28,29]。最常见的治疗相关不良事件为皮疹（47%）、腹泻（46%）、恶心（31%）和疲劳（18%）[29]，而且是轻度可控的。拉帕替尼联合卡培他滨或曲妥珠单抗在多重治疗患者中显示出更好的临床疗效[12,17]，因此获得批准。2007 年，拉帕替尼联合卡培他滨在美国获得批准用于治疗之前接受过蒽环类药物、紫杉烷和曲妥珠单抗等治疗的 HER2 阳性 MBC 患者，这是基于Ⅲ期随机研究的结果[17]。

拉帕替尼加卡培他滨

一项关键性Ⅲ期临床试验证明了拉帕替尼的疗效，这是一项比较拉帕替尼加卡培他滨与卡培他滨在蒽环类、紫杉烷类药物和曲妥珠单抗治疗后进展的 HER2 阳性 MBC 患者疗效的随机临床研究[17]（表 4.1）。紫杉醇可以是在辅助或转移阶段治疗。几乎所有患者转移时都接受了一线曲妥珠单抗治疗。中期分析显示，卡培他滨加拉帕替尼可降低 51% 的疾病进展风险。联合治疗组的中位 TTP 为 8.4 个月，而卡培他滨单药组为 4.4 个月（HR 0.47；95% CI 0.32 ~ 0.68；$P < 0.001$）[17]。联合用药的毒性与单用任一种药物相似，且不具有累积性。由于该方案的疗效不如 T - DM1，因此不再推荐在二线方案中使用[22]。其临床活性使其在基于帕妥珠单抗和 T - DM1 方案后仍作为一种选择。

与其他亚型相比，HER2 阳性 MBC 与脑转移的发生率更高相关。拉帕替尼单药和拉帕替尼联合卡培他滨治疗 HER2 阳性 MBC 脑转移瘤疗效显著。近来一项研究回顾分析了来自 12 项研究的 799 例拉帕替尼单药或拉帕替尼加卡培他滨治疗的 HER2 阳性脑转移患者[30]。拉帕替尼单药的总有效率（ORR）为 21.4%（95% CI 11.7 ~ 35.9），而拉帕替尼联合卡培他滨的总

有效率为 29.2%（95% CI 18.5 ~ 42.7）。合并中位 PFS 和 OS 分别为 4.1（95% CI 3.1 ~ 6.7）和 11.2（95% CI 8.9 ~ 14.1）个月。

拉帕替尼联合卡培他滨在 45 例未经治疗的 HER2 阳性 MBC 脑转移患者的单臂Ⅱ期临床试验中也显示了抗肿瘤活性（LANDSCAPE）[31]。该研究的主要终点是中枢神经系统（CNS）客观反应（CNS 病变体积减少 50% 或更多）患者的比例，结果显示，ORR 为 65.9%（95% CI 50.1 ~ 79.5），均为部分缓解。基于其良好的治疗效果，拉帕替尼联合卡培他滨可作为未经治疗的 HER2 阳性 MBC 脑转移患者的选择或联合标准 CNS 治疗用于难治性脑转移。其他小分子抑制剂，如来那替尼，无论是单药还是与卡培他滨联合使用，也在中枢神经系统中呈现出抗肿瘤活性[32]。

拉帕替尼加曲妥珠单抗

拉帕替尼联合曲妥珠单抗的双重抗 HER2 靶向治疗的协同作用首次在 HER2 过度表达的细胞株中得到证实，这表明联合抗 HER2 靶向治疗可能具有潜在临床活性[25]。一项在 54 例 HER2 阳性晚期乳腺癌患者中评价曲妥珠单抗与拉帕替尼联合应用的安全性、可行性和有效剂量探索的Ⅰ期研究结果显示，最佳方案为每日 1000mg 拉帕替尼和每周标准剂量曲妥珠单抗[33]。这两种药物之间没有药代动力学相互作用。

拉帕替尼联合曲妥珠单抗的临床疗效在Ⅲ期临床研究 EGF104900（表

4.1）中得到证实，该研究比较了拉帕替尼单药或联合曲妥珠单抗治疗曲妥珠单抗难治性 HER2 阳性 MBC 患者的疗效[12,34]。患者之前接受了中位三种含曲妥珠单抗治疗方案。联合治疗组的 PFS 优于拉帕替尼单药组（11.1 周比 8.1 周，HR 0.74；95% CI 0.58 ~ 0.94；P = 0.011）。291 名患者最终分析显示，拉帕替尼加曲妥珠单抗组的中位 OS 优于拉帕替尼单药组，获益 4.5 个月（HR 0.74；95% CI 0.57 ~ 0.97；P = 0.026）。联合治疗组的中位 OS 为 14 个月，而拉帕替尼单药组为 9.5 个月。两组治疗中出现不良事件的患者比例相似。联合治疗组的腹泻率高于单药治疗组（分别为 62% 和 48%），但两个治疗组的 3 级以上腹泻率相似。

拉帕替尼加长春瑞滨

拉帕替尼联合长春瑞滨的安全性和有效性已在 HER2 阳性 MBC 患者的开放标签、多中心、Ⅱ期 VITAL 临床研究中得到证实。共 112 名患者 2:1 随机接受拉帕替尼加长春瑞滨（n = 75）或既定方案拉帕替尼加卡培他滨（n = 37）治疗。结果表明，随机分组后的中位 PFS（主要终点）和 OS（次要终点）相当，且未发现新的不良反应。拉帕替尼加长春瑞滨组的中位 OS 为 23.3 个月（95% CI：18.5 ~ 31.1），而拉帕替尼加卡培他滨组的中位 OS 为 20.3 个月（95% CI：16.4 ~ 31.8）。同时，没有证据表明拉帕替尼和卡培他滨对中枢神经系统有益。

综上所述，拉帕替尼联合治疗方案仍是 HER2 阳性 MBC 二线及以上治疗的有效选择。拉帕替尼/卡培他滨对紫杉烷和曲妥珠单抗经治的 MBC 患者能有效延长 PFS，可能成为脑转移患者的特殊选择。拉帕替尼/曲妥珠单抗在多重治疗患者中显示了 OS 和 PFS 方面的疗效，这些患者先前接受了中位三个含曲妥珠单抗治疗方案。在帕妥珠单抗或 T - DM1 经治患者中，目前尚未对拉帕替尼/卡培他滨或拉帕替尼/曲妥珠单抗进行疗效评估。

曲妥珠单抗联合化疗治疗 HER2 阳性转移性乳腺癌

临床前研究显示，曲妥珠单抗与几种不同的化疗药物联合使用时显示出协同或叠加效应[14,36]。1998 年，一项随机Ⅲ期临床研究结果显示，曲妥珠单抗联合紫杉醇缓解率和生存均优于单纯化疗[1]，据此，曲妥珠单抗与紫杉醇联合一线治疗 HER2 阳性 MBC 获得批准。这使得紫杉烷联合曲妥珠单抗成为十多年来 HER2 阳性 MBC 患者的标准治疗。随后的几项研究显示了与其他细胞毒性化疗药物（包括长春瑞滨、吉西他滨、卡培他滨和铂制剂）联用的安全性和有效性。

在后线治疗中，除了含有帕妥珠单抗/曲妥珠单抗方案和 T - DM1 外，临床医生通常不采用与曲妥珠单抗联合使用的序贯解救化疗。如前所述，在含有曲妥珠单抗的治疗方案进展后，一些试验已经证明继续以曲妥珠单抗为基础的治疗是有效的[15]。如果没有曲妥珠单抗不良反应，这种选择是合理的，尽管缺乏在含有 2 个以上曲妥珠单抗治疗方案进展后继续曲妥珠单抗治疗仍然获益的证据。我们建议曲妥珠单抗联合单药化疗用于晚期解救。尽管曲妥珠单抗联合化疗可能提高缓解率，但也伴随着不良反应增加的风险。此外，还没有研究表明该方案能改善患者 OS[37,38]。根据国际指南[9]，之前未接受过帕妥珠单抗一线治疗的患者也可以考虑在后线接受帕妥珠单抗、曲妥珠单抗和化疗（长春瑞滨、紫杉烷、卡培他滨）的联合方案[39-42]。含有帕妥珠单抗和/或曲妥珠单抗的方案治疗失败后，继续帕妥珠单抗治疗未显示出显著的 PFS 或 OS 获益。

化疗药物联合曲妥珠单抗安全可靠。根据指南，曲妥珠单抗可与任何推荐的单药化疗联合治疗 MBC，但蒽环类除外[9]，因为具有叠加的心脏毒性。我们将讨论一些研究结果良好且常用的治疗 HER2 阳性 MBC 方案的证据，包括长春瑞滨联合曲妥珠单抗、卡培他滨联合曲妥珠单抗和吉西他滨联合曲妥珠单抗。表 4.2 列出了常用曲妥珠单抗和化疗方案治疗患者的一、二线临床研究和二线以上的 Ⅱ 期临床研究。这些研究的二线及以上定义为前期至少一次化疗后进展，因为早期研究很少包括曲妥珠单抗经治患者。这些试验的结果可能不适用于目前 HER2 阳性 MBC 患者，他们接受了多重抗 HER2 靶向治疗。我们将不讨论紫杉烷联合曲妥珠单抗治疗，因为我们认为这一方案作为晚期解救的一线治疗标准。

曲妥珠单抗加长春瑞滨

长春瑞滨是一种长春花生物碱，在临床前研究中显示出了与曲妥珠单抗具有很强的抗肿瘤协同作用[14]。若干 Ⅱ 期研究已经证实了长春瑞滨和曲妥珠单抗作为 HER2 阳性 MBC 的一线治疗或经治患者的治疗方案，且持续显示出较高的疗效，缓解率在 43% ～ 85% 之间[43-52]。在单中心可行性研究中，长春瑞滨联合曲妥珠单抗一线治疗 ORR 达 84%，TTP 达 34 周，在二线或三线治疗中获得 67% 的 ORR 和 16 周的 TTP[46,47]。这些早期研究不包括先前接受过曲妥珠单抗或其他抗 HER2 靶向治疗的患者。表 4.2 包括了曲妥珠单抗和长春瑞滨作为一线以上解救方案 的 Ⅱ 期临床研究。

在大多数临床研究中，每周 25 ～ 35mg/m^2 的长春瑞滨联合每周曲妥珠单抗直到疾病进展。主要不良事件为 3/4 级中性粒细胞减少，并可通过减少剂量或延迟治疗缓解。35mg/m^2 的剂量组比 30mg/m^2 的剂量组剂量下调和化疗延迟发生率更高[45]。该方案似乎安全且总体耐受性良好。长春瑞滨也比多西他赛更耐受。HERNATA 研究比较了 284 例一线 HER2 阳性 MBC 患者中多西他赛联合曲妥珠单抗和长春瑞滨联合曲妥珠单抗的疗效。两组 ORR 无差异（均为 59.3%），但是多西他赛组因毒性而终止治疗的患者更多（$P < 0.001$）。

表 4.2　常用化疗方案联合曲妥珠单抗治疗化疗难治性患者的 II 期临床研究

研究者	方案	患者例数	人群特征	既往 T 治疗	中位 TTP 或 PFS	RR
Burstein et al. [47]	T+长春瑞滨（每周 25 mg/m²）	40	既往接受≥1 线化疗方案（82%）	无	一线：34 周 二线：16 周	一线：84% 二线/三线：60%
Papaldo et al. [52]	T+长春瑞滨（每周 25 mg/m²）	35	既往接受≥1 线化疗方案	无（9%）	9 个月	51.4%
Bayo–Calero et al. [48]	T+长春瑞滨（每周 25 mg/m²）	52	既往接受≥1 线化疗方案（58%）	无	7 个月	58%
Lee et al. [51]	T+长春瑞滨（第 1、8 天 25 mg/m²，每 21 天为一周期）	33	既往紫杉类和蒽环类经治	无	6.8 个月	30.3%
Schaller el al. [53]	T+卡培他滨（1250mg/m² 每日 2 次，共 14 天，停 7 天）	27	既往紫杉类和蒽环类经治	无	6.7 个月	45%
Bartsch et al. [54]	T+卡培他滨（1250 mg/m² 每日 2 次，共 14 天，停 7 天）	40	既往紫杉类联合蒽环类或长春瑞滨经治；T 经治	是（100%）	8 个月	20%
O'Shaughnessy et al. [56]	T+吉西他滨（第 1、8 天 1200 mg/m²，每 21 天为一周期）	64	既往紫杉类联合蒽环类经治	无	5.8 个月	44%
Bartsch et al. [58]	T+吉西他滨（第 1、8 天 1250 mg/m²，每 21 天为一周期）	29	既往蒽环类、多西他赛和 T 经治 和/或长春瑞滨和 T 经治	是（100%）	3 个月	19.2%

PFS，无进展生存时间；RR，反应率；T，曲妥珠单抗；TTP，疾病进展时间

长春瑞滨联合曲妥珠单抗治疗 HER2 阳性 MBC 是一种安全有效的治疗方案。大多数研究包括一线解救患者或蒽环类和紫杉醇经治患者；极少包括曲妥珠单抗经治患者。

曲妥珠单抗加卡培他滨

卡培他滨（N^4 – pentyloxycarbonyl – 5′deoxy – 5 – fluorocytidine，5 – 脱氧 – 5 – 氟 – N – ［（戊氧基）羰基］– 胞嘧啶核核苷）是一种口服 5 – 氟尿嘧啶前体药物，是转移性乳腺癌的重要选择。卡培他滨单药被批准用于蒽环类和紫杉类经治患者。卡培他滨与曲妥珠单抗联合解救晚期乳腺癌安全有效[53,54]。在 40 例前期接受过蒽环类、紫杉类或长春瑞滨及至少一线含曲妥珠单抗方案治疗的 HER2 阳性 MBC 的Ⅱ期临床研究中，卡培他滨的剂量为 1250mg/m^2，一日两次，连续 14 天，21 天为一周期，以及标准剂量曲妥珠单抗[54]。中位 TTP 为 8 个月，OS 为 24 个月。二线或二线以上的治疗效果无显著差异。腹泻（5%）和手足综合征（15%）是唯一的 3 或 4 级治疗相关的不良事件。

Minckowitz 等发表了一项关于卡培他滨联合曲妥珠单抗或卡培他滨单药治疗曲妥珠单抗经治患者的Ⅲ期临床研究结果[15]。联合治疗组中位 TTP 为 8.2 个月，单药组为 5.6 个月，未调整的 HR 值为 0.69（95% CI：0.48 ~ 0.97；P = 0.0338）。该研究的事后分析结果显示，接受三线抗 HER2 靶向治疗患者的中位 OS 时间比未接受治疗的患者显著延长（分别为 18.8 个月和 13.3 个月；P = 0.02）[15]。

曲妥珠单抗和卡培他滨在多重含曲妥珠单抗治疗失败患者人群中似乎是有效且耐受性良好的治疗方案。

曲妥珠单抗/帕妥珠单抗加卡培他滨

在最近发表的随机Ⅲ期 PHEREXA 临床研究之前，在曲妥珠单抗耐药的二线患者中尚未对曲妥珠单抗和化疗联合帕妥珠单抗方案进行过研究。本研究评估了曲妥珠单抗加卡培他滨联合或不加帕妥珠单抗治疗曲妥珠单抗和紫杉烷治疗期间或之后疾病进展的 HER2 阳性 MBC 患者的疗效和安全性。患者被随机分为曲妥珠单抗加卡培他滨组（1250mg/m^2，每天两次，口服两周，停一周，每 3 周重复）或帕妥珠单抗加曲妥珠单抗加卡培他滨组（1000mg/m^2）[42]。主要终点中位 PFS 为 9.0 个月比 11.1 个月（HR 0.82；95% CI 0.65 ~ 1.02；P = 0.0731），差异无统计学意义。中期 OS 分析显示，帕妥珠单抗的加入使 OS 从 28.1 个月延长到 36.1 个月（HR 0.68；95% CI 0.51 ~ 0.90），8 个月的差异，但差异无统计学意义。安全性可耐受。两组中≥3 级的不良事件相似，尽管经帕妥珠单抗治疗患者有更多的 3 级腹泻和左室收缩功能障碍。在曲妥珠单抗经治患者中，化疗/曲妥珠单抗加帕妥珠单抗二线治疗中未显示出有意义的 OS 获益，因此，目前尚不能常规推荐。

曲妥珠单抗联合吉西他滨

有研究报道曲妥珠单抗与吉西他滨联合治疗多重治疗失败的 HER2 阳性 MBC 是安全有效的。在先前接受过紫杉烷和/或蒽环类药物治疗 HER2 阳性 MBC 患者的 Ⅱ 期临床研究中，曲妥珠单抗加吉西他滨（每 3 周的第 1 天和第 8 天 1200mg/m^2）治疗 ORR（$n = 61$）为 38%，中位 OS 时间为 14.7 个月，中位 TTP 为 5.8 个月[55,56]。单药吉西他滨在 MBC 中的缓解率为 29%[57]。

另一项 Ⅱ 期临床研究评估了在蒽环类、多西他赛和/或长春瑞滨和曲妥珠单抗治疗进展后吉西他滨/曲妥珠单抗的疗效和安全性。29 例患者第 1 天和第 8 天接受 1250mg/m^2 的吉西他滨治疗（每 21 天为一周期），每 21 天给予曲妥珠单抗[58]。患者接受了多重治疗，先前接受曲妥珠单抗（100%）、蒽环类（100%）、长春瑞滨（96.6%）、多西他赛（72.4%）和卡培他滨（72.4%）治疗。其中，19.2% 患者出现部分缓解，临床受益率（CBR）（完全缓解 + 部分缓解 + 病情稳定 > 6 个月）为 46.2%。中位 TTP 为 3 个月，OS 为 17 个月。中性粒细胞减少症（20.7%）、血小板减少症（13.8%）和恶心（3.4%）是仅有的 3 级或 4 级治疗相关不良事件。表 4.2 总结了吉西他滨和曲妥珠单抗用于二线及以上的 Ⅱ 期临床研究。

吉西他滨联合曲妥珠单抗是曲妥珠单抗治疗失败患者的一种安全有效的治疗方案，同时亦为二线以上解救治疗的可选方案。

激素受体阳性 HER2 阳性转移性乳腺癌

在一线治疗中，大多数 HER2 阳性、激素受体阳性（HR +）转移性乳腺癌患者接受曲妥珠单抗、帕妥珠单抗和紫杉烷加或不加内分泌治疗（ET）双重阻断 HER2 通路。ET 加曲妥珠单抗和帕妥珠单抗比 ET 加曲妥珠单抗有显著获益[59]。之前的两项研究[60,61]已经证明，在一线治疗中，单药抗 HER2 通路加内分泌治疗（无化疗）与单纯内分泌治疗在 HER2 阳性 HR 阳性 MBC 中有获益。目前，二线及二线以上关于内分泌治疗加抗 HER2 治疗的数据仍很少。

ALTERNATIVE（EGF114299）研究评价了曲妥珠单抗联合拉帕替尼双重阻断 HER2 通路和曲妥珠单抗或拉帕替尼联合芳香化酶抑制剂（AI）在既往新辅助、辅助或一线解救治疗期间接受曲妥珠单抗联合化疗的 HER2 阳性 HR 阳性 MBC 的疗效[62]。在这项 Ⅲ 期临床研究中，355 名符合条件的患者被随机分配至"拉帕替尼 + 曲妥珠单抗 + 芳香化酶抑制剂"、"曲妥珠单抗 + 芳香化酶抑制剂"或"拉帕替尼 + 芳香化酶抑制剂"三组。芳香化酶抑制剂根据研究者选择（依西美坦、阿那曲唑或来曲唑）。"拉帕替尼 + 曲妥珠单抗 + 芳香化酶抑制剂"、"曲妥珠单抗 + 芳香化酶抑制剂"或"拉帕替尼＋芳香化酶抑制剂"治疗组分别有 68%、57% 和 65% 的患者接受一线治疗，32%、41% 和 35% 的患者依次接受二线治疗或二线以上治疗。主要终点是三组的 PFS；次要终点是所有组的 OS、ORR、CBR 和安全性。几乎所有患者都曾接受过至少一线化疗。与"曲妥珠单抗＋芳香化酶抑制剂"治疗组相比，"拉帕替尼＋曲妥珠单抗＋芳香化酶抑制剂"显示出较长的 PFS（11 个月对 5.7 个月；HR 0.62；95% CI 0.45～0.88；$P = 0.0064$）。而"拉帕替尼＋芳香化酶抑制剂组"的中位 PFS 为 8.3 个月（HR 0.71；95% CI 0.51～0.98；$P = 0.0361$）。"拉帕替尼＋曲妥珠单抗＋芳香化酶抑制剂"、"曲妥珠单抗＋芳香化酶抑制剂"和"拉帕替尼＋芳香化酶抑制剂"的 ORR 分别为 31.7%、13.7% 和 18.6%，CBR 分别为 41%、31% 和 33%。分析时 OS 数据不成熟，但倾向于支持双重 HER2 通路阻断。拉帕替尼组更常见腹泻和皮疹。"拉帕替尼＋芳香化酶抑制剂"与"曲妥珠单抗＋芳香化酶抑制剂"疗效尚无法比较；但是结果显示，在先前接受曲妥珠单抗和 ET 治疗的 HER2 阳性 HR 阳性 MBC 患者中，"拉帕替尼＋芳香化酶抑制剂"（中位 PFS 8.3 个月）优于"曲妥珠单抗＋芳香化酶抑制剂"（中位 PFS 5.7 个月）。有必要进一步研究以明确在这一特定的患者群体中"拉帕替尼＋芳香化酶抑制剂"是否优于"曲妥珠单抗加＋芳香化酶抑制剂"。

这是第一个大型随机对照临床研究，结果显示，在接受曲妥珠单抗和 ET 治疗后，HER2 阳性 HR 阳性 MBC 患者接受双重 HER2 通路阻断仍然获益。然而，只有 1/3 患者接受过曲妥珠单抗解救治疗。"拉帕替尼＋曲妥珠单抗＋芳香化酶抑制剂"是曲妥珠单抗和 ET 治疗后进展的 HER2 阳性 HR 阳性 MBC 的合理方案。

小结

HER2 阳性 MBC 的一线治疗标准是帕妥珠单抗、曲妥珠单抗和紫杉烷的联合治疗方案[9]。一线治疗进展后，T-DM1 是最具有循证医学依据的二线治疗选择，显示出比拉帕替尼和卡培他滨更优的生存获益。二线治疗后，几乎没有证据表明最佳用药顺序或患者从持续抗 HER2 靶向治疗中获益的持续时间。但是，我们提供以下策略供考虑：

- 强烈建议患者参加临床研究。
- 所有患者在转移期间的某个阶段接受帕妥珠单抗和 T-DM1 治疗。
- 曲妥珠单抗治疗进展后持续抗 HER2 靶向治疗已显示有效，推荐使用。
- 含拉帕替尼方案（拉帕替尼/卡培他滨或曲妥珠单抗/拉帕替尼）在多重治疗失败的患者中仍有临床获益。
- 卡培他滨/拉帕替尼在治疗 HER2 阳性脑转移患者中显示出疗效。
- 曲妥珠单抗/拉帕替尼已在多重抗 HER2 靶向治疗患者中显示出疗效。
- 曲妥珠单抗联合拉帕替尼联合芳香化酶抑制剂是继曲妥珠单抗和 ET 治疗

后 HER2 阳性 HR 阳性患者的合理选择。

- 在后线治疗中，单药化疗联合曲妥珠单抗是一种合理的治疗方案，有效的方案包括曲妥珠单抗联合长春瑞滨、卡培他滨或吉西他滨。

帕妥珠单抗和 T - DM1 经治的 HER2 阳性 MBC 目前尚缺乏数据，这方面需要进一步研究。选择继续抗 HER2 治疗的时长仍需高度个性化，需综合考虑既往的治疗方案、既往方案的治疗反应、毒性反应和总体临床状况。

参考文献

[1] Slamon DJ, Leyland – Jones B, Shak S, et al. Use of chemotherapy plus a monoclonal antibody against HER2 for metastatic breast cancer that overexpresses HER2. N Engl J Med. 2001; 344 (11): 783 – 792.

[2] Romond EH, Perez EA, Bryant J, et al. Trastuzumab plus adjuvant chemotherapy for operable HER2 – positive breast cancer. N Engl J Med. 2005; 353 (16): 1673 – 1684.

[3] Joensuu H, Kellokumpu – Lehtinen PL, Bono P, et al. Adjuvant docetaxel or vinorelbine with or without trastuzumab for breast cancer. N Engl J Med. 2006; 354 (8): 809 – 820.

[4] Piccart – Gebhart MJ, Procter M, Leyland – Jones B, et al. Trastuzumab after adjuvant chemotherapy in HER2 – positive breast cancer. N Engl J Med. 2005; 353 (16): 1659 – 1672.

[5] Cameron D, Piccart – Gebhart MJ, Gelber RD, et al. 11 years' follow – up of trastuzumab after adjuvant chemotherapy in HER2 – positive early breast cancer: final analysis of the HERceptin Adjuvant (HERA) trial. Lancet. 2017; 389 (10075): 1195 – 1205.

[6] Giordano SH, Temin S, Kirshner JJ, et al. Systemic therapy for patients with advanced human epidermal growth factor receptor 2 – positive breast cancer: American Society of Clinical Oncology clinical practice guideline. J Clin Oncol. 2014; 32 (19): 2078 – 2099.

[7] Swain SM, Ewer MS, Cortes J, et al. Cardiac tolerability of pertuzumab plus trastuzumab plus docetaxel in patients with HER2 – positive metastatic breast cancer in CLEOPATRA: a randomized, double – blind, placebo – controlled phase III study. Oncologist. 2013; 18 (3): 257 – 264.

[8] Verma S, Miles D, Gianni L, et al. Trastuzumab emtansine for HER2 – positive advanced breast cancer. N Engl J Med. 2012; 367 (19): 1783 – 1791.

[9] Members NGVP. NCCN Clinical Practice Guidelines in Oncology – Breast Cancer. Version 2 – 2017. 2017.

[10] Mendes D, Alves C, Afonso N, et al. The benefit of HER2 – targeted therapies on overall survival of patients with metastatic HER2 – positive breast cancerea systematic review. Breast Cancer Res. 2015; 17: 140.

[11] Cameron D, Casey M, Press M, et al. A phase III randomized comparison of lapatinib plus capecitabine versus capecitabine alone in women with advanced breast cancer that has progressed on trastuzumab: updated efficacy and biomarker analyses. Breast Cancer Res Treat. 2008; 112 (3): 533 – 543.

[12] Blackwell KL, Burstein HJ, Storniolo AM, et al. Overall survival benefit with lapatinib in combination with trastuzumab for patients with human epidermal growth factor receptor 2 – positive metastatic breast cancer: final results from the EGF104900 Study. J Clin Oncol. 2012; 30 (21): 2585 – 2592.

[13] Krop IE, Kim SB, Martin AG, et al. Trastuzumab emtansine versus treatment of physician's choice in patients with previously treated HER2 – positive metastatic breast cancer (TH3RESA): final overall survival results from a randomised open – label phase 3 trial. Lancet Oncol. 2017; 18 (6): 743 – 754.

[14] Pegram M, Hsu S, Lewis G, et al. Inhibitory effects of combinations of HER – 2/neu antibody and chemotherapeutic agents used for treatment of human breast cancers. Oncogene. 1999; 18 (13): 2241 – 2251.

[15] von Minckwitz G, Schwedler K, Schmidt M, et al. Trastuzumab beyond progression: overall survival analysis of the GBG 26/BIG 3 – 05 phase III study in HER2 – positive breast cancer. Eur J

Cancer. 2011; 47 (15): 2273 - 2281.

[16] von Minckwitz G, du Bois A, Schmidt M, et al. Trastuzumab beyond progression in human epidermal growth factor receptor 2 - positive advanced breast cancer: a German breast group 26/breast international group 03 - 05 study. J Clin Oncol. 2009; 27 (12): 1999 - 2006.

[17] Geyer CE, Forster J, Lindquist D, et al. Lapatinib plus capecitabine for HER2 - positive advanced breast cancer. N Engl J Med. 2006; 355 (26): 2733 - 2743.

[18] Lewis Phillips GD, Li G, Dugger DL, et al. Targeting HER2 - positive breast cancer with trastuzumab - DM1, an antibody - cytotoxic drug conjugate. Cancer Res. 2008; 68 (22): 9280 - 9290.

[19] Krop IE, Beeram M, Modi S, et al. Phase I study of trastuzumab - DM1, an HER2 antibody - drug conjugate, given every 3 weeks to patients with HER2 - positive metastatic breast cancer. J Clin Oncol. 2010; 28 (16): 2698 - 2704.

[20] Krop IE, LoRusso P, Miller KD, et al. A phase II study of trastuzumab emtansine in patients with human epidermal growth factor receptor 2 - positive metastatic breast cancer who were previously treated with trastuzumab, lapatinib, an anthracycline, a taxane, and capecitabine. J Clin Oncol. 2012; 30 (26): 3234 - 3241.

[21] Burris HA 3rd, Rugo HS, Vukelja SJ, et al. Phase II study of the antibody drug conjugate trastuzumab - DM1 for the treatment of human epidermal growth factor receptor 2 (HER2) - positive breast cancer after prior HER2 - directed therapy. J Clin Oncol. 2011; 29 (4): 398 - 405.

[22] Dieras V, Miles D, Verma S, et al. Trastuzumab emtansine versus capecitabine plus lapatinib in patients with previously treated HER2 - positive advanced breast cancer (EMILIA): a descriptive analysis of final overall survival results from a randomised, open - label, phase 3 trial. Lancet Oncol. 2017; 18 (6): 732 - 742.

[23] Krop IE, Lin NU, Blackwell K, et al. Trastuzumab emtansine (T - DM1) versus lapatinib plus capecitabine in patients with HER2 - positive metastatic breast cancer and central nervous system metastases: a retrospective, exploratory analysis in EMILIA. Ann Oncol. 2015; 26 (1): 113 - 119.

[24] Vici P, Pizzuti L, Michelotti A, et al. A retrospective multicentric observational study of trastuzumab emtansine in HER2 positive metastatic breast cancer: a real - world experience. Oncotarget. 2017; 8 (34): 56921 - 56931.

[25] Konecny GE, Pegram MD, Venkatesan N, et al. Activity of the dual kinase inhibitor lapatinib (GW572016) against HER - 2 - overexpressing and trastuzumab - treated breast cancer cells. Cancer Res. 2006; 66 (3): 1630 - 1639.

[26] Rusnak DW, Lackey K, Affleck K, et al. The effects of the novel, reversible epidermal growth factor receptor/ErbB - 2 tyrosine kinase inhibitor, GW2016, on the growth of human normal and tumor - derived cell lines in vitro and in vivo. Mol Cancer Ther. 2001; 1 (2): 85 - 94.

[27] Nahta R, Yuan LX, Du Y, Esteva FJ. Lapatinib induces apoptosis in trastuzumab - resistant breast cancer cells: effects on insulin - like growth factor I signaling. Mol Cancer Ther. 2007; 6 (2): 667 - 674.

[28] Burstein HJ, Storniolo AM, Franco S, et al. A phase II study of lapatinib monotherapy in chemotherapy - refractory HER2 - positive and HER2 - negative advanced or metastatic breast cancer. Ann Oncol. 2008; 19 (6): 1068 - 1074.

[29] Blackwell KL, Pegram MD, Tan - Chiu E, et al. Single - agent lapatinib for HER2 - overexpressing advanced or metastatic breast cancer that progressed on first - or second - line trastuzumab - containing regimens. Ann Oncol. 2009; 20 (6): 1026 - 1031.

[30] Petrelli F, Ghidini M, Lonati V, et al. The efficacy of lapatinib and capecitabine in HER - 2 positive breast cancer with brain metastases: a systematic review and pooled analysis. Eur J Cancer. 2017; 84: 141 - 148.

[31] Bachelot T, Romieu G, Campone M, et al. Lapatinib plus capecitabine in patients with previously untreated brain metastases from HER2 - positive metastatic breast cancer (LANDSCAPE): a single - group phase 2 study. Lancet Oncol. 2013; 14 (1): 64 - 71.

[32] Awada A, Colomer R, Inoue K, et al. Neratinib plus paclitaxel vs trastuzumab plus paclitaxel in previously untreated metastatic ERBB2 - positive breast cancer: the NEfERT - T randomized clinical trial. JAMA Oncol. 2016; 2 (12): 1557 - 1564.

[33] Storniolo AM, Pegram MD, Overmoyer B, et al. Phase I dose escalation and pharmacokinetic study of lapatinib in combination with trastuzumab in

patients with advanced ErbB2 – positive breast cancer. J Clin Oncol. 2008; 26 (20): 3317 – 3323.

[34] Blackwell KL, Burstein HJ, Storniolo AM, et al. Randomized study of Lapatinib alone or in combination with trastuzumab in women with ErbB2 – positive, trastuzumab – refractory metastatic breast cancer. J Clin Oncol. 2010; 28 (7): 1124 – 1130.

[35] Janni W, Sarosiek T, Karaszewska B, et al. Final overall survival analysis of a phase II trial evaluating vinorelbine and lapatinib in women with ErbB2 overexpressing metastatic breast cancer. Breast. 2015; 24 (6): 769 – 773.

[36] Pegram MD, Slamon DJ. Combination therapy with trastuzumab (Herceptin) and cisplatin for chemoresistant metastatic breast cancer: evidence for receptor – enhanced chemosensitivity. Semin Oncol. 1999; 26 (4 suppl 12): 89 – 95.

[37] Robert N, Leyland – Jones B, Asmar L, et al. Randomized phase III study of trastuzumab, paclitaxel, and carboplatin compared with trastuzumab and paclitaxel in women with HER – 2 – overexpressing metastatic breast cancer. J Clin Oncol. 2006; 24 (18): 2786 – 2792.

[38] Valero V, Forbes J, Pegram MD, et al. Multicenter phase III randomized trial comparing docetaxel and trastuzumab with docetaxel, carboplatin, and trastuzumab as first – line chemotherapy for patients with HER2 – gene – amplified metastatic breast cancer (BCIRG 007 study): two highly active therapeutic regimens. J Clin Oncol. 2011; 29 (2): 149 – 156.

[39] Perez EA, Lopez – Vega JM, Petit T, et al. Safety and efficacy of vinorelbine in combination with pertuzumab and trastuzumab for first – line treatment of patients with HER2 – positive locally advanced or metastatic breast cancer: VELVET Cohort 1 final results. Breast Cancer Res. 2016; 18 (1): 126.

[40] Swain SM, Kim SB, Cortes J, et al. Pertuzumab, trastuzumab, and docetaxel for HER2 – positive metastatic breast cancer (CLEOPATRA study): overall survival results from a randomised, double – blind, placebo – controlled, phase 3 study. Lancet Oncol. 2013; 14 (6): 461 – 471.

[41] Andersson M, Lopez – Vega JM, Petit T, et al. Efficacy and safety of pertuzumab and trastuzumab administered in a single infusion bag, followed by vinorelbine: VELVET Cohort 2 final results. Oncologist. 2017; 22 (10): 1160 – 1168.

[42] Urruticoechea A, Rizwanullah M, Im SA, et al. Randomized phase III trial of trastuzumab plus capecitabine with or without pertuzumab in patients with human epidermal growth factor receptor 2 – positive metastatic breast cancer who experienced disease progression during or after trastuzumab – based therapy. J Clin Oncol. 2017; 35 (26): 3030 – 3038.

[43] Jahanzeb M, Mortimer JE, Yunus F, et al. Phase II trial of weekly vinorelbine and trastuzumab as first – line therapy in patients with HER2 (D) metastatic breast cancer. Oncologist. 2002; 7 (5): 410 – 417.

[44] Chan A, Martin M, Untch M, et al. Vinorelbine plus trastuzumab combination as first – line therapy for HER 2 – positive metastatic breast cancer patients: an international phase II trial. Br J Cancer. 2006; 95 (7): 788 – 793.

[45] Andersson M, Lidbrink E, Bjerre K, et al. Phase III randomized study comparing docetaxel plus trastuzumab with vinorelbine plus trastuzumab as first – line therapy of metastatic or locally advanced human epidermal growth factor receptor 2 – positive breast cancer: the HERNATA study. J Clin Oncol. 2011; 29 (3): 264 – 271.

[46] Burstein HJ, Harris LN, Marcom PK, et al. Trastuzumab and vinorelbine as first – line therapy for HER2 – overexpressing metastatic breast cancer: multicenter phase II trial with clinical outcomes, analysis of serum tumor markers as predictive factors, and cardiac surveillance algorithm. J Clin Oncol. 2003; 21 (15): 2889 – 2895.

[47] Burstein HJ, Kuter I, Campos SM, et al. Clinical activity of trastuzumab and vinorelbine in women with HER2 – overexpressing metastatic breast cancer. J Clin Oncol. 2001; 19 (10): 2722 – 2730.

[48] Bayo – Calero JL, Mayordomo JI, Sanchez – Rovira P, et al. A phase II study of weekly vinorelbine and trastuzumab in patients with HER2 – positive metastatic breast cancer. Clin Breast Cancer. 2008; 8 (3): 264 – 268.

[49] De Maio E, Pacilio C, Gravina A, et al. Vinorelbine plus 3 – weekly trastuzumab in metastatic breast cancer: a single – centre phase 2 trial. BMC Cancer. 2007; 7: 50.

[50] Schilling G, Bruweleit M, Harbeck N, et al.

Phase II trial of vinorelbine and trastuzumab in patients with HER2 – positive metastatic breast cancer. A prospective, open label, non – controlled, multicenter phase II trial (to investigate efficacy and safety of this combination chemotherapy). Investig New Drugs. 2009; 27 (2): 166 – 172.

[51] Lee YR, Huh SJ, Lee DH, et al. Phase II study of vinorelbine plus trastuzumab in HER2 overexpressing metastatic breast cancer pretreated with anthracyclines and taxanes. J Breast Cancer. 2011; 14 (2): 140 – 146.

[52] Papaldo P, Fabi A, Ferretti G, et al. A phase II study on metastatic breast cancer patients treated with weekly vinorelbine with or without trastuzumab according to HER2 expression: changing the natural history of HER2 – positive disease. Ann Oncol. 2006; 17 (4): 630 – 636.

[53] Schaller G, Fuchs I, Gonsch T, et al. Phase II study of capecitabine plus trastuzumab in human epidermal growth factor receptor 2 overexpressing metastatic breast cancer pretreated with anthracyclines or taxanes. J Clin Oncol. 2007; 25 (22): 3246 – 3250.

[54] Bartsch R, Wenzel C, Altorjai G, et al. Capecitabine and trastuzumab in heavily pretreated metastatic breast cancer. J Clin Oncol. 2007; 25 (25): 3853 – 3858.

[55] O' Shaughnessy J. Gemcitabine and trastuzumab in metastatic breast cancer. Semin Oncol. 2003; 30 (2 suppl 3): 22 – 26.

[56] O' Shaughnessy JA, Vukelja S, Marsland T, Kimmel G, Ratnam S, Pippen JE. Phase II study of trastuzumab plus gemcitabine in chemotherapy – pretreated patients with metastatic breast cancer. Clin Breast Cancer. 2004; 5 (2): 142 – 147.

[57] Spielmann M, Llombart – Cussac A, Kalla S, et al. Single agent gemcitabine is active in previously treated metastatic breast cancer. Oncology.

2001; 60 (4): 303 – 307.

[58] Bartsch R, Wenzel C, Gampenrieder SP, et al. Trastuzumab and gemcitabine as salvage therapy in heavily pre – treated patients with metastatic breast cancer. Cancer Chemother Pharmacol. 2008; 62 (5): 903 – 910.

[59] Arpino G, Ferrero J – M, de la Haba – Rodriguez J, et al. Abstract S3 – 04: primary analysis of PERTAIN: a randomized, two – arm, open – label, multicenter phase II trial assessing the efficacy and safety of pertuzumab given in combination with trastuzumab plus an aromatase inhibitor in first – line patients with HER2 – positive and hormone receptor – positive metastatic or locally advanced breast cancer. Cancer Res. 2017; 77 (suppl 4): S3 – 04 – S03 – 04.

[60] Kaufman B, Mackey JR, Clemens MR, et al. Trastuzumab plus anastrozole versus anastrozole alone for the treatment of postmenopausal women with human epidermal growth factor receptor 2 – positive, hormone receptorpositive metastatic breast cancer: results from the randomized phase III TAnDEM study. J Clin Oncol. 2009; 27 (33): 5529 – 5537.

[61] Johnston S, Pippen Jr J, Pivot X, et al. Lapatinib combined with letrozole versus letrozole and placebo as first – line therapy for postmenopausal hormone receptor – positive metastatic breast cancer. J Clin Oncol. 2009; 27 (33): 5538 – 5546.

[62] Johnston SRD, Hegg R, Im SA, et al. Phase III, randomized study of dual human epidermal growth factor receptor 2 (HER2) blockade with lapatinib plus trastuzumab in combination with an aromatase inhibitor in postmenopausal women with HER2 – positive, hormone receptor – positive metastatic breast cancer: ALTERNATIVE. J Clin Oncol. 2017. JCO2017747824.

第 5 章

HER2 阳性乳腺癌的中枢神经系统转移

JOSÉ PABLO LEONE, MD[a], AYAL A. AIZER, MD, MHSa[a], NANCY U. LIN, MD

摘要

中枢神经系统（the central nervous system，CNS）转移是 HER2 阳性乳腺癌中常见且难以治疗的一种并发症。其预后取决于多个临床因素，如年龄、一般状况（PS 评分）、全身肿瘤负荷、脑转移灶数目以及其他因素。治疗方案包括手术切除、立体定向放射治疗、全脑放射治疗、化疗和靶向药物治疗。由于目前随机、前瞻性临床研究数据非常有限，因此，其治疗手段和时机的选择更需要多学科协作。本章将描述 HER2 阳性乳腺癌中 CNS 转移患者目前的治疗方案，并讨论一些有潜在临床应用前景的新的治疗方法和手段。

关键词

CEREBEL 研究；CLEOPATRA 研究；CNS 转移；EMILIA 研究；分级预后评估；海马保护性全脑放射治疗（WBRT）；QUARTZ 研究；放射性坏死；RTOG 0933 研究；RTOG 9508 研究；立体定向放射；立体定向放射外科；立体定向放射治疗；全脑放射治疗

背景

乳腺癌最严重的并发症之一是中枢神经系统（CNS）转移。既往研究数据显示，有 10%~16% 的晚期转移性乳腺癌患者最终将发生脑转移[1]。然而，过去十年的数据显示，人表皮生长因子受体（HER2）阳性晚期乳腺癌患者发生脑转移的概率极高，其终生发生脑转移的概率可高达 50%[2]。

CNS 转移的病理生理学涉及一个非常复杂的过程，包括乳腺癌细胞侵入结缔组织和血管，通过血流穿越血脑屏障

---

[a] 在这项工作中做出了同样的贡献。

（the blood – brain barrier，BBB），最终在 CNS 实质中定植和生长[3-4]。研究数据显示，从最初诊断乳腺癌到中枢神经系统转移的中位时间约为 32 个月[3-5]，但因肿瘤的亚型和分期而有所不同。其中三阴性和 HER2 阳性乳腺癌患者通常间隔较短，而雌激素受体（ER）阳性的乳腺癌患者则有较长的间隔期。

乳腺癌 CNS 转移患者的治疗仍然是一个非常具有挑战性的临床问题。尽管进行了治疗，但预后一般较差，中位生存期 2 ~ 25.3 个月[7-9]。CNS 转移可引起进行性神经功能障碍，导致发病率增加和生活质量下降[10]。近年来，由于乳腺癌患者得到了更有效的系统治疗使其生存率提高，同时使用了更敏感的诊断技术来检测中枢神经系统疾病，中枢神经系统转移的发生率似乎有所增加。目前系统治疗的疗效与 HER2 阳性晚期乳腺癌患者的疗效尤其相关，这些患者的 CNS 复发可能发生在颅外转移控制良好的情况下[11]。

HER2 阳性乳腺癌 CNS 转移患者的治疗方案包括手术切除转移性病灶、立体定向放射外科（stereotactic radiosurgery，SRS）、全脑放射治疗（whole – brain radiation therapy，WBRT）、全身化疗和靶向药物[12]。本章将介绍 HER2 阳性乳腺癌 CNS 转移患者的诊断、临床管理的关键问题以及对未来治疗的前景展望。

诊断

CNS 转移的影像学诊断最常用的方法是磁共振成像（MRI）平扫或增强，与增强 CT 相比，MRI 具有更高的敏感性和特异性[13]。对大多数患者来说，仅凭影像学就足以在适当的临床情况下进行诊断（即经病理活检证实的 HER2 阳性转移性乳腺癌）。然而，在孤立的中枢神经系统病变等情况下，转移组织的病理分析是必要的，以确定是否为乳腺癌引起的中枢神经系统受累，并获得肿瘤生物标志物，有助于指导治疗选择。HER2 可能是中枢神经系统中特别富集的靶点。尽管数据存在矛盾，但最近的一些研究表明，16% ~ 23% 的 HER2 阴性乳腺癌患者可能发生 HER2 阳性中枢神经系统转移，这些患者可能是抗 HER2 治疗的潜在目标人群[14-16]。

虽然 CNS 转移在 HER2 阳性乳腺癌患者中并不少见，但针对 CNS 的影像学检查应当在怀疑患者出现 CNS 转移所致的神经症状或体征时才使用，而不是作为初期筛查策略的一部分或为了达到治愈目的而作为无症状患者的日常监测手段。据估计，早期 HER2 阳性乳腺癌患者的中枢神经系统转移发生率在 2% ~ 3.7%[17-18]。而转移性 HER2 阳性乳腺癌患者的 CNS 转移发生率则高达 50%[2]。然而，在缺乏显示早期检测 CNS 复发有任何临床意义的数据的情况下，美国临床肿瘤学会（ASCO）HER2 阳性乳腺癌治疗指南[19]和欧洲肿瘤内科学会 MBC 指南[20]均不推荐在 HER2 阳性乳腺癌早期患者中进行 CNS 复发的影像学筛查（一些前瞻性的研究中可除外）。进一步的研究评估筛选的积极和消极影响，可能会对这一重要问题有更多的了解和启示。

预后因素

在评估中枢神经系统转移患者的预后时，有几个重要的因素需要考虑，包括肿瘤生物学、病人的整体健康状况和治疗方法[21-22]。三阴性乳腺癌患者预后最差，中位总生存期（OS）为 3～6 个月[23-25]。相反，尽管 HER2 阳性乳腺癌患者中枢神经系统转移率较高，但其往往有最好的 OS（21～23 个月）[24-26]，这可能是因为其更好地控制了颅外疾病。

体能状态与生存密切相关。许多研究表明，Karnofsky（KPS）评分≥70 的患者（一般定义为那些能够在没有帮助的情况下进行自我护理的患者）OS 较长[8-9]。诊断中枢神经系统转移时的年龄是另一个需要考虑的因素，调整后的模型中，年龄越大，OS 越短[24-26]。一些（但不是全部）研究已经证明了 OS 与脑转移的数量或存在对系统治疗无效的颅外疾病有关[26-27]。

分级预后评估（graded prognostic assessment，GPA）是一种经过回顾性验证的常用临床工具，用于脑转移患者的预后评估。在 2008 年首次发表时，该指数将患者年龄、KPS 评分、脑转移灶数量和颅外疾病的存在作为预测因素[29]。随后扩展了数据集，并结合乳腺肿瘤亚型创建了一个考虑了年龄和 KPS 评分的乳腺癌特异性 GPA 模型。这一乳腺癌特异性 GPA 最近又通过纳入脑转移灶的数量进行了验证和完善[30]。这对于临床试验中的患者筛选和风险分层是一个有价值的指数。

治疗

乳腺癌中枢神经系统转移的治疗包括局部治疗和系统性全身治疗。局部治疗针对局限于中枢神经系统的疾病，包括手术切除转移性病灶和放射治疗。系统性全身治疗包括全身化疗和靶向药物。不幸的是，除了极少数例外，中枢神经系统转移是不可治愈的疾病。由于有多种潜在的治疗方式，理想情况下应在多学科团队协作下制定综合治疗方案，该团队可能包括神经外科、放射肿瘤、肿瘤内科、神经肿瘤、姑息治疗和康复等学科的专家。

手术切除

单一或极少数（≤3）中枢神经系统转移灶的患者可考虑手术切除。外科治疗尤其适用于有中枢神经系统症状，但一般体力状态良好，且颅外疾病控制良好的患者。手术切除治疗比放射治疗或系统内科治疗有许多优点，例如可以立即改善神经功能障碍，治疗颅内高压，以及在局限于中枢神经系统疾病的患者中获得组织学诊断。缺点包括手术的侵入性、转移灶解剖位置固有的局限性、需要长期康复治疗以及因等待术后恢复而导致全身治疗的延迟。对于大中心的合适候选者来说，开颅术治疗脑转移瘤通常是一种安全的干预措施，过去几十年死亡率下降到 < 5%，这也可能与病例数量的增加相关[31]。

Patchell 等人在一项研究中评估了手术切除和放射治疗的作用，其中 48 例颅外原发性肿瘤的孤立性脑转移患者被随机分为先行手术切除，随后进行 WBRT（全脑放射治疗）；或先行穿刺活检，然后进行 WBRT[32]。结果显示：手术组的脑复发率低于对照组（分别为 20% 和 52%，$P < 0.02$）。与对照组相比，手术组的中位 OS 更优（分别为 40 周和 15 周；$P < 0.01$）。接受手术治疗的患者也能够在较长时间内保持功能独立（中位数为 38 周和 8 周；$P < 0.005$）。

同样，Vecht 等人的研究是对 63 例全身性肿瘤伴有孤立性脑转移患者进行随机手术切除加 WBRT 或单独 WBRT 的评估[33]。根据颅外疾病的状态（进展与稳定）进行了预设分层。在稳定的颅外疾病患者中，联合治疗组的 OS（$P = 0.04$）和功能自理生存时间（functionally independent survival，FIS）（$P = 0.06$）较单用 WBRT 组长，两组中位 OS（mOS）分别为 12 个月和 7 个月，中位 FIS（mFIS）分别为 9 个月和 4 个月。相反地，无论治疗分组如何，颅外疾病进展患者的 mOS 为 5 个月，mFIS 为 2.5 个月，另一项随机研究也证实了

这一发现[34]。本研究特别强调了颅外疾病控制对中枢神经系统转移患者生存和功能状态影响的重要性。另外三项研究，尽管不是随机的，也显示了除 WBRT 外，手术切除对总生存率、脑复发和神经功能的改善[35-37]。

放射治疗

放射治疗是大多数脑转移患者治疗的重要组成部分。在 HER2 阳性乳腺癌患者中，尽管存在颅内控制的系统治疗选择，但大多数脑转移患者通常会接受脑部定向放射治疗的建议。然而，尽管放射治疗通常用于治疗脑转移患者，但考虑到立体定向和全脑放疗的潜在毒性，应注意不要过度使用这种方法。因此，如果患者全身性肿瘤负荷较大，选择系统性治疗的可能性较小，且颅内疾病负荷适中，则可能受益于观察而非提前放射治疗，这一概念在 Quartz 研究中进行了阐述，如下文所述[38]。

全脑放射治疗

对于多发颅脑转移（> 3）或必须立即开始放射治疗的患者，全脑放射治疗仍然是标准的放射治疗选择。但后一种情况相对罕见。因为大多数病人需要立即治疗脑转移（这些患者通常先出现单个有症状的颅脑转移，往往首选并获益于手术，进展后再选择 WBRT）。全脑放射治疗通常在 1~3 周内分 5~15 次分割剂量进行，更长的疗程每天使用较低的辐射剂量。大多数随机试验比较了

不同的 WBRT 分割剂量，结果没有产生有意义的统计学差异[39-41]。在美国，最常用的方案是分为 10～15 次放疗[38-42]。WBRT 相关的主要副作用包括疲劳、恶心、头痛、厌食、皮肤刺激和脱发（发生在中短期），其中疲劳最令患者厌烦[43]，长期副作用包括耳毒性和神经认知功能障碍[44]。短期副作用通常随着时间减轻，而长期毒性往往是永久性的。

有多种策略可用于减少与 WBRT 相关的长期神经认知功能障碍。美金刚是一种 N - 甲基 - D - 天门冬氨酸受体拮抗剂，用于治疗原发性神经认知障碍患者[45]。在一项评估美金刚预防 WBRT 后神经认知功能下降的潜在作用的研究中，Brown 等将接受 WBRT 治疗的患者随机分为美金刚组和安慰剂组，为期 6 个月，在放射治疗的前 3 天开始服用，并在 4 周的诱导期内从每天 5mg 滴定到每天 20mg[45]。研究者发现，美金刚普遍降低了一系列神经心理学测试评估中认知能力下降的可能性。虽然研究主要终点（霍普金斯语言学习测试——针对延迟记忆进行修订）仅显示美金刚的改善趋势（$P = 0.059$）。多奈哌齐是一种具有不同作用机制的神经认知保护剂，在接受多种形式放射治疗患者的随机研究中也显示出了很好的神经认知获益[43-46]。考虑到美金刚的数据来源于一项对接受 WBRT 治疗脑转移患者的研究，而多奈哌齐的数据来源于接受多种形式放射治疗的多种肿瘤患者，大多数专家选择美金刚而不是多奈哌齐，用于

保护接受 WBRT 患者的神经认知功能。

另一种降低 WBRT 神经认知功能影响的策略是避免海马受到全剂量的放疗，这是一种称为海马保护或海马遮蔽的 WBRT 技术。海马对学习和记忆是不可或缺的，但是否将它们排除在靶区之外就可以减轻神经认知功能的损害尚不确定。当使用海马保护性 WBRT 时，海马接受约 47%～70% 的处方照射剂量，尽管从生物学角度来看，考虑到在一天内接受剂量的非线性影响，这种方案可能会相当于生物剂量减少约 62%～83%[47]。海马保护性 WBRT 治疗患者的照射计划方案如图 5.1 所示。

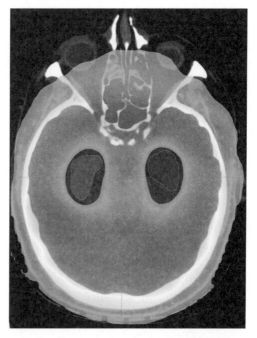

图 5.1　一位接受海马保护全脑放射治疗的乳腺癌脑转移患者的颅脑辐射剂量分布，阴影（绿 - 黄 - 红）区域为辐射剂量较高的区域。注意保护蓝色/红色轮廓结构（海马）。

尽管海马保护性 WBRT 理论上具有

吸引力，但缺乏确凿的证据显示其优于传统 WBRT。支持使用海马保护性 WBRT 的前瞻性证据来源于 RTOG 0933 研究。在这项针对脑转移患者（排除了海马附近转移的患者）的海马保护性 WBRT 的单臂 II 期试验中，研究者观察到，与传统 WBRT 治疗的历史对照组相比，记忆下降率有所降低[48]。但是与 RTOG 0933 的患者相比，历史对照患者的中位生存时间更短。这有可能削弱了这项研究结论的可信度。头对头比较 WBRT 和海马保护性 WBRT 的随机 II ~ III 期研究正在进行中（NCT02147028，NCT02360215）。

尽管 Quartz 研究是针对非小细胞肺癌患者进行的研究，但它很可能说明 WBRT 对脑转移患者的获益有限[38]。Quartz 研究将 538 名非小细胞肺癌患者随机分为两组。非小细胞肺癌伴有脑转移患者接受 WBRT 与支持治疗；患者只有在"不适合手术或立体定向放射治疗"的情况下才被纳入研究。值得注意的是，大多数患者的颅内疾病负荷不大，只有 1 ~ 4 个脑转移灶；但在最近，很少有病人不适合立体定向放射而选择 WBRT 治疗。亚组分析表明，KPS≥70（能够自理）和全身性疾病可控的患者，接受 WBRT 其生存率有提高的趋势，但两个队列的中位生存时间约为 2 个月，这表明大多数人选患者的预后非常差。大约 10% 被分配到 WBRT 组的患者在 WBRT 开始前死亡，或者在 WBRT 不能使用之前死亡。Quartz 研究表明，在全身性疾病控制极

差且 KPS 评分较低的伴有脑转移的患者（这类患者本身预后非常差）中，其 WBRT 疗效因受到全身性疾病的限制也较差。

脑立体定向放射治疗

立体定向放射是将放射能量线聚焦到每个脑转移灶，并相对保护非病变脑组织。因为不是将整个大脑作为放射区，故 CNS 肿瘤区的放射剂量可以相应增加从而达到更好的控制肿瘤效果。立体定向放射治疗，在一天内给予一次性大分割剂量照射，称为立体定向放射外科治疗（SRS），剂量范围 15 ~ 15Gy[49]。当病灶超过可在一天内安全治疗的最大剂量时，在 2 ~ 5 天内给予[50-51]小剂量（分割）靶向放射（通常总计 20 ~ 30Gy，分次大剂量照射），这种技术称为立体定向放射治疗（SRT）。SRT 计划的一个例子如图 5.2 所示。

RTOG9508 研究提供了立体定向放射治疗单一脑转移灶生存获益的证据。在这项研究中，1 ~ 3 处脑转移患者被随机分为单独接受 WBRT 或 WBRT 联合立体定向放射增强治疗。这项研究验证了单个脑转移患者之前的相关分析；在这一人群中，立体定向放射提高了患者的总生存时间（仅接受 WBRT 者 mOS 为 4.9 个月，而接受 WBRT 联合立体定向放射治疗的患者 mOS 为 6.5 个月，$P = 0.04$），表明对于单一脑转移的患者，立体定向放射治疗是一个有益的选择。

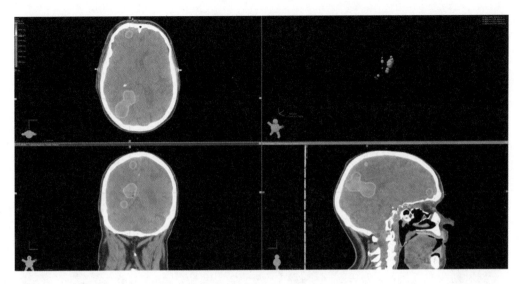

图 5.2　一例接受立体定向放疗的患者 11 处脑转移灶的放射剂量分布：30Gy/5 次。阴影区域表示接受处方剂量的区域。

与立体定向放射相关的急性毒副作用通常比与 WBRT 相关的副作用小，尽管放射剂量较高时，其癫痫发作和颅内出血可能更为常见[52-53]。WBRT 最令人担心的长期并发症是痴呆，与立体定向放射治疗脑转移瘤有关的原发长期不良反应是放射性脑坏死，在放射治疗后的 1 年或 2 年内，放射区内脑组织死亡[50]。放射性脑坏死比较常见，总是发生在放射治疗时被照射的肿瘤位置[51]。常规 MRI 上显示的肿瘤复发和放射性坏死病灶都呈增强，使得临床上很难区分放射性坏死和肿瘤复发或进展。但是，灌注加权磁共振成像[54-55]、弥散加权磁共振成像[56-57]、磁共振波谱成像[58-60]、正电子发射断层扫描[61-62] 和单光子发射计算机断层扫描[63-64] 可用于区分放射性坏死和肿瘤复发，只不过目前这些测试的敏感性和

特异性有限；因此，神经外科手术切除仍然是区分这些实质病灶的标准手段[65]。然而，神经外科切除术与复发率、生活质量下降和系统治疗恢复延迟有关[66,67]。

立体定向放射治疗后肿瘤复发与放射性坏死的鉴别具有重要的临床意义，可减少神经外科诊断性切除的必要性。此外，鉴别后可进行有针对性的无创治疗，如复发性肿瘤的重复放疗[68] 和治疗放射性坏死的贝伐单抗的应用[69]。如果没有准确可靠的诊断手段来区分放射性坏死和肿瘤复发或进展，就无法进行针对性的治疗。因为额外的放疗可能加剧脑坏死，或对进行性脑转移的患者使用贝伐单抗会增加颅内出血的可能性[70-71]。图 5.3 为一例放射性脑坏死的病例。

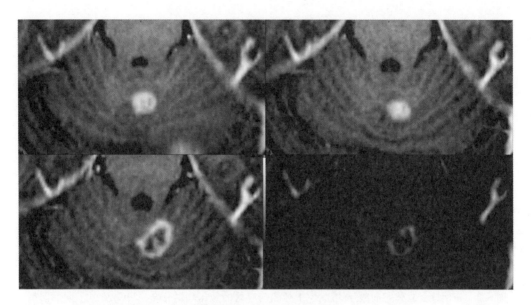

图 5.3 接受立体定向放射治疗的蚓部脑转移患者放疗后出现放射性脑坏死,左上:放疗前;右上:术后 3 个月;左下:放射治疗后 12 个月,病变扩大;右下:放射治疗后 18 个月,在没有系统治疗的情况下,病灶减小,符合放射性脑坏死。

全脑放射治疗与立体定向放射治疗

没有研究将单纯 WBRT 与单纯立体定向放射作为脑转移的唯一治疗方法进行比较,尽管之前的一些研究已经对单纯局部治疗(此处定义为手术和/或立体定向放射)与单纯应用 WBRT 治疗≤4 个脑转移病灶的患者进行比较[44,72,73]。在所有研究中,脑转移患者局部治疗后加入 WBRT 治疗,颅内肿瘤控制效果更好,但没有研究显示整体 OS 有所改善,这可能是由于全身性疾病进展以及缺乏颅内进展的挽救治疗选择所致。

大多数现有研究普遍认为,与局部治疗相比,WBRT 疗法可能会降低生活质量和神经认知能力[42,44,74,75]。因此,立体定向放射治疗在 1~4 个脑转移灶患者中通常比 WBRT 更受欢迎,特别是在没有进行手术切除的情况下[42,74,75]。

在接受过一次或多次脑转移瘤切除的 1~4 个脑转移灶患者中,是否进行辅助 WBRT 或立体定向放射治疗尚不清楚。美国一项大型多中心研究发现,与接受辅助性"SRS + WBRT"治疗的患者相比,接受 SRS 的患者术后神经认知功能损害较小,尽管总体生活质量没有明显改善。而波兰的一项很小的研究发现,长期的生活质量在单个脑转移瘤切除术后接受辅助 WBRT 和立体定向放射治疗的患者中可能会有所提高[75-77]。

现在认为,WBRT 和立体定向照射作为一种联合治疗是不可取的;相反,大多数患者应该以单一的放射治疗方式进行治疗。额外的放射治疗应保留作为后续的解救治疗。表 5.1 总结了单独局部治疗与随后进行 WBRT 局部治疗的　　试验。

表 5.1　全脑放疗治疗具有 1 ~ 4 个中枢神经系统转移灶患者的随机研究

研究名称	乳腺癌患者例数	CNS 病灶	研究分组	WBRT 后颅内复发	WBRT 后 OS
Patchell[78]	95	1	1. 手术切除 2. 手术切除 + 全脑放疗	较低	无区别
JROSG 99 – 1[72]	132	1 ~ 4	1. SRS 2. SRS + WBRT	较低	无区别
MDACC[44]	58	1 ~ 3	1. SRS 2. SRS + WBRT	较低	更差
EORTC 22952[73]	359	1 ~ 3	1. 局部治疗 2. 局部治疗 + 全脑放疗	较低	无区别
NCCTG N0574[42]	213	1 ~ 3	1. SRS 2. SRS + WBRT	较低	无区别
JCOG 0504[79]	271	1 ~ 4	1. 手术 + SRS 2. 手术 + WBRT	趋向于较低	有提高
Polish[77]	59	1	1. 手术 + SRS 2. 手术 + WBRT	较低	无区别
NCCTG 107C[75]	194	1 ~ 4	1. 手术 + SRS 2. 手术 + SRS + WBRT	较低	无区别

CNS，中枢神经系统；OS，总生存；SRS，立体定向放射；WBRT，全脑放射治疗

4 个以上脑转移灶患者的立体定向放射治疗

尽管在大多数研究中，立体定向照射被证明可以提高脑转移瘤患者的生活质量，减少与 WBRT 相关的神经认知功能障碍，但没有随机研究将立体定向放射与 WBRT 在脑转移灶 >4 的患者中进行比较。由于随着病灶数量的增加，WBRT 治疗的风险通常保持不变，但立体定向放射的并发症风险（出血、癫痫、坏死）相应增加，因此，在采用立体定向放射之前，无论多少病灶，都应谨慎。当对较多脑转移灶分散进行立体定向放射时，整个大脑接受的辐射剂量可能是巨大的，与目的相悖，会导致全脑毒性。同样需要考虑的是，如果不进行全脑治疗，脑多发转移可能因存在广泛的微小转移灶导致颅内进展。

一项非随机、前瞻性的日本研究评估了立体定向放射治疗多达 10 个脑转移灶的可行性。作者发现，2 ~ 4 个脑转移灶患者与 5 ~ 10 个脑转移灶患者在预后（总生存率、神经功能恶化、

局部复发、新病变、使用补救性放疗或手术、或使用全身抗癌药）方面没有显著差异[80]；然而，本研究存在缺陷，只选择颅内疾病总负荷＜15cm 患者，排除了脑转移负荷较重（数量多且大）的患者。此外，作者怀疑他们以 1∶1 的比例计划入组 2 ~ 4 个和 5 ~ 10 个脑转移灶的患者，但最后这些队列之间的比率大于 2∶1。在确定 4 个以上脑转移灶患者的最佳放射治疗方式之前，需要对立体定向放射治疗与 WBRT 治疗进行随机研究。我们机构正在进行一项此类研究（NCT03075072；图 5.4）。

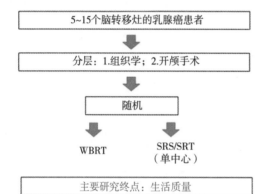

图 5.4　正在 Brigham 和 Women's Hospital/ Dana Farber 癌症研究中心开展的针对有 5 ~ 15 个脑转移灶的患者进行的 WBRT 对比 SRT 的Ⅲ期随机研究

SRS：立体定向放射外科治疗；SRT：立体定向放射治疗；WBRT：全脑放射治疗

综上所述，脑立体定向放疗是 HER2 阳性乳腺癌脑转移患者的一种重要治疗方式，但应谨慎使用，尤其是对于由系统性疾病导致的预期寿命有限的患者。对于 1 ~ 4 个脑转移灶患者来说，最佳的放射方式是立体定向放射治疗，尽管在接受过一个或多个脑转移瘤切除

术的患者中，这一结论可能更值得怀疑。有必要对 4 个以上脑转移灶患者的立体定向放疗和 WBRT 治疗进行进一步评估研究。

系统性全身治疗

对 HER2 阳性中枢神经系统转移乳腺癌患者使用系统疗法至关重要，其目的不仅在于获得中枢神经系统的控制，还在于控制可能导致患者临床恶化的颅外疾病。多年来，在转移性乳腺癌患者中，采用抗 HER2 药物可使总生存率显著提高[81]。然而不幸的是，这些患者中枢神经系统复发的风险增加，这是一个重大挑战。

尽管采用了高效的系统疗法，但在抗 HER2 靶向治疗长时间缓解的 MBC 患者出现了脑转移，揭示了 HER2 阳性癌细胞在 CNS 上极强的定植能力。其中一个可能的因素是大多数用于治疗这些患者的药物要么没有穿过完整 BBB 的能力，要么药物被通过 BBB 中的 P－糖蛋白从中枢神经系统中泵出。因此，HER2 阳性 MBC 患者目前标准的全身治疗药物可能无法在中枢神经系统中达到足够的治疗浓度，无法控制微小的转移病灶。

血脑屏障导致 CNS 内药物浓度只达亚临床治疗剂量，即未能达到细胞毒性水平，反而促进 CNS 耐药性的发生[1]。尽管血－肿瘤屏障明显比完整的 BBB 更为宽松，但也只是相对程度上的宽松，这也使脑转移瘤内和脑转移瘤之间药物水平的变化较大，也可能与治疗抵抗有关[82-83]。

脑微环境也可能是 HER2 阳性癌细胞生长相对有利的环境，最近的数据表明，尽管在中枢神经系统病变中有一定的药物积累，但是 HER2 扩增的肿瘤可通过增加 HER3 的表达使其对磷脂酰肌醇 3 激酶（PI3K）的抑制产生抵抗。在颅外没有观察到这种机制，这可能为大脑微环境中的治疗性抵抗提供了一种理论基础[84]。

最后，由于脑转移似乎随着时间的推移而呈机会性发生，进入中枢神经系统的肿瘤细胞可能已经暴露于先前各种系统疗法中，并在进入并驻留中枢神经系统之前产生了药物治疗抵抗。放射治疗也可直接引起肿瘤和/或微环境的额外变化，从而导致耐药表型产生[85]。

曲妥珠单抗

既往研究认为，曲妥珠单抗不能透过 BBB。这在一例脑膜转移患者的研究中得到了证实，其中，血浆中曲妥珠单抗与脑脊液中曲妥珠单抗的浓度比大于 300:1[86]。但是，颅脑手术和放射治疗可能会破坏 BBB，使药物渗透到中枢神经系统，且脑转移瘤中的血管系统可能非常紊乱，这可能导致血-肿瘤屏障的渗漏。用放射性同位素锆-89 或铜-64 标记的曲妥珠单抗在影像学研究中观察到在 HER2 阳性的中枢神经系统转移灶中被吸收[87-89]。

无论曲妥珠单抗是否穿过 BBB，对中枢神经系统转移患者的治疗仍十分重要。许多临床研究表明，使用曲妥珠单抗联合化疗可改善 HER2 阳性中枢神经系统转移乳腺癌患者的生存率[90-91]，尽管这与改善颅外疾病带来的生存获益很难区分开来[92]。

帕妥珠单抗

在抗 HER2 一线治疗研究中，与安慰剂加曲妥珠单抗联合多西他赛相比，在"曲妥珠单抗-紫杉类"为基础化疗中添加帕妥珠单抗可绝对提高 15.7 个月的中位总生存时间[81]。CLEOPATRA 研究的探索性分析显示，尽管中枢神经系统转移作为疾病进展的首发部位发生率与对照组相比两组之间的情况相似（安慰剂组 12.6%，帕妥珠单抗组为 13.7%），但含帕妥珠单抗组的至 CNS 进展时间较长（15 个月对 11.9 个月，$P = 0.0049$）[93]。无论这一观察结果是源于更好的全身肿瘤控制（减少肿瘤细胞进入到 CNS）还是真正的抗肿瘤药物治疗目前尚不清楚，因为基线和随访时的中枢神经系统成像均未按方案要求进行。

T-DM1

T-DM1 是一种抗体-药物偶联物，用于治疗曲妥珠单抗耐药的 HER2 阳性 MBC。在 EMILIA 研究中，与拉帕替尼联合卡培他滨相比，T-DM1 显示出明显的生存获益和较轻的毒副反应[94]。与几乎所有 HER2 阳性乳腺癌的前瞻性试验一样，EMILIA 试验在研究开始时排除了有活动性脑转移的患者。然而，95名患者在基线时有稳定的/治疗过的脑转移。对这一亚组患者的回顾性探索性分析显示，两种治疗患者的中枢神经系统进展率相似；然而，与拉帕替尼联合卡培他滨相比，T－DM1组的中位总生存时间显著提高（分别为26.8个月和12.9个月；$P=0.008$）[95]。

不幸的是，评估T－DM1的早期阶段或注册试验均不允许在研究开始时出现活动性/进行性脑转移患者，但自其获得批准以来，一些研究组的病例系列研究报告了T－DM1在中枢神经系统中的活性。一项奥地利的10例患者的研究报告，3例部分缓解，4例疾病稳定[96]。来自法国的一项更大的研究包括39名患者，其临床受益率为59%（部分缓解率为44%，疾病稳定15%），平均无进展生存期为6.1个月[97]。

拉帕替尼

拉帕替尼是一种表皮生长因子受体（epidermal growth factor receptor，EGFR）和HER2的酪氨酸激酶抑制剂（tyrosine－kinase inhibitor，TKI），被批准与卡培他滨联合治疗既往曲妥珠单抗治疗后进展的HER2阳性MBC。由于其分子量小，理论上其可能较易穿过血－肿瘤屏障，已在一些非随机前瞻性试验中进行了研究。

尽管最初令人兴奋，但在多线治疗后人群中评估拉帕替尼单药治疗的临床试验中，中枢神经系统的反应率仅为2.6%～6%[98,99]。而当卡培他滨联合拉帕替尼治疗时，反应率增加到20%～38%[99－103]。既往未经治疗的患者获得了最大获益。从这一组合来看，客观缓解率为65.9%，中位进展时间为5.5个月，1年生存率大于70%[104]。对关键试验的特别分析表明，与卡培他滨单药相比，拉帕替尼联合卡培他滨也能降低首次进展时中枢神经系统受累的概率（6%对2%，$P=0.045$）[105]。为验证这一观察结果，我们设计了CEREBEL试验来验证拉帕替尼是否在预防中枢神经系统转移中起作用。对HER2阳性MBC患者进行脑MRI筛查，将无中枢神经系统转移的患者随机分为拉帕替尼联合卡培他滨或曲妥珠单抗联合卡培他滨组。结果试验组与对照组主要终点中枢神经系统转移发生率无显著差异（拉帕替尼组为3%，曲妥珠单抗组为5%，$P=0.36$）。此外，无进展生存时间（PFS）和总生存时间（OS）曲妥珠单抗组更优[106]。因此，目前尚无数据支持对目前疗效稳定的中枢神经系统转移的MBC患者治疗方案改为拉帕替尼－卡培他滨以预防随后的中枢神经系统转移。

细胞毒性化疗

传统的细胞毒性化疗药物也在中枢神经系统转移的治疗中得到了评价。对联合用药初步的研究报告应答率约为50%[107－108]。替莫唑胺是一种常用于治疗原发性中枢神经系统肿瘤的药物，单一用药时，并未发现有意义的应答反应[109]。而替莫唑胺与顺铂或卡培他滨联合使用时，应答率分别为 40% 和 18%，尽管应答反应更可能证明是联合化疗的作用，而不是替莫唑胺本身的作用[110-111]。如前所述，卡培他滨通常与其他靶向药物联合使用，其回顾性数据有限，无法支持其作为单药使用的疗效[112]。含铂方案已显示出显著的活性，其在乳腺癌的中枢神经系统转移反应率为 37.5% ~ 55%[110,113-114]。蒽环类药物也被报道有抗中枢神经系统肿瘤活性。表 5.2 总结了几种不同细胞毒性药物的活性。

表 5.2　细胞毒性化疗药物筛选试验的整体中枢神经系统反应率

药物名称	研究类型	方案	入组乳腺癌患者数	患者 CNS ORR（%）
蒽环类药物	Ⅱ 期[115]	聚乙二醇脂质体阿霉素	8	62
	回顾性研究[116]	脂质体阿霉素 + 环磷酰胺	29	41
	Case 系列[107]	阿霉素 + 环磷酰胺	6	17
卡培他滨	Ⅰ 期[111]	卡培他滨 + 替莫唑胺	24	18
	Case 系列[112]	卡培他滨	7	43
顺铂	前瞻性研究[113]	顺铂 + 依托泊苷	56	37.5
	Case 系列[114]	顺铂 + 依托泊苷	22	55
	Ⅱ 期[110]	顺铂 + 替莫唑胺	15	40
伊立替康	Ⅱ 期[117]	伊立替康 + iniparib	37	12
替莫唑胺	Ⅱ 期[118]	替莫唑胺	51	4
	Ⅱ 期[109]	替莫唑胺	19	0
	Ⅱ 期[119]	替莫唑胺	10	0
	Ⅱ 期[120]	替莫唑胺	4	0
	Ⅱ 期[121]	替莫唑胺 + 长春瑞滨	11	0

CNS，中枢神经系统；ORR，总生存率（完全缓解和部分缓解）

研究方法和未来方向

尽管癌症治疗取得了很大进展，但中枢神经系统转移预示着当前治疗方案的不良预后。对于 HER2 阳性乳腺癌中枢神经系统转移的患者，有许多正在进行的试验评估新的靶点和细胞毒性药物，以下部分将重点介绍其中的一些有前景的药物。

HER2 靶向酪氨酸激酶抑制剂

拉帕替尼、来那替尼、阿法替尼和妥卡替尼（tucatinib）是已在 HER2 阳性乳腺癌中进行研究的 TKIs。来那替尼是一种不可逆的表皮生长因子受体（EGFR）和 HER2 的酪氨酸激酶抑制剂（TKI），在一项正在进行的 Ⅱ 期研究中，正在对多组中枢神经系统转移患者进行评估。第一组（$n = 40$）采用单药来那替尼治疗，报告中枢神经系统反应率为 8%[122]。第二组（$n = 37$）采用来那替尼联合卡培他滨治疗，中枢神经系统反应率为 49%，毒性增加，3 级腹泻率为 32%[123]。

阿法替尼也是一种不可逆的 EGFR 和 HER2 的 TKI，已被批准用于治疗以特定激活 EGFR 突变为特征的非小细胞肺癌患者[124]。在 HER2 阳性乳腺癌脑转移患者的 Ⅱ 期研究中，与阿法替尼联合长春瑞滨相比，阿法替尼单药组没有显示出额外的获益[65]。基于以上研究结果，加上一项类似设计的试验纳入了无脑转移的患者的结果[125]，关于该药物在乳腺癌中的进一步研究不再计划开展。

与来那替尼和阿法替尼不同，妥卡替尼是一种选择性更强的 HER2 抑制剂，其抗 EGFR 活性较低，导致腹泻和皮疹较少。在一项 Ⅰ 期研究中，妥卡替尼与曲妥珠单抗联合使用而不联合化疗，中枢神经系统的反应率为 12%，病情持续稳定[126]。在妥卡替尼与曲妥珠单抗和卡培他滨联合使用的 Ⅰb 期研究中，42% 的中枢神经系统转移患者获得了中枢神经系统的客观缓解[127]。在这些研究结果的基础上开展了下面这项研究：一项对比曲妥珠单抗联合卡培他滨与曲妥珠单抗 – 卡培

他滨 – 妥卡替尼[125]的三联体的随机试验（NCT02614794）。这项研究的一个创新点是包括有或没有脑转移的患者，甚至包括在研究基线时有活动性（即未经手术切除或放射治疗）脑转移的患者。

细胞周期抑制剂

细胞周期蛋白 D1 – CDK4/6 通路参与细胞周期进展，作为乳腺癌的靶点，尤其是激素受体阳性乳腺癌的靶点，已引起人们极大的兴趣。CDK4/6 和细胞周期蛋白 D1 复合物磷酸化肿瘤抑制因子视网膜母细胞瘤蛋白，该蛋白释放转录因子 E2F，导致细胞增殖，并使细胞从 G1 期过渡到 S 期。目前有三种药物可以抑制 CDK4/6（palbociclib、ribociclib 和 abemaciclib），所有这些药物都已获得 FDA 批准用于激素受体阳性/HER2 阴性 MBC[128 – 130]。在包括 HER 阳性中枢神经系统转移患者在内的两个 Ⅱ 期试验中，正在评估 CDK4/6 抑制剂的作用（NCT02774681，NCT02308202）。

基于免疫治疗的方法

最近的数据表明，肿瘤浸润免疫细胞在 HER2 阳性 MBC[131]中具有预后价值，53% 的脑转移灶中有 T 细胞抑制跨膜分子程序性死亡配体 1（PD – L1）的表达[132]。免疫检查点抑制剂已成为转移性黑色素瘤和肺癌的重要治疗选择。特别是在中枢神经系统转移的情况

下[133]。最近的两项黑色素瘤试验中，纳武单抗和伊匹单抗联合使用中枢神经系统应答率为 42%~44%。正在进行 2 项[133,134]评估 HER2 阳性乳腺癌患者中枢神经系统转移免疫检查点抑制剂效果的研究（NCT02886585，NCT02669914）。

PI3K/哺乳动物雷帕霉素途径靶点的靶向性研究

磷脂酰肌醇 3 - 激酶（PI3K）途径的改变是乳腺癌细胞中最常见的变化之一，其构成性激活的 I A 类 PI3K 途径是由 PIK3CA 基因突变激活或丢失磷酸酶和紧张素同系物（PTEN）引起的[136-139]。PI3K 是 HER2 信号传导的中心通道。HER2 不能转化缺少 PI3K 功能的 p110α 亚基小鼠胚胎成纤维细胞[140]。

先前的研究表明，在 PI3K 通路的信号传导中，特别是 PTEN 丢失，使它在乳腺癌脑转移的发展中起着重要的作用。Adamo 等分析了 52 例脑转移瘤的蛋白激酶 B（P - AKT）、蛋白 S6（P - S6）的磷酸化水平和免疫组织化学方法 PTEN 的表达情况，发现 P - AKT 和 P - S6 很常见，表明 P - AKT 和 P - S6 通过 PI3K 途径传递信号[141]。在 25% 的样本中发现了 PTEN 缺失，并与较短的时间内出现脑转移及复发相关。Wikman 等对匹配的原发肿瘤和乳腺癌脑转移瘤进行了阵列比较遗传杂交，发现与无复发（18%，$P = 0.003$）或其他部位复发（12%，$P = 0.006$）的原发肿瘤相比，

PTEN 等位基因失衡在脑转移（52%）和中枢神经系统复发（59%）中更为常见[142]。与原发性肿瘤相比，脑转移瘤中的 PTEN mRNA 表达也下调。最后，在使用人乳腺癌脑转移的患者来源的异种移植模型中，PI3K 和哺乳动物雷帕霉素（mTOR）抑制靶点的结合导致了颅内肿瘤的显著消退[143]。

在临床上，依维莫司联合长春瑞滨和曲妥珠单抗治疗 HER2 阳性乳腺癌脑转移患者的 II 期试验最近已经完成。虽然应答率（4%）有点令人失望，但 6 个月时中枢神经系统临床受益率（包括疾病稳定）为 27%[144]。依维莫司联合卡培他滨和拉帕替尼（NCT01783756）的临床研究也正在进行评估。正在积极计划对 HER2 阳性脑转移患者进行 PI3K 抑制剂和 mTOR 抑制剂组合的试验。

细胞毒药物

因其中枢神经系统渗透性而特别引人关注的两种化疗药物是 ANG1005 和依替诺替康聚乙二醇。ANG1005 是一种新型的血管肽 - 2 与紫杉醇结合的多肽 - 药物偶联物。它能通过脂蛋白受体相关蛋白 1 而穿过血脑屏障[145]。早期研究显示其在中枢神经系统中有很好的反应，其他研究正在进行中（NCT02048059）[146-147]。依替诺替康聚乙二醇是一种伊立替康的缓释制剂，一种拓扑异构酶 - I 的抑制剂。在一项大型 III 期试验[148]治疗稳定的中枢神经系统转移患者亚组的预先计划分析中，该

药物显示总生存率有所提高，这促使开展了一项针对乳腺癌（包括 HER2 阳性亚型）中枢神经系统转移的持续验证性Ⅲ期试验（NCT02915744）。

剂量替代计划

由于担心抗 HER2 药物对中枢神经系统的渗透性，许多研究正在评估这些药物的替代剂量或给药途径，包括一项Ⅱ期研究（NCT02536339），帕妥珠单抗标准剂量联合更高剂量的曲妥珠单抗（每周 6mg/kg 静脉注射）。前 15 名患者入组后的一项计划性中期分析显示中枢神经系统反应率为 20%，符合预先规定的标准；正在进行全面入组（$n = 40$）[149]。另一项试验（NCT0265052）评价服用间歇性高剂量拉帕替尼联合卡培他滨的疗效。关于向中枢神经系统输送药物，一项Ⅰ期试验正在探索鞘内帕妥珠单抗联合曲妥珠单抗 80mg（NCT02598427）的剂量递增疗效和安全性。

治疗方法

在决定单个患者的治疗方案时，需要考虑的主要因素是中枢神经系统转移的数量、中枢神经系统疾病的症状、全身性疾病的状况以及患者的预后。最近，ASCO 在一份临床实践指南中也谈到了 HER2 阳性疾病患者的具体考虑因素。

首次诊治流程

图 5.5 说明了在首次治疗时需要考虑的因素和诊治流程。强调多学科协同管理对这些患者的治疗是至关重要的，因为在每个决策点，应权衡每种治疗方式的优缺点及其整合/排序。此外，考虑到标准选择的有限性，如果可能，临床试验应始终是考虑因素。

首次局部治疗后继发中枢神经系统进展

首次局部治疗后中枢神经系统进展是临床上常见的问题。在这种情况下，需要考虑的一些最重要的因素是颅外疾病的控制水平、患者进展的局部治疗类型、一般情况（PS 评分）以及系统治疗和/或临床试验的可行性和潜在疗效。对于颅外疾病控制良好和局限性中枢神经系统进展的患者（例如单个扩大病灶），尽可能尝试一种新的（或重复的）局部治疗通常是有利的，而系统全身治疗可以保持不变。另一方面，如果中枢神经系统的进展是颅外进展的一部分，或者如果有多处新发/恶化病灶（尤其是先前已经给予了 WBRT 治疗），最好转换回以前的系统性全身治疗，并且可以考虑采用中枢神经系统的局部治疗，特别是对症状性病变。再次强调鼓励多学科讨论和参加临床试验。图 5.6 显示了首次局部治疗后中枢神经系统疾病进展患者的诊治流程。

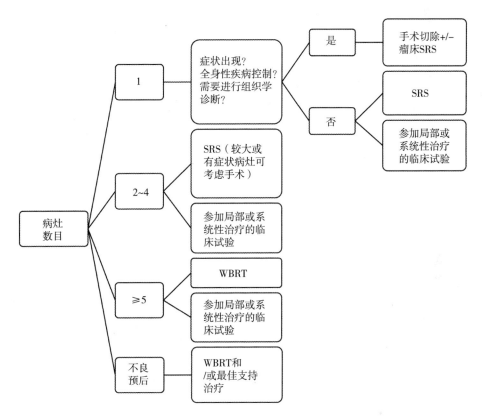

图 5.5　乳腺癌中枢神经系统转移的处理程序。

CNS，中枢神经系统；SRS，立体定向放射外科治疗；WBRT，全脑放射治疗

无颅外疾病的中枢神经系统孤立灶进展

有一小部分患者仅出现中枢神经系统复发，没有颅外受累的证据。这些患者的初始治疗包括一种局部治疗，如手术、放疗或两者兼而有之。在这种情况下，外科治疗具有其特殊性，因为，它既可以提供肿瘤病理诊断和分析受体状态，同时也能延长孤立性转移患者的生存期。在局部治疗后，我们可以每 2 ~ 4 个月行脑部 MRI 检查。

目前尚无前瞻性数据指导行局部治疗后 CNS 系统复发患者的系统治疗，但最近的一项回顾性研究表明，联合治疗可改善患者的生存[149]。治疗方案包括仅随访观察，如果雌激素受体阳性（ER＋）和/或孕酮受体阳性（PR＋）可以单用内分泌治疗，如果是 HER2 阳性，则采用某种抗 HER2 靶向治疗的方案。在选择这些方案时，需要考虑一些重要因素，包括患者年龄、一般状况、无病间隔时间以及患者对治疗的偏好。对于老年患者或无病间隔较长的患者，局部治疗后仅选择观察即可。对于年轻患者，我们考虑曲妥珠单抗单药、曲妥珠单抗联合帕妥珠单抗和/或内分泌疗

法（如果 ER 阳性和/或 PR 阳性，尤其是患者出现复发的时间较晚）。在缺乏显示临床获益的前瞻性数据的情况下，我们通常倾向于患者在局部治疗后避免初线治疗中使用化疗和抗 HER2 疗法的组合（如拉帕替尼 + 卡培他滨），因为存在一定的毒性反应，而中枢神经系统只是孤立性复发。

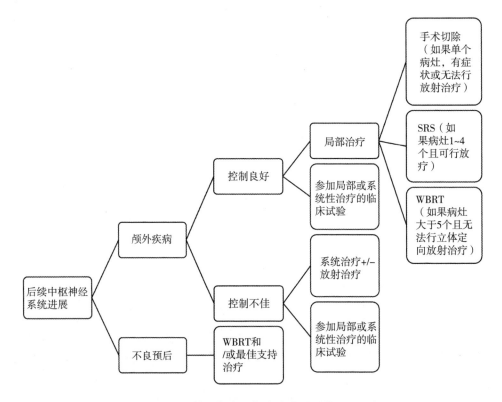

图 5.6　CNS 转移初次局部治疗进展后的处理程序
CNS，中枢神经系统；SRS，立体定向放射外科治疗；WBRT，全脑放射治疗

小结

随着有效治疗方案数量的增多，HER2 阳性转移性乳腺癌患者的总生存期也有了显著提高。然而，这些患者发生中枢神经系统转移的风险也会增加，是临床一大挑战。尽管治疗方案有限，但强烈建议对患者进行多学科讨论。作为管理计划的一部分，应讨论哪些患者适合手术、放射治疗的时机和方式以及针对全身治疗的靶向药物。目前正在进行包括中枢神经系统转移乳腺癌患者的临床试验，以满足改善这类预后不良患者治疗方案的迫切需要。

参考文献

[1] Lin NU, Bellon JR, Winer EP. CNS metastases in breast cancer. J Clin Oncol. 2004；22（17）：3608 – 3617.

[2] Aversa C, Rossi V, Geuna E, et al. Metastatic breast cancer subtypes and central nervous system

metastases. Breast. 2014; 23 (5): 623 -628.

[3] Weil RJ, Palmieri DC, Bronder JL, Stark AM, Steeg PS. Breast cancer metastasis to the central nervous system. Am J Pathol. 2005; 167 (4): 913 -920.

[4] Nguyen DX, Bos PD, Massague J. Metastasis: from dissemination to organ - specific colonization. Nat Rev Cancer. 2009; 9 (4): 274 -284.

[5] Leone JP, Lee AV, Brufsky AM. Prognostic factors and survival of patients with brain metastasis from breast cancer who underwent craniotomy. Cancer Med. 2015; 4 (7): 989 -994.

[6] Sperduto PW, Kased N, Roberge D, et al. The effect of tumor subtype on the time from primary diagnosis to development of brain metastases and survival in patients with breast cancer. J Neurooncol. 2013; 112 (3): 467 -472.

[7] Lee SS, Ahn JH, Kim MK, et al. Brain metastases in breast cancer: prognostic factors and management. Breast Cancer Res Treat. 2008; 111 (3): 523 -530.

[8] Ogawa K, Yoshii Y, Nishimaki T, et al. Treatment and prognosis of brain metastases from breast cancer. J Neurooncol. 2008; 86 (2): 231 -238.

[9] Sperduto PW, Kased N, Roberge D, et al. Effect of tumor subtype on survival and the graded prognostic assessment for patients with breast cancer and brain metastases. Int J Radiat Oncol Biol Phys. 2012; 82 (5): 2111 -2117.

[10] Klos KJ, O' Neill BP. Brain metastases. Neurol. 2004; 10 (1): 31 -46.

[11] Dawood S, Broglio K, Esteva FJ, et al. Defining prognosis for women with breast cancer and CNS metastases by HER2 status. Ann Oncol. 2008; 19 (7): 1242 -1248.

[12] Leone JP, Leone BA. Breast cancer brain metastases: the last frontier. Exp Hematol Oncol. 2015; 4: 33.

[13] Barajas RF Jr, Cha S. Imaging diagnosis of brain metastasis. Prog Neurol Surg. 2012; 25: 55 -73.

[14] Duchnowska R, Dziadziuszko R, Trojanowski T, et al. Conversion of epidermal growth factor receptor 2 and hormone receptor expression in breast cancer metastases to the brain. Breast Cancer Res. 2012; 14 (4): R119.

[15] Thomson AH, McGrane J, Mathew J, et al. Changing molecular profile of brain metastases

compared with matched breast primary cancers and impact on clinical outcomes. Br J Cancer. 2016; 114 (7): 793 -800.

[16] Priedigkeit N, Hartmaier RJ, Chen Y, et al. Intrinsic subtype switching and acquired ERBB2/ HER2 amplifications and mutations in breast cancer brain metastases. JAMA Oncol. 2017; 3 (5): 666 -671.

[17] Pestalozzi BC, Holmes E, de Azambuja E, et al. CNS relapses in patients with HER2 - positive early breast cancer who have and have not received adjuvant trastuzumab: a retrospective substudy of the HERA trial (BIG 1 - 01). Lancet Oncol. 2013; 14 (3): 244 -248.

[18] Arvold ND, Oh KS, Niemierko A, et al. Brain metastases after breast - conserving therapy and systemic therapy: incidence and characteristics by biologic subtype. Breast Cancer Res Treat. 2012; 136 (1): 153 -160.

[19] Ramakrishna N, Temin S, Chandarlapaty S, et al. Recommendations on disease management for patients with advanced human epidermal growth factor receptor 2 - positive breast cancer and brain metastases: American Society of Clinical Oncology clinical practice guideline. J Clin Oncol. 2014; 32 (19): 2100 -2108.

[20] Lin NU, Thomssen C, Cardoso F, et al. International guidelines for management of metastatic breast cancer (MBC) from the European School of Oncology (ESO) - MBC Task Force: surveillance, staging, and evaluation of patients with early - stage and metastatic breast cancer. Breast. 2013; 22 (3): 203 -210.

[21] Niwinska A, Murawska M, Pogoda K. Breast cancer brain metastases: differences in survival depending on biological subtype, RPA RTOG prognostic class and systemic treatment after whole - brain radiotherapy (WBRT). Ann Oncol. 2010; 21 (5): 942 -948.

[22] Niikura N, Hayashi N, Masuda N, et al. Treatment outcomes and prognostic factors for patients with brain metastases from breast cancer of each subtype: a multicenter retrospective analysis. Breast Cancer Res Treat. 2014; 147 (1): 103 -112.

[23] Anders CK, Deal AM, Miller CR, et al. The prognostic contribution of clinical breast cancer subtype, age, and race among patients with breast cancer brain metastases. Cancer. 2011; 117 (8): 1602 -1611.

［24］ Leone JP, Leone J, Zwenger AO, Iturbe J, Leone BA, Vallejo CT. Prognostic factors and survival according to tumour subtype in women presenting with breast cancer brain metastases at initial diagnosis. Eur J Cancer. 2017; 74: 17 - 25.

［25］ Martin AM, Cagney DN, Catalano PJ, et al. Brain metastases in newly diagnosed breast cancer: a populationbased study. JAMA Oncol. 2017; 3 (8): 1069 - 1077.

［26］ Melisko ME, Moore DH, Sneed PK, De Franco J, Rugo HS. Brain metastases in breast cancer: clinical and pathologic characteristics associated with improvements in survival. J Neurooncol. 2008; 88 (3): 359 - 365.

［27］ Lentzsch S, Reichardt P, Weber F, Budach V, Dorken B. Brain metastases in breast cancer: prognostic factors and management. Eur J Cancer. 1999; 35 (4): 580 - 585.

［28］ Sperduto PW, Berkey B, Gaspar LE, Mehta M, Curran W. A new prognostic index and comparison to three other indices for patients with brain metastases: an analysis of 1,960 patients in the RTOG database. Int J Radiat Oncol Biol Phys. 2008; 70 (2): 510 - 514.

［29］ Sperduto CM, Watanabe Y, Mullan J, et al. A validation study of a new prognostic index for patients with brain metastases: the graded prognostic assessment. J Neurosurg. 2008; 109 (suppl): 87 - 89.

［30］ Subbiah IM, Lei X, Weinberg JS, et al. Validation and development of a modified breast graded prognostic assessment as a tool for survival in patients with breast cancer and brain metastases. J Clin Oncol. 2015; 33 (20): 2239 - 2245.

［31］ Barker FG 2nd. Craniotomy for the resection of metastatic brain tumors in the U. S., 1988 - 2000: decreasing mortality and the effect of provider caseload. Cancer. 2004; 100 (5): 999 - 1007.

［32］ Patchell RA, Tibbs PA, Walsh JW, et al. A randomized trial of surgery in the treatment of single metastases to the brain. N Engl J Med. 1990; 322 (8): 494 - 500.

［33］ Vecht CJ, Haaxma - Reiche H, Noordijk EM, et al. Treatment of single brain metastasis: radiotherapy alone or combined with neurosurgery? Ann Neurol. 1993; 33 (6): 583 - 590.

［34］ Mintz AH, Kestle J, Rathbone MP, et al. A randomized trial to assess the efficacy of surgery in addition to radiotherapy in patients with a single cerebral metastasis. Cancer. 1996; 78 (7): 1470 - 1476.

［35］ Sause WT, Crowley JJ, Morantz R, et al. Solitary brain metastasis: results of an RTOG/SWOG protocol evaluation surgery + RT versus RT alone. Am J Clin Oncol. 1990; 13 (5): 427 - 432.

［36］ Ampil FL, Nanda A, Willis BK, Nandy I, Meehan R. Metastatic disease in the cerebellum. The LSU experience in 1981 - 1993. Am J Clin Oncol. 1996; 19 (5): 509 - 511.

［37］ Rades D, Kieckebusch S, Haatanen T, Lohynska R, Dunst J, Schild SE. Surgical resection followed by whole brain radiotherapy versus whole brain radiotherapy alone for single brain metastasis. Int J Radiat Oncol Biol Phys. 2008; 70 (5): 1319 - 1324.

［38］ Mulvenna P, Nankivell M, Barton R, et al. Dexamethasone and supportive care with or without whole brain radiotherapy in treating patients with non - small cell lung cancer with brain metastases unsuitable for resection or stereotactic radiotherapy (QUARTZ): results from a phase 3, non - inferiority, randomised trial. Lancet. 2016; 388 (10055): 2004 - 2014.

［39］ Borgelt B, Gelber R, Kramer S, et al. The palliation of brain metastases: final results of the first two studies by the Radiation Therapy Oncology Group. Int J Radiat Oncol Biol Phys. 1980; 6 (1): 1 - 9.

［40］ Gelber RD, Larson M, Borgelt BB, Kramer S. Equivalence of radiation schedules for the palliative treatment of brain metastases in patients with favorable prognosis. Cancer. 1981; 48 (8): 1749 - 1753.

［41］ Kurtz JM, Gelber R, Brady LW, Carella RJ, Cooper JS. The palliation of brain metastases in a favorable patient population: a randomized clinical trial by the Radiation Therapy Oncology Group. Int J Radiat Oncol Biol Phys. 1981; 7 (7): 891 - 895.

［42］ Brown PD, Jaeckle K, Ballman KV, et al. Effect of radiosurgery alone vs radiosurgery with whole brain radiation therapy on cognitive function in patients with 1 to 3 brain metastases: a randomized clinical trial. JAMA. 2016; 316 (4): 401 - 409.

［43］ Page BR, Shaw EG, Lu L, et al. Phase II double - blind placebo - controlled randomized study of armodafinil for brain radiation - induced fatigue. Neuro Oncol. 2015; 17 (10): 1393 - 1401.

[44] Chang EL, Wefel JS, Hess KR, et al. Neurocognition in patients with brain metastases treated with radiosurgery or radiosurgery plus whole – brain irradiation: a randomised controlled trial. Lancet Oncol. 2009; 10 (11): 1037 – 1044.

[45] Brown PD, Pugh S, Laack NN, et al. Memantine for the prevention of cognitive dysfunction in patients receiving whole – brain radiotherapy: a randomized, double – blind, placebo – controlled trial. Neurooncol. 2013; 15 (10): 1429 – 1437.

[46] Shaw EG, Rosdhal R, D'Agostino Jr RB, et al. Phase II study of donepezil in irradiated brain tumor patients: effect on cognitive function, mood, and quality of life. J Clin Oncol. 2006; 24 (9): 1415 – 1420.

[47] Thames HD, Bentzen SM, Turesson I, Overgaard M, Van den Bogaert W. Time – dose factors in radiotherapy: a review of the human data. Radiother Oncol. 1990; 19 (3): 219 – 235.

[48] Gondi V, Pugh SL, TomeWA, et al. Preservation of memory with conformal avoidance of the hippocampal neural stem – cell compartment during whole – brain radiotherapy for brain metastases (RTOG 0933): a phase II multiinstitutional trial. J Clin Oncol. 2014; 32 (34): 3810 – 3816.

[49] Shaw E, Scott C, Souhami L, et al. Single dose radiosurgical treatment of recurrent previously irradiated primary brain tumors and brain metastases: final report of RTOG protocol 90 – 05. Int J Radiat Oncol Biol Phys. 2000; 47 (2): 291 – 298.

[50] Blonigen BJ, Steinmetz RD, Levin L, Lamba MA, Warnick RE, Breneman JC. Irradiated volume as a predictor of brain radionecrosis after linear accelerator stereotactic radiosurgery. Int J Radiat Oncol Biol Phys. 2010; 77 (4): 996 – 1001.

[51] Minniti G, Clarke E, Lanzetta G, et al. Stereotactic radiosurgery for brain metastases: analysis of outcome and risk of brain radionecrosis. Radiat Oncol. 2011; 6: 48.

[52] Williams BJ, Suki D, Fox BD, et al. Stereotactic radiosurgery for metastatic brain tumors: a comprehensive review of complications. J Neurosurg. 2009; 111 (3): 439 – 448.

[53] Chen CC, Hsu PW, Erich Wu TW, et al. Stereotactic brain biopsy: single center retrospective analysis of complications. Clin Neurol Neurosurg. 2009; 111 (10): 835 – 839.

[54] Sugahara T, Korogi Y, Tomiguchi S, et al. Post-

therapeutic intraaxial brain tumor: the value of perfusion – sensitive contrast – enhanced MR imaging for differentiating tumor recurrence from nonneoplastic contrast – enhancing tissue. Am J Neuroradiol. 2000; 21 (5): 901 – 909.

[55] Mitsuya K, Nakasu Y, Horiguchi S, et al. Perfusion weighted magnetic resonance imaging to distinguish the recurrence of metastatic brain tumors from radiation necrosis after stereotactic radiosurgery. J Neurooncol. 2010; 99 (1): 81 – 88.

[56] Asao C, Korogi Y, Kitajima M, et al. Diffusion – weighted imaging of radiation – induced brain injury for differentiation from tumor recurrence. Am J Neuroradiol. 2005; 26 (6): 1455 – 1460.

[57] Rock JP, Scarpace L, Hearshen D, et al. Associations among magnetic resonance spectroscopy, apparent diffusion coefficients, and image – guided histopathology with special attention to radiation necrosis. Neurosurgery. 2004; 54 (5): 1111 – 1117, discussion 1117 – 1119.

[58] Kimura T, Sako K, Tanaka K, et al. Evaluation of the response of metastatic brain tumors to stereotactic radiosurgery by proton magnetic resonance spectroscopy, 201TlCl single – photon emission computerized tomography, and gadolinium – enhanced magnetic resonance imaging. J Neurosurg. 2004; 100 (5): 835 – 841.

[59] Henry RG, Vigneron DB, Fischbein NJ, et al. Comparison of relative cerebral blood volume and proton spectroscopy in patients with treated gliomas. Am J Neuroradiol. 2000; 21 (2): 357 – 366.

[60] Davidson A, Tait DM, Payne GS, et al. Magnetic resonance spectroscopy in the evaluation of neurotoxicity following cranial irradiation for childhood cancer. Br J Radiol. 2000; 73 (868): 421 – 424.

[61] Horky LL, Hsiao EM, Weiss SE, Drappatz J, Gerbaudo VH. Dual phase FDG – PET imaging of brain metastases provides superior assessment of recurrence versus post – treatment necrosis. J Neurooncol. 2011; 103 (1): 137 – 146.

[62] Doyle WK, Budinger TF, Valk PE, Levin VA, Gutin PH. Differentiation of cerebral radiation necrosis from tumor recurrence by [18F] FDG and 82Rb positron emission tomography. J Comput Assist Tomogr. 1987; 11 (4): 563 – 570.

[63] Buchpiguel CA, Alavi JB, Alavi A, Kenyon LC. PET versus SPECT in distinguishing radiation

necrosis from tumor recurrence in the brain. J Nucl Med. 1995; 36 (1): 159 – 164.

[64] Lai G, Mahadevan A, Hackney D, et al. Diagnostic accuracy of PET, SPECT, and arterial spin – labeling in differentiating tumor recurrence from necrosis in cerebral metastasis after stereotactic radiosurgery. Am J Neuroradiol. 2015; 36 (12): 2250 – 2255.

[65] Cortes J, Dieras V, Ro J, et al. Afatinib alone or afatinib plus vinorelbine versus investigator's choice of treatment for HER2 – positive breast cancer with progressive brain metastases after trastuzumab, lapatinib, or both (LUXBreast 3): a randomised, open – label, multicentre, phase 2 trial. Lancet Oncol. 2015; 16 (16): 1700 – 1710.

[66] Ferrara M, Bizzozzero L, Talamonti G, D'Angelo VA. Surgical treatment of 100 single brain metastases. Analysis of the results. J Neurosurg Sci. 1990; 34 (3 – 4): 303 – 308.

[67] Patel AJ, Suki D, Hatiboglu MA, Rao VY, Fox BD, Sawaya R. Impact of surgical methodology on the complication rate and functional outcome of patients with a single brain metastasis. J Neurosurg. 2015; 122 (5): 1132 – 1143.

[68] McKay WH, McTyre ER, Okoukoni C, et al. Repeat stereotactic radiosurgery as salvage therapy for locally recurrent brain metastases previously treated with radiosurgery. J Neurosurg. 2016; 1 – 9.

[69] Levin VA, Bidaut L, Hou P, et al. Randomized doubleblind placebo – controlled trial of bevacizumab therapy for radiation necrosis of the central nervous system. Int J Radiat Oncol Biol Phys. 2011; 79 (5): 1487 – 1495.

[70] Seet RC, Rabinstein AA, Lindell PE, Uhm JH, Wijdicks EF. Cerebrovascular events after bevacizumab treatment: an early and severe complication. Neurocrit Care. 2011; 15 (3): 421 – 427.

[71] Nishimura T, Furihata M, Kubo H, et al. Intracranial hemorrhage in patients treated with bevacizumab: report of two cases. World J Gastroenterol. 2011; 17 (39): 4440 – 4444.

[72] Aoyama H, Shirato H, Tago M, et al. Stereotactic radiosurgery plus whole – brain radiation therapy vs stereotactic radiosurgery alone for treatment of brain metastases: a randomized controlled trial. JAMA. 2006; 295 (21): 2483 – 2491.

[73] Kocher M, Soffietti R, Abacioglu U, et al. Adjuvant whole – brain radiotherapy versus observation after radiosurgery or surgical resection of one to three cerebral metastases: results of the EORTC 22952 – 26001 study. J Clin Oncol. 2011; 29 (2): 134 – 141.

[74] Soffietti R, Kocher M, Abacioglu UM, et al. A European Organisation for Research and Treatment of Cancer phase III trial of adjuvant whole – brain radiotherapy versus observation in patients with one to three brain metastases from solid tumors after surgical resection or radiosurgery: quality – of – life results. J Clin Oncol. 2013; 31 (1): 65 – 72.

[75] Brown PD, Ballman KV, Cerhan JH, et al. Postoperative stereotactic radiosurgery compared with whole brain radiotherapy for resected metastatic brain disease (NCCTG N107C/CEC. 3): a multicentre, randomised, controlled, phase 3 trial. Lancet Oncol. 2017; 18 (8): 1049 – 1060.

[76] Mahajan A, Ahmed S, McAleer MF, et al. Post – operative stereotactic radiosurgery versus observation for completely resected brain metastases: a single – centre, randomised, controlled, phase 3 trial. Lancet Oncol. 2017; 18 (8): 1040 – 1048.

[77] Kepka L, Tyc – Szczepaniak D, Osowiecka K, Sprawka A, Trabska – Kluch B, Czeremszynska B. Quality of life after whole brain radiotherapy compared with radiosurgery of the tumor bed: results from a randomized trial. Clin Transl Oncol. 2017; (2): 150 – 159.

[78] Patchell RA, Tibbs PA, Regine WF, et al. Postoperative radiotherapy in the treatment of single metastases to the brain: a randomized trial. JAMA. 1998; 280 (17): 1485 – 1489.

[79] Kayama T, Sato S, Sakurada K, et al. JCOG0504: a phase III randomized trial of surgery with whole brain radiation therapy versus surgery with salvage stereotactic radiosurgery in patients with 1 to 4 brain metastases. J Clin Oncol. 2016; 34 (15 suppl): 2003.

[80] Yamamoto M, Serizawa T, Shuto T, et al. Stereotactic radiosurgery for patients with multiple brain metastases (JLGK0901): a multi – institutional prospective observational study. Lancet Oncol. 2014; 15 (4): 387 – 395.

[81] Swain SM, Baselga J, Kim SB, et al. Pertuzumab, trastuzumab, and docetaxel in HER2 – positive metastatic breast cancer. N Engl J Med. 2015; 372 (8): 724 – 734.

［82］ Lockman PR, Mittapalli RK, Taskar KS, et al. Heterogeneous blood - tumor barrier permeability determines drug efficacy in experimental brain metastases of breast cancer. Clin Cancer Res. 2010; 16 (23): 5664 - 5678.

［83］ Steeg PS, Camphausen KA, Smith QR. Brain metastases as preventive and therapeutic targets. Nat Rev Cancer. 2011; 11 (5): 352 - 363.

［84］ Kodack DP, Askoxylakis V, Ferraro GB, et al. The brain microenvironment mediates resistance in luminal breast cancer to PI3K inhibition through HER3 activation. Sci Transl Med. 2017; 9 (391).

［85］ Barker HE, Paget JT, Khan AA, Harrington KJ. The tumour microenvironment after radiotherapy: mechanisms of resistance and recurrence. Nat Rev Cancer. 2015; 15 (7): 409 - 425.

［86］ Pestalozzi BC, Brignoli S. Trastuzumab in CSF. J Clin Oncol. 2000; 18 (11): 2349 - 2351.

［87］ Dijkers EC, Oude Munnink TH, Kosterink JG, et al. Biodistribution of 89Zr - trastuzumab and PET imaging of HER2 - positive lesions in patients with metastatic breast cancer. Clin Pharmacol Ther. 2010; 87 (5): 586 - 592.

［88］ Tamura K, Kurihara H, Yonemori K, et al. 64Cu - DOTAtrastuzumab PET imaging in patients with HER2 - positive breast cancer. J Nucl Med. 2013; 54 (11): 1869 - 1875.

［89］ Lewis Phillips GD, Nishimura MC, Lacap JA, et al. Trastuzumab uptake and its relation to efficacy in an animal model of HER2 - positive breast cancer brain metastasis. Breast Cancer Res Treat. 2017; 164 (3): 581 - 591.

［90］ Bartsch R, Rottenfusser A, Wenzel C, et al. Trastuzumab prolongs overall survival in patients with brain metastases from Her2 positive breast cancer. J Neurooncol. 2007; 85 (3): 311 - 317.

［91］ Brufsky AM, Mayer M, Rugo HS, et al. Central nervous system metastases in patients with HER2 - positive metastatic breast cancer: incidence, treatment, and survival in patients from registHER. Clin Cancer Res. 2011; 17 (14): 4834 - 4843.

［92］ Park YH, Park MJ, Ji SH, et al. Trastuzumab treatment improves brain metastasis outcomes through control and durable prolongation of systemic extracranial disease in HER2 - overexpressing breast cancer patients. Br J Cancer. 2009; 100 (6): 894 - 900.

［93］ Swain SM, Baselga J, Miles D, et al. Incidence of central nervous system metastases in patients with HER2 - positive metastatic breast cancer treated with pertuzumab, trastuzumab, and docetaxel: results from the randomized phase III study CLEOPATRA. Ann Oncol. 2014; 25 (6): 1116 - 1121.

［94］ Verma S, Miles D, Gianni L, et al. Trastuzumab emtansine for HER2 - positive advanced breast cancer. N Engl J Med. 2012; 367 (19): 1783 - 1791.

［95］ Krop IE, Lin NU, Blackwell K, et al. Trastuzumab emtansine (T - DM1) versus lapatinib plus capecitabine in patients with HER2 - positive metastatic breast cancer and central nervous system metastases: a retrospective, exploratory analysis in EMILIA. Ann Oncol. 2015; 26 (1): 113 - 119.

［96］ Bartsch R, Berghoff AS, Vogl U, et al. Activity of T - DM1 in Her2 - positive breast cancer brain metastases. Clin Exp Metastasis. 2015; 32 (7): 729 - 737.

［97］ Jacot W, Pons E, Frenel JS, et al. Efficacy and safety of trastuzumab emtansine (T - DM1) in patients with HER2 - positive breast cancer with brain metastases. Breast Cancer Res Treat. 2016; 157 (2): 307 - 318.

［98］ Lin NU, Carey LA, Liu MC, et al. Phase II trial of lapatinib for brain metastases in patients with human epidermal growth factor receptor 2 - positive breast cancer. J Clin Oncol. 2008; 26 (12): 1993 - 1999.

［99］ Lin NU, Dieras V, Paul D, et al. Multicenter phase II study of lapatinib in patients with brain metastases from HER2 - positive breast cancer. Clin Cancer Res. 2009; 15 (4): 1452 - 1459.

［100］ Sutherland S, Ashley S, Miles D, et al. Treatment of HER2 - positive metastatic breast cancer with lapatinib and capecitabine in the lapatinib expanded access programme, including efficacy in brain metastasese—the UK experience. Br J Cancer. 2010; 102 (6): 995 - 1002.

［101］ Metro G, Foglietta J, Russillo M, et al. Clinical outcome of patients with brain metastases from HER2 - positive breast cancer treated with lapatinib and capecitabine. Ann Oncol. 2011; 22 (3): 625 - 630.

［102］ Smith DC, McDermott DF, Powderly JD, et al. N Engl J. 2012: 2443 - 2454.

［103］ Lin NU, Eierman W, Greil R, et al. Randomized phase II study of lapatinib plus capecitabine or lapatinib plus topotecan for patients with HER2 – positive breast cancer brain metastases. J Neurooncol. 2011; 105 (3): 613 –620.

[104] Bachelot T, Romieu G, Campone M, et al. Lapatinib plus capecitabine in patients with previously untreated brain metastases from HER2 – positive metastatic breast cancer (LAND-SCAPE): a single – group phase 2 study. Lancet Oncol. 2013; 14 (1): 64 –71.

[105] Cameron D, Casey M, Press M, et al. A phase III randomized comparison of lapatinib plus capecitabine versus capecitabine alone in women with advanced breast cancer that has progressed on trastuzumab: updated efficacy and biomarker analyses. Breast Cancer Res Treat. 2008; 112 (3): 533 –543.

[106] Pivot X, Manikhas A, Zurawski B, et al. CEREBEL (EGFl11438): a phase III, randomized, open – label study of lapatinib plus capecitabine versus trastuzumab plus capecitabine in patients with human epidermal growth factor receptor 2 – positive metastatic breast cancer. J Clin Oncol. 2015; 33 (14): 1564 –1573.

[107] Rosner D, Nemoto T, Lane WW. Chemotherapy induces regression of brain metastases in breast carcinoma. Cancer. 1986; 58 (4): 832 –839.

[108] Boogerd W, Dalesio O, Bais EM, van der Sande JJ. Response of brain metastases from breast cancer to systemic chemotherapy. Cancer. 1992; 69 (4): 972 –980.

[109] Trudeau ME, Crump M, Charpentier D, et al. Temozolomide in metastatic breast cancer (MBC): a phase II trial of the National Cancer Institute of Canada – Clinical Trials Group (NCIC – CTG). Ann Oncol. 2006; 17 (6): 952 –956.

[110] Christodoulou C, Bafaloukos D, Linardou H, et al. Temozolomide (TMZ) combined with cisplatin (CDDP) in patients with brain metastases from solid tumors: a Hellenic Cooperative Oncology Group (HeCOG) Phase II study. J Neurooncol. 2005; 71 (1): 61 –65.

[111] Rivera E, Meyers C, Groves M, et al. Phase I study of capecitabine in combination with temozolomide in the treatment of patients with brain metastases from breast carcinoma. Cancer. 2006; 107 (6): 1348 –1354.

[112] Ekenel M, Hormigo AM, Peak S, Deangelis LM, Abrey LE. Capecitabine therapy of central nervous system metastases frombreast cancer. J Neurooncol. 2007; 85 (2): 223 –227.

[113] Franciosi V, Cocconi G, Michiara M, et al. Front – line chemotherapy with cisplatin and etoposide for patients with brain metastases from breast carcinoma, nonsmall cell lung carcinoma, or malignant melanoma: a prospective study. Cancer. 1999; 85 (7): 1599 –1605.

[114] Cocconi G, Lottici R, Bisagni G, et al. Combination therapy with platinum and etoposide of brain metastases from breast carcinoma. Cancer Investig. 1990; 8 (3 –4): 327 –334.

[115] Caraglia M, Addeo R, Costanzo R, et al. Phase II study of temozolomide plus pegylated liposomal doxorubicin in the treatment of brain metastases from solid tumours. Cancer Chemother Pharmacol. 2006; 57 (1): 34 –39.

[116] Linot B, Campone M, Augereau P, et al. Use of liposomal doxorubicin – cyclophosphamide combination in breast cancer patients with brain metastases: a monocentric retrospective study. J Neurooncol. 2014; 117 (2): 253 –259.

[117] Anders C, Deal AM, Abramson V, et al. TBCRC 018: phase II study of iniparib in combination with irinotecan to treat progressive triple negative breast cancer brain metastases. Breast Cancer Res Treat. 2014; 146 (3): 557 –566.

[118] Siena S, Crino L, Danova M, et al. Dose – dense temozolomide regimen for the treatment of brain metastases from melanoma, breast cancer, or lung cancer not amenable to surgery or radiosurgery: a multicenter phase II study. Ann Oncol. 2010; 21 (3): 655 –661.

[119] Abrey LE, Olson JD, Raizer JJ, et al. A phase II trial of temozolomide for patients with recurrent or progressive brain metastases. J Neurooncol. 2001; 53 (3): 259 –265.

[120] Christodoulou C, Bafaloukos D, Kosmidis P, et al. Phase II study of temozolomide in heavily pretreated cancer patients with brain metastases. Ann Oncol. 2001; 12 (2): 249 –254.

[121] Iwamoto FM, Omuro AM, Raizer JJ, et al. A phase II trial of vinorelbine and intensive temozolomide for patients with recurrent or progressive brain metastases. J Neurooncol. 2008; 87 (1): 85 –90.

[122] Freedman RA, Gelman RS, Wefel JS, et al. Translational breast Cancer Research Consortium (TBCRC) 022: a phase II trial of neratinib for patients with human epidermal growth factor re-

ceptor 2 – positive breast cancer and brain metastases. J Clin Oncol. 2016; 34 (9): 945 – 952.

[123] Freedman RA, Gelman RS, Melisko ME, et al. TBCRC 022: phase II trial of neratinibt capecitabine for patients (Pts) with human epidermal growth factor receptor 2 (HER2 +) breast cancer brain metastases (BCBM). J Clin Oncol. 2017; 35 (15 suppl): 1005.

[124] Sequist LV, Yang JC, Yamamoto N, et al. Phase III study of afatinib or cisplatin plus pemetrexed in patients with metastatic lung adenocarcinoma with EGFR mutations. J Clin Oncol. 2013; 31 (27): 3327 – 3334.

[125] Harbeck N, Huang CS, Hurvitz S, et al. Afatinib plus vinorelbine versus trastuzumab plus vinorelbine in patients with HER2 – overexpressing metastatic breast cancer who had progressed on one previous trastuzumab treatment (LUX – Breast 1): an open – label, randomised, phase 3 trial. Lancet Oncol. 2016; 17 (3): 357 – 366.

[126] Metzger O, Barry W, Krop I, et al. Abstract P1 – 12 – 04: Phase I Dose – Escalation Trial of ONT – 380 in Combination with Trastuzumab in Patients (pts) with HER2 + Breast Cancer Brain Metastases. AACR; 2017.

[127] Hamilton E, Borges V, Conlin A, Walker L, Moulder S. Abstract P4 – 21 – 01: Efficacy Results of a Phase 1b Study of ONT – 380, an Oral HER2 – Specific Inhibitor, in Combination with Capecitabine (C) and Trastuzumab (T) in HER2 + Metastatic Breast Cancer (MBC), Including Patients (pts) with Brain Metastases (mets). AACR; 2017.

[128] Hortobagyi GN, Stemmer SM, Burris HA, et al. Ribociclib as first – line therapy for HR – positive, advanced breast cancer. N Engl J Med. 2016; 375 (18): 1738 – 1748.

[129] Finn RS, Martin M, Rugo HS, et al. Palbociclib and Letrozole in advanced breast cancer. N Engl J Med. 2016; 375 (20): 1925 – 1936.

[130] Sledge Jr GW, Toi M, Neven P, et al. MONARCH 2: abemaciclib in combination with fulvestrant in women with HR +/HER2 – advanced breast cancer who had progressed while receiving endocrine therapy. J Clin Oncol. 2017; 35 (25): 2875 – 2884.

[131] Luen SJ, Salgado R, Fox S, et al. Tumour – infiltrating lymphocytes in advanced HER2 – positive breast cancer treated with pertuzumab or placebo in addition to trastuzumab and docetaxel: a retrospective analysis of the CLEOPATRA study. Lancet Oncol. 2017; 18 (1): 52 – 62.

[132] Duchnowska R, Peksa R, Radecka B, et al. Immune response in breast cancer brain metastases and their microenvironment: the role of the PD – 1/PD – L axis. Breast Cancer Res. 2016; 18 (1): 43.

[133] Goldberg SB, Gettinger SN, Mahajan A, et al. Pembrolizumab for patients with melanoma or non – small – cell lung cancer and untreated brain metastases: early analysis of a non – randomised, open – label, phase 2 trial. Lancet Oncol. 2016; 17 (7): 976 – 983.

[134] Tawbi HA – H, Forsyth PA, Algazi AP, et al. Efficacy and safety of nivolumab (NIVO) plus ipilimumab (IPI) in patients with melanoma (MEL) metastatic to the brain: results of the phase II study CheckMate 204. J Clin Oncol. 2017; 35 (15 suppl): 9507.

[135] Long GV, Atkinson V, Menzies AM, et al. A randomized phase II study of nivolumab or nivolumab combined with ipilimumab in patients (pts) with melanoma brain metastases (mets): the Anti – PD1 Brain Collaboration (ABC). J Clin Oncol. 2017; 35 (15 suppl): 9508.

[136] Samuels Y, Wang Z, Bardelli A, et al. High frequency of mutations of the PIK3CA gene in human cancers. Science (New York NY). 2004; 304 (5670): 554.

[137] Liu P, Cheng H, Roberts TM, Zhao JJ. Targeting the phosphoinositide 3 – kinase pathway in cancer. Nat Rev. 2009; 8 (8): 627 – 644.

[138] Vogt PK, Kang S, Elsliger MA, Gymnopoulos M. Cancerspecific mutations in phosphatidylinositol 3 – kinase. Trends Biochem Sci. 2007; 32 (7): 342 – 349.

[139] Yuan TL, Cantley LC. PI3K pathway alterations in cancer: variations on a theme. Oncogene. 2008; 27 (41): 5497 – 5510.

[140] Zhao JJ, Cheng H, Jia S, et al. The p110alpha isoform of PI3K is essential for proper growth factor signaling and oncogenic transformation. Proc Natl Acad Sci USA. 2006; 103 (44): 16296 – 16300.

[141] Adamo B, Deal AM, Burrows E, et al. Phosphatidylinositol 3 – kinase pathway activation in breast cancer brain metastases. Breast Cancer Res. 2011; 13 (6): R125.

[142] Wikman H, Lamszus K, Detels N, et al. Relevance of PTEN loss in brain metastasis formation

in breast cancer patients. Breast Cancer Res. 2012; 14 (2): R49.

[143] Ni J, Ramkissoon SH, Xie S, et al. Combination inhibition of PI3K and mTORC1 yields durable remissions in mice bearing orthotopic patient – derived xenografts of HER2 – positive breast cancer brain metastases. Nat Med. 2016; 22 (7): 723 –726.

[144] Anders CK, Deal AM, Van Swearingen AED, et al. LCCC 1025: phase II study of everolimus, trastuzumab, and vinorelbine for HER2 + breast cancer brain metastases (BCBM). J Clin Oncol. 2017; 35 (15 suppl): 1011.

[145] Thomas FC, Taskar K, Rudraraju V, et al. Uptake of ANG1005, a novel paclitaxel derivative, through the blood – brain barrier into brain and experimental brain metastases of breast cancer. Pharm Res. 2009; 26 (11): 2486 –2494.

[146] O' Sullivan CC, Lindenberg M, Bryla C, et al. ANG1005 for breast cancer brain metastases: correlation between 18F – FLT – PET after first cycle and MRI in response assessment. Breast Cancer Res Treat. 2016; 160 (1): 51 –59.

[147] Kumthekar P, Tang S – C, Brenner AJ, et al. ANG1005, a novel brain – penetrant taxane derivative, for the treatment of recurrent brain metastases and leptomeningeal carcinomatosis from breast cancer. J Clin Oncol. 2016; 34 (15 suppl): 2004.

[148] Cortes J, Rugo HS, Awada A, et al. Prolonged survival in patients with breast cancer and a history of brain metastases: results of a preplanned subgroup analysis from the randomized phase III BEACON trial. Breast Cancer Res Treat. 2017; 165 (2): 329 –341.

[149] Lin NU, Stein A, Nicholas A, et al. Planned interim analysis of PATRICIA: an open – label, single – arm, phase II study of pertuzumab (P) with high – dose trastuzumab (H) for the treatment of central nervous system (CNS) progression post radiotherapy (RT) in patients (pts) with HER2 – positive metastatic breast cancer (MBC). J Clin Oncol. 2017; 35 (15 suppl): 2074.

[150] Niwinska A. Brain metastases as site of first and isolated recurrence of breast cancer: the role of systemic therapy after local treatment. Clin Exp Metastasis. 2016; 33 (7): 677 –685.

第 6 章

HER2 阳性乳腺癌新辅助治疗的研究进展

PETER A. FASCHING, MD · NAIBA NABIEVA, MD · FREDERIK STÜS, MD · MICHAEL UNTCH, MD, PHD

HER2 阳性乳腺癌新辅助治疗引言与基本原理

大约有 15%~25% 的乳腺癌患者存在人表皮生长因子 2（HER2）的过表达或基因扩增[1,2]。抗 HER2 单克隆抗体曲妥珠单抗第一次被证实用于治疗晚期 HER2 阳性乳腺癌能明显改善无进展生存期（PFS）和总生存期（OS）[3]。进一步的研究表明，HER2 阳性的早期乳腺癌在辅助化疗的基础上加用曲妥珠单抗能明显提高患者无病生存期（DFS）和 OS。基于此，曲妥珠单抗已成为 HER2 阳性乳腺癌患者辅助治疗的标准选择[4-6]。

多个研究表明新辅助治疗的预后等同于辅助治疗[7-9]。最近的一项早期乳腺癌试验协作组（EBCTCG）的荟萃分析显示，新辅助治疗虽然在远期复发和死亡率方面没有劣势，但经过新辅助治疗肿块缩小后进行保乳手术的局部复发率要明显高于未经新辅助治疗而进行的根治术[10]。

新辅助治疗与辅助治疗相比有较多的优势。由于肿瘤缩小，新辅助治疗不但可以增加保乳率[10,11]，而且还可以提供重要的预后信息[9]，术后达到病理完全缓解（pCR）的患者相比未达到 pCR 者具有更好的生存获益[8,9,12]。汇总分析已经证实，pCR 和 DFS、OS 在三阴性乳腺癌和 HER2 阳性乳腺癌中存在强关联，特别是激素受体阴性、HER2 阳性乳腺癌[13,14]。事实上，为加速新药的批准上市，美国食品和药品管理局（FDA）和欧洲药品管理局（EMA）都同意把 pCR 作为新辅助临床研究的主要终点，并作为预后的替代指标[15-17]。

抗 HER2 新辅助治疗的临床研究

针对 HER2 阳性乳腺癌的新辅助治疗有一系列的相关临床研究。表 6.1 显示了相关的临床研究、研究设计和研究结果。

表 6.1　不同研究中不同定义的 pCR

研究	时间	国别	入组病例数（n）	期别	是否随机	新辅助治疗分组	pCR	P 值
BERENICE[49]	2017	全球	400	II	是	A: 多柔比星 + 环磷酰胺序贯紫杉醇 + 曲妥珠单抗 + 帕妥珠单抗 B: 5 – FU + 表阿霉素 + 环磷酰胺序贯西他赛 + 曲妥珠单抗 + 帕妥珠单抗	A: 61.8%（95% CI 54.7~68.6） B: 60.7%（95% CI 53.6~67.5）	NA
CALGB 40601[26]	2016	美国	295	III	是	A: 泰素 + 曲妥珠单抗 B: 泰素 + 拉帕替尼 C: 泰素 + 曲妥珠单抗 + 帕妥珠单抗	A: 44%（95% CI 35%~53%） B: 27%（95% CI 18%~40%） C: 52%（95% CI 43%~61%）	NA
CHER – LOB[50]	2012	意大利	121	II	是	A: 泰素 + 曲妥珠单抗序贯 5 – FU + 表阿霉素 + 环磷酰胺序贯曲妥珠单抗 B: 泰素 + 拉帕替尼序贯 5 – FU + 表阿霉素 + 环磷酰胺 + 拉帕替尼 C: 泰素 + 曲妥珠单抗 + 拉帕替尼序贯 5 – FU + 表阿霉素 + 环磷酰胺 + 曲妥珠单抗 + 拉帕替尼	A: 25%（90% CI 13.1%~36.9%） B: 26.3%（90% CI 14.5%~38.1%） C: 46.7%（90% CI 34.4%~58.9%）	C 对 A 和 B: 0.019
GEICAM/2006 – 14[51]	2014	西班牙	99	II	是	A: 表阿霉素 + 环磷酰胺序贯多西他赛 + 曲妥珠单抗 B: 表阿霉素 + 环磷酰胺序贯多西他赛 + 拉帕替尼	A: 47.9%（95% CI 33.8%~62.0%） B: 23.5%（95% CI 11.9%~35.1%）	0.0112

续表

研究	时间	国别	入组病例数（n）	期别	是否随机	新辅助治疗分组	pCR	P 值
GeparQuattro[21]	2010	德国	445	III	是	A：表阿霉素 + 环磷酰胺 + 曲妥珠单抗序贯多西他赛 + 曲妥珠单抗 B：表阿霉素 + 环磷酰胺 + 曲妥珠单抗序贯多西他赛 + 曲妥珠单抗 + 卡培他滨 C：表阿霉素 + 环磷酰胺 + 曲妥珠单抗序贯多西他赛 + 曲妥珠单抗序贯卡培他滨 + 曲妥珠单抗	A：32.9%（无 CI 信息） B：31.3%（无 CI 信息） C：34.6%（无 CI 信息）	NA
GeparQuinto[23]	2012	德国、瑞典	615	III	是	A：表阿霉素 + 环磷酰胺 + 曲妥珠单抗序贯多西他赛 + 曲妥珠单抗 B：表阿霉素 + 环磷酰胺 + 拉帕替尼序贯多西他赛 + 拉帕替尼	A：30.3%（无 CI 信息） B：22.7%（无 CI 信息）	0.04
GeparSixto[52]	2014	德国	273	II	是	A：紫杉醇 + 脂质体阿霉素 + 拉帕替尼 + 卡铂 B：紫杉醇 + 脂质体阿霉素 + 拉帕替尼	A：32.8%（95% CI 25.0 ~ 40.7） B：36.8%（95% CI 28.7 ~ 44.9）	0.581
GeparSepto[36]	2016	德国	396	III	是	A：白蛋白紫杉醇 + 曲妥珠单抗 + 帕妥珠单抗序贯表阿霉素 + 环磷酰胺 + 曲妥珠单抗 + 帕妥珠单抗 B：紫杉醇 + 曲妥珠单抗 + 帕妥珠单抗序贯表阿霉素 + 环磷酰胺 + 曲妥珠单抗 + 帕妥珠单抗	A：62%（无 CI 信息） B：54%（无 CI 信息）	0.13

续表

研究	时间	国别	入组病例数(n)	期别	是否随机	新辅助治疗分组	pCR	P值
HannaH[53]	2012	全球	523	III	是	A：多西他赛+曲妥珠单抗（静注）序贯5-FU+表阿霉素+环磷酰胺（静注） B：多西他赛+曲妥珠单抗（皮下）序贯5-FU+表阿霉素+环磷酰胺（皮下）	A：34.2%（95% CI 28.5~40.3） B：39.2%（95% CI 33.3~45.5）	NA
KRISTINE[33]	2018	全球	444	III	是	A：TDM-1+帕妥珠单抗 B：多西他赛+卡铂+曲妥珠单抗+帕妥珠单抗	A：44.4%（无CI信息） B：55.7%（无CI信息）	0.016
NeoALTTO[24]	2012	全球	440	III	是	A：拉帕替尼序贯紫杉醇+拉帕替尼 B：曲妥珠单抗序贯紫杉醇+曲妥珠单抗 C：拉帕替尼+曲妥珠单抗序贯紫杉醇序贯拉帕替尼+曲妥珠单抗	A：20.0%（97.5% CI 13.9~27.3） B：27.6%（97.5% CI 20.5~36.2） C：46.8%（无CI信息）	B对C：0.13 C对B：0.0007
NeoSphere[29]	2012	全球	417	II	是	A：曲妥珠单抗+多西他赛 B：曲妥珠单抗+帕妥珠单抗+多西他赛 C：曲妥珠单抗+帕妥珠单抗 D：帕妥珠单抗+多西他赛	A：21.5%（95% CI 14.1~30.5） B：39.3%（95% CI 30.0~49.2） C：11.2%（95% CI 5.9~18.8） D：17.7%（95% CI 10.7~26.8）	NA
NOAH[19]	2010	全球	235	III	是	A：多柔比星+紫杉醇序贯紫杉醇序贯环磷酰胺+甲氨蝶呤+5-FU B：多柔比星+紫杉醇序贯紫杉醇序贯环磷酰胺+甲氨蝶呤+5-FU+曲妥珠单抗	A：19%（无CI信息） B：38%（无CI信息）	0.001

续表

研究	时间	国别	入组病例数 (n)	期别	是否随机	新辅助治疗分组	pCR	P 值
NSABP B41[27]	2013	美国	518	Ⅲ	是	A: 多柔比星 + 环磷酰胺序贯紫杉醇 + 曲妥珠单抗 B: 多柔比星 + 环磷酰胺序贯紫杉醇 + 拉帕替尼 C: 多柔比星 + 环磷酰胺序贯紫杉醇 + 曲妥珠单抗 + 拉帕替尼	A: 49.4% (95% CI 41.8~56.5) B: 47.4% (95% CI 39.8~54.6) C: 60.2% (95% CI 52.5~67.1)	C 对 A: 0.056 B 对 A: 0.78
TECHNO[18]	2011	德国	217	Ⅱ	否	表阿霉素 + 环磷酰胺序贯紫杉醇 + 曲妥珠单抗	pCR: 22.6% (无 CI 信息)	NA
TRYPHAENA[54]	2013	全球	225	Ⅱ	是	A: 5 − FU + 表阿霉素 + 环磷酰胺 + 曲妥珠单抗 + 帕妥珠单抗序贯多西他赛 + 帕妥珠单抗 B: 5 − FU + 表阿霉素 + 环磷酰胺序贯多西他赛 + 曲妥珠单抗 + 帕妥珠单抗 C: 多西他赛 + 卡铂 + 曲妥珠单抗 + 帕妥珠单抗	A: 50.7% (无 CI 信息) B: 45.3% (无 CI 信息) C: 51.9% (无 CI 信息)	NA
WSG − ADAPT HER2 +/HR −[55]	2017	德国	132	Ⅱ	是	A: 曲妥珠单抗 + 帕妥珠单抗 B: 曲妥珠单抗 + 帕妥珠单抗 + 紫杉醇	A: 24.4% (无 CI 信息) B: 78.6% (无 CI 信息)	NA
WSG − ADAPT HER2 +/HR +[32]	2016	德国	376	Ⅱ	是	A: T − DM1 B: T − DM1 + 内分泌治疗 C: 曲妥珠单抗 + 内分泌治疗	A: 40.5% (无 CI 信息) B: 45.8% (无 CI 信息) C: 6.7% (无 CI 信息)	A 和 B 对 C: 0.001

NA，未评估。如果 ypT0 ypN0 和 ypT0 /is ypN0 在研究分析分析中同时报告，则在此仅报告 ypT0 ypN0 的结果。如果 pCR 结果分别针对乳房和乳房 + 淋巴结进行分析，则在此仅报告乳房及淋巴结的 pCR 结果。如果研究中仅报告 ypT0 /is ypN0 结果或仅统计乳房的 pCR 结果，则这些结果仅代表所在研究的 pCR 结果。

将曲妥珠单抗引入新辅助治疗

TECHNO 试验是首次探索新辅助化疗联合曲妥珠单抗治疗的 pCR 率及其对预后影响的临床试验之一。共有39%的患者达到了 pCR，证明了这种疗法在新辅助治疗中的高效性。获得 pCR 的患者3年 OS 为96.3%，而未达 pCR 的患者为85.0%（$P=0.007$）。pCR 是患者生存的唯一重要预后因素［DFS 风险比（HR）2.49，95% CI 1.22～5.09，$P=0.013$；OS HR 4.91，95% CI 1.42～17.00，$P=0.012$］[18]。

在 NOAH 试验中，局部晚期乳腺癌患者给予新辅助化疗，加或不加曲妥珠单抗（新辅助靶向联合化疗，后续单药靶向以完成一年的治疗）。曲妥珠单抗组中38%的 HER2 阳性患者达到了 pCR，而对照组只有19%（$P=0.001$）。曲妥珠单抗组的3年 DFS 为71%（95% CI 61%～78%），OS 为87%（95% CI 79%～92%），而单纯化疗组的3年 DFS 为56%（95% CI 46%～65%），OS 为79%（95% CI 70%～86%）[19]。随着随访时间的延长，曲妥珠单抗组的生存获益仍然存在。接受曲妥珠单抗治疗后获得 pCR 的患者 DFS（HR 0.29，95% CI 0.11～0.78）和 OS（HR 0.27，95% CI 0.09～0.83）得到显著改善，再次证明了 HER2 阳性乳腺癌接受含曲妥珠单抗的新辅助治疗后获得 pCR 的患者有更好的预后[20]。GeparQuattro 研究也证实了在含蒽环类的新辅助化疗方案中加入曲妥珠单抗能明显提高 pCR 率[21]。

拉帕替尼联合曲妥珠单抗在新辅助治疗中的应用

拉帕替尼是首个被批准用于治疗 HER2 阳性转移性乳腺癌的小分子酪氨酸激酶抑制剂[22]。GeparQuinto 研究探索了含拉帕替尼的新辅助化疗方案是否等同于含曲妥珠单抗的新辅助化疗方案。结果显示，曲妥珠单抗组有30.3%的患者达到 pCR，而拉帕替尼组仅有22.7%的患者达到 pCR（OR 0.68，95% CI 0.47%～0.97%，$P=0.04$）[23]。在 NeoALLTO 试验中，拉帕替尼、曲妥珠单抗和拉帕替尼加曲妥珠单抗分别与新辅助化疗联合。拉帕替尼组的 pCR 率为20.0%，而曲妥珠单抗组为27.6%（$P=0.13$）。然而，与单用曲妥珠单抗相比，拉帕替尼和曲妥珠单抗的双靶联合有更高的 pCR 率，为46.8%（OR 2.39；97.5% CI 1.36～4.26；$P=0.0007$），但拉帕替尼比曲妥珠单抗有更多的不良事件[24]。后续的分析显示，拉帕替尼组3年无事件生存率（EFS）为78%（95% CI 70%～84%），OS 为93%（95% CI 87%～96%），曲妥珠单抗组为76%（95% CI 68%～82%）和90%（95% CI 84%～94%），双靶联合组为84%（95% CI 77%～89%）和95%（95% CI 90%～98%）。EFS 和 OS 三者之间的差异不大。然而，获得 pCR 的患者却有更高的3年 EFS（HR 0.38，95% CI 0.22～0.63，$P=0.0003$）和 OS（HR 0.35，95% CI 0.15～0.70，$P=0.005$），再次证明了 pCR 对于新辅助治疗的重要性[25]。相比之下，另外两项新辅助靶向研究 NSABP B41 和 CALGB 40601 未能证明拉帕替尼取代曲妥珠单抗或两者联合比单独使用曲妥珠单抗在 pCR 方面有更好的优势[26,27]。因此，拉帕替尼尚未被推荐用于新辅助治疗。

帕妥珠单抗和曲妥珠单抗

帕妥珠单抗联合曲妥珠单抗双重抗 HER2 的安全性和有效性已经在晚期乳腺癌中得到证实，该治疗方案也首次被批准用于 HER2 阳性转移性乳腺癌[28]。在一项 4 臂 Ⅱ 期 NeoSphere 试验中，患者都接受了新辅助治疗，共分 4 组：多西紫杉醇加曲妥珠单抗（TH），多西紫杉醇加帕妥珠单抗（TP），多西紫杉醇加曲妥珠单抗和帕妥珠单抗（THP），或曲妥珠单抗加帕妥珠单抗而无化疗（HP）。所有患者均在后续辅助治疗中接受 FEC 方案化疗。在 THP 组中观察到最高的 pCR 率（45.8%；95% CI 36.1 ~ 55.7），而 TH 组的 pCR 率为 29.0%（95% CI 20.6 ~ 38.5），TP 组的 pCR 率为 24.0%（95% CI 为 15.8 ~ 33.7），HP 组 pCR 率仅为 16.8%（95 % CI 10.3 ~ 25.3）。正是由于 THP 方案的高 pCR 率（且严重不良事件的发生率没有显著增加），FDA 在 2013 年批准了这种新辅助治疗方案[29]。接受多西紫杉醇联合曲妥珠单抗和帕妥珠单抗治疗的患者 5 年 PFS 和 DFS 分别为 86%（95% CI 77 ~ 91）和 84%（95% CI 72 ~ 91）。所有组别中获得 pCR 的患者比没有获得 pCR 的患者有更长的 PFS（85% 对

76%； HR 0.54； 95% CI 0.29 ~ 1.00）[30]。

一项 3 臂 Ⅱ 期 TRYPHAENA 试验也评估了使用帕妥珠单抗加曲妥珠单抗的双靶抗 HER2 治疗在新辅助治疗中的作用。由于蒽环类与曲妥珠单抗联合应用会加重心脏毒性[3,31]，本研究有一组非蒽环类药物的 TCbHP 方案（多西他赛，卡铂，曲妥珠单抗，帕妥珠单抗，TCbH 方案在辅助治疗中已经证明与含蒽环类方案相比具有相似的疗效和较低的毒性）[6]，患者在手术前接受了 6 个周期的 TCbHP。另外两组评估了基于蒽环类药物方案的安全性和 pCR 率：3 个周期的 FEC 同时给予 HP，然后序贯 3 个周期的 THP（FECHP - THP）或 3 个周期的 FEC，然后序贯 3 个周期的 THP（FEC - THP）。3 组均观察到了较高的 pCR 率，而在非蒽环类的 TCbHP 组中具有最高 pCR 率。TCbHP 的 pCR 率（ypT0 ／ is）为 66.2%（n = 76），FECHP - THP 为 61.6%（n = 72），FEC - THP 为 57.3%（n = 75）。基于这项研究的结果，FDA 在 2013 年批准了 TCbHP 和 FEC - THP 方案作为新辅助治疗方案。蒽环类和 HP 同时使用的 FECHP - THP 方案由于缺乏确切的心脏安全性而未获得 FDA 批准。

T - DM1

鉴于抗体药物偶联物 T - DM1 在转移性乳腺癌中的活性和良好的耐受性，已有研究设计评估该药物是否可以在早期乳腺癌中取代传统的细胞毒性化学药

物。在针对 HER2 阳性激素受体阳性乳腺癌患者的 ADAPT 试验中，比较 T - DM1［单独或与芳香化酶抑制剂（AI）联合］与曲妥珠单抗加芳香化酶抑制剂在新辅助治疗中的疗效。中期分析显示，用 T - DM1 治疗 12 周后，pCR 率大于 40%[32]，在统计学上显著高于曲妥珠单抗加 AI 组。有趣的是，T - DM1 基础上加用 AI 并未提高 pCR 率。虽然这些数据很有吸引力并且支持对一些激素受体共表达的患者可以考虑进行降阶梯的治疗策略，但是 Ⅲ 期 KRISTINE（TRIO - 021）研究表明，新辅助 TCb-HP 明显优于 T - DM1 + 帕妥珠单抗。两组的 pCR 率（55.7% 对 44.4%，$P = 0.016$）有显著差异[33]。目前，T - DM1 在早期乳腺癌的治疗价值仍处于研究阶段。正在进行的研究如 ATEMPT（NCT01853748）将进一步确定 T - DM1 是否在低风险患者的治疗中发挥作用。

CDK4/6 抑制剂

鉴于在激素受体阳性、HER2 阴性乳腺癌中的确切疗效，CDK4/6 抑制剂目前正在进行在激素受体阳性、HER2 阳性乳腺癌中与抗 HER2 靶向治疗相结合的研究探索[34]。在 NA - PHER2 研究中，针对激素受体阳性、HER2 阳性的乳腺癌患者，给予曲妥珠单抗 + 帕妥珠单抗联合选择性雌激素受体拮抗剂氟维司群和 CDK4/6 抑制剂帕博西林的新辅助治疗方案。结果显示，术后肿瘤的 Ki -67 表达与治疗前的基线相比有明显降低（$P = 0.013$），表明 CDK4/6 抑制可

能是该类人群的可行的联合治疗用药[35]。

新辅助化疗的优化

许多临床试验探索了在 HER2 阳性乳腺癌中新辅助化疗药物的疗效。例如，GeparSepto 试验比较了在激素受体阳性、HER2 阳性或三阴性乳腺癌患者新辅助治疗中，白蛋白紫杉醇联合表阿霉素和环磷酰胺与溶剂型紫杉醇联合表阿霉素和环磷酰胺的疗效，HER2 阳性患者同时接受帕妥珠单抗和曲妥珠单抗治疗。与溶剂型紫杉醇相比，总体人群两组的 pCR 率没有显著差异（62% 对 54%；$P = 0.13$），两者在激素受体阴性、HER2 阳性组以及激素受体阳性、HER2 阳性组的 pCR 率也没有显著差异（分别为 $P = 0.49$ 和 $P = 0.30$）[36]。总研究人群显示白蛋白紫杉醇组的 DFS 有明显获益（HR = 0.69；95% CI 0.54 ~ 0.89）。尽管 HER2 阳性亚组没有统计学上的显著获益，但激素受体阴性、HER2 阳性患者的 HR 值最低（0.50；95% CI：0.18 ~ 1.41）。

pCR 和预后：对临床实践的影响

国内和国际治疗指南把新辅助治疗作为 HER2 阳性乳腺癌的一种治疗选择写入指南已经有很多年。鉴于 pCR 可能是 HER2 阳性乳腺癌长期预后的替代指标[13,14]，所以 FDA 和 EMA 都认为 pCR 率是新辅助治疗中可接受的终点[15,16]。事实上，就因为有很好的 pCR 率，所以

帕妥珠单抗被批准用于原发性 HER2 阳性乳腺癌的新辅助治疗[37,38]。虽然在辅助性 APHINITY 试验中，在标准的含曲妥珠单抗辅助化疗的基础上加入帕妥珠单抗后，并没有表现出 DFS 的很大改善，但是在抗 HER2 新辅助治疗临床试验中 pCR 率的增加与更好的预后之间似乎存在一定的正相关[17,30]。也就是说，新辅助治疗中的几项关于曲妥珠单抗 + 化疗与单独化疗的疗效对比或两种抗 HER2 药物疗效对比的试验证明了比值比和危险比（HR）之间的合理相关性（图 6.1）。这些试验中 pCR 的改善越高，患者在预后方面受益越多。

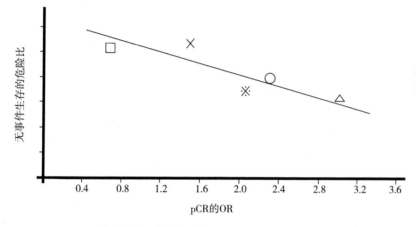

× NeoALTTO:拉帕替尼 vs.曲妥珠单抗
△ NOAH:新辅助曲妥珠单抗序贯化疗序贯曲妥珠单抗 vs.化疗

※ NeoSphere:曲妥珠单抗+帕妥珠单抗+化疗 vs.曲妥珠单抗+化疗

○ NeoALTTO:拉帕替尼+曲妥珠单抗 vs.曲妥珠单抗
□ GeparQuinto:表阿霉素+环磷酰胺序贯多西他赛+拉帕替尼 vs.曲妥珠单抗

图 6.1　在抗 HER2 新辅助治疗的前瞻性随机试验中病理完全缓解（pCR）的比值比（OR）与无事件生存（EFS）的危险比（HR）之间的相关性。pCR 的 OR 值越高，EFS 的 HR 值越低

治疗反应的分子预测指标

新辅助研究设计的一个很大优点就是可以在全身治疗之前、期间和之后进行连续肿瘤活检，这使得科学家能够评估各种耐药机制并探索预测治疗反应的生物标志物。

基因组不稳定性

在 NeoALTTO 试验期间收集的肿瘤样本的基因组分析表明，通过拷贝数变化测量，较高的 pCR 率可能与较高的基因组不稳定性（$P = 0.03$）相关。这种效应在激素受体阳性 HER2 阳性乳腺癌患者中似乎更强。虽然无法找到预测 EFS

的基因或区域，但可以明确的是 6 号染色体上两个区域的扩增与较高的 pCR 显著相关（$P = 0.00005$ 和 $P = 0.00087$）[39]。

基因表达

在 CALBG 40601 研究中，还研究了基因组特征。较高的 $HER2$ 表达被认为是与较高 pCR 率相关的独立因子，而雌激素受体 1（$ESR1$）表达似乎与较低的 pCR 率相关。多变量分析显示，pCR 与 $ESR1$（OR 0.71；95% CI 0.54 ~ 0.93；$P = 0.0139$）、$HER2$（OR 1.68；CI 95% 1.25 ~ 2.28；$P < 0.001$）和 $TP53$（OR 2.33；95% CI 1.18 ~ 4.71；$P = 0.014$）的特征具有显著相关性[26]。

同源性磷酸酶张力蛋白（$PTEN$）的作用也备受关注。研究表明，相比低 $PTEN$ 表达的肿瘤，高 $PTEN$ 表达的肿瘤与较高的 pCR 率相关（57.1% 对 27.6%；$P = 0.010$）。该分析还显示 $PTEN$ 与磷脂酰肌醇 3 - 激酶（$PI3KCA$）突变之间可能存在相互作用，但需要进一步的研究[40]。

磷脂酰肌醇 3 - 激酶（$PI3KCA$）的激活突变

$PI3KCA$ 突变已显示与 HER2 阳性乳腺癌中较低的 pCR 显著相关（$P < 0.001$），尤其是激素受体共表达患者（7.6% 对野生型组 24.2%；$P < 0.001$）。那些激素受体阳性的患者似乎有明显更差的 DFS（HR 1.56；95% CI 1.00 ~ 2.45；$P = 0.050$），这表明激素受体和 $PI3KCA$ 突变状态之间可能存在交互作用，这可能也是抗 HER2 治疗耐药机制的一种[41]。进一步的研究也得出了类似的结果[42,43]。基于认识到 $PI3KCA$ 的激活突变可能导致肿瘤对 HER2 靶向治疗的耐药，neoPHOEBE 试验旨在评估在新辅助治疗中 PI3K 抑制剂 buparlisib 联合曲妥珠单抗和化疗的疗效。由于入组的患者有很大一部分发生了肝毒性，因此被迫停止了患者入组，导致该研究最终未能完成[44]。另一个 PI3K 抑制剂 alpelisib 似乎比 buparlisib 毒性低，之前的研究证明该药对有 $PI3KCA$ 突变的激素受体阳性/ HER2 阴性转移性乳腺癌患者有效[45]，故 PI3K 抑制或许可以进一步改善 HER2 阳性乳腺癌患者的预后。

免疫反应性

免疫反应性也可以预测 HER2 阳性乳腺癌新辅助治疗的疗效。新辅助治疗研究 CALGB 40601 的基于 RNA 基因表达特征的分析显示，通过 IgG 特征检测到的肿瘤免疫活化与更长的 DFS 有显著的相关性（HR = 0.69；$P = 0.05$），表明这种特征可能具有预后价值[46]。此外，数据还表明达到 pCR 的患者似乎具有活化的免疫应答[47]。Margetuximab 是一种新型抗 HER2 靶向药物，其设计的 Fc 段对 Fc - γ ⅢA 的高度亲和力，似乎能够增强抗体依赖细胞介导的细胞毒作用（ADCC）并具有良好的耐受性[48]，目前正在进行针对 HER2 阳性转移性乳

腺癌的 Ⅲ 期 SOPHIA 试验。

小结

关于 HER2 阳性乳腺癌的最佳新辅助治疗方案的许多问题依然没有答案，目前正在广泛开展新的药物组合和治疗顺序的临床试验。新的抗药机制和反应预测指标尚不完全清楚，治疗方案要从成熟的晚期延伸到早期新辅助，就要求对患者生存和耐受性有更大的提升，需要进一步的研究来回答这些问题。

参考文献

[1] Wolff AC, Hammond ME, Hicks DG, et al. Recommendations for human epidermal growth factor receptor 2 testing in breast cancer: American Society of Clinical Oncology/College of American Pathologists clinical practice guideline update. J Clin Oncol. 2013; 31: 3997 – 4013.

[2] Hartkopf AD, Huober J, Volz B, et al. Treatment landscape of advanced breast cancer patients with hormone receptor positive HER2 negative tumors – data from the German PRAEGNANT breast cancer registry. Breast. 2018; 37: 42 – 51.

[3] Slamon DJ, Leyland – Jones B, Shak S, et al. Use of chemotherapy plus a monoclonal antibody against HER2 for metastatic breast cancer that overexpresses HER2. N Engl J Med. 2001; 344: 783 – 792.

[4] Piccart – Gebhart MJ, Procter M, Leyland – Jones B, et al. Trastuzumab after adjuvant chemotherapy in HER2 – positive breast cancer. N Engl J Med. 2005; 353: 1659 – 1672.

[5] Perez EA, Romond EH, Suman VJ, et al. Trastuzumab plus adjuvant chemotherapy for human epidermal growth factor receptor 2 – positive breast cancer: planned joint analysis of overall survival from NSABP B – 31 and NCCTG N9831. J Clin Oncol. 2014; 32: 3744

– 3752.

[6] Slamon D, Eiermann W, Robert N, et al. Adjuvant trastuzumab in HER2 – positive breast cancer. N Engl J Med. 2011; 365: 1273 – 1283.

[7] Mauri D, Pavlidis N, Ioannidis JP. Neoadjuvant versus adjuvant systemic treatment in breast cancer: a meta – analysis. J Natl Cancer Inst. 2005; 97: 188 – 194.

[8] Mieog JS, van der Hage JA, van de Velde CJ. Preoperative chemotherapy for women with operable breast cancer. Cochrane Database Syst Rev. 2007: CD005002.

[9] Fisher B, Bryant J, Wolmark N, et al. Effect of preoperative chemotherapy on the outcome of women with operable breast cancer. J Clin Oncol. 1998; 16: 2672 – 2685.

[10] Early Breast Cancer Trialists′ Collaborative G. Long – term outcomes for neoadjuvant versus adjuvant chemotherapy in early breast cancer: meta – analysis of individual patient data from ten randomised trials. Lancet Oncol. 2018; 19: 27 – 39.

[11] Fisher B, Brown A, Mamounas E, et al. Effect of preoperative chemotherapy on local – regional disease in women with operable breast cancer: findings from National Surgical Adjuvant Breast and Bowel Project B – 18. J Clin Oncol. 1997; 15: 2483 – 2493.

[12] Esserman LJ, Berry DA, DeMichele A, et al. Pathologic complete response predicts recurrence – free survival more effectively by cancer subset: results from the I – SPY 1 TRIAL – CALGB 150007/150012, ACRIN 6657. J Clin Oncol. 2012; 30: 3242 – 3249.

[13] Cortazar P, Zhang L, Untch M, et al. Pathological complete response and long – term clinical benefit in breast cancer: the CTNeoBC pooled analysis. Lancet. 2014; 384: 164 – 172.

[14] von Minckwitz G, Untch M, Blohmer JU, et al. Definition and impact of pathologic complete response on prognosis after neoadjuvant chemotherapy in various intrinsic breast cancer subtypes. J Clin Oncol. 2012; 30: 1796 – 1804.

[15] European Medicines Agency. The Role of the Pathological Complete Response as an Endpoint in Neoadjuvant Breast Cancer Studies: 2014. http://www.ema.europa.eu/docs/en_GB/document_library/Scientific_guideline/2014/04/WC500165781.pdf.

[16] US Department of Health and Human Services. Guidance for Industry Pathological Complete Response in Neoadjuvant Treatment of High – risk Early – stage Breast Cancer: Use as an Endpoint to Support Accelerated Approval. Food and Drug Administration Center for Drug Evaluation and Research; 2014. https://www. fda. gov/downloads/drugs/guidances/ucm305501. pdf 2014.

[17] Cortazar P, Geyer Jr. CE. Pathological complete response in neoadjuvant treatment of breast cancer. Ann Surg Oncol. 2015; 22: 1441 –1446.

[18] Untch M, Fasching PA, Konecny GE, et al. Pathologic complete response after neoadjuvant chemotherapy plus trastuzumab predicts favorable survival in human epidermal growth factor receptor 2 – overexpressing breast cancer: results from the TECHNO trial of the AGO and GBG study groups. J Clin Oncol. 2011; 29: 3351 –3357.

[19] Gianni L, Eiermann W, Semiglazov V, et al. Neoadjuvant chemotherapy with trastuzumab followed by adjuvant trastuzumab versus neoadjuvant chemotherapy alone, in patients with HER2 – positive locally advanced breast cancer (the NOAH trial): a randomised controlled superiority trial with a parallel HER2 – negative cohort. Lancet. 2010; 375: 377 –384.

[20] Gianni L, Eiermann W, Semiglazov V, et al. Neoadjuvant and adjuvant trastuzumab in patients with HER2 – positive locally advanced breast cancer (NOAH): follow – up of a randomised controlled superiority trial with a parallel HER2 – negative cohort. Lancet Oncol. 2014; 15: 640 –647.

[21] Untch M, Rezai M, Loibl S, et al. Neoadjuvant treatment with trastuzumab in HER2 – positive breast cancer: results from the GeparQuattro study. J Clin Oncol. 2010; 28: 2024 –2031.

[22] Cameron D, Casey M, Press M, et al. A phase III randomized comparison of lapatinib plus capecitabine versus capecitabine alone in women with advanced breast cancer that has progressed on trastuzumab: updated efficacy and biomarker analyses. Breast Cancer Res Treat. 2008; 112: 533 –543.

[23] Untch M, Loibl S, Bischoff J, et al. Lapatinib versus trastuzumab in combination with neoadjuvant anthracycline – taxane – based chemotherapy

(GeparQuinto, GBG 44): a randomised phase 3 trial. Lancet Oncol. 2012; 13: 135 –144.

[24] Baselga J, Bradbury I, Eidtmann H, et al. Lapatinib with trastuzumab for HER2 – positive early breast cancer (NeoALTTO): a randomised, open – label, multicentre, phase 3 trial. Lancet. 2012; 379: 633 –640.

[25] de Azambuja E, Holmes AP, Piccart – Gebhart M, et al. Lapatinib with trastuzumab for HER2 – positive early breast cancer (NeoALTTO): survival outcomes of a randomised, open – label, multicentre, phase 3 trial and their association with pathological complete response. Lancet Oncol. 2014; 15: 1137 –1146.

[26] Carey LA, Berry DA, Cirrincione CT, et al. Molecular heterogeneity and response to neoadjuvant human epidermal growth factor receptor 2 targeting in CALGB 40601, a randomized phase III trial of paclitaxel plus trastuzumab with or without lapatinib. J Clin Oncol. 2016; 34: 542 –549.

[27] Robidoux A, Tang G, Rastogi P, et al. Lapatinib as a component of neoadjuvant therapy for HER2 – positive operable breast cancer (NSABP protocol B – 41): an open – label, randomised phase 3 trial. Lancet Oncol. 2013; 14: 1183 –1192.

[28] Swain SM, Kim SB, Cortes J, et al. Pertuzumab, trastuzumab, and docetaxel for HER2 – positive metastatic breast cancer (CLEOPATRA study): overall survival results from a randomised, double – blind, placebo – controlled, phase 3 study. Lancet Oncol. 2013; 14: 461 –471.

[29] Gianni L, Pienkowski T, Im YH, et al. Efficacy and safety of neoadjuvant pertuzumab and trastuzumab in women with locally advanced, inflammatory, or early HER2 – positive breast cancer (NeoSphere): a randomised multicentre, open – label, phase 2 trial. Lancet Oncol. 2012; 13: 25 –32.

[30] Gianni L, Pienkowski T, Im YH, et al. 5 – year analysis of neoadjuvant pertuzumab and trastuzumab in patients with locally advanced, inflammatory, or early – stage HER2 – positive breast cancer (NeoSphere): a multicentre, open – label, phase 2 randomised trial. Lancet Oncol. 2016; 17: 791 –800.

[31] Romond EH, Perez EA, Bryant J, et al. Trastuzumab plus adjuvant chemotherapy for operable

HER2 – positive breast cancer. N Engl J Med. 2005; 353: 1673 – 1684.

[32] Harbeck N, Gluz O, Christgen M, et al. Abstract S5 – 03: final analysis of WSG – ADAPT HER2 + /HR + phase II trial: efficacy, safety, and predictive markers for 12 – weeks of neoadjuvant TDM1 with or without endocrine therapy versus trastuzumab + endocrine therapy in HER2 – positive hormone – receptor – positive early breast cancer. Cancer Res. 2016; 76. S5 – 03 – S05 – 03.

[33] Hurvitz SA, Martin M, Symmans WF, et al. Neoadjuvant trastuzumab, pertuzumab, and chemotherapy versus trastuzumab emtansine plus pertuzumab in patients with HER2 – positive breast cancer (KRISTINE): a randomised, open – label, multicentre, phase 3 trial. Lancet Oncol. 2018; 19: 115 – 126.

[34] Corona SP, Ravelli A, Cretella D, et al. CDK4/6 inhibitors in HER2 – positive breast cancer. Crit Rev Oncol Hematol. 2017; 112: 208 – 214.

[35] Gianni L, Bisagni G, Colleoni M, et al. Neoadjuvant treatment with trastuzumab and pertuzumab plus palbociclib and fulvestrant in HER2 – positive, ER – positive breast cancer (NA – PHER2): an exploratory, open – label, phase 2 study. Lancet Oncol. 2018; 19: 249 – 256.

[36] Untch M, Jackisch C, Schneeweiss A, et al. Nab – paclitaxel versus solvent – based paclitaxel in neoadjuvant chemotherapy for early breast cancer (GeparSepto – GBG 69): a randomised, phase 3 trial. Lancet Oncol. 2016; 17: 345 – 356.

[37] Food and Drug Administration U. S. Perjeta, Highlights of Prescribing Information https: // www. accessdata. fda. gov/drugsatfda_ docs/ label/2013/125409s051lbl. pdf.

[38] European Medicines Agency. Perjeta Product Information, Annex I. http: //www. ema. europa. eu/docs/en _ GB/document _ library/ EPAR _ – _ Product _ Information/human/ 002547/WC500140980. pdf.

[39] Sotiriou C, Rothé F, Maetens M, et al. Abstract GS1 – 04: copy number aberration analysis to predict response to neoadjuvant anti – HER2 therapy: results from the NeoALTTO phase III trial. Cancer Res. 2018; 78. GS1 – 04 – GS01 – 04.

[40] Loibl S, Darb – Esfahani S, Huober J, et al.

Integrated analysis of PTEN and p4EBP1 protein expression as predictors for pCR in HER2 – positive breast cancer. Clin Cancer Res. 2016; 22: 2675 – 2683.

[41] Loibl S, Majewski I, Guarneri V, et al. PIK3CA mutations are associated with reduced pathological complete response rates in primary HER2 – positive breast cancer: pooled analysis of 967 patients from five prospective trials investigating lapatinib and trastuzumab. Ann Oncol. 2016; 27: 1519 – 1525.

[42] Majewski IJ, Nuciforo P, Mittempergher L, et al. PIK3CA mutations are associated with decreased benefit to neoadjuvant human epidermal growth factor receptor 2 – targeted therapies in breast cancer. J Clin Oncol. 2015; 33: 1334 – 1339.

[43] Loibl S, von Minckwitz G, Schneeweiss A, et al. PIK3CA mutations are associated with lower rates of pathologic complete response to anti – human epidermal growth factor receptor 2 (her2) therapy in primary HER2 – overexpressing breast cancer. J Clin Oncol. 2014; 32: 3212 – 3220.

[44] Loibl S, de la Pena L, Nekljudova V, et al. Neoadjuvant buparlisib plus trastuzumab and paclitaxel for women with HER2 + primary breast cancer: a randomised, double – blind, placebo – controlled phase II trial (NeoPHOEBE). Eur J Cancer. 2017; 85: 133 – 145.

[45] Mayer IA, Abramson VG, Formisano L, et al. A phase Ib study of alpelisib (BYL719), a PI3Kalpha – specific inhibitor, with Letrozole in ER + /HER2 – metastatic breast cancer. Clin Cancer Res. 2017; 23: 26 – 34.

[46] Krop I, Hillman D, Polley M – Y, et al. Abstract GS3 – 02: invasive disease – free survival and gene expression signatures in CALGB (Alliance) 40601, a randomized phase III neoadjuvant trial of dual HER2 – targeting with lapatinib added to chemotherapy plus trastuzumab. Cancer Res. 2018; 78. GS3 – 02 – GS03 – 02.

[47] Lesurf R, Griffith OL, Griffith M, et al. Genomic characterization of HER2 – positive breast cancer and response to neoadjuvant trastuzumab and chemotherapy – results from the ACOSOG Z1041 (Alliance) trial. Ann Oncol. 2017; 28: 1070 – 1077.

[48] Bang YJ, Giaccone G, Im SA, et al. First – in – human phase 1 study of margetuximab (MGAH22), an Fc – modified chimeric mono-

clonal antibody, in patients with HER2 – positive advanced solid tumors. Ann Oncol. 2017; 28: 855 – 861.

[49] Swain SM, Ewer MS, Viale G, et al. Pertuzumab, trastuzumab, and standard anthracycline – and taxane – based chemotherapy for the neoadjuvant treatment of patients with HER2 – positive localized breast cancer (BERENICE): a phase II, open – label, multicenter, multinational cardiac safety study. Ann Oncol. 2017.

[50] Guarneri V, Frassoldati A, Bottini A, et al. Preoperative chemotherapy plus trastuzumab, lapatinib, or both in human epidermal growth factor receptor 2 – positive operable breast cancer: results of the randomized phase II CHER – LOB study. J Clin Oncol. 2012; 30: 1989 – 1995.

[51] Alba E, Albanell J, de la Haba J, et al. Trastuzumab or lapatinib with standard chemotherapy for HER2 – positive breast cancer: results from the GEICAM/2006 – 14 trial. Br J Cancer. 2014; 110: 1139 – 1147.

[52] von Minckwitz G, Schneeweiss A, Loibl S, et al. Neoadjuvant carboplatin in patients with triple – negative and HER2 – positive early breast cancer (GeparSixto; GBG 66): a randomised phase 2 trial. Lancet Oncol. 2014; 15: 747 – 756.

[53] Ismael G, Hegg R, Muehlbauer S, et al. Subcutaneous versus intravenous administration of (neo) adjuvant trastuzumab in patients with HER2 – positive, clinical stage I – III breast cancer (HannaH study): a phase 3, open – label, multicentre, randomised trial. Lancet Oncol. 2012; 13: 869 – 878.

[54] Schneeweiss A, Chia S, Hickish T, et al. Pertuzumab plus trastuzumab in combination with standard neoadjuvant anthracycline – containing and anthracycline – free chemotherapy regimens in patients with HER2 – positive early breast cancer: a randomized phase II cardiac safety study (TRYPHAENA). Ann Oncol. 2013; 24: 2278 – 2284.

[55] Nitz UA, Gluz O, Christgen M, et al. De – escalation strategies in HER2 – positive early breast cancer (EBC): final analysis of the WSG – A-DAPT HER2 +/HR – phase II trial: efficacy, safety, and predictive markers for 12 weeks of neoadjuvant dual blockade with trastuzumab and pertuzumab +/ – weekly paclitaxel. Ann Oncol. 2017; 28: 2768 – 2772.

未在文中标注的引用参考文献

[1] Sikov WM, Berry DA, Perou CM, et al. Impact of the addition of carboplatin and/or bevacizumab to neoadjuvant once – per – week paclitaxel followed by dose – dense doxorubicin and cyclophosphamide on pathologic complete response rates in stage II to III triple – negative breast cancer: CALGB 40603 (Alliance). J Clin Oncol. 2015; 33: 13 – 21.

[2] von Minckwitz G, Procter M, de Azambuja E, et al. Adjuvant pertuzumab and trastuzumab in early HER2 – positive breast cancer. N Engl J Med. 2017; 377: 122 – 131.

[3] Stavenhagen JB, Gorlatov S, Tuaillon N, et al. Fc optimization of therapeutic antibodies enhances their ability to kill tumor cells in vitro and controls tumor expansion in vivo via low – affinity activating Fcgamma receptors. Cancer Res. 2007; 67: 8882 – 8890.

[4] Shields RL, Namenuk AK, Hong K, et al. High resolution mapping of the binding site on human IgG1 for Fc gamma RI, Fc gamma RII, Fc gamma RIII, and FcRn and design of IgG1 variants with improved binding to the Fc gamma R. J Biol Chem. 2001; 276: 6591 – 6604.

[5] Clynes RA, Towers TL, Presta LG, et al. Inhibitory Fc receptors modulate in vivo cytotoxicity against tumor targets. Nat Med. 2000; 6: 443 – 446.

[6] Hudis CA. Trastuzumab – mechanism of action and use in clinical practice. N Engl J Med. 2007; 357: 39 – 51.

[7] Collins DM, Gately K, Hughes C, et al. Tyrosine kinase inhibitors as modulators of trastuzumab – mediated antibody – dependent cell – mediated cytotoxicity in breast cancer cell lines. Cell Immunol. 2017; 319: 35 – 42.

[8] Deeks ED. Neratinib: first global approval. Drugs. 2017; 77: 1695 – 1704.

[9] Martin M, Holmes FA, Ejlertsen B, et al. Neratinib after trastuzumab – based adjuvant therapy in HER2 – positive breast cancer (ExteNET): 5 – year analysis of a randomised, double – blind, placebo – controlled, phase 3 trial. Lancet Oncol. 2017; 18: 1688 – 1700.

[10] Harbeck N, Huang CS, Hurvitz S, et al. Afatinib plus vinorelbine versus trastuzumab plus vinorelbine in patients with HER2 – overexpressing metastatic breast cancer who had progressed on one previous trastuzumab treatment (LUX – Breast 1）: an open – label, randomised, phase 3 trial. Lancet Oncol. 2016; 17: 357 – 366.

[11] Herbst RS, Baas P, Kim DW, et al. Pembrolizumab versus docetaxel for previously treated, PD – L1 – positive, advanced non – small – cell lung cancer (KEYNOTE – 010）: a randomised controlled trial. Lancet. 2016; 387: 1540 – 1550.

[12] Loi S, Giobbe – Hurder A, Gombos A, et al. Abstract GS2 – 06: phase Ib/II study evaluating safety and efficacy of pembrolizumab and trastuzumab in patients with trastuzumab – resistant HER2 – positive metastatic breast cancer: results from the PANACEA (IBCSG 45 – 13/BIG 4 – 13/KEYNOTE – 014) study. Cancer Res. 2018; 78. GS2 – 06 – GS02 – 06.

[13] Mukai H, Saeki T, Aogi K, et al. Patritumab plus trastuzumab and paclitaxel in human epidermal growth factor receptor 2 – overexpressing metastatic breast cancer. Cancer Sci. 2016; 107: 1465 – 1470.

[14] Doi T, Shitara K, Naito Y, et al. Safety, pharmacokinetics, and antitumour activity of trastuzumab deruxtecan (DS – 8201), a HER2 – targeting antibody – drug conjugate, in patients with advanced breast and gastric or gastro – oesophageal tumours: a phase 1 dose – escalation study. Lancet Oncol. 2017; 18: 1512 – 1522.

[15] Espelin CW, Leonard SC, Geretti E, et al. Dual HER2 targeting with trastuzumab and liposomal – encapsulated doxorubicin (MM – 302) demonstrates synergistic antitumor activity in breast and gastric cancer. Cancer Res. 2016; 76: 1517 – 1527.

[16] Miller K, Cortes J, Hurvitz SA, et al. HERMIONE: a randomized Phase 2 trial of MM – 302 plus trastuzumab versus chemotherapy of physician's choice plus trastuzumab in patients with previously treated, anthracycline – naive, HER2 – positive, locally advanced/metastatic breast cancer. BMC Cancer. 2016; 16: 352.

第 7 章

辅助治疗

ANA CRISTINA SANDOVAL－LEON，MD・RESHMA MAHTANI，DO・
MOHAMMAD JAHANZEB，MD，FACP

摘要

　　HER2 阳性乳腺癌的治疗极大地改善了这种一度令人沮丧疾病的预后。曲妥珠单抗彻底改变了 HER2 阳性乳腺癌的治疗方法，它的发现促进了其他非常有效的 HER2 靶向药物的研发。对曲妥珠单抗的最佳治疗时间、序贯和同步化疗方案进行的研究发现，曲妥珠单抗辅助治疗 1 年是最佳的治疗时间，同时使用曲妥珠单抗和化疗（非蒽环类药物）是首选方案。最近，关于帕妥珠单抗和来那替尼的研究结果已经被报道，并使 HER2 阳性乳腺癌患者预后进一步改善。许多患者在辅助化疗加曲妥珠单抗治疗 1 年后可长期处于无疾病状态，耐受性良好，且毒性可管理。然而，仍有相当一部分患者确实会发生转移成为复发转移性疾病，因此，还需进一步改善预后。在此，我们回顾了 HER2 阳性乳腺癌的辅助治疗和正在进行的研究，这些研究探讨了今后新的抗 HER2 疗法。

关键词

　　乳腺癌辅助治疗；早期乳腺癌；HER2 阳性

引言

　　大约有 20% 的乳腺癌患者存在人表皮生长因子受体 2（HER2）扩增[1]。抗 HER2 靶向治疗改变了 HER2 阳性患者的自然病程。曾经被认为是最具侵袭性的乳腺癌类型，现在经规范治疗预后良好。曲妥珠单抗联合细胞毒药物化疗改善了转移性乳腺癌的无进展生存和总生存期（OS），因此曲妥珠单抗被批准用于晚期乳腺癌[2,3]。这一结果也增加了我们将该药用于辅助治疗的信心。本章主要回顾抗 HER2 靶向药物在早期乳腺癌辅助治疗中的最新数据，包括最佳使用时机及时长，新药的批准及正在研究的药物。新辅助治疗数据和毒性管理数据将在本书其他章节中描述。

曲妥珠单抗

曲妥珠单抗是一种人源化的单克隆抗体，它与 HER2 的胞外结构域结合并抑制非配体依赖的下游信号通路。几个关键性临床研究证明了增加 1 年曲妥珠单抗作为标准辅助治疗比单独化疗可提高无浸润性疾病生存期（IDFS）和总生存期（OS），且安全性好。4 个大型试验的中期分析结果也最终使曲妥珠单抗在 2006 年获得 FDA 批准用于早期乳腺癌的治疗[4-10]。最近，长达 8～11 年的随访结果再次证实了在标准化疗基础上增加 1 年的曲妥珠单抗治疗有生存获益，且没有发现新的安全不良事件（表7.1）。

表7.1　曲妥珠单抗辅助治疗随机临床研究疗效汇总

研究	病例数（N）	治疗方案	DFS（%）	HR	P 值	OS（%）	HR	P 值
NSABP B - 31/ NCCTG N9831	2028	AC → TH	73.7[a]	0.60	<0.001	84[a]	0.63	<0.001
	2018	AC → T	62.2			75		
BCIRG 006	1074	AC → TH	74.6[b]	0.64	<0.0001	85.9[b]	0.73	0.0001
	1075	TCH	73.0	0.75	<0.001	83.3	0.76	0.0075
	1073	AC → T	67.9			78.7		
HERA	1697	Chemo → Obs	63	0.76	<0.0001	81[c]	0.74	0.0005
	1702	Chemo → T（1 年）	69[c]	1.02		76		
	1700	Chemo → T（2 年）	69					
FinHER	116	V/T + H → FEC	83.3	0.42	0.01	96	0.41	0.07
	116	V/T → FEC	73			90		
PACS04	260	FEC/ED → T	81	0.86	0.42	92[a]	1.27	NR
	268	FEC/ED → Obs	78			93		

[a]8 年；[b]10 年；[c]11 年。

AC→ T：阿霉素联合环磷酰胺序贯多西他赛；AC → TH：阿霉素联合环磷酰胺序贯多西他赛加曲妥珠单抗；Chemo→Obs：化疗后观察；Chemo → T：化疗后序贯曲妥珠单抗；DFS：无病生存率；FEC/ET → FEC/ET：5 - 氟尿嘧啶（5 - FU）、表柔比星和环磷酰胺序贯表柔比星联合曲妥珠单抗；HR：危险比；OS：总生存率；TCH：多西他赛联合卡铂加曲妥珠单抗；NR：未评估；V/T → FEC：长春瑞滨或多西他赛序贯 5 - FU + 表柔比星 + 环磷酰胺；V/T + H → FEC：长春瑞滨或多西他赛联合曲妥珠单抗序贯 5 - FU + 表柔比星 + 环磷酰胺。

引自：Mahtani R，Sandoval A，Jahanzeb M. Update on HER2 - positive adjuvant therapy. AJHO. 2017；13（8）：16.

曲妥珠单抗辅助治疗的大型随机试验

赫赛汀辅助治疗

赫赛汀辅助治疗（HERA）研究是一项评估曲妥珠单抗在辅助治疗中的疗效及最佳持续时间（1 年对比 2 年）的Ⅲ期随机临床研究。本研究共纳入了 2001 年至 2005 年 39 个国家 5102 例 HER2 阳性乳腺癌患者。患者完成所有的主要治疗（包括手术、化疗和放疗），随机分配（1∶1∶1）接受曲妥珠单抗 1 年（首次注射为 8mg/kg/3 周，然后 6mg/kg/3 周）或 2 年，或进入观察组。主要研究终点是无病生存（DFS）[6]。

一半的患者为激素受体（HR）阳性。这项试验包括了肿瘤 >1cm 的淋巴结阴性患者。大多数患者接受了蒽环类药物治疗（94%），只有 26% 的患者接受了蒽环联合紫杉类治疗。中位完成化疗至起始曲妥珠单抗的时间是 89 天（46～112 天）[6]。

意向治疗（ITT）人群 5099 例患者（观察组 1697 例，1 年曲妥珠单抗组 1702 例，2 年曲妥珠单抗组 1700 例）。最近更新中位随访 11 年的结果，显示 1 年曲妥珠单抗组较观察组显著改善 DFS ［风险比（HR）：0.76，95% CI：0.68～0.86］和 OS（HR：0.74，95% CI：0.64～0.86）。而 2 年的曲妥珠单抗治疗与标准 1 年对比并没有改善无病生存（HR：1.02，95% CI：0.87～1.17）。1 年和 2 年曲妥珠单抗组的 10 年 DFS 均为 69%，观察组 63%，OS 分别为 80%、79% 和 73%。最初被分配到观察组的患者中有 52%（884 例）的患者交叉到接受曲妥珠单抗组，这使得 11 年更新分析结果缩小了观察组与治疗组生存期差异（图 7.1）。所有组的心脏毒性都很低且主要发生在治疗阶段。2 年曲妥珠单抗组、1 年曲妥珠单抗组和观察组次要心脏终点事件的发生率分别为 7.3%、4.4% 和 0.9%。这项试验清楚地证明了化疗结束后连续使用 1 年曲妥珠单抗可改善 DFS 和 OS，同时也证明了超过 1 年的曲妥珠单抗辅助治疗没有优势[6]。

美国北部癌症治疗中心协作组 N9831 和美国乳腺与肠道外科辅助治疗研究组 B－31（联合分析）

美国北部癌症治疗中心协作组（NCCTG）N9831 和美国乳腺与肠道外科辅助治疗研究组（NSABP）B－31 设计方案类似，因此可以一并分析。这两项研究主要为了观察阿霉素联合环磷酰胺化疗序贯紫杉醇联合曲妥珠单抗随后辅助曲妥珠单抗治疗至 1 年对比安慰剂组（单独化疗组）的安全性和有效性[4]。

NCCTG N9831 试验分为 3 组：对照组阿霉素加环磷酰胺（AC）每 3 周一次治疗 4 个周期，随后每周紫杉醇治疗（A 组），对比 AC 序贯每周紫杉醇再序贯 1 年的曲妥珠单抗治疗（B 组）和 AC 序贯每周紫杉醇治疗 12 周同时给予曲妥珠单抗（从第一个剂量紫杉醇开始）并完成 1 年治疗（C 组）。NSABP B－31 比较了两组：AC 序贯紫杉醇治疗 12 周（第一组：每周或每 3 周给药一次）对比 AC 序贯紫杉醇（12 周）联合曲妥珠单抗治疗（第二组）[4]。

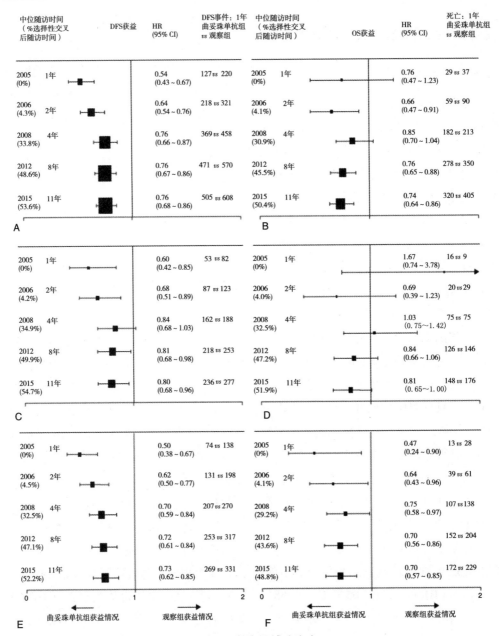

图 7.1　赫赛汀辅助治疗

无病生存率（DFS）：意向治疗人群（ITT）（A）；激素受体阳性患者（C）；激素受体阴性患者（E）。总生存：全部意向治疗人群（B）；激素受体阳性患者（D）；激素受体阴性患者（F）。在 2005 年首次试验结果第一次发表后观察组 884 例患者（52%）选择性交叉接受曲妥珠单抗治疗，ITT 分析受到的影响。HR，风险比。*随访时间内 ITT 分析包含了这一百分比患者，它是对分到观察组的患者进行选择性交叉后累积的结果。

引自：Cameron D，Piccart–Gebhart MJ，Gelber RD，et al. 11 years follow–up of trastuzumab after adjuvant chemotherapy in HER2–positive early breast cancer：final analysis of the HERceptin Adjuvant（HERA）trial. Lancet（Lond Engl）．2017；389（10075）：1195–1205；Goldhirsch A，Gelber RD，Piccart–Gebhart MJ，et al. 2 years versus 1 year of adjuvant trastuzumab for HER2–positive breast cancer（HERA）：an open–label，randomised controlled trial. Lancet（Lond，Engl）．2013；382（9897）：1021–1028 by permission of Elsevier.

两项试验均包括淋巴结阳性的患者，N9831 也包括高危淋巴结阴性的乳腺癌患者（肿瘤 >2cm 或肿瘤 >1cm，同时雌激素受体和孕激素受体阴性）。这些研究纳入 2000 年到 2005 年的患者。联合分析中，对照组 1679 例分别来自 NCCTG N9831 研究的 A 组和 NSABP B‑31 的第一组，试验组 1672 例患者分别包含两项研究中的 C 组和第二组。N9831 的序贯组（B 组）被排除在这个分析之外。与单纯化疗对照组比较，含有曲妥珠单抗的试验组可降低 DFS 事件（HR 0.48，95% CI：0.39 ~ 0.59；P < 0.0001）和 OS 事件（HR 0.67，95% CI：0.48 ~ 0.95；P = 0.015）。中位随访 8.4 年后的最新分析表明，生存获益与接受曲妥珠单抗的标准治疗有关。10 年 OS 率从 75.2% 增加到 84%，相比对照组，OS 有 37% 的相对提升（HR 0.63，95% CI：0.54 ~ 0.73，P < 0.001）。与单纯化疗比较，曲妥珠单抗联合化疗也可使 DFS 提升 40%（HR 0.60，95% CI：0.53 ~ 0.68；P < 0.001）。尽管在第一个中期分析后，有 20% 的患者交叉至试验组，而分配到曲妥珠单抗组中有 5% 的患者出于安全考虑没有接受试验药物治疗。所有亚组无论肿瘤大小、年龄和 HR 状态，OS 和 DFS 都获得了统计学意义的显著改善[4]。

乳腺癌国际研究组 006

考虑到在一些关键试验中同时使用蒽环类药物和曲妥珠单抗所显示出的实质性心脏毒性，有充分的理由尝试开发有效的非蒽环类药物联合曲妥珠单抗的方案[2]。因此，在 II 期数据证实对转移性疾病的疗效后，乳腺癌国际研究组 006 开展了曲妥珠单抗联合多西他赛加卡铂在辅助治疗中安全性和有效性的试验[11]。本研究于 2001 年至 2004 年在 41 个国家共纳入 3222 例 HER2 阳性乳腺癌患者。患者随机接受 AC 治疗，序贯多西他赛每 3 周一次（AC‑T），或接受相同的治疗方案，并在接受多西他赛开始时给予曲妥珠单抗治疗（AC‑TH），或接受 3 周一次 6 个周期的多西他赛加卡铂治疗，同时给予曲妥珠单抗治疗（TCH）。在两个含有曲妥珠单抗治疗组中，仅曲妥珠单抗需完成 1 年治疗。主要终点是 DFS[5]。

纳入淋巴结阳性和高危淋巴结阴性患者。高危淋巴结阴性疾病定义为年龄 <35 岁，肿瘤 >2cm，HR 阴性或组织学/核分级 2 ~ 3 级[12]。对照组仅有 2.1% 的患者交叉接受曲妥珠单抗治疗。最终分析报告了这项具有里程碑意义试验的 10 年随访数据。与预期一致，含曲妥珠单抗的两组 10 年 DFS 均较好：含蒽环类和非蒽环类方案分别为 74.6% 和 73%，而对照组为 67.9%。尽管该研究并不能检测两组间的等价性，但 AC‑TH 相对于 TCH 在 DFS 或 OS 方面并没有统计学的优势。只有 10 个 DFS 事件将两组分开，支持含蒽环类药物的治疗方案。然而，这一数值优势是以显著增加的毒性为代价，包括增加了 5 倍充血性心力衰竭发生率、持续性左室射血分数较基线下降 >10% 以及更高的白血病发生率。在 OS 方面，接受曲妥珠单抗治疗后得到了改善，10 年 OS 分别为 85.9%、83.3% 和 78.7%，显示风险分别降低了

27%（$P < 0.0001$）和 24%（$P = 0.0075$）。值得注意的是对淋巴结阳性患者的子集分析，结果与整个研究人群相似，这表明即使在高危人群中，使用蒽环类药物的获益也可能是最小的[5]。

小的随机临床试验

芬兰赫赛汀试验

这是一项开放性的前瞻性 III 期多中心临床研究，目的是研究辅助治疗中缩短曲妥珠单抗治疗时间，以及在蒽环类药物治疗前接受曲妥珠单抗的疗效。该试验共纳入 1010 名淋巴结阳性或肿瘤直径 >2cm 且孕激素受体阴性淋巴结阴性乳腺癌妇女。患者随机接受 3 个周期多西他赛或长春瑞滨治疗后，分别序贯接受 3 个周期氟尿嘧啶、表阿霉素和环磷酰胺（FEC）治疗。在整个研究人群中，232 名 HER2 阳性患者被进一步随机分组，一组接受为期 9 周的短程曲妥珠单抗，同时接受多西他赛或长春瑞滨治疗，或在此期间不接受曲妥珠单抗治疗。由于中性粒细胞缺乏症的高发生率，在 59% 的患者中，多西他赛的剂量从 $100mg/m^2$ 降至 $80mg/m^{2[13]}$。

随访 5 年 HER2 阳性组的结果显示，曲妥珠单抗治疗组的无远处复发转移生存（DDFS）较单纯化疗组更长，但差异无统计学意义：分别为 83.3% 和 73%（HR 0.65，95% CI：$0.38 \sim 1.12$；$P = 0.12$）。作者认为，在整体人群中，多西他赛相比长春瑞滨改善了 DDFS，而对于 HER2 阳性的患者，曲妥珠单抗

联合多西他赛可能优于联合长春瑞滨。这项研究只有少数 HER2 阳性的患者参与，影响有限。因此，作者总结应该在未来的研究中探索化疗方案结合短期曲妥珠单抗治疗[13]。这些数据并没有推动短程曲妥珠单抗在辅助治疗中的广泛应用，而是引发了旨在研究治疗时间短于 1 年的其他试验（参见曲妥珠单抗的最佳治疗时长）。

法国和比利时 FNCLCC – PACS04 研究

在 2001 年至 2004 年期间，共有 3010 名来自法国和比利时的可手术乳腺癌患者参与了这项试验，该试验评估了辅助曲妥珠单抗对只有淋巴结阳性患者的疗效。患者随机接受辅助蒽环类为基础的化疗，包括或不包括多西他赛。在 528 例 HER2 阳性乳腺癌患者中，进一步随机选择曲妥珠单抗治疗 1 年（$n = 260$）或化疗、放疗结束后观察[14]。

3 年 DFS 优势倾向曲妥珠单抗组（80.9% 对比 77.8%），但 DFS 差异无统计学意义（HR 为 0.86；95% CI：$0.61 \sim 1.22$）。死亡风险在曲妥珠单抗组与观察组中无显著差异（HR 1.27，95% CI：$0.68 \sim 2.38$；$P = 0.41$），3 年 OS 分别为 95% 和 96%。未发现差异可能是由于样本量小，序贯使用曲妥珠单抗，或两者兼有，以及缺乏严格遵守协议规定（10% 的曲妥珠单抗组的患者没有接受药物，25% 的患者在第 16 次剂量之前停止使用曲妥珠单抗）[14]。

联合对比序贯曲妥珠单抗

如上所述，已经有 3 个试验评估了

曲妥珠单抗的序贯使用情况：HERA、NCCTG N9831 和 PACS04[6,14,15]。HERA 研究显示，在序贯使用曲妥珠单抗与观察组相比，DFS 和 OS 均有统计学上显著改善[6]。PACS04 未发现序贯曲妥珠单抗组与观察组有统计学意义的 DFS 改善[14]。N9831 是唯一一项直接比较序贯曲妥珠单抗与紫杉类联合使用的研究[15]。中位随访 3.9 年后，联合曲妥珠单抗和紫杉醇治疗，5 年 DFS 明显高于序贯治疗（HR 0.77，99.9% CI：0.53~1.11；$P=0.0216$），但中期分析 P 值没有超过预先指定的 O'Brien‐Fleming 限值[15]。尽管缺乏统计学上的差异，曲妥珠单抗和紫杉类的联合使用通常是被认可的。

曲妥珠单抗最佳治疗时长

目前的证据支持 1 年曲妥珠单抗治疗，如上所述，HERA 研究显示 2 年曲妥珠单抗治疗相比标准 1 年治疗未能获益[6,16]。

减少暴露的赫赛汀辅助方案

另一项评估辅助曲妥珠单抗最佳治疗时长的研究是减少赫赛汀使用时长的辅助治疗试验。这是一项法国开放性非劣效性Ⅲ期试验，随机选择 3384 名患者接受至少 4 个周期化疗后给予 6 个月或 12 个月曲妥珠单抗治疗[16]。

研究包括淋巴结阴性和淋巴结阳性的患者，大多数患者接受了含蒽环类药物和紫杉类的治疗方案。大约 55% 的患者同时接受曲妥珠单抗治疗。ITT 分析

纳入 3380 例患者。6 个月组和 12 个月组的 2 年 DFS 分别为 91.1% 和 93.8%（HR：1.28；95% CI：1.05~1.56；$P=0.29$）。因此，在预先设定的危险比（1.15）下，该研究未能证明（较短的）试验组的非劣效性假设[16]。

希腊肿瘤合作研究小组研究

本研究比较了腋窝淋巴结阳性或高危淋巴结阴性患者接受 6 个月或 12 个月的曲妥珠单抗辅助治疗。患者接受 FEC 治疗后，继续多西他赛联合曲妥珠单抗治疗。主要研究终点是 DFS。在 2004 年至 2012 年间，有 240 名患者随机接受 6 个月的曲妥珠单抗，241 名患者接受 1 年的曲妥珠单抗治疗。3 年 DFS 支持 12 个月曲妥珠单抗组（95.7% 和 93.3%）。两组间 OS 和心脏毒性无明显差异[17]。

The Persephone 研究

这是一项随机Ⅲ期试验，从 2007 年到 2012 年在英国招募了 2500 名患者。他们被随机分到 12 个月或 6 个月的曲妥珠单抗序贯或联合化疗。研究的主要终点是 DFS。研究证明，6 个月的曲妥珠单抗不劣于 12 个月，非劣效率为 3%。研究表明，在治疗时间较短的一组中，心脏事件明显较少。他们只报告了作为次要终点之一的心脏毒性。这表明在较短的治疗时间组中，心脏事件明显较少[18,19]。

ShortHER

这也是一项Ⅲ期多中心临床研究，旨在评估辅助曲妥珠单抗较短疗程（9 周）的疗效，并确立非劣效于标准的 1

年治疗。研究从 2007 年 12 月到 2013 年 10 月入组了 1254 名患者。在接受标准的蒽环类药物和紫杉类药物治疗后，患者被随机分为曲妥珠单抗长期组（1 年）和短期组（9 周）。HR 阳性肿瘤患者的激素治疗开始于化疗结束时。主要终点是 DFS 和 OS，次要终点包括心脏事件的发生率。主要终点在 198 个事件后或中位随访 5 年分析。随访 5 年时，长期组发生 89 个 DFS 事件（627 例），短期组发生 100 个 DFS 事件（626 例）。由于 5 年 DFS 未达到非劣效性，本研究不能确定短疗程曲妥珠单抗治疗的非劣效性。然而，对 DFS 进行亚组分析，III 期与 I 期/II 期患者和淋巴结状态（0 ~ 1 个淋巴结对 2 ~ 3 个）确实差异达到统计学意义。此外，在过去的 18 个月内，长期组的左室射血分数持续下降，而短期治疗组的下降速度要慢得多。基于这些发现，考虑到心脏毒性或曲妥珠单抗使用受到限制时，在低风险人群中（<3 个阳性淋巴结）短程曲妥珠单抗可能更安全有效。

协同作用或持续时间

这是另一项试验，旨在确定辅助治疗中较短疗程（9 周）的曲妥珠单抗是否与标准的 1 年治疗相媲美。这项随机 III 期研究比较了 9 周曲妥珠单抗联合多西他赛序贯 FEC 治疗和相同方案序贯曲妥珠单抗治疗 1 年。主要终点为 DFS，次要终点为无远处转移生存率和 OS。研究在 2008 年至 2014 年间招募了 2168 名患者。在 2017 年圣安东尼奥乳腺癌年会上报道了结果[20,21]。较短疗程辅助

曲妥珠单抗治疗组患者的 DFS 与 12 个月的辅助曲妥珠单抗治疗组之间无可比性，仍支持目前 1 年的标准时长。然而，5 年无远处转移生存率在 9 周组和 12 个月组中分别为 88% 和 90.5%。两组的 5 年 OS 也相似（分别为 94.7% 和 95.9%）。疗程越短，心衰发生率越低（1 年组和 9 周组分别为 3% 和 2%）[21]。

蒽环类对比非蒽环类方案

虽然 BICRG 006 和 BETH 试验（下文讨论）并没有发现蒽环类药物与非蒽环类药物治疗方案之间的差异，但两项研究都显示了与非蒽环类药物相似的疗效[5,22]。更长的 10 年随访继续证实，未使用蒽环类为基础的治疗仍有良好的疾病控制率。含蒽环类药物的治疗方案发生心脏毒性和白血病的风险更高。出于毒性方面的考虑，许多人已开始将非蒽环类方案纳入早期乳腺癌的辅助治疗中。因此，使用非蒽环类方案是选择之一。

双重 HER2 阻断

考虑到在完成标准辅助化疗联合曲妥珠单抗后远处复发仍然存在，并且有证据表明，在转移性疾病中加入帕妥珠单抗或酪氨酸激酶抑制剂具有双重 HER2 阻断的优势，因此类似的研究方法在辅助治疗中已经成为焦点。

帕妥珠单抗

帕妥珠单抗是一种与 HER2 细胞外

结构域结合的人源单克隆抗体。这种结合抑制了配体依赖的 HER2 与其他 HER 家族受体的异源二聚化。它可与曲妥珠单抗互补，因为它们与不同的表位结合。基于 CLEOPATRA 试验中发现的 PFS 和 OS 的显著改善（史无前例的 56 个月！），它被批准与曲妥珠单抗联合治疗 HER2 阳性转移性乳腺癌，与紫杉醇和曲妥珠单抗联合用于一线治疗[23]。基于多项研究证明，帕妥珠单抗与化疗和曲妥珠单抗的联合应用，病理完全缓解（pCR）有显著改善，因此，它也被批准用于 ≥2cm 或淋巴结阳性肿瘤的新辅助治疗。鉴于这些数据，在早期 HER2阳性乳腺癌中正积极探索联合帕

妥珠单抗的辅助治疗模式。

辅助帕妥珠单抗加赫赛汀初始治疗乳腺癌

这项Ⅲ期随机试验评估术后接受 1 年标准曲妥珠单抗基础上加用帕妥珠单抗是否能改善预后。本试验纳入 4805 例 HER2 阳性乳腺癌患者，随机接受标准辅助化疗 18 周，加 1 年曲妥珠单抗联合安慰剂或曲妥珠单抗联合帕妥珠单抗。化疗包括一系列标准的蒽环类 - 紫杉醇序贯或非蒽环类（TCH）方案（图 7.2）。总体而言，63% 为淋巴结阳性患者，36% 的患者 HR 阴性；包括原发性

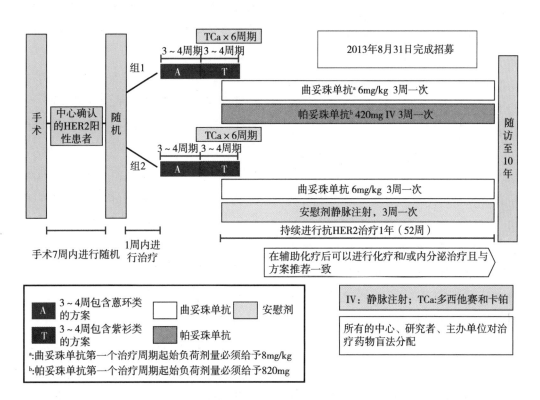

图 7.2　APHINITY 试验

引自：Mahtani R, Sandoval A, Jahanzeb M. Update on HER2 - positive adjuvant therapy. AJHO. 2017；13（8）：16.

肿瘤 pT1 ~ 3。对于淋巴结阴性患者，要求肿瘤直径 > 1cm。在研究进行到一半时，对淋巴结阴性患者的数量进行了限制，允许高风险人群纳入研究。主要终点是 DFS[25]。

3 年 DFS 分别为 94.1% 和 93.2% （HR：0.81；95% CI：0.68 ~ 1.00，$P = 0.045$），帕妥珠单抗组的绝对获益约为 1%。在近 4 年的中位随访中，帕妥珠单抗组 171 例（7.1%）患者出现侵袭性乳腺癌，而安慰剂组 210 例（8.7%）患者出现侵袭性乳腺癌。淋巴结阳性患者的获益幅度更大，3 年 DFS 为 92.0% 对比 90.2%（HR 0.77；95% CI：0.62 ~ 0.96，$P = 0.019$）。相反，在淋巴结阴性组中，在早期分析时 DFS 没有发现差异。此外，HR 阴性亚组的 DFS 差异约为 2%，而 HR 阳性亚组则无此差异。心脏毒性最小，与帕妥珠单抗联合没有显著差异。在帕妥珠单抗组，腹泻的发生率明显增加[25]。

虽然 DFS 在统计学上有显著的改善，但绝对获益的程度较小，必须与增加的成本进行权衡。因此，对于高危患者（淋巴结阳性，ER 阴性）来说，应该考虑加入帕妥珠单抗辅助治疗。最近 FDA 批准了帕妥珠单抗联合化疗和曲妥珠单抗用于 HER2 阳性、复发风险较高乳腺癌患者的辅助治疗。

辅助拉帕替尼

拉帕替尼（Tykerb）是一种小分子口服双重酪氨酸激酶抑制剂，靶向 HER1 和 HER2。2007 年被批准联合卡培他滨用于转移性乳腺癌的二线治疗。这是基于一项比较拉帕替尼联合卡培他滨与单药卡培他滨疗效的 Ⅲ 期随机试验，这个研究证实 TTP 和 ORR 有显著改善。

化疗后拉帕替尼评估试验

拉帕替尼是在没有接受曲妥珠单抗辅助治疗的患者群体中进行的评估，事实上，他们被诊断为乳腺癌是在批准曲妥珠单抗作为辅助治疗之前，因此缺乏可及性。该试验是 2006 年至 2008 年在 33 个国家进行的 Ⅲ 期随机安慰剂对照试验。随机入组 3161 名 HER2 阳性乳腺癌患者，接受为期 1 年的拉帕替尼治疗或安慰剂治疗。患者为 Ⅰ ~ ⅢC 期乳腺癌，既往接受过化疗，但未接受曲妥珠单抗治疗。

ITT 人群共有 3147 例患者（14 例在治疗前退出）。拉帕替尼组 4 年 DFS 为 87%，安慰剂组为 83%，差异无统计学意义（HR：0.83；95% CI：0.70 ~ 1.00；$P = 0.053$）。两组 4 年 OS 均为 94%。需注意的是 29% 的患者从最初诊断至开始服用拉帕替尼的时间超过 4 年。基于这些发现，单独辅助拉帕替尼并不是一种合适的辅助治疗方法[27]。

辅助拉帕替尼和/或曲妥珠单抗治疗优效性研究

同样对拉帕替尼联合曲妥珠单抗治疗进行了探索。辅助拉帕替尼和/或曲妥珠单抗治疗优效性研究是一项 Ⅲ 期试验，随机选择 8381 名患者同时接受拉帕替尼联合曲妥珠单抗治疗、序贯曲妥

珠单抗 – 拉帕替尼治疗、单独使用拉帕替尼治疗或单独使用曲妥珠单抗治疗。44 个国家参加了这项试验。单独拉帕替尼组因效果差提前关闭。主要终点为 DFS[28]。

HER2 靶向治疗开始时间可与化疗同时或序贯，研究纳入了淋巴结阳性和阴性患者，心脏毒性不常见。同时使用拉帕替尼方案组的 4 年 DFS 为 88%，序贯使用拉帕替尼方案组的 DFS 为 87%，单独使用曲妥珠单抗组的 DFS 为 86%。这些差异没有统计学意义，因此，不推荐或批准拉帕替尼用于辅助治疗[28]。

来那替尼

来那替尼是一种口服酪氨酸激酶抑制剂。它是一种泛 HER 抑制剂，可与表皮生长因子受体（HER1）、HER2 和 HER4 不可逆结合。这种结合导致磷酸化和下游信号通路激活减少[29]。它与曲妥珠单抗等单克隆抗体的不同之处在于它是阻断了 HER2 分子胞内结构域 ATP 结合位点，从而通过 AKT – PI3 激酶途径抑制下游信号转导。它也不同于其他酪氨酸激酶抑制剂，如拉帕替尼，因为它不仅与 HER1 和 HER2 结合，也与 HER4 结合，而且是不可逆结合[29]。该药物对 HER2 阳性转移性乳腺癌（MBC）患者显示出良好的活性[30,31]。

ExteNET 研究

虽然将曲妥珠单抗的辅助治疗延长至 2 年对比 1 年并没有获益，但在第 1 年后改用不同的 HER2 靶向药物治疗或所谓的“延长辅助治疗”可能有益，这是开展 ExteNET 试验的前提。这是一项双盲、安慰剂对照、多中心、Ⅲ 期试验，在 2009 年至 2011 年间，全球 495 个中心 2840 名女性参与了该研究。患者在完成标准 1 年曲妥珠单抗辅助治疗后随机接受 1 年来那替尼或安慰剂治疗。患者被允许入组研究，必须在辅助曲妥珠单抗完成后不超过 2 年的时间内随机入组，81% 的患者在 1 年内随机入组，并且没有患者在新辅助或辅助治疗中接受过帕妥珠单抗治疗。研究入组了 Ⅰ ~ Ⅲ 期淋巴结阳性和淋巴结阴性且肿瘤直径 > 1cm 的患者。主要终点为 IDFS[32]。

5 年 DFS 为 90.2% 对比 87.7%，支持来那替尼试验组（HR 0.73；95% CI：0.57 ~ 0.92；$P = 0.008$）。预设的亚组分析表明，HR 阳性的患者获益更大（HR 0.60；CI：0.43 ~ 0.83；$P = 0.002$）。心脏事件发生率低。主要不良事件为腹泻，不统一给予预防性抗腹泻措施[33]。CONTROL 研究中评估了单独使用洛哌丁胺或联合抗炎治疗（布地奈德、考来替泊）来降低 3 级及以上腹泻的发生率，这种预防方案很成功。ExteNET 研究中 ≥ 3 级腹泻的发生率为 39.9%。在 CONTROL 研究中，≥ 3 级腹泻发生率，洛哌丁胺组为 30%，洛哌丁胺 + 布地奈德组为 26.6%，洛哌丁胺 + 考来替泊组仅为 10.8%[34-36]。2017 年 7 月，FDA 批准来那替尼用于 HER2

阳性乳腺癌的延长辅助治疗。

贝伐单抗

　　贝伐单抗是一种血管生成抑制剂。它与血管内皮生长因子 A（VEGF－A）结合。2008 年，它被批准用于转移性乳腺癌的治疗。2011 年，由于缺乏一致的疗效和安全性证据，FDA 撤销了其批准[37]。临床前研究表明 HER2 的过表达与 VEGF 的上调有关。这些发现带动了贝伐单抗在 HER2 阳性乳腺癌患者临床试验的开展[38]。

BETH 研究

　　这是一项开放性的 III 期试验，在全球入组了 3509 名 HER2 阳性乳腺癌妇女，随机让她们接受化疗和曲妥珠单抗联合或不联合使用贝伐单抗。它有 2 个队列。在队列 1（非蒽环类药物方案）中，3231 名患者被随机分为多西他赛、卡铂和曲妥珠单抗组，联合或不联合贝伐单抗。在队列 2 中，278 名女性被随机分为 FEC 序贯多西他赛和曲妥珠单抗组，联合或不联合贝伐单抗。

　　该试验包括淋巴结阳性和高危淋巴结阴性患者。主要终点是 IDFS。在中位随访 38 个月后，队列 1 中两组的 IDFS 发生率均为 92%。在队列 2 中，91% 对比 87%，更倾向于联合贝伐单抗组，但这一差异没有统计学意义。如前所述，尽管本试验的目的不是探索含蒽环类方案与不含蒽环类药物的治疗方案之间的差异，但两种方案的

IDFS 相似[22]。

进行中的研究

T－DM1

　　曲妥珠单抗抗体－药物偶联物（T－DM1）是曲妥珠单抗与美坦新的抗体药物结合物。与卡培他滨联合拉帕替尼治疗相比，该药物改善了 PFS 和 OS，2013 年被批准用于转移性乳腺癌的二线治疗[39]。由于其良好的毒性谱，目前大量研究正在探索其在辅助治疗中的应用。

Katherine 试验

　　这是一项 III 期开放非盲研究，随机入组新辅助化疗后未实现 pCR 的 HER2 阳性乳腺癌妇女，随机接受辅助曲妥珠单抗或 T－DM1 治疗 14 个周期。主要终点是 IDFS。研究开始于 2013 年，预计完成时间为 2023 年[40]。

ATEMPT 研究

　　ATEMPT 试验正在检验 T－DM1 辅助治疗的效果。这是一项 II 期研究，将 I 期 HER2 阳性乳腺癌患者随机分为紫杉醇联合曲妥珠单抗或 T－DM1 组[41]。

HER2 阳性老年患者 T－DM1 辅助治疗试验

　　这项 II 期单臂试验，纳入 60 岁及以上的 I～III 期 HER2 阳性拒绝化疗或

不适合标准化疗的乳腺癌患者。他们将接受每 3 周一次 T - DM1 治疗，总共 17 个疗程。主要终点是 IDFS。该研究始于 2015 年，预计将于 2022 年完成[42]。

NSABP - B47

在曲妥珠单抗的关键辅助试验中，一些患者在中心检测后发现 HER2 阴性。尽管这些患者在中心实验室没有被免疫组化（IHC）或荧光原位杂交（FISH）证实 HER2 阳性，但仍然能显示出辅助曲妥珠单抗治疗的疗效。因此，NSABP - B47 旨在探索是否 HER2 弱表达（免疫组化 1 + 或 2 +，但 FISH 是阴性的）患者会受益于增加的曲妥珠单抗治疗。这是一项开放标签的 III 期试验，选择了淋巴结阳性或高危淋巴结阴性 HER2 低表达乳腺癌患者，随机入组单独化疗或曲妥珠单抗加化疗。主要终点是 IDFS。我们必须认识到，这些患者与关键试验中通过地方检测 HER2 阳性但仅在中心实验室检测为阴性的参与者并不相同。研究始于 2011 年，2015 年完成。全球共有 3270 名患者参与研究。在中位随访 46.1 个月后，未接受曲妥珠单抗的患者 5 年无侵袭性转移生存率为 89.2%，接受曲妥珠单抗的患者为 89.6%。根据这一发现，我们可以得出结论，HER2 弱表达的患者不能从增加曲妥珠单抗的化疗方案中获益[43]。

小结

HER2 靶向治疗改变了 HER2 阳性乳腺癌患者的自然预后。这一靶点的发现也带动了许多其他阻断这一通路分子的发展，不仅改善了 DFS，而且曲妥珠单抗与化疗联合使用时，也改善了 OS。目前，考虑到心脏毒性，许多肿瘤学家更倾向于使用非蒽环类化疗方案联合曲妥珠单抗，其疗效与蒽环类方案相似。虽然辅助帕妥珠单抗可显著改善 IDFS，但绝对获益较小，因此它还没有成为统一使用的标准规范。另一方面，最近 FDA 批准来那替尼用于 HER2 阳性乳腺癌在完成 1 年曲妥珠单抗治疗后的延长辅助治疗，这种治疗的益处仅限于 HR 阳性疾病患者。主要副作用是腹泻，使用预防性洛哌丁胺可控制。目前正在研究辅助 T - DM1 在早期老年乳腺癌患者中的使用或可安全避免使用化疗。当加入曲妥珠单抗时，也逐步显示出了疗效增加。最后，NSABP - B47 表明 HER2 低表达的患者不能从 HER2 靶向治疗中获益。

所有这些研究进展都令人兴奋和满足，但是，仍有 15% ~ 30% 原本可治愈的患者出现疾病复发，并且可能变得不可治愈[4,6]。研究并确定这些患者耐药机制和相关的生物标志物，以寻求逐步改善这部分患者预后的方法至关重要。

参考文献

[1] Moasser MM, Krop IE. The evolving landscape of HER2 targeting in breast cancer. JAMA Oncol. 2015; 1 (8): 1154 -1161.

[2] Slamon DJ, Leyland - Jones B, Shak S, et al. Use of chemotherapy plus a monoclonal antibody against HER2 for metastatic breast cancer that

overexpresses HER2. N Engl J Med. 2001; 344 (11): 783 – 792.

[3] Marty M, Cognetti F, Maraninchi D, et al. Randomized phase II trial of the efficacy and safety of trastuzumab combined with docetaxel in patients with human epidermal growth factor receptor 2 – positive metastatic breast cancer administered as first – line treatment: the M77001 study group. J Clin Oncol. 2005; 23 (19): 4265 – 4274.

[4] Perez EA, Romond EH, Suman VJ, et al. Trastuzumab plus adjuvant chemotherapy for human epidermal growth factor receptor 2 – positive breast cancer: planned joint analysis of overall survival from NSABP B – 31 and NCCTG N9831. J Clin Oncol. 2014; 32 (33): 3744 – 3752.

[5] Slamon DJ, Eiermann W, Robert NJ, et al. Ten year follow – up of BCIRG – 006 comparing doxorubicin plus cyclophosphamide followed by docetaxel with doxorubicin plus cyclophosphamide followed by docetaxel and trastuzumab with docetaxel, carboplatin, and trastuzumab in HER2 – positive early breast cancer. In: Presented at: San Antonio breast cancer symposium. ; December 11, 2015.

[6] Cameron D, Piccart – Gebhart MJ, Gelber RD, et al. 11 years′ follow – up of trastuzumab after adjuvant chemotherapy in HER2 – positive early breast cancer: final analysis of the HERceptin Adjuvant (HERA) trial. Lancet (Lond Engl). 2017; 389 (10075): 1195 – 1205.

[7] Slamon D, Eiermann W, Robert N, et al. Phase III trial comparing AC – T with AC – TH and with TCH in the adjuvant treatment of HER2 positive early breast cancer patients: first interim analysis. In: Presented at the 28th San Antonio breast cancer symposium; San Antonio, TX, USA. ; December 7 – 10, 2005.

[8] O'Sullivan CC, Bradbury I, Campbell C, et al. Efficacy of adjuvant trastuzumab for patients with human epidermal growth factor receptor 2 – positive early breast cancer and tumors < / = 2cm: a meta – analysis of the randomized trastuzumab trials. J Clin Oncol. 2015; 33 (24): 2600 – 2608.

[9] Piccart – Gebhart MJ, Procter M, Leyland – Jones B, et al. Trastuzumab after adjuvant chemotherapy in HER2 – positive breast cancer. N Engl J Med. 2005; 353 (16): 1659 – 1672.

[10] Slamon D, Eiermann W, Robert N, et al. Adjuvant trastuzumab in HER2 – positive breast cancer. N Engl J Med. 2011; 365 (14): 1273 – 1283.

[11] Valero V, Forbes J, Pegram MD, et al. Multicenter phase III randomized trial comparing docetaxel and trastuzumab with docetaxel, carboplatin, and trastuzumab as first – line chemotherapy for patients with HER2 – gene – amplified metastatic breast cancer (BCIRG 007 study): two highly active therapeutic regimens. J Clin Oncol. 2011; 29 (2): 149 – 156.

[12] Au HJ, Eiermann W, Robert NJ, et al. Health – related quality of life with adjuvant docetaxel – and trastuzumab – based regimens in patients with node – positive and high – risk node – negative, HER2 – positive early breast cancer: results from the BCIRG 006 Study. Oncologist. 2013; 18 (7): 812 – 818.

[13] Joensuu H, Bono P, Kataja V, et al. Fluorouracil, epirubicin, and cyclophosphamide with either docetaxel or vinorelbine, with or without trastuzumab, as adjuvant treatments of breast cancer: final results of the FinHer Trial. J Clin Oncol. 2009; 27 (34): 5685 – 5692.

[14] Spielmann M, Roche H, Delozier T, et al. Trastuzumab for patients with axillary – node – positive breast cancer: results of the FNCLCC – PACS 04 trial. J Clin Oncol. 2009; 27 (36): 6129 – 6134.

[15] Perez EA, Suman VJ, Davidson NE, et al. Sequential versus concurrent trastuzumab in adjuvant chemotherapy for breast cancer. J Clin Oncol. 2011; 29 (34): 4491 – 4497.

[16] Pivot X, Romieu G, Debled M, et al. 6 months versus 12 months of adjuvant trastuzumab for patients with HER2 – positive early breast cancer (PHARE): a randomised phase 3 trial. Lancet Oncol. 2013; 14 (8): 741 – 748.

[17] Mavroudis D, Saloustros E, Malamos N, et al. Six versus 12 months of adjuvant trastuzumab in combination with dose – dense chemotherapy for women with HER2 – positive breast cancer: a multicenter randomized study by the Hellenic Oncology Research Group (HORG). Ann Oncol. 2015; 26 (7): 1333 – 1340.

[18] Earl HM, Vallier AL, Dunn J, et al. Trastuzumab – associated cardiac events in the Persephone trial. Br J Cancer. 2016; 115 (12): 1462 – 1470.

[19] Earl HM, Hiller L, Vallier AL, et al. PER-SEPHONE：6 versus 12 months（m）of adjuvant trastuzumab in patients（pts）with HER2 positive（＋）early breast cancer（EBC）：Randomised phase 3 non – inferiority trial with definitive 4 – year（yr）disease – free survival（DFS）results. J Clin Oncol. 2018；36（suppl；abstr 506）.

[20] Conte PF, Bisagni G, Frassoldati A, et al. 9 weeks vs 1 year adjuvant trastuzumab in combination with chemotherapy：results of the phase III multicentric Italian study Short – HER. J Clin Oncol. 2017；35（suppl 15）：501.

[21] The synergism or long duration（SOLD）study – full text view；2017. ClinicalTrials. gov. https：//clinicaltrials. gov/ct2/show/NCT00593697.

[22] Joensuu H, Fraser J, Wildiers H, et al. A randomized phase III study of adjuvant trastuzumab for a duration of 9 weeks versus 1 year, combined with adjuvant taxane – anthracycline chemotherapy, for early HER2 – positive breast cancer（the SOLD study）. In：Presented at：San Antonio breast cancer symposium；San Antonio, TX, USA. Dec 7. 2017.

[23] Slamon D, Swain S, Buyse M, et al. Primary results from BETH, a phase 3 controlled study of adjuvant chemotherapy and trastuzumab ± bevacizumab in patients with HER2 – positive, node – positive or high risk node – negative breast cancer. In：Presented at：San Antonio Breast Cancer Symposium；Presented. December 11, 2013.

[24] Baselga J, Cortés J, Kim S – B, et al. Pertuzumab plus trastuzumab plus docetaxel for metastatic breast cancer. N Engl J Med. 2012；366（2）：109 – 119.

[25] Gianni L, Pienkowski T, Im Y – H, et al. 5 – year analysis of neoadjuvant pertuzumab and trastuzumab in patients with locally advanced, inflammatory, or early – stage HER2 – positive breast cancer（NeoSphere）：a multicentre, open – label, phase 2 randomised trial. Lancet Oncol. 2016；17（6）：791 – 800.

[26] Von Minckwitz G, Procter M, de Azambuja E, et al. Adjuvant pertuzumab and trastuzumab in early HER2 – positive breast cancer. N Engl J Med. 2017；377（2）：122 – 131.

[27] Geyer CE, Forster J, Lindquist D, et al. Lapatinib plus capecitabine for HER2 – positive advanced breast cancer. N Engl J Med. 2006；355（26）：2733 – 2743.

[28] Goss PE, Smith IE, O 'Shaughnessy J, et al. Adjuvant lapatinib for women with early – stage HER2 – positive breast cancer：a randomised, controlled, phase 3 trial. Lancet Oncol. 2013；14（1）：88 – 96.

[29] Piccart – Gebhart MJ, Holmes AP, Baselga J, et al. First results from the phase III ALTTO trial（BIG 2 – 06；NCCTG［Alliance］N063D）comparing one year of anti – HER2 therapy with lapatinib alone（L）, trastuzumab alone（T）, their sequence（T→L）, or their combination（T＋L）in the adjuvant treatment of HER2 – positive early breast cancer（EBC）. J Clin Oncol. 2014；32（suppl 18）. LBA4 – LBA4.

[30] Feldinger K, Kong A. Profile of neratinib and its potential in the treatment of breast cancer. Breast Cancer（Dove Med Press）. 2015；7：147 – 162.

[31] Tiwari SR, Mishra P, Abraham J. Neratinib, a novel HER2 – targeted tyrosine kinase inhibitor. Clin Breast Cancer. 2016；16（5）：344 – 348.

[32] Saura C, Garcia – Saenz JA, Xu B, et al. Safety and efficacy of neratinib in combination with capecitabine in patients with metastatic human epidermal growth factor receptor 2 – positive breast cancer. J Clin Oncol. 2014；32（32）：3626 – 3633.

[33] Chan A, Delaloge S, Holmes FA, et al. Neratinib after trastuzumab – based adjuvant therapy in patients with HER2 – positive breast cancer（ExteNET）：a multicentre, randomised, double – blind, placebo – controlled, phase 3 trial. Lancet Oncol. 2016；17（3）：367 – 377.

[34] Jimenez MM, Holmes FA, Ejlersten B, et al. Neratinib after trastuzumab（T）– based adjuvant therapy in early – stage HER2 ＋ breast cancer（BC）：5 – year analysius of the phase III ExteNET trial. Ann Oncol. 2017；28（suppl 5）：v43 – v67. http：//dx. doi. org/10. 1093/annonc/mdx362.

[35] A study looking the incidence and severity of diarrhea in patients with early – stage HER2 ＋ breast cancer treated with Neratinib and Loperamide – full text view；2017. ClinicalTrials. gov. https：//clinicaltrials. gov/ct2/show/NCT02400476.

[36] Ibrahim E, Tripathy D, Wilkinson M, et al. Abstract CT128：effects of adding budesonide or colestipol to loperamide prophylaxis on neratinib – associated diarrhea in patients（pts）with HER2

+ early – stage breast cancer（eBC）: the CON-TROL trial. Cancer Res. 2017; 77（suppl 13）: CT128.

[37] Hurvitz S, Chan A, Iannotti N, et al. Effects of adding budesonide or colestipol to loperamide prophylaxis on neratinib – associated diarrhea in patients with HER2 + early – stage breast cancer: the CONTROL trial. In: Presented at: San Antonio breast cancer symposium. TX, USA: San Antonio; Dec 7, 2017.

[38] Research CfDEa. Drug safety and availability – Avastin（Bevacizumab）information; 2017. [WebContent] https: //www. fda. gov/ Drugs/DrugSafety/ucm193900. htm.

[39] Konecny GE, Meng YG, Untch M, et al. Association between HER – 2/neu and vascular endothelial growth factor expression predicts clinical outcome in primary breast cancer patients. Clin Cancer Res. 2004; 10（5）: 1706 –1716.

[40] Verma S, Miles D, Gianni L, et al. Trastuzumab emtansine for HER2 – positive advanced breast cancer. N Engl J Med. 2012; 367（19）: 1783 –1791.

[41] A study of trastuzumab emtansine versus trastuzumab as adjuvant therapy in patients with HER2 – positive breast cancer who have residual tumor in the breast or axillary lymph nodes following preoperative therapy（KATHERINE）– full text view; 2017. ClinicalTrials. gov. https: //clinicaltrials. gov/ct2/show/NCT01772472.

[42] T – DM1 Vs paclitaxel/trastuzumab for breast（ATEMPT Trial）– full text view. ; 2017. ClinicalTrials. gov. https: //clinicaltrials. gov/ct2/show/NCT01853748.

[43] Trastuzumab emtansine in treating older patients with human epidermal growth factor receptor 2 – positive stage I – III breast cancer – full text view; 2017. ClinicalTrials. gov. https: //clinicaltrials. gov/ct2/show/NCT02414646.

[44] Fehrenbacher L, Cecchini R, Geyer C, et al. NSABP B –47（NRG oncology）: phase III randomized trial comparing adjuvant chemotherapy with adriamycin（A）and cyclophosphamide（C）→ weekly paclitaxel（WP）, or docetaxel（T）and C with or without a year of trastuzumab（H）in women with node – positive or high – risk node – negative invasive breast cancer（IBC）expressing HER2 staining intensity of IHC 1+ or 2 + with negative FISH（HER2 – Low IBC）. In: Presented at: San Antonio breast cancer symposium. TX, USA: San Antonio; December 6, 2017

第 8 章

激素受体与人表皮生长因子受体 2 共表达肿瘤：临床实践与治疗策略综述

DEBORA DE MELO GAGLIATO, MD・JESUS SOBERINO, MD・JOSE MANUEL PEREZ–GARCIA, MD, PHD ・JAVIER CORTES, MD, PHD

摘要

根据基因组图谱，人表皮生长因子受体 2（human epidermal growth factor receptor 2，HER2）扩增或过表达的乳腺癌具有高度异质性。值得注意的是，HER2 阳性乳腺癌患者中，大约一半为激素受体（hormone receptor，HR）与 HER2 共表达。与 HR 阴性乳腺癌相比，这一特殊人群对基于各种化疗和抗 HER2 靶向的常规联合治疗具有不同的疗效。在本章节中，我们将向读者介绍 HR 和 HER2 共表达乳腺肿瘤的分子特征，病理完全缓解的预后意义，以及对基于阻断 HR 和 HER2 通路的不同治疗策略（包括不含化疗方案）的反应模式。此外，我们也就肿瘤微环境与这个亚型中常见的特殊体细胞突变展开深刻的讨论。

关键词

抗 HER2 治疗；内分泌治疗；激素受体和人表皮生长因子受体 2 共表达肿瘤；分子特征；病理完全缓解

引言

激素受体（HR）和人表皮生长因子受体 2（HER2）是乳腺癌生物学的重要驱动因子。大约 15%~20% 乳腺癌中出现 HER2 扩增或过表达。值得注意的是，HER2 扩增的乳腺癌中大约有一半为 HR 阳性[1,2]。基因组图谱显示 HER2 阳性肿瘤具有高度异质性。HR 阳性 HER2 阳性乳腺癌患者中可存在不同的固有分子亚型，包括管腔 A 亚型、管腔 B 亚型，需要为每个特定亚型提供不同的治疗策略。

雌激素受体（ER）和 HER2 信号通路可能通过交互应答相互作用。在这种相互作用中，无论雌激素是否与 ERα 或 ERβ 直接作用，都可以通过一系列激酶，导致 ER 特定位点磷酸化，包括丝裂原活化的蛋白激酶（MAPK）和蛋白激酶 B（Akt）。该过程中，配体不依赖的 ER 激活导致可能促细胞增殖、存活和耐药的相关基因的转录[3-5]。

体外细胞实验观察和已发表的临床试验数据分析都表明，HER2 表达可能对抗雌激素治疗产生耐药性且反应性差[5-6]。一项小型回顾性新辅助研究表明，接受来曲唑新辅助内分泌治疗的 HER2 阳性（FISH 检测阳性）女性乳腺癌患者，与 HER2 阴性患者相比，新辅助治疗后 Ki-67 降低不明显[7]。

尽管可能伴原发性内分泌耐药，应予所有 HER2 阳性乳腺癌患者治疗一视同仁，即便 ER 状态和生物学特性不同，大量临床试验均将抗 HER2 靶向治疗联合化疗作为这类疾病治疗的主要模式。的确，许多大型 Ⅲ 期随机临床试验表明，HR 阳性/HER2 阳性患者化疗基础上联合曲妥珠单抗可获得与 HR 阴性/HER2 阳性患者同样的益处[8,9]。因此，没有证据表明曲妥珠单抗的获益与原发性肿瘤 HR 状况相关，在不同 ER 状态亚组中均可看到曲妥珠单抗在总生存上的获益[9-11]。

尽管 HER2 阳性乳腺癌的大多数临床试验探索了 HER2 治疗与细胞毒性药物联合的策略，但是，聚焦于 ER 与其他靶向治疗联合抗 HER2 靶向治疗的策略正进行越来越多的探索。这种策略有可能使患者免受细胞毒性药物短期和长期毒性的影响[12-15]。

在预后方面，与 HR 阴性肿瘤相比，HER2 和 HR 共表达患者似乎有更好的无病生存期（DFS）和总生存期。这一结果似乎独立于接受的治疗以及经典的解剖病理特征[16,17]。尽管 HER2 基因过表达，但 HR 状态仍然是疾病预后的决定因素之一，许多临床试验显示 HER2 阳性 HR 阴性的妇女中复发和死亡人数增多，而且疾病复发的时间模式也有差异[9,18]。

考虑到目前我们对肿瘤生物学的认识，不区别 ER 状态而将所有 HER2 阳性乳腺癌视为同一种疾病的方法应当改变。本章节将讨论 HR 阳性 HER2 阳性乳腺癌的不同治疗策略，并提供详细的疾病特征。

HR 阳性 HER2 阳性乳腺癌病理完全缓解对预后的影响

不同的新药，如抗 HER2 靶向药物、铂类药物[19]、多聚腺苷二磷酸核糖聚合酶抑制剂（PARP 抑制剂）[20]、抗 PD1 治疗[21]等药物，与标准新辅助治疗方案联合都正在开展中。其中，一些治疗手段提高了病理完全缓解率（pCR）。pCR 定义为在新辅助治疗或术前系统治疗后切除的乳腺标本和淋巴结经苏木精和伊红染色没有任何残留浸润性癌。pCR 将患者分为不同的复发风险组，可能提供预后信息。虽然 pCR 率与 HR 阳性 HER2 阴性肿瘤的生存结果似乎无关，但它可以预测 HER2 阳性乳腺癌的远期预后[22]。

几项临床试验发现，与那些没有

HR 共表达的肿瘤相比，HR/HER2 共表达肿瘤患者的 pCR 率要低得多，无论使用曲妥珠单抗单药还是抗 HER2 双靶治疗[23-26]。在这个乳腺癌亚型中，目前正在探索除化疗之外其他新的策略和治疗方法，本章节后面将作讨论。

早前的一项荟萃分析研究 pCR 作为新辅助化疗后接受手术的原发性乳腺癌患者长期预后替代研究终点[27]。该研究发现，前面所定义的 pCR 与侵袭性乳腺癌亚型的生存预后有强烈的相关性，这样的亚型包括三阴性乳腺癌和 HER2 阳性 HR 阴性乳腺癌。

另一项德国研究小组进行的荟萃分析发现，HR 和 HER2 共表达的肿瘤中，pCR 与长期预后的相关性较弱。作者将患者分为不同的亚组，即管腔 A 型、管腔 B 型（分为 HER2 阳性组和阴性组）、HER2 阳性非管腔型和三阴性亚型。作者使用的分类与圣加仑共识推荐的临床病理标准一致[28]。并对 ER、PR、HER2 状态、组织学分级等因素进行了评估。最终分析显示，无论是否接受曲妥珠单抗治疗，pCR 不是管腔 B 亚型（HER2 阳性）乳腺癌患者的预后因素。

与此相反，最近一项荟萃分析发现，接受新辅助治疗的Ⅰ~Ⅲ期 HER2 阳性乳腺癌患者，不管 ER 状况如何，pCR 与所有亚组的长期预后间存在明显的相关性。本研究中主要的关注点是评估 HR 状态与抗 HER2 治疗之间的关系以及 pCR 率对无事件生存期（EFS）的影响。纳入 5768 名患者的队列显示，HR 阴性亚组 pCR 的优势［中位 HR 0.29（95% PI 0.24~0.36）］大于 HR 阳性亚组［中位 HR 0.52（95% PI 0.40~0.66）］。尽管如此，pCR 与两个亚组患者更长的无复发和死亡时间都有关[29]。

综合几项荟萃分析的证据表明，对新辅助治疗的反应和 pCR 是乳腺癌患者预后生存的一个合适的替代终点。总的来说，获得 pCR 与更好的长期生存密切相关。然而，当更仔细地分析数据时，这种关系对于 HR 和 HER2 共表达的肿瘤来说就不那么可靠了。总之，对这一亚组患者来说，迫切需要寻找替代 pCR 的可靠标记物，需要新的预测长期预后的替代标记物。以化疗为基础的新辅助治疗后，考虑到辅助治疗，增殖慢的肿瘤可以从内分泌治疗中获得更大的益处。此外，这组患者中正在开展的免予化疗的方案也获得有趣的结果（本主题将在后面进一步讨论）。

HR 阳性 HER2 阳性肿瘤免疫组化与分子亚型的相关性

研究表明，乳腺癌可以根据不同的基因表达谱分成不同的分子亚型。应用基因表达芯片可对重要基因簇的基因表达进行阵列分析，提供了肿瘤分子表达谱的基础以及不同分子亚型的特征。基于固有基因集基础上提出了乳腺癌的 5 种亚型，即基底样型、HER2 富集型、管腔 A 型、管腔 B 型和正常乳腺样型[30-32]。

每个乳腺癌分子亚型具有不同的预后、治疗敏感性和流行病学特征[33-36]。

在 HER2 阳性乳腺癌中，可以找到各种内在分子亚型。因此，并非所有临床定义 HER2 阳性乳腺癌经 mRNA 分析均为 HER2 富集，同样并非所有 mRNA 分析 HER2 富集乳腺癌都为临床免疫组化或 FISH 检测 HER2 阳性。

总体而言，HER2 富集的亚型包含大多数 HER2 扩增或过表达的肿瘤。然而，HER2 富集亚型所占的比例因 HR 不同而相差很大。HER2 富集亚型的主要特征是在 ERBB2 扩增中的基因过表达，比如 GRB7 基因[30]。TP53 突变通常出现在 HER2 富集或 ER 阴性的 HER2 阳性乳腺癌，而 GATA3 突变主要见于管腔亚型或 HR 阳性乳腺癌[30]。

先前的新辅助治疗临床试验发现，HR 阳性 HER2 阳性乳腺癌 40%~50% 患者被归类为 HER2 富集，其余大约一半为管腔 A 亚型和管腔 B 亚型肿瘤。在 HR 阴性组中，80%~90% 为 HER2 富集亚型，10%~20% 为基底样型[37]。几个新辅助治疗试验综合数据显示，分子特征上 HER2 阳性肿瘤大约一半为 HER2 富集，约 40%~45% 为管腔 A 亚型和管腔 B 亚型，10% 为基底样亚型[38]。由于分子亚型能预测抗 HER2 和其他治疗的疗效，所以这些信息可能很重要。

CALGB40601 是一项旨在评估每周紫杉醇与曲妥珠单抗联合拉帕替尼对比每周紫杉醇联合曲妥珠单抗新辅助治疗 pCR 的临床研究。该研究结果表明，无论接受何种治疗，HER2 富集亚组 pCR 率明显高于任何其他类型的 HER2 阳性肿瘤。HER2 富集乳腺癌患者接受紫杉醇联合曲妥珠单抗获得 pCR 率高达 70%，而管腔 A 亚型、管腔 B 亚型的 pCR 率分别为 34% 和 36%[39]。预测 pCR 方面，固有分子亚型比 HR 状态更重要。此外，CALGB 40601 研究表明，新辅助治疗后有残留病灶的肿瘤中分子亚型的分布与治疗前的总体队列有很大差异。主要的显著差异是 HER2 富集亚型较少，而更多的是管腔亚型。在治疗前后相匹配的肿瘤样本中，不包括正常细胞样乳腺癌亚型，最常见的治疗后亚型为管腔 A 亚型。

与这些结果相一致，NeoALTTO 临床试验中 RNA 测序法检测 ERBB2/HER2 表达是 pCR 最重要的预测因子。第二个重要的预测因子是 HER2 富集亚型[40]。其他研究也发现，相对于其他分子亚型，HER2 富集亚型与抗 HER2 为基础的治疗后获得 pCR 关系更密切[41,42]。

精确的分子亚型对临床实践和病人管理可能具有重要意义，但还需要前瞻性的临床试验。选择那些只应用双重抗 HER2 靶向治疗而不需化疗即可能获得足够治疗的患者就是例证。PAMELA 试验证明了这一假设。在这项研究中，纳入 I ~ ⅢA 期 HER2 阳性乳腺癌，无论 HR 状况如何。患者接受不含化疗方案的拉帕替尼联合曲妥珠单抗双靶向治疗 18 周[37]。在基线和第 14 天收集标本经 PAM 50 分析分子特征。HER2 富集亚型乳腺中 pCR 率为 40.2%，而非 HER2 富集亚型则为 10.0%，表明这一特殊群体患者可能仅通过抗 HER2 治疗即可获得充分的获益，而避免了化疗产生的毒副作用。

其他新辅助治疗试验也探讨了 HER2

阳性乳腺癌患者可免除化疗。TBCRC006研究评价曲妥珠单抗联合拉帕替尼的疗效，HR 和 HER2 共表达乳腺癌患者接受包括来曲唑的治疗。总体 pCR 率为27%，ER 阳性和 ER 阴性患者 pCR 率分别为21%和36%[14]。另一个新辅助治疗NeoSphere 研究，评估局部晚期 HER2 阳性乳腺癌患者包括炎性乳腺癌患者曲妥珠单抗基础上联合帕妥珠单抗的疗效。一个亚组不接受化疗或激素治疗而仅采用曲妥珠单抗联合帕妥珠单抗。ITT 人群中，总体 pCR 率为16.8%，HR 和 HER2共表达亚组 pCR 率为5.9%，HR 表达阴性亚组为27.3%[23]。

总之，HER2 阳性乳腺癌经分子表达芯片分析表明该亚型存在异质性。这种多样性也反映在临床上，比如多个新辅助治疗试验中观察到的对治疗的反应性存在差异，以及不同亚组预后的差异。具有不同驱动基因导致的不同基因改变，会促进治疗的改进，以及对特定群体采取个体化治疗措施。

HR 阳性 HER2 阳性患者抗 HER2 为基础的新辅助治疗疗效

早期乳腺癌新辅助治疗主要集中于多种抗 HER2 靶向药物，比如曲妥珠单抗、拉帕替尼、帕妥珠单抗以及 T-DM1。新辅助治疗可以获得许多潜在的优势，肿瘤降期和进行保乳手术是新辅助治疗传统的适应证。此外，正如先前所讨论的，pCR 是 EFS 有力的替代标记物。新辅助治疗在临床试验中的另一个潜在优势是有机会收集组织活检以寻求评估治疗疗效和耐药的潜在预测因子，探索新的治疗策略。

表 8.1 ~ 8.5 显示了各种新辅助临床试验的 pCR 率，这些试验评估了HER2 阳性乳腺癌患者不同的抗 HER2治疗策略。

NOAH 试验是一项将曲妥珠单抗用于治疗 HER2 阳性乳腺癌患者的研究[25]。患者随机分配接受蒽环类、紫杉类和CMF 化疗方案联合或不联合曲妥珠单抗。接受曲妥珠单抗治疗患者 pCR 率为43%，而单纯化疗组22%。其他试验探讨新辅助治疗化疗基础上加入曲妥珠单抗也显示出类似的结果。加入曲妥珠单抗后可获得更好的 pCR 率[43,44]。

拉帕替尼是一种针对表皮生长因子受体（EGFR）和 HER2 的双可逆性酪氨酸激酶抑制剂，也在新辅助治疗中进行了评估。曲妥珠单抗联合拉帕替尼可提高 pCR 率。值得注意的是，在几项试验中，pCR 小幅度的增加并没有达到统计学意义[24,26,39,42]。这些研究中最重要的发现汇总在表 8.2。与 NOAH 试验曲妥珠单抗联合化疗显著改善 EFS 不同，拉帕替尼并没有获得生存的改善。NeoALTTO 试验评估紫杉醇加拉帕替尼或者紫杉醇加曲妥珠单抗或者紫杉醇加曲妥珠单抗联合拉帕替尼治疗 18 周的疗效。HR 和 HER2 共表达肿瘤患者中，接受拉帕替尼、曲妥珠单抗、曲妥珠单抗联合拉帕替尼的 pCR 率分别为16.1%、22.7%和41.6%。新辅助治疗中没有加入内分泌治疗。

表 8.1　HER2 阳性乳腺癌曲妥珠单抗新辅助治疗临床研究

临床研究	治疗方案	pCR 定义	pCR（乳腺原发肿瘤和腋窝淋巴结；总人群）	pCR（乳腺原发肿瘤和腋窝淋巴结；ER阴性人群）	pCR（乳腺原发肿瘤和腋窝淋巴结；ER阳性人群）	pCR（乳腺原发肿瘤；总人群）	pCR（乳腺原发肿瘤；ER阴性人群）	pCR（乳腺原发肿瘤；ER阳性人群）	参考文献
NOAH	AP×3c+H → P×4c+H → CMF×3c+H	ypT0/is	38%			43%			25
GEPARQUAT-TRO	EC×4c+H → D±X×4c+H	ypT0N0	31.7%	43.5%	23.4%				43
GEPARQUINTO	EC×4c+H → D×4c+H	ypT0N0	30.3%	38.7%	25.8%				68
ACOSOG Z1041	FEC×4c → P×12 w+H	ypT0/isN0	56.5%	70.4%	47.6%				69
HannaH	D×4c+H → FEC×4c+H	ypT0/is	34.2%			40.7%			70
NeoALTTO	H×2c P×12 w+H	ypT0/is	27.6%			29.5%	36.5%	22.7%	24

续表

临床研究	治疗方案	pCR 定义	pCR（乳腺原发肿瘤和腋窝淋巴结；总人群）	pCR（乳腺原发肿瘤和腋窝淋巴结；ER 阴性人群）	pCR（乳腺原发肿瘤和腋窝淋巴结；ER 阳性人群）	pCR（乳腺原发肿瘤；原发人群；总人群）	pCR（乳腺原发肿瘤；ER 阴性人群）	pCR（乳腺原发肿瘤；原发肿瘤；ER 阳性人群）	参考文献
CHERLOB	P×12 w+H → FEC×4c+H	ypT0/isN0	25%	26.6%	25%				71
NSABP B41	AC×4c+H → P×12 w+H	ypT0/is	49.4%	58.2%	45.5%	52.5%	65.5%	46.7%	26
CALGB 40601	P×16 w+H	ypT0/is				46%	54%	41%	39
TRIO B07	H×1c → Cb+D×6c+H	ypT0/isN0	47%	57%	40%				72

注：A, adriamycin 阿霉素；c, cycle 周期；C, cyclophosphamide 环磷酰胺；Cb, carboplatin 卡铂；CMF, cyclophosphamide 环磷酰胺、methotrexate 甲氨蝶呤、5-fluorouracil 5-氟尿嘧啶；D, docetaxel 多西他赛；E, epirubicin 表柔比星；FEC, 5-fluorouracil 5-氟尿嘧啶、epirubicin 表柔比星、cyclophosphamide 环磷酰胺；H, trastuzumab 曲妥珠单抗；P, paclitaxel 紫杉醇；pCR, pathologic complete response 病理完全缓解；X, capecitabine 卡培他滨；w, weeks 周。

表 8.2　HER2 阳性乳腺癌拉帕替尼新辅助治疗临床研究

临床研究	治疗方案	pCR 定义	pCR（乳腺原发肿瘤和腋窝淋巴结；总人群）	pCR（乳腺原发肿瘤和腋窝淋巴结；ER 阴性人群）	pCR（乳腺原发肿瘤和腋窝淋巴结；ER 阳性人群）	pCR（乳腺原发肿瘤；总人群）	pCR（乳腺原发肿瘤；ER 阴性人群）	pCR（乳腺原发肿瘤；ER 阳性人群）	参考文献
GEPARQUINTO	EC×4c+L ↓ D±X×4c+L	ypT0N0	22.7%	28.3%	16.2%				68
NeoALTTO	L×2c ↓ P×12 w+L	ypT0/is	20%			24.7%	33.7%	16.1%	24
CHERLOB	P×12 w+L ↓ FEC×4c+L	ypT0/isN0	26.3%	35.7%	22.7%				71
NSABP B41	AC×4c+L ↓ P×12 w+L	ypT0/is	47.4%	54.9%	42%	53.2%	60.6%	48%	26
CALGB 40601	P×16 w+L	ypT0/is				32%	37%	29%	39
TRIO B07	L×1c ↓ Cb+D×6c+L	ypT0/isN0	25%	41%	11%				72

注：A，adriamycin 阿霉素；C，cyclophosphamide 环磷酰胺；c，cycle 周期；Cb，carboplatin 卡铂；D，docetaxel 多西他赛；E，epirubicin 表柔比星；FEC，5 - fluorouracil 5 - 氟尿嘧啶、epirubicin 表柔比星、cyclophosphamide 环磷酰胺；L，lapatinib 拉帕替尼；P，paclitaxel 紫杉醇；pCR，pathologic complete response 病理完全缓解；X，capecitabine 卡培他滨；w，weeks 周。

表 8.3　HER2 阳性乳腺癌曲妥珠单抗联合拉帕替尼新辅助治疗临床研究

临床研究	治疗方案	pCR 定义	pCR（乳腺原发肿瘤和腋窝淋巴结；总人群）	pCR（乳腺原发肿瘤和腋窝淋巴结；ER 阴性人群）	DpCR（乳腺原发肿瘤和腋窝淋巴结；ER 阳性人群）	pCR（乳腺原发肿瘤；总人群）	pCR（乳腺原发肿瘤；ER 阴性人群）	pCR（乳腺原发肿瘤；ER 阳性人群）	参考文献
NeoALTTO	L＋H×2c ↓ P×12 w＋L＋H	ypT0/is	46.8%			51.3%	61.3%	41.6%	24
CHERLOB	P×12 w＋L＋H ↓ FEC×4c＋L＋H	ypT0/isN0	46.7%	56.2%	35.7%				71
NSABP B41	AC×4c＋L＋H ↓ P×12 w＋L＋H	ypT0/is	60.2%	69.8%	54.6%	62%	73%	55.6%	26
CALGB 40601	P×16 w＋L＋H	ypT0/is				56%	79%	41%	39
TRIO B07	L＋H×1c ↓ Cb＋D×6c＋L＋H	ypT0/isN0	52%	67%	40%				72

A: adriamycin 阿霉素，C: cyclophosphamide 环磷酰胺；c，cycle 周期；Cb: carboplatin，卡铂；FEC: 5 - fluorouracil 5 - 氟尿嘧啶，epirubicin 表柔比星，cyclophospha-mide 环磷酰胺；H: herceptin 赫赛汀；L: lapatinib 拉帕替尼；P: paclitaxel，紫杉醇；pCR: pathologic complete response 病理完全缓解；w: weeks 周。

表 8.4　HER2 阳性乳腺癌曲妥珠单抗联合帕妥珠单抗临床研究

临床研究	治疗方案	pCR 定义	pCR（乳腺原发肿瘤和腋窝淋巴结；总人群）	pCR（乳腺原发肿瘤和腋窝淋巴结；ER 阴性人群）	pCR（乳腺原发肿瘤和腋窝淋巴结；ER 阳性人群）	pCR（乳腺原发肿瘤；总人群）	pCR（乳腺原发肿瘤；ER 阴性人群）	pCR（乳腺原发肿瘤；ER 阳性人群）	参考文献
NeoSphere	D + H + P × 4 c	ypT0/is	45.8%			39.3%	63.2%	26%	23
TRYPHAENA	FEC × 3c → D × 3c + H + P	ypT0/is	45.3%			57.3%	65%	48.6%	46
	FEC × 3c + H + P → D × 3c + H + P		50.7%			61.6%	79.4%	46.2%	
	Cb + D × 6c + H + P		51.9%			66.2%	83.8%	50%	
BERENICE	AC × 4c → T × 12 w + H + P	ypT0/isN0	61.8%						73
	FEC × 4c → D × 4c + H + P		60.7%						
KRISTINE	Cb + D × 6c + H + P	ypT0/isN0	55.7%	72.4%	44.8%				74
TRAIN2	Cb + T × 9c + H + P	ypT0/isN0	68%	84%	55%				74
	FEC × 3c + H + P → Cb + T × 6c + H + P		67%	89%	51%				

注：A, adriamycin 阿霉素；C, cyclophosphamide 环磷酰胺；c, cycle 周期；Cb, carboplatin 卡铂；FEC, 5 – fluorouracil 5 – 氟尿嘧啶，epirubicin 表柔比星，cyclophospha-mide 环磷酰胺；H, herceptin 赫赛汀；P, pertuzumab 帕妥珠单抗；pCR, pathologic complete response 病理完全缓解；T, paclitaxel 紫杉醇；w, weeks 周。

表 8.5　HER2 阴性乳腺癌抗 HER2 双靶向治疗且治疗且不含化疗方案的临床研究

临床研究	治疗方案	pCR 定义	pCR（乳腺原发肿瘤和腋窝淋巴结；总人群）	pCR（乳腺原发肿瘤和腋窝淋巴结；ER 阴性人群）	pCR（乳腺原发肿瘤和腋窝淋巴结；ER 阳性人群）	pCR（乳腺原发肿瘤；总人群）	pCR（乳腺原发肿瘤；ER 阴性人群）	pCR（乳腺原发肿瘤；ER 阳性人群）	参考文献
TBCRC 006	L + H × 12 w ± ExT（ER 阳性）	ypT0/is	22%	28%	18%	27%	36%	21%	14
TBCRC023	L + H × 12 w ± ExT（ER 阳性）	ypT0/is				12%	20%	9%	53
	L + H × 24 w ± ExT（ER 阳性）					28%	18%	33%	
NeoSphere	H + P × 4c	ypT0/is	11.2%			16.8%	27.3%	5.9%	23
ADAPT	H + P × 4c	ypT0/isN0		36.3%					48
PAMELA	L + H × 18 w ± ExT（ER 阳性）	ypT0/isN0				30%	43%	18%	37

c, cycle 周期；ER, estrogen receptor 雌激素受体；E × T, endocrine therapy 内分泌治疗；H, herceptin, 赫赛汀；L, lapatinib 拉帕替尼；P, pertuzumab 帕妥珠单抗；pCR: pathologic complete response 病理完全缓解；w, weeks 周

虽然曲妥珠单抗联合拉帕替尼组 pCR 率显著提高，但拉帕替尼组和曲妥珠单抗组间 EFS 无显著性差异（危险比 1.06，95% CI 0.66 ~ 1.69，$P = 0.81$），联合组与曲妥珠单抗组间 EFS 无显著性差异（危险比 0.78，95% CI 0.47 ~ 1.28，$P = 0.33$）[45]。然而，应该指出的是，该试验的检验效能还不足以满足长期预后分析。

帕妥珠单抗是与 HER2 受体结合在不同于曲妥珠单抗的区域的一个单克隆抗体，是在新辅助治疗被评估的另一个抗 HER2 药物。批准帕妥珠单抗的关键临床研究是 NeoSphere 试验[23]。患者随机接受多西他赛化疗联合曲妥珠单抗，或联合曲妥珠单抗加帕妥珠单抗，或联合帕妥珠单抗。本研究还设有一个不含化疗的亚组，即曲妥珠单抗联合帕妥珠单抗。与化疗联合曲妥珠单抗相比，化疗联合曲妥珠单抗和帕妥珠单抗组 pCR 率明显升高，从 29% 到 46%。值得注意的是，与 HR 阴性组相比，HR 阳性组 pCR 率较低。在 HR 阳性乳腺癌患者中，接受曲妥珠单抗 + 多西他赛组、曲妥珠单抗 + 帕妥珠单抗 + 多西他赛组、帕妥珠单抗 + 曲妥珠单抗组和帕妥珠单抗 + 多西他赛组的 pCR 率分别为 20%、26%、5.9% 和 17.4%。在 HR 阴性乳腺癌患者中，接受曲妥珠单抗 + 多西他赛组、曲妥珠单抗 + 帕妥珠单抗 + 多西他赛组、帕妥珠单抗 + 曲妥珠单抗组和帕妥珠单抗 + 多西他赛组的 pCR 率分别为 36.8%、63.2%、27.3% 和 30%。与先前讨论的试验类似，本研究中没有

加入内分泌治疗。其他将帕妥珠单抗联合到曲妥珠单抗及化疗的临床试验，也证明了使用帕妥珠单抗治疗获得更高的 pCR 率。这些数据汇总在表 8.4。

如前所述，所有评估 HER2 阳性乳腺癌患者新辅助治疗药物的试验中一项相同的发现，即 HR 阴性患者比 HR 阳性患者获得更高的 pCR 率。因此，基于肿瘤特征即 HR 和 HER2 状态的新的治疗策略正在研发之中。以下所述的临床试验主要聚焦于患者免除化疗的毒副反应。

西德研究小组开展的辅助性动态标记调整的个性化治疗试验优化早期乳腺癌的风险评估和治疗反应预测（A-DAPT）试验是将不同的乳腺癌亚型分为不同治疗组的"雨伞"试验[47]。该研究正在评估每个已建立的亚组治疗成功的早期替代标记物。研究评价曲妥珠单抗共价结合抗微管类药物 DM1 的新型抗体药物偶联物 T – DM1 联合或不联合内分泌治疗在 HR 阳性 HER2 阳性亚组乳腺癌患者的疗效[48]。作为战略选择药物，T – DM1 与化疗相比毒性较小[49]，特别是脱发、多发性神经病、骨髓毒性和中性粒细胞减少性发热方面，且在转移性乳腺癌中有较好的活性。患者被随机分为 T – DM1、T – DM1 + 内分泌治疗或曲妥珠单抗 + 内分泌治疗组。T – DM1 组、T – DM1 + 内分泌治疗组、曲妥珠单抗 + 内分泌治疗组 pCR 率分别为 40.1%、41.5% 和 15.1%。含 T – DM1 组较曲妥珠单抗组的 pCR 率获得了显著提高。

探索性分析表明，T - DM1 组绝经后与绝经前患者 pCR 率分别为 44.1% 和 37.9%，T - DM1 + 内分泌治疗组绝经后与绝经前患者 pCR 率分别为 45.0% 和 38.1%，曲妥珠单抗 + 内分泌治疗组绝经后与绝经前患者 pCR 率分别为 16.7% 和 13.6%。值得注意的是，绝经后患者 pCR 率相对较高，但差异没有统计学意义。总体而言，T - DM1 中加入内分泌治疗并不能改善 4 周期 12 周治疗的 pCR 率。另一方面，没有迹象表明 T - DM1 中加入内分泌治疗产生不利影响。

随机Ⅲ期 KRISTINE 试验也对 T - DM1 进行了评估[50]。该试验中，HER2 过表达肿瘤直径 >2cm 的患者被随机分配接受 T - DM1 + 帕妥珠单抗（T - DM1 + P 组）或多西他赛 + 卡铂 + 曲妥珠单抗 + 帕妥珠单抗（TCH + P 组），每 3 周一次，共 6 个周期，随后接受乳腺手术，术后进行至少 12 周期抗 HER2 靶向治疗的辅助治疗。TCH + P 组和 T - DM1 + P 组乳腺/腋窝淋巴结 pCR 率分别为 56% 和 44%（P = 0.0155）。HR 阳性 HER2 阳性乳腺癌患者 TCH + P 组和 T - DM1 + P 组 pCR 率分别为 44% 和 35%。HR 阴性患者 TCH + P 组和 T - DM1 + P 组 pCR 率分别为 73% 和 54%。

Ⅲ期 NRG Oncology/NSABP B - 52 试验对 TCH + P 方案中加入内分泌治疗进行了评价[51]。该研究中，局部晚期 ER 阳性 HER2 阳性乳腺癌患者被随机分配接受 TCH + P 联合或者不联合芳香化酶抑制剂。允许绝经前患者服用黄体生成素释放激素（LHRH）激动剂联合芳香化酶抑制剂治疗。TCH + P 组乳腺/淋巴结 pCR 率为 40.9%，而 TCH + P + 内分泌治疗组 pCR 率为 46.1%（P = 0.36）。尽管化疗和抗 HER2 治疗的基础上加入内分泌治疗没有拮抗作用，但 pCR 数值改善无统计学意义。进一步分析从内分泌治疗中获益患者的组织样本非常重要。

新辅助内分泌治疗相关试验表明，较长的治疗时间与更好的肿瘤反应直接相关。一项Ⅱ期来曲唑新辅助治疗研究表明，超过三分之一的有效患者在治疗 6 个月后达到最大肿瘤缩小[52]。TB-CRC023 也是一项随机的Ⅱ期研究，评估拉帕替尼 + 曲妥珠单抗联合或者不联合内分泌治疗 12 周对比 24 周方案[53]。接受 24 周治疗方案的患者与 12 周患者相比，获得近 2 倍的 pCR 率（总 pCR 率为 24.2% vs 12.2%）。

综上所述，包含无化疗方案的新辅助治疗临床研究显示，一部分患者能获得 pCR[14,23,37,48]。与 HR 阳性肿瘤相比，HR 阴性患者可获得更高的 pCR 率，即使 HR 阳性患者在抗 HER2 基础上加入内分泌治疗。

HR/HER2 共表达肿瘤新的治疗领域

PIK3CA 突变是 HR 阳性乳腺癌中最常见的体细胞突变[54]，可能影响新辅助治疗 pCR 率。前期研究表明，

HER2 阳性乳腺癌 PIK3CA 基因突变激活与抗 HER2 治疗敏感性降低有关[55]。PIK3CA 突变介导的 AKT 激酶激活胞内信号系统促进肿瘤细胞增殖。一项来自 5 个新辅助治疗临床研究的分析表明，携带 PIK3CA 突变的肿瘤 pCR 率较野生型 PIK3CA 低，分别为 16.2% 和 29.6% ($P < 0.001$)[56]。该研究中一个重要的发现是，HR 和 HER2 共表达肿瘤患者 PIK3CA 突变与低 pCR 更密切相关，野生型 PIK3CA 和突变型 PIK3CA 的 pCR 率分别为 24.2% 和 7.6% ($P < 0.001$)。在 HR 阴性组中，PIK3CA 野生型组的 pCR 率为 36.4%，突变组为 27.2% ($P = 0.125$)。针对 HER2 阳性肿瘤 PIK3CA 突变的特异性靶向治疗研究正在进行中，β 或 α 特异性 PIK3CA 抑制剂引起了广泛的兴趣。

　　另一个重要的方面是管腔型肿瘤潜在的远期复发风险，提出了治疗时长问题。从治疗到至少 20 年以后，复发的风险可能会一直存在[57-59]。最近更新的一项大型随机试验中，评估了 HER2 阳性乳腺癌常规细胞毒性辅助化疗中加入曲妥珠单抗的益处。HR 阳性组和 HR 阴性组复发时间不同，HR 阴性组中 DFS 事件频率高于 HR 阳性组[9]。尽管如此，在随机入组后的 10 年，这两个队列都仍有复发事件发生。因此，是否延长抗 HER2 治疗时间至超过推荐的 1 年再次引起了关注。

　　来那替尼是一种不可逆的 HER1、HER2 和 HER4 小分子酪氨酸激酶抑制剂[60]。ExteNET 试验是在 HER2 阳性早期乳腺癌患者完成 1 年曲妥珠单抗辅助靶向治疗后使用来那替尼，不论 HR 状态如何[61]。研究表明，来那替尼组患者获得了更好的无浸润性肿瘤复发生存率（iDFS），来那替尼组和安慰剂组的 5 年 iDFS 分别为 90.2% 和 87.7%。HR 阳性亚组获益更明显，与安慰剂相比来那替尼组风险比为 0.60（95% CI 0.43 ~ 0.83），HR 阴性亚组来那替尼组风险比为 0.95（0.66 ~ 1.35）。雌激素和 HER2 通路之间的双向交叉应答可能导致 ExteNET 试验 HR 阳性患者从延长抗 HER2 治疗中获益。ER 功能不仅取决于受体激活本身，还取决于生长因子受体及其配体的水平。酪氨酸激酶受体如 HER2 的过表达或者扩增的恶性细胞可能依赖这种相互作用来激活受体和细胞增殖[3]。

　　HER2 和 HR 共表达乳腺癌另一个有希望的治疗手段是 CDK4/6 抑制剂。有三种 CDK4/6 抑制剂被批准用于 HR 阳性 HER2 阴性转移性乳腺癌：ribociclib、palbociclib 和 abemaciclib。正如前面所讨论，很大一部分共表达 HR 和 HER2 乳腺癌是管腔 A 亚型或管腔 B 亚型。临床前数据显示，这个分子亚型对 CDK4/6 抑制剂特别敏感，而非管腔型/基底样亚型往往耐药[62]。值得注意的是，临床前的一项研究发现，CDK4/6 抑制剂能够抑制 HR 阳性 HER2 扩增的乳腺癌细胞生长[62]。许多试验（NCT 03054363，NCT 02947685，NCT 02448420，NCT02657343）正在评估内分泌与抗 HER2 药物及 CDK 4/6 抑制剂的联合应用。

雄激素受体（AR）是一种配体激活的甾体受体，是 HER2 阳性乳腺癌的另一个感兴趣的靶点，尤其是在 HR 共表达人群。AR 信号为体内外雄激素和雌激素诱导的肿瘤细胞生长所必需[63]。早前的细胞实验评价了曲妥珠单抗与抗雄激素药物恩杂鲁胺联合的疗效。研究人员发现 AR 可能通过与 HER2 信号交互应答与 HER2 相互作用[64]。评价恩杂鲁胺联合曲妥珠单抗治疗转移性或局部晚期 HER2 阳性 AR 阳性乳腺癌的 II 期研究正在进行中（NCT 02091960）。

免疫学领域已成为科学重大进展和新发现的焦点领域。多项研究表明，肿瘤浸润淋巴细胞（TILs）与乳腺癌某些亚型如三阴性乳腺癌、HER2 阳性乳腺癌更好的生存预后有关[65]。此外，越来越多的证据表明 TILs 水平能预测新辅助治疗后的 pCR 率[66]。最近一项研究评估曲妥珠单抗或者纳米白蛋白结合紫杉醇短程新辅助治疗后获得 pCR 患者乳腺组织中的免疫标记物[67]。检测 PAM50 亚型并根据基因表达谱测定免疫细胞活性，HER2 富集亚型的 pCR 率明显高于其他亚型。重要的是，HER2 富集肿瘤中的免疫细胞活性显著增加。由于许多 HR 和 HER2 共表达乳腺癌的特征是 HER2 富集亚型的，所以在这种特殊的分子亚型中开发潜在的临床上有意义的生物标记物可能会引起人们的兴趣。

小结

随着对激素和 HER2 通路间复杂的相互作用的深入了解，人们能更好地理解这个独特的有别于纯 HER2 阳性 ER 阴性亚型的乳腺癌亚群的分子特征。因此，临床上可以更精准地预测针对靶向三阳性乳腺癌异常分子和上调蛋白的特定药物的个体化治疗疗效。

参考文献

[1] Press MF, Pike MC, Chazin VR, et al. Her – 2/ neu expression in node – negative breast cancer: direct tissue quantitation by computerized image a- nalysis and association of overexpression with in- creased risk of recurrent disease. Cancer Res. 1993; 53: 4960 – 4970.

[2] Konecny G, Pauletti G, Pegram M, et al. Quan- titative association between HER – 2/neu and ster- oid hormone receptors in hormone receptor – posi- tive primary breast cancer. J Natl Cancer Inst. 2003; 95: 142 – 153.

[3] Shou J, Massarweh S, Osborne CK, et al. Mech- anisms of tamoxifen resistance: increased estrogen receptor – HER2/ neu cross – talk in ER/HER2 – positive breast cancer. J Natl Cancer Inst. 2004; 96: 926 – 935.

[4] Osborne CK, Zhao H, Fuqua SA. Selective es- trogen receptor modulators: structure, function, and clinical use. J Clin Oncol. 2000; 18: 3172 – 3186.

[5] Benz CC, Scott GK, Sarup JC, et al. Estrogen – dependent, tamoxifen – resistant tumorigenic growth of MCF – 7 cells transfected with HER2/ neu. Breast Cancer Res Treat. 1992; 24: 85 – 95.

[6] Lipton A, Ali SM, Leitzel K, et al. Elevated ser- um Her – 2/neu level predicts decreased response to hormone therapy in metastatic breast cancer. J Clin Oncol. 2002; 20: 1467 – 1472.

[7] Ellis MJ, Tao Y, Young O, et al. Estrogen – in- dependent proliferation is present in estrogen – re-

ceptor HER2 – positive primary breast cancer after neoadjuvant letrozole. J Clin Oncol. 2006; 24: 3019 – 3025.

[8] Untch M, Gelber RD, Jackisch C, et al. Estimating the magnitude of trastuzumab effects within patient subgroups in the HERA trial. Ann Oncol. 2008; 19: 1090 – 1096.

[9] Cameron D, Piccart – Gebhart MJ, Gelber RD, et al. 11 years' follow – up of trastuzumab after adjuvant chemotherapy in HER2 – positive early breast cancer: final analysis of the HERceptin adjuvant (HERA) trial. Lancet. 2017; 389: 1195 – 1205.

[10] Hayes DF, Thor AD, Dressler LG, et al. HER2 and response to paclitaxel in node – positive breast cancer. N Engl J Med. 2007; 357: 1496 – 1506.

[11] Perez EA, Romond EH, Suman VJ, et al. Trastuzumab plus adjuvant chemotherapy for human epidermal growth factor receptor 2 – positive breast cancer: planned joint analysis of overall survival from NSABP B – 31 and NCCTG N9831. J Clin Oncol. 2014; 32: 3744 – 3752.

[12] Johnston S, Pippen Jr J, Pivot X, et al. Lapatinib combined with letrozole versus letrozole and placebo as first – line therapy for postmenopausal hormone receptor – positive metastatic breast cancer. J Clin Oncol. 2009; 27: 5538 – 5546.

[13] Kaufman B, Mackey JR, Clemens MR, et al. Trastuzumab plus anastrozole versus anastrozole alone for the treatment of postmenopausal women with human epidermal growth factor receptor 2 – positive, hormone receptorpositive metastatic breast cancer: results from the randomized phase III TAnDEM study. J Clin Oncol. 2009; 27: 5529 – 5537.

[14] Rimawi MF, Mayer IA, Forero A, et al. Multicenter phase II study of neoadjuvant lapatinib and trastuzumab with hormonal therapy and without chemotherapy in patients with human epidermal growth factor receptor 2 – overexpressing breast cancer: TBCRC 006. J Clin Oncol. 2013; 31: 1726 – 1731.

[15] Marcom PK, Isaacs C, Harris L, et al. The combination of letrozole and trastuzumab as first or second – line biological therapy produces durable responses in a subset of HER2 positive and ER positive advanced breast cancers. Breast Cancer Res Treat. 2007; 102: 43 – 49.

[16] Perez EA, Romond EH, Suman VJ, et al. Four – year followup of trastuzumab plus adjuvant chemotherapy for operable human epidermal growth factor receptor 2 – positive breast cancer: joint analysis of data from NCCTG N9831 and NSABP B – 31. J Clin Oncol. 2011; 29: 3366 – 3373.

[17] Vaz – Luis I, Ottesen RA, Hughes ME, et al. Impact of hormone receptor status on patterns of recurrence and clinical outcomes among patients with human epidermal growth factor – 2 – positive breast cancer in the National Comprehensive Cancer Network: a prospective cohort study. Breast Cancer Res. 2012; 14: R129.

[18] Gomez HL, Castaneda CA, Vigil CE, et al. Prognostic effect of hormone receptor status in early HER2 positive breast cancer patients. Hematol Oncol Stem Cell Ther. 2010; 3: 109 – 115.

[19] von Minckwitz G, Schneeweiss A, Loibl S, et al. Neoadjuvant carboplatin in patients with triple – negative and HER2 – positive early breast cancer (GeparSixto; GBG 66): a randomised phase 2 trial. Lancet Oncol. 2014; 15: 747 – 756.

[20] Rugo HS, Olopade OI, DeMichele A, et al. Adaptive randomization of veliparib – carboplatin treatment in breast cancer. N Engl J Med. 2016; 375: 23 – 34.

[21] Nanda R, Liu MC, Yau C, et al. Pembrolizumab Plus Standard Neoadjuvant Therapy for High – Risk Breast Cancer (BC): Results from I – SPY 2. Chicago, IL: ASCO Annual Meeting; 2017.

[22] von Minckwitz G, Untch M, Blohmer JU, et al. Definition and impact of pathologic complete response on prognosis after neoadjuvant chemotherapy in various intrinsic breast cancer subtypes. J Clin Oncol. 2012; 30: 1796 – 1804.

[23] Gianni L, Pienkowski T, Im YH, et al. Efficacy and safety of neoadjuvant pertuzumab and trastuzumab in women with locally advanced, inflammatory, or early HER2 – positive breast cancer (NeoSphere): a randomised multicentre, open – label, phase 2 trial. Lancet Oncol. 2012; 13: 25 – 32.

[24] Baselga J, Bradbury I, Eidtmann H, et al. Lapatinib with trastuzumab for HER2 – positive early breast cancer (Neo – ALTTO): a randomised, open – label, multicentre, phase 3 trial. Lancet. 2012; 379: 633 – 640.

[25] Gianni L, Eiermann W, Semiglazov V, et al. Neoadjuvant chemotherapy with trastuzumab followed by adjuvant trastuzumab versus neoadjuvant

chemotherapy alone, in patients with HER2 – positive locally advanced breast cancer (the NOAH trial): a randomised controlled superiority trial with a parallel HER2 – negative cohort. Lancet. 2010; 375: 377 – 384.

[26] Robidoux A, Tang G, Rastogi P, et al. Lapatinib as a component of neoadjuvant therapy for HER2 – positive operable breast cancer (NSABP protocol B – 41): an openlabel, randomised phase 3 trial. Lancet Oncol. 2013; 14: 1183 – 1192.

[27] Cortazar P, Zhang L, Untch M, et al. Pathological complete response and long – term clinical benefit in breast cancer: the CTNeoBC pooled analysis. Lancet. 2014; 384: 164 – 172.

[28] Goldhirsch A, Wood WC, Coates AS, et al. Strategies for subtype – sedealing with the diversity of breast cancer: highlights of the St. Gallen International Expert Consensus on the Primary Therapy of Early Breast Cancer 2011. Ann Oncol. 2011; 22: 1736 – 1747.

[29] Broglio KR, Quintana M, Foster M, et al. Association of pathologic complete response to neoadjuvant therapy in HER2 – positive breast cancer with long – term outcomes: a meta – analysis. JAMA Oncol. 2016; 2: 751 – 760.

[30] Perou CM, Sorlie T, Eisen MB, et al. Molecular portraits of human breast tumours. Nature. 2000; 406: 747 – 752.

[31] Sorlie T, Perou CM, Tibshirani R, et al. Gene expression patterns of breast carcinomas distinguish tumor subclasses with clinical implications. Proc Natl Acad Sci USA. 2001; 98: 10869 – 10874.

[32] Sorlie T, Tibshirani R, Parker J, et al. Repeated observation of breast tumor subtypes in independent gene expression data sets. Proc Natl Acad Sci USA. 2003; 100: 8418 – 8423.

[33] O' Brien KM, Cole SR, Tse CK, et al. Intrinsic breast tumor subtypes, race, and long – term survival in the Carolina Breast Cancer Study. Clin Cancer Res. 2010; 16: 6100 – 6110.

[34] Voduc KD, Cheang MC, Tyldesley S, Gelmon K, Nielsen TO, Kennecke H. Breast cancer subtypes and the risk of local and regional relapse. J Clin Oncol. 2010; 28: 1684 – 1691.

[35] van't Veer LJ, Dai H, van de Vijver MJ, et al. Gene expression profiling predicts clinical outcome of breast cancer. Nature. 2002; 415: 530 – 536.

[36] Rouzier R, Perou CM, Symmans WF, et al. Breast cancer molecular subtypes respond differently to preoperative chemotherapy. Clin Cancer Res. 2005; 11: 5678 – 5685.

[37] Llombart – Cussac A, Cortes J, Pare L, et al. HER2 – enriched subtype as a predictor of pathological complete response following trastuzumab and lapatinib without chemotherapy in early – stage HER2 – positive breast cancer (PAMELA): an open – label, single – group, multicentre, phase 2 trial. Lancet Oncol. 2017; 18: 545 – 554.

[38] Prat A, Pascual T, Adamo B. Intrinsic molecular subtypes of HER2 + breast cancer. Oncotarget. 2017; 8: 73362 – 73363.

[39] Carey LA, Berry DA, Cirrincione CT, et al. Molecular heterogeneity and response to neoadjuvant human epidermal growth factor receptor 2 targeting in CALGB 40601, a randomized phase III trial of paclitaxel plus trastuzumab with or without lapatinib. J Clin Oncol. 2016; 34: 542 – 549.

[40] Fumagalli D, Venet D, Ignatiadis M, et al. RNA sequencing to predict response to neoadjuvant anti – HER2 therapy: a secondary analysis of the NeoALTTO randomized clinical trial. JAMA Oncol. 2016: 227 – 234.

[41] Prat A, Bianchini G, Thomas M, et al. Research – based PAM50 subtype predictor identifies higher responses and improved survival outcomes in HER2 – positive breast cancer in the NOAH study. Clin Cancer Res. 2014; 20: 511 – 521.

[42] Dieci MV, Prat A, Tagliafico E, et al. Integrated evaluation of PAM50 subtypes and immune modulation of pCR in HER2 – positive breast cancer patients treated with chemotherapy and HER2 – targeted agents in the CherLOB trial. Ann Oncol. 2016; 27: 1867 – 1873.

[43] Untch M, Rezai M, Loibl S, et al. Neoadjuvant treatment with trastuzumab in HER2 – positive breast cancer: results from the GeparQuattro study. J Clin Oncol. 2010; 28: 2024 – 2031.

[44] Buzdar AU, Ibrahim NK, Francis D, et al. Significantly higher pathologic complete remission rate after neoadjuvant therapy with trastuzumab, paclitaxel, and epirubicin chemotherapy: results of a randomized trial in human epidermal growth factor receptor 2 – positive operable breast cancer. J Clin Oncol. 2005; 23: 3676 – 3685.

[45] de Azambuja E, Holmes AP, Piccart – Gebhart M, et al. Lapatinib with trastuzumab for HER2 – positive early breast cancer (NeoALTTO): sur-

vival outcomes of a randomised, open – label, multicentre, phase 3 trial and their association with pathological complete response. Lancet Oncol. 2014; 15: 1137 –1146.

[46] Schneeweiss A, Chia S, Hickish T, et al. Pertuzumab plus trastuzumab in combination with standard neoadjuvant anthracycline – containing and anthracycline – free chemotherapy regimens in patients with HER2 – positive early breast cancer: a randomized phase II cardiac safety study (TRYPHAENA). Ann Oncol. 2013; 24: 2278 –2284.

[47] Hofmann D, Nitz U, Gluz O, et al. WSG A-DAPT – adjuvant dynamic marker – adjusted personalized therapy trial optimizing risk assessment and therapy response prediction in early breast cancer: study protocol for a prospective, multi – center, controlled, non – blinded, randomized, investigator initiated phase II/III trial. Trials. 2013; 14: 261.

[48] Harbeck N, Gluz O, Christgen M, et al. De – escalation strategies in human epidermal growth factor receptor 2 (HER2) – positive early breast cancer (BC): final analysis of the west German study group adjuvant dynamic marker – adjusted personalized therapy trial optimizing risk assessment and therapy response prediction in early BC HER2 – and hormone receptor – positive phase II randomized trial – efficacy, safety, and predictive markers for 12 weeks of neoadjuvant trastuzumab emtansine with or without endocrine therapy (ET) versus trastuzumab plus ET. J Clin Oncol. 2017; 35: 3046 –3054.

[49] Barok M, Joensuu H, Isola J. Trastuzumab emtansine: mechanisms of action and drug resistance. Breast Cancer Res. 2014; 16: 209.

[50] Hurvitz SA, Martin M, Symmans WF, et al. Pathologic Complete Response Rates after Neoadjuvant Trastuzumab Emtansine (T – DM1) + Pertuzumab vs. Docetaxel + Carboplatin + Trastuzumab + Pertuzumab (TCH + P) Treatment in Patients with HER2 – Positive (HER2 +) Early Breast Cancer (KRISTINE/TRIO – 021). Chicago, IL: ASCO Annual Meeting; 2016.

[51] Rimawi MF, Cecchini RS, Rastogi P, et al. A Phase III Trial Evaluating PCR in Patients with HR +, HER2 – Positive Breast Cancer Treated with Neoadjuvant Docetaxel, Carboplatin, Trastuzumab, and Pertuzumab (TCHP) +/ – Estrogen Deprivation: NRG Oncology/NSABP B – 52.

San Antonio, TX: SABCS; 2016.

[52] Llombart – Cussac A, Guerrero A, Galan A, et al. Phase II trial with letrozole to maximum response as primary systemic therapy in postmenopausal patients with ER/PgR [+] operable breast cancer. Clin Transl Oncol. 2012; 14: 125 –131.

[53] Rimawi MF, Niravath PA, Wang T, et al. TB-CRC023: A Randomized Multicenter Phase II Neoadjuvant Trial of Lapatinib Plus Trastuzumab, with Endocrine Therapy and without Chemotherapy, for 12 vs. 24 Weeks in Patients with HER2 Overexpressing Breast Cancer. San ANtonio, TX, US: San Antonio Breast Cancer Symposium; 2015.

[54] Roy – Chowdhuri S, de Melo Gagliato D, Routbort MJ, et al. Multigene clinical mutational profiling of breast carcinoma using next – generation sequencing. Am J Clin Pathol. 2015; 144: 713 –721.

[55] Goel S, Krop IE. Deciphering the role of phosphatidylinositol 3 – kinase mutations in human epidermal growth factor receptor 2 – positive breast cancer. J Clin Oncol. 2015; 33: 1407 –1409.

[56] Loibl S, Majewski I, Guarneri V, et al. PIK3CA mutations are associated with reduced pathological complete response rates in primary HER2 – positive breast cancer: pooled analysis of 967 patients from five prospective trials investigating lapatinib and trastuzumab. Ann Oncol. 2016; 27: 1519 –1525.

[57] Saphner T, Tormey DC, Gray R. Annual hazard rates of recurrence for breast cancer after primary therapy. J Clin Oncol. 1996; 14: 2738 –2746.

[58] Anderson WF, Chen BE, Jatoi I, Rosenberg PS. Effects of estrogen receptor expression and histopathology on annual hazard rates of death from breast cancer. Breast Cancer Res Treat. 2006; 100: 121 –126.

[59] Pan H, Gray R, Braybrooke J, et al. 20 – year risks of breast cancer recurrence after stopping endocrine therapy at 5 years. N Engl J Med. 2017; 377: 1836 –1846.

[60] Rabindran SK, Discafani CM, Rosfjord EC, et al. Antitumor activity of HKI –272, an orally active, irreversible inhibitor of the HER –2 tyrosine kinase. Cancer Res. 2004; 64: 3958 –3965.

[61] Martin M, Holmes FA, Ejlertsen B, et al. Neratinib after trastuzumab – based adjuvant therapy in HER2 – positive breast cancer (ExteNET): 5 –

year analysis of a randomised, double – blind, placebo – controlled, phase 3 trial. Lancet Oncol. 2017: 1688 – 1700.

[62] Finn RS, Dering J, Conklin D, et al. PD 0332991, a selective cyclin D kinase 4/6 inhibitor, preferentially inhibits proliferation of luminal estrogen receptor – positive human breast cancer cell lines in vitro. Breast Cancer Res. 2009; 11: R77.

[63] Cochrane DR, Bernales S, Jacobsen BM, et al. Role of the androgen receptor in breast cancer and preclinical analysis of enzalutamide. Breast Cancer Res. 2014; 16: R7.

[64] He L, Du Z, Xiong X, et al. Targeting androgen receptor in treating HER2 positive breast cancer. Sci Rep. 2017; 7: 14584.

[65] Loi S, Sirtaine N, Piette F, et al. Prognostic and predictive value of tumor – infiltrating lymphocytes in a phase III randomized adjuvant breast cancer trial in node – positive breast cancer comparing the addition of docetaxel to doxorubicin with doxorubicin – based chemotherapy: BIG 02 – 98. J Clin Oncol. 2013; 31: 860 – 867.

[66] Denkert C, Loibl S, Noske A, et al. Tumor – associated lymphocytes as an independent predictor of response to neoadjuvant chemotherapy in breast cancer. J Clin Oncol. 2010; 28: 105 – 113.

[67] Varadan V, Gilmore H, Miskimen KL, et al. Immune signatures following single dose trastuzumab predict pathologic response to preoperative trastuzumab and chemotherapy in HER2 – positive early breast cancer. Clin Cancer Res. 2016; 22: 3249 – 3259.

[68] Untch M, Loibl S, Bischoff J, et al. Lapatinib versus trastuzumab in combination with neoadjuvant anthracycline – taxane – based chemotherapy (GeparQuinto, GBG 44): a randomised phase 3 trial. Lancet Oncol. 2012; 13: 135 – 144.

[69] Buzdar AU, Suman VJ, Meric – Bernstam F, et al. Fluorouracil, epirubicin, and cyclophosphamide (FEC – 75) followed by paclitaxel plus tras-tuzumab versus paclitaxel plus trastuzumab followed by FEC – 75 plus trastuzumab as neoadjuvant treatment for patients with HER2 – positive breast cancer (Z1041): a randomised, controlled, phase 3 trial. Lancet Oncol. 2013; 14: 1317 – 1325.

[70] Ismael G, Hegg R, Muehlbauer S, et al. Subcutaneous versus intravenous administration of (neo) adjuvant trastuzumab in patients with HER2 – positive, clinical stage I – III breast cancer (HannaH study): a phase 3, open – label, multicentre, randomised trial. Lancet Oncol. 2012; 13: 869 – 878.

[71] Guarneri V, Frassoldati A, Bottini A, et al. Preoperative chemotherapy plus trastuzumab, lapatinib, or both in human epidermal growth factor receptor 2 – positive operable breast cancer: results of the randomized phase II CHER – LOB study. J Clin Oncol. 2012; 30: 1989 – 1995.

[72] Hurvitz S, Miller JM, Dichmann R, et al. Final analysis of a phase II 3 – arm, randomized trial of neoadjuvant trastuzumab or lapatinib or the combination of trastuzumab and lapatinib, followed by six cycles of docetaxel and carboplatin with trastuzumab and/or lapatinib in patients with HER2 + breast cancer (TRIO – US B07). Cancer Res. 2013; 73 (suppl 24).

[73] Swain SM, Ewer MS, Viale G, et al. Pertuzumab, trastuzumab, and standard anthracycline – and taxane – based chemotherapy for the neoadjuvant treatment of patients with HER2 – positive localized breast cancer (BERENICE): a phase II, open – label, multicenter, multinational cardiac safety study. Ann Oncol. 2017: 646 – 653.

[74] Van Ramshorst MS, van Werkhoven E, Mandjes IA, et al. A phase III trial of neoadjuvant chemotherapy with or without anthracyclines in the presence of dual HER2 – blockade for HER2 + breast cancer: the TRAIN – 2 study (BOOG 2012 – 03). J Clin Oncol. 2017; 35 (suppl 15), 507 – 507.

第 9 章

低危 HER2 阳性乳腺癌的降阶梯辅助治疗

ROMUALDO BARROSO–SOUSA, MD, PHD · SARA M. TOLANEY, MD, MPH

摘要

目前，对早期乳腺癌患者进行辅助全身治疗的标准是化疗联合曲妥珠单抗。然而，这种治疗可能与严重的不良事件有关，因此，有必要确定低危 HER2 阳性乳腺癌患者，他们可能适合采用降阶梯的辅助治疗方案且不影响疗效。在本章中，我们将讨论有关降阶梯辅助治疗策略的临床数据。

关键词

辅助治疗；乳腺癌；降阶梯；HER2；内在亚型；低风险；病理完全缓解；Ⅰ期；TILS；曲妥珠单抗

引言

根据对 NSABP B–31 和 N9831 临床试验的联合分析结果[1]，2006 年美国食品和药品管理局批准使用抗人表皮生长因子受体 2（HER2）单克隆抗体（MAB）曲妥珠单抗治疗早期 HER2 阳性乳腺癌患者。来自 HERA[2] 和 BCIRG–006[3] 及 4 项评估超过 10 000 例患者的Ⅲ期随机临床研究数据表明，当曲妥珠单抗与化疗联合或在化疗后使用满 1 年，复发风险降低约 40%，总生存率

（OS）得到改善[1-3]。这些关键性试验确定了 1 年曲妥珠单抗联合系统化疗方案（ACTH 或 TCH）是大多数早期 HER2 阳性乳腺癌患者的标准治疗。值得注意的是，这种治疗方案可能与短期和长期不良事件有关，包括脱发、疲劳、神经病、中性粒细胞减少性发热、心力衰竭和白血病。

然而，上述临床试验中的患者主要是Ⅱ期或Ⅲ期 HER2 阳性乳腺癌的高危患者（表 9.1），因此，她们是能从曲妥珠单抗联合化疗方案中最大绝对获益的人群。值得注意的是，只有 BCIRG–

006 包括了 pT1abN0 肿瘤患者，这部分患者占不足 5% 的研究人群[3]。I 期 HER2 阳性乳腺癌患者接受辅助治疗的获益还不明确。因此，不同的研究小组开展了临床试验，以评估低风险早期 HER2 阳性乳腺癌患者采用较低强度的化疗方案进行降阶梯系统治疗的可能性。

表 9.1　评价早期 HER2 阳性乳腺癌患者在辅助化疗中添加 1 年曲妥珠单抗疗效的关键试验

临床研究（包括参考文献和样本量）	试验方案和对照	是否包括 pT1N0 患者	pT1 患者数量	N0 患者数量
HERA[9]，N = 3387	批准允许的多种化疗方案 +/ - H	仅 pT1c	1347	1100
NSABP B31[10]，N = 1736	AC - T vs AC - TH	无	677	0
NCCTG N9831[10]，N = 1615	AC - T vs AC - TH	仅 pT1c（但 ER/PR 阴性）ER/PR 阳性者 pT1 不允许	630	191
BCIRG 006[11]，N = 3322	AC - T vs AC - TH vs TCH	148 例 pT1ab，pT1N0 子集未指定	1283	922

　　AC - T，阿霉素/环磷酰胺 - 紫杉醇；AC - TH，阿霉素/环磷酰胺 - 紫杉醇/曲妥珠单抗；ER，雌激素受体；H，曲妥珠单抗；PR，孕酮受体；TCH，多西他赛/卡铂/曲妥珠单抗。
　　报告的数据来自原始的试验出版物，如参考文献所示。

　　在本章中，我们将讨论低危 HER2 阳性乳腺癌患者采用不同方法进行降阶梯辅助治疗的数据。我们还将讨论除 TNM 分期外的其他生物标志物，这些标志物可以预测哪些患者适合采用降阶梯方法，从而避免毒性更大的细胞毒性化疗方案。

小肿瘤的降阶梯治疗

　　在曲妥珠单抗批准之前，即使是 I 期 HER2 阳性乳腺癌患者，与其他乳腺癌亚型相比，其预后也很差（表 9.2）[4-10]。一项采用英国、哥伦比亚及加拿大肿瘤注册中心 117 名淋巴结阴性、HER2 阳性、肿瘤长径 ≤2cm 乳腺癌患者数据的研究显示，激素受体阴性乳腺癌患者的 10 年无复发生存率为 68.3%，激素受体阳性乳腺癌患者的 10 年无复发生存率为 77.5%[5]。MD 安德森癌症中心的另一项研究，纳入 98 例 T1a ~ bN0 HER2 阳性乳腺癌患者，结果显示 5 年无复发生存率（RFS）为 77.1%[6]。关于 HER2 阳性小肿瘤（最大径 1cm）最大的一项研究使用 NCCN 数据库评估 520 例患者的预后[10]。T1bN0 激素受体阴性患者的 5 年无远处复发生存率为 94%，T1aN0 激素受体阴性患者为 93%，T1a ~ bN0 激素受体阳性患者为 94% ~ 96%。评估未使用曲妥珠单抗作为辅助治疗的 HER2 阳性小肿瘤患者的乳腺癌复发风险时应考虑到与回顾性设计相关的偏差，但这些研究表明 T1N0（≤2cm）患者的疾病复发风险非常小。因此，已有研究开始观察使用毒性较小的系统性辅助方案治疗 HER2 阳性小肿瘤患者的预后。

表 9.2　HER2 阳性小肿瘤（T1N0）乳腺癌患者预后

研究（含参考文献和样本量）	研究群体			随访	结局（%）			
	分期	HR阳性（%）	接受化疗(%)/接受曲妥珠单抗治疗(%)	研究期限（年）	DFS/RFS	DDFS/DRFS	BCSS	OS
回顾性设计								
Joensuu et al[4]. N = 65	pT1abc	NR	NR/0	9	NR	72	NR	NR
Chia et al[5]. N = 117	pT1abc	34	NR/0	10	71.6	77.5	81.3	70.9
Gonzalez – Angulo et al[6]. N = 98	pT1ab	61	0/0	5	77.1	86.4	NR	NR
Curigliano et al[7]. N = 71	pT1ab	100	25.4/0	5	92	NR	NR	NR
Curigliano et al[7]. N = 79	pT1ab	0	43.7/0	5	91	NR	NR	NR
Fehrenbacher et al[8]. N = 234	pT1ab	59	25.6/8.1	5	94.1[a]	96.5[b]	NR	NR
Rouanet et al[9]. N = 44	pT1ab	59	10/0	10	73	80[b]	NR	84
Vaz – Luis et al[10]. N = 89	pT1b	100	0/0	5	NR	94	98	95
Vaz – Luis et al[10]. N = 17	pT1b	0	0/0	5	NR	94	100	100
Vaz – Luis et al[10]. N = 102	pT1a	100	0/0	5	NR	96	99	95
Vaz – Luis et al[10]. N = 49	pT1a	0	0/0	5	NR	94	100	100

续表

研究（含参考文献和样本量）	研究群体			随访	结局（%）			
	分期	HR阳性（%）	接受化疗(%)/接受曲妥珠单抗治疗(%)	研究期限（年）	DFS/RFS	DDFS/DRFS	BCSS	OS
前瞻性设计								
Jones et al[11]c. N = 493	79.3% N0 67.1% pT1bc	64.9	100/100	3	96.9	NR	NR	98.7
Tolaney et al[13]c. N = 406	100% N0 91% pT1bc	67	100/100	7	93.3	NR	98.6	95
ATEMPT（NCT02246621）N = 500	pT1abc	NR	100	进行中	进行中	进行中	进行中	进行中

BCSS，乳腺癌特异性生存率；CI，置信区间；CT，化疗；DDFS，无远处疾病生存率；DFS，无疾病生存率；DRFS，无远处复发生存率；H，曲妥珠单抗；NR，未记录；OS，总生存率；RFI，无复发间隔；RFS，无复发生存率。

a报告的数据为 RFI（仅限于侵入性疾病）；b报告的数据是无转移生存率；c这些试验还包括超过 2cm 的肿瘤和/或淋巴结阳性。

报告的数据来自原始出版物，如参考文献所示。预后的点估计值包括在表中；原始出版物包括 CI。点估计值必须在置信区间内解释。

Jones 等[11]评价了 4 个周期的多西紫杉醇联合环磷酰胺每 3 周给药，同时每周给予曲妥珠单抗，随后每 3 周给予曲妥珠单抗持续 1 年的疗效。在参加该多中心、单臂、Ⅱ期临床研究的 493 名患者中，约 58% 的患者诊断为 Ⅰ 期肿瘤，约 79% 的患者属于淋巴结阴性。平均随访 36.1 个月后，3 年无病生存率（DFS）和 OS 率分别为 96.9%（95% CI，94.8~98.1）和 98.7%（95% CI，97.1~99.4）。最常见的 3~4 级毒性反应是中性粒细胞减少症（47.1%）、中性粒细胞减少性发热（6.2%）、疲劳（4.3%）和腹泻（3.3%）；研究中只有 2 名患者出现症状性充血性心力衰竭（0.5%）。

Tolaney 等[12]开展了一项多中心单臂临床研究，在 406 例 HER2 阳性、淋巴结阴性、肿瘤长径≤3cm 的患者中评估 12 周紫杉醇联合曲妥珠单抗（TH）随后 9 个月曲妥珠单抗单药治疗的辅助方案的疗效。该项被称为 APT 的临床试验的主要研究终点是 DFS。同时也分析了无复发间隔（RFI）、乳腺癌特异性生存率（BCSS）和 OS。值得注意的是，在这项试验中，大约 50% 患者的肿瘤直径≤1cm；9% 患者的肿瘤介于 2～3cm 之间。6 例患者有淋巴结微转移。这个方案总体耐受性良好。共有 13 例患者（3.2%；95% CI，1.7～5.4）报告发生至少一次 3 级神经病变，2 例患者发生症状性充血性心力衰竭（0.5%；95% CI，0.1～1.8），在曲妥珠单抗停药后其左心室射血分数均恢复正常。按照研究定义，共有 13 例患者发生无症状的射血分数明显下降（3.2%；95% CI，1.7～5.4），但其中 11 例患者在短暂停药后可恢复曲妥珠单抗治疗。经中位随访 4 年后，无侵袭性疾病的 3 年生存率为 98.7%（95% CI，97.6～99.8）。近期平均随访 6.5 年的更新分析在美国临床肿瘤学会 2017 年年度会上发布[13]。在这个时间点，观察到 23 例 DFS 事件，包括 4 例（1.0%）远处复发、5 例局部/区域复发（1.2%）、6 例新的对侧乳腺癌病例（1.5%）和 8 例未证实复发的死亡（2.0%）。此外，7 年 DFS 为 93.3%（95% CI，90.4～96.2）；7 年 RFI 为 97.5%（95% CI，95.9～99.1）；7 年 BCSS 为 98.6%（95% CI，97.0～100）；7 年 OS 为 95.0%（95% CI，92.4～97.7）。

在解读来自 APT 试验的数据时有几个注意事项：首先，这是一个单臂试验，目前还没有针对 Ⅰ 期 HER2 阳性乳腺癌患者人群的随机试验数据。考虑到以曲妥珠单抗为基础的治疗方案的获益，很难设立不使用曲妥珠单抗的对照组。而标准的化疗方案，如 ACTH 或 TCH，应用于相对较低风险人群，似乎毒性过大。本研究招募了极少数肿瘤直径 >2cm 的患者，因此其研究结果不能推广到这类人群。此外，大约 2/3 的患者属于激素受体阳性乳腺癌，这种类型通常与远期复发相关，但目前长达 7 年的随访数据是可靠的。

鉴于 TH 方案的良好安全性和非常高的 7 年生存率（RFI 为 97.5%），我们认为，对于大多数接受辅助治疗的 Ⅰ 期 HER2 阳性乳腺癌患者来说，这是一种合理的治疗方法。而且，考虑到 TH 方案的低不良反应发生率，添加其他生物制剂，如帕妥珠单抗或来那替尼，似乎不太可能再在该患者群中增加实质性益处。相反，我们意识到一些 T1N0 患者并不需要进行辅助治疗，特别是那些雌激素受体阳性的患者。

研究人员也在研究进一步降低 Ⅰ 期 HER2 阳性乳腺癌患者辅助治疗毒性的方法。ATEMPT 试验（NCT02246621）是一项多中心、随机、Ⅱ 期临床试验，最近才完成设计（$n = 500$）。本研究以 3:1 的方式将 Ⅰ 期 HER2 阳性乳腺癌患者随机分为两组，一组是持续 1 年的每 3 周给药的抗体药物偶联物 T－DM1，另一组是 12 周的 TH 方案随后每 3 周给予为期 9 个月的曲妥珠单抗。ATEMPT 的两个主要研究终点是比较两组患者的临床相关毒性，并评估 T－DM1 治疗组患者的 3 年 DFS。本研究的结果预计将在不久后公布。

利用生物标志物进行降阶梯治疗

人们已经在努力开发除 TNM 分期外可靠的生物标志物，不仅可以识别低危和高危的 HER2 阳性肿瘤，而且可以预测抗 HER2 治疗的益处，从而使治疗降阶梯。

乳腺癌固有分子亚型

致癌基因 HER2，是一个用来表达对 HER2 信号本身赖以维持其恶性表型（维持细胞存活和增殖）的术语，被认为是抗 HER2 治疗反应性的最重要决定因素之一[14]。在 HER2 依赖的情况下，与高水平的 *HER*2 基因扩增、RNA 表达和下游信号传导相关。

虽然 HER2 阳性被认为是一种独特的疾病，但 Prat 等人[15]使用癌症基因组图集（$n = 495$）和乳腺癌分子分类国际联合会（$n = 1730$）的数据集证实了通过免疫组织化学（IHC）或荧光原位杂交（FISH）评估的临床 HER2 阳性（cHER2）包含了一类异质性疾病。尽管 cHER2 在很大程度上与分子固有亚型基因组富集的 HER2 亚型（HER2E）重叠，但所有固有亚型（Luminal A、Luminal B、HER2E 和基底样型）都可以在乳腺癌的这一亚型中发现。相反，有一些 cHER2 阴性肿瘤在分子学上被归类为 HER2E 肿瘤[15]。

值得注意的是，不同的研究表明，这些乳腺癌固有的分子亚型可以预测对治疗的不同反应。在新辅助治疗中，研究表明，无论是联合（NeoALTTO[16]和 CALGB 40601[17]）或不联合（PAMELA[18]）化疗，HER2E 肿瘤对不同的抗 HER2 治疗方案的病理完全缓解（pCR）率均明显高于任何其他固有亚型。在辅助治疗中，来自 N9831 研究的数据显示，HER2E 患者的长期预后与 Luminal 亚型患者相似。相反，与单纯化疗相比，接受曲妥珠单抗联合化疗的基底样肿瘤没有获得更好的 RFS[19]。尽管这些数据不允许用内在固有亚型取代 cHER2 状态来预测曲妥珠单抗治疗的获益，但这些结果提示，内在亚型可能改变患者的治疗选择，这些患者可以在不进行化疗的情况下从双重抗 HER2 治疗方案中获益。

PI3K – AKT 信号通路改变

PI3K – AKT 通路是 HER2 信号的主要下游通路[20]。在 HER2 受体酪氨酸激酶被激活后，磷酸肌醇 3 激酶（PI3K）被激活，并在质膜上将磷脂酰肌醇（4，5）– 二磷酸（PIP2）磷酸化为磷脂酰肌醇（3，4，5）– 三磷酸（PIP3）。最终，这将导致 Akt 激酶的激活，该激酶将触发介导肿瘤细胞增殖、存活、代谢和生长的细胞内信号[21]。因此，该通路的失调，包括编码 PI3K 的 p110a 催化亚基的 PIK3CA 基因活化突变、或负性调节 PI3K 通路的肿瘤抑制因子 PTEN 的部分/全部丢失，被认为与抗 HER2 治疗耐药有关[22-24]。

Loibl 等人[25]分析来自 5 项新辅助治疗试验（包括总共 967 例 HER2 阳性

乳腺癌患者）的数据显示，21.7% 的患者中存在 PIKCA 突变。此外，PIK3CA 突变与较低的 pCR 相关（野生型 pCR 29.6% *vs* 突变型 pCR 16.2%，$P < 0.001$），但并不伴随较差的 DFS。约 20% ~ 25% 的 HER2 阳性肿瘤中存在 PTEN 蛋白丢失，其在新辅助治疗中对抗 HER2 治疗的反应有不一致的结果。虽然在德国 GeparQuattro 研究中，PTEN 可以预测抗 HER2 治疗联合化疗的 pCR 率[26]，但 NeoALTTO 试验的亚组分析未能重复这种相关性[27]。

在辅助治疗中，FINHER[28] 和 NSABP B – 31[29] 的回顾性分析显示，PIK3CA 突变与曲妥珠单抗治疗未获益之间没有相关性，而来自 N9831[33] 辅助治疗临床试验的数据也没有显示 PTEN 状态与曲妥珠单抗治疗获益之间的相关性。值得注意的是，所有这些数据令人困惑的事实都是因为抗 HER2 治疗与化疗同时使用。

免疫生物标志物

最近，临床前和临床研究数据都表明，免疫系统与乳腺癌细胞之间的相互作用对疾病预后至关重要[31]。因此，人们越来越关注可以帮助筛选出适合降阶梯治疗的早期 HER2 阳性乳腺癌患者的免疫生物标志物。

在此背景下，肿瘤浸润淋巴细胞（TILs）已被证明可预测 HER2 阳性乳腺癌对新辅助治疗的反应[32]。最近对 6 项前瞻性新辅助临床试验（包括 1379 例 HER2 阳性乳腺癌患者）的荟萃分析表明，19% 的 HER2 阳性肿瘤基质 TILs 增加[33]。增加的 TILs 与提高 pCR 率（$P < 0.0005$）和改善 DFS（$P = 0.02$）显著相关。NeoALTTO[34] 和 NeoSphere[35] 临床试验均发现，只有 TILs 含量低于 5% 的肿瘤患者 pCR 率较低。相反，来自 N9831 辅助治疗研究的生存数据表明，肿瘤基质 TILs 水平高与单纯化疗患者的 RFS 改善有关，但不影响化疗联合曲妥珠单抗辅助治疗患者的 RFS[36]。

另一个值得关注的生物标志物是免疫相关基因表达谱，或者简单地说是肿瘤的免疫特征。Perez 等的另一项 N9831 研究的亚组分析[37] 表明，在化疗中添加曲妥珠单抗对 RFS 的益处仅限于那些肿瘤表现出免疫功能基因亚群表达增加的患者（$P < 0.001$）。而仅接受化疗的患者的 RFS 增加与肿瘤的免疫功能基因亚群表达并无相关性（$P = 0.64$）。

鉴于 TILs 预测作用与曲妥珠单抗治疗生存获益的免疫特征之间的数据差异，很难对这些生物标志物的效用作出明确的结论，需要进一步的研究。

新的临床试验设计：利用术前治疗的反应进行降阶梯治疗

尽管化疗联合抗 HER2 治疗的反应率较高，但来自 NeoSphere[38]、PAMELA[18] 和 WSG – ADAPT[39] 的研究数据显示，即使没有化疗，也有一些亚组的患者对抗 HER2 治疗非常敏感。因此，开展临床试验来评估哪些患者术后可以采用低毒化疗方案即可达到 pCR 非常重要。包括 12 项国际临床试验（包括 11955 例患者）的大型荟萃分析[40]证实，pCR 在临床实践中具有预测价值；然而，研究并未发现治疗组（研究水平）之间的 pCR 率差别与长期预后有相关性。这项研究未能验证 pCR 可作为改善无复发生存率和 OS 的替代终点[40]，我们仍然需要长期随访来说明特殊治疗方案的生存预后。

最近，人们关注循环肿瘤 DNA（ptDNA）是否可用于确定新辅助治疗后微转移性疾病的存在，以及 ptDNA 能否预测是否需要进一步治疗。为了验证这一理论，转化乳腺癌研究联盟发起了 040 研究（NCT02743910），该研究正在评估 ptDNA 是否可用于预测接受术前治疗的侵袭性 HER2 阳性或三阴性乳腺癌患者的 pCR。在基线（开始术前治疗之前）、术前治疗期间、手术前立即以及辅助治疗完成后进行血液采集。本研究还将探讨 ptDNA 对完成局部和全身治疗患者的 5 年侵袭性 DFS 和远处 DFS 的预后价值。根据其结果，这种 ptDNA 可以应用于降阶梯治疗，选择合适的患者避免 pCR 后的额外化疗。

小结

研究低危 HER2 阳性乳腺癌患者在不损害其生存预后的情况下进行降阶梯辅助治疗的可行性，对于避免患者因使用综合化疗和抗 HER2 治疗而带来不必要的毒性具有重要意义。对于 I 期肿瘤患者，TH 被认为是大多数患者的标准治疗方法。也就是说，一些具有具体高风险特征的患者，可以考虑采用更标准的方法，如 ACTH 或 TCH。除解剖分期外，生物标志物的临床研究与应用至关重要，可能的候选生物标志物包括固有分子标志、PIK3 - AKT 通路的组成部分和免疫生物标志物。我们还需要做一些额外的工作来确定在术前治疗中实现的 pCR 是否有助于我们识别可能不需要进一步辅助治疗的患者，以及 ptDNA 是否能够识别出疾病复发风险较低的患者。

披露声明

S. M. T. 从 Genentech、Exelixis、Novartis、Pfizer、Eli Lilly、Nektar、Astrazeneca、Eisai 和 Merck 获得研究资金。S. M. T 还担任诺华制药、辉瑞制药、耐克塔尔、阿斯利康、默克、彪马和纳秒特灵的顾问。R. BS 没有利益冲突。

参考文献

［1］Romond EH, Perez EA, Bryant J, et al. Trastuzumab plus adjuvant chemotherapy for operable HER2 - positive breast cancer. N Engl J Med. 2005；353：1673 -1684.

［2］Piccart - Gebhart MJ, Procter M, Leyland - Jones B, et al. Trastuzumab after adjuvant chemotherapy in HER2 - positive breast cancer. N Engl J Med. 2005；353：1659 -1672.

［3］Slamon D, Eiermann W, Robert N, et al. Adjuvant trastuzumab in HER2 - positive breast cancer. N Engl J Med. 2011；365：1273 -1283.

［4］Joensuu H, Isola J, Lundin M, et al. Amplification of erbB2 and erbB2 expression are superior to estrogen receptor status as risk factors for distant recurrence in pT1N0M0 breast cancer: a nationwide population – based study. Clin Cancer Res. 2003; 9: 923 – 930.

[5] Chia S, Norris B, Speers C, et al. Human epidermal growth factor receptor 2 overexpression as a prognostic factor in a large tissue microarray series of node – negative breast cancers. J Clin Oncol. 2008; 26: 5697 – 5704.

[6] Gonzalez – Angulo AM, Litton JK, Broglio KR, et al. High risk of recurrence for patients with breast cancer who have human epidermal growth factor receptor 2 – positive, node – negative tumors 1cm or smaller. J Clin Oncol. 2009; 27: 5700 – 5706.

[7] Curigliano G, Viale G, Bagnardi V, et al. Clinical relevance of HER2 overexpression/amplification in patients with small tumor size and node – negative breast cancer. J Clin Oncol. 2009; 27: 5693 – 5699.

[8] Fehrenbacher L, Capra AM, Quesenberry Jr CP, Fulton R, Shiraz P, Habel LA. Distant invasive breast cancer recurrence risk in human epidermal growth factor receptor 2 – positive T1a and T1b node – negative localized breast cancer diagnosed from 2000 to 2006: a cohort from an integrated health care delivery system. J Clin Oncol. 2014; 32: 2151 – 2158.

[9] Rouanet P, Roger P, Rousseau E, et al. HER2 overexpression a major risk factor for recurrence in pT1a – bN0M0 breast cancer: results from a French regional cohort. Cancer Med. 2014; 3: 134 – 142.

[10] Vaz – Luis I, Ottesen RA, Hughes ME, et al. Outcomes by tumor subtype and treatment pattern in women with small, node – negative breast cancer: a multi – institutional study. J Clin Oncol. 2014; 32: 2142 – 2150.

[11] Jones SE, Collea R, Paul D, et al. Adjuvant docetaxel and cyclophosphamide plus trastuzumab in patients with HER2 – amplified early stage breast cancer: a single – group, open – label, phase 2 study. Lancet Oncol. 2013; 14: 1121 – 1128.

[12] Tolaney SM, Barry WT, Dang CT, et al. Adjuvant paclitaxel and trastuzumab for node – negative, HER2 – positive breast cancer. N Engl J Med. 2015; 372: 134 – 141.

[13] Tolaney SM, Barry WT, Guo H, et al. Seven – year (yr) follow – up of adjuvant paclitaxel (T) and trastuzumab (H) (APT trial) for node – negative, HER2 – positive breast cancer (BC). J Clin Oncol. 2017; 35 (suppl 15): 511.

[14] Veeraraghavan J, De Angelis C, Reis – Filho JS, et al. De – escalation of treatment in HER2 – positive breast cancer: determinants of response and mechanisms of resistance. Breast. 2017; 34 (suppl 1): S19 – S26.

[15] Prat A, Carey LA, Adamo B, et al. Molecular features and survival outcomes of the intrinsic subtypes within HER2 – positive breast cancer. J Natl Cancer Inst. 2014; 106: dju152.

[16] Fumagalli D, Venet D, Ignatiadis M, et al. RNA Sequencing to predict response to neoadjuvant anti – HER2 therapy: a secondary analysis of the NeoALTTO randomized clinical trial. JAMA Oncol. 2016. [Epub ahead of print].

[17] Carey LA, Berry DA, Cirrincione CT, et al. Molecular heterogeneity and response to neoadjuvant human epidermal growth factor receptor 2 targeting in CALGB 40601, a randomized phase III trial of paclitaxel plus trastuzumab with or without lapatinib. J Clin Oncol. 2016; 34: 542 – 549.

[18] Llombart – Cussac A, Cortes J, Pare L, et al. HER2 – enriched subtype as a predictor of pathological complete response following trastuzumab and lapatinib without chemotherapy in early – stage HER2 – positive breast cancer (PAMELA): an open – label, single – group, multicentre, phase 2 trial. Lancet Oncol. 2017; 18: 545 – 554.

[19] Perez EA, Ballman KV, Mashadi – Hossein A, et al. Intrinsic subtype and therapeutic response among HER2 – positive breast tumors from the NCCTG (Alliance) N9831 trial. J Natl Cancer Inst. 2017; 109: djw207.

[20] Mayer IA, Arteaga CL. The PI3K/AKT pathway as a target for cancer treatment. Ann Rev Med. 2016; 67: 11 – 28.

[21] Manning BD, Cantley LC. AKT/PKB signaling: navigating downstream. Cell. 2007; 129: 1261 – 1274.

[22] Berns K, Horlings HM, Hennessy BT, et al. A functional genetic approach identifies the PI3K pathway as a major determinant of trastuzumab resistance in breast cancer. Cancer Cell. 2007; 12: 395 – 402.

[23] Fujita T, Doihara H, Kawasaki K, et al. PTEN activity could be a predictive marker of trastuzumab efficacy in the treatment of ErbB2 – overexpressing breast cancer. Br J Cancer. 2006; 94: 247 – 252.

[24] Moasser MM, Krop IE. The evolving landscape

of HER2 targeting in breast cancer. JAMA Oncol. 2015; 1: 1154 – 1161.

[25] Loibl S, Majewski I, Guarneri V, et al. PIK3CA mutations are associated with reduced pathological complete response rates in primary HER2 – positive breast cancer: pooled analysis of 967 patients from five prospective trials investigating lapatinib and trastuzumab. Ann Oncol. 2016; 27: 1519 – 1525.

[26] Loibl S, Darb – Esfahani S, Huober J, et al. Integrated analysis of PTEN and p4EBP1 protein expression as predictors for pCR in HER2 – positive breast cancer. Clin Cancer Res. 2016; 22: 2675 – 2683.

[27] Nuciforo PG, Aura C, Holmes E, et al. Benefit to neoadjuvant anti – human epidermal growth factor receptor 2 (HER2) – targeted therapies in HER2 – positive primary breast cancer is independent of phosphatase and tensin homolog deleted from chromosome 10 (PTEN) status. Ann Oncol. 2015; 26: 1494 – 1500.

[28] Loi S, Michiels S, Lambrechts D, et al. Somatic mutation profiling and associations with prognosis and trastuzumab benefit in early breast cancer. J Natl Cancer Inst. 2013; 105: 960 – 967.

[29] Pogue – Geile KL, Song N, Jeong JH, et al. Intrinsic subtypes, PIK3CA mutation, and the degree of benefit from adjuvant trastuzumab in the NSABP B – 31 trial. J Clin Oncol. 2015; 33: 1340 – 1347.

[30] Perez EA, Dueck AC, McCullough AE, et al. Impact of PTEN protein expression on benefit fromadjuvant trastuzumab in early – stage human epidermal growth factor receptor 2 – positive breast cancer in the North Central Cancer Treatment Group N9831 trial. J ClinOncol. 2013; 31: 2115 – 2122.

[31] Kroemer G, Senovilla L, Galluzzi L, Andre F, Zitvogel L. Natural and therapy – induced immunosurveillance in breast cancer. Nat Med. 2015; 21: 1128 – 1138.

[32] Ingold Heppner B, Untch M, Denkert C, et al. Tumorinfiltrating lymphocytes: a predictive and prognostic biomarker in neoadjuvant – treated HER2 – positive breast cancer. Clin Cancer Res. 2016; 22: 5747 – 5754.

[33] Denkert C, von Minckwitz G, Darb – Esfahani S, et al. Abstract S1 – 09: evaluation of tumor – infiltrating lymphocytes (TILs) as predictive and prognostic biomarker in different subtypes of breast cancer treated with neoadjuvant therapy – a metaanalysis of 3771 patients. Cancer Res. 2017; 77 (suppl 4): S01 – S09.

[34] Salgado R, Denkert C, Campbell C, et al. Tumor – infiltrating lymphocytes and associations with pathological complete response and event – free survival in HER2 – positive earlystage breast cancer treated with lapatinib and trastuzumab: a secondary analysis of the NeoALTTO trial. JAMA Oncol. 2015; 1: 448 – 454.

[35] Bianchini G, Pusztai L, Pienkowski T, et al. Immune modulation of pathologic complete response after neoadjuvant HER2 – directed therapies in the NeoSphere trial. Ann Oncol. 2015; 26: 2429 – 2436.

[36] Perez EA, Ballman KV, Tenner KS, et al. Association of stromal tumor – infiltrating lymphocytes with recurrencefree survival in the N9831 adjuvant trial in patients with early – stage HER2 – positive breast cancer. JAMA Oncol. 2016; 2: 56 – 64.

[37] Perez EA, Thompson EA, Ballman KV, Anderson SK, Asmann YW. Genomic analysis reveals that immune function genes are strongly linked to clinical outcome in the North Central Cancer Treatment Group N9831 Adjuvant Trastuzumab Trial. J Clin Oncol. 2015; 33: 701 – 708.

[38] Gianni L, Pienkowski T, Im YH, et al. Efficacy and safety of neoadjuvant pertuzumab and trastuzumab in women with locally advanced, inflammatory, or early HER2 – positive breast cancer (NeoSphere): a randomised multicentre, open – label, phase 2 trial. Lancet Oncol. 2012; 13: 25 – 32.

[39] Harbeck N, Gluz O, Christgen M, et al. De – escalation strategies in human epidermal growth factor receptor 2 (HER2) – positive early breast cancer (BC): final analysis of the West German Study Group Adjuvant Dynamic Marker – Adjusted Personalized Therapy Trial Optimizing Risk Assessment and Therapy Response Prediction in Early BC HER2 – and hormone receptor – positive phase II randomized trial – efficacy, safety, and predictive markers for 12 weeks of neoadjuvant trastuzumab emtansine with or without endocrine therapy (ET) versus trastuzumab plus ET. J Clin Oncol. 2017; 35: 3046 – 3054.

[40] Cortazar P, Zhang L, Untch M, et al. Pathological complete response and long – term clinical benefit in breast cancer: the CTNeoBC pooled analysis. Lancet. 2014; 384: 164 – 172.

第 3 部分

关于药物毒性的思考

第 10 章

HER2 靶向治疗的心脏毒性

MIRELA TUZOVIC，MD · MEGHA AGARWAL，MD · NIDHI THAREJA，MD ·
ERIC H. YANG，MD

摘要

　　HER2 靶向治疗使得乳腺癌复发率明显降低，生存率显著提高，并且正在越来越多地运用于其他恶性肿瘤的治疗，包括胃肠道肿瘤。但是，最常见的治疗相关心肌病变可能导致药物调整或治疗延迟。本章回顾了抗 HER2 靶向药物心脏毒性产生机制、主要临床研究及上市后心脏毒性的发生率（它们许多与曲妥珠单抗有关），并探讨潜在可降低心脏毒性发生风险的心脏保护和监测策略。

抗 HER2 治疗心脏毒性的可能机制

　　在近期的美国和欧洲心脏病学会专家共识声明中，癌症治疗相关心脏功能障碍（cancer therapeutics - related cardiac dysfunction，CTRCD）被定义为左心室射血分数（left ventricular ejection fraction，LVEF）较治疗前基线下降超过 10% 至 LVEF 指数 <53%，并在随后 2~3 周重复检测中得到证实[1]。"多次打击假说"解释了癌症治疗相关心脏毒性发生的潜在原因。该假说认为，乳腺癌患者由于具有高龄等多重心脏危险因素，已经具有较高的心血管疾病风险，并且由于先后或者同时遭受各种化疗药物或抗肿瘤靶向治疗损害以及不适应化疗期间生活方式改变，导致亚临床或临床心脏毒性事件发生（图 10.1）[2]。抗肿瘤治疗相关心脏毒性（心源性损伤）一般分为两型：Ⅰ型是由蒽环类药物引起的心脏毒性，Ⅱ型是由曲妥珠单抗和其他类似抗 HER2 药物引起的心脏毒性。这种分类可能过于简单化，不能涵盖所有传统和新型抗肿瘤药物的复杂心脏毒性机制，但是，它为着重比较不同化疗药物引起心脏毒性在病理生理学、组织形态学[3]和预后方面的关键性差异提供了必要分类基础（表 10.1）。

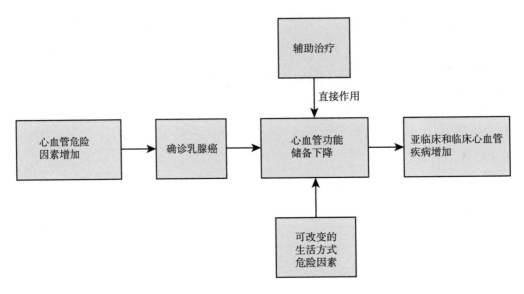

图 10.1　癌症治疗相关心脏毒性形成的多重打击假说流程模式图

引用并改编自：Jones LW，Haykowsky MJ，Swartz JJ，Douglas PS，Mackey JR. Early breast cancer therapy and cardiovascular injury. J Am Coll Cardiol. 2007；50：1435 – 1441.

表 10.1　Ⅰ 型和 Ⅱ 型心脏毒性特征

	Ⅰ 型	Ⅱ 型
代表性药物	多柔比星、柔红霉素、表柔比星	曲妥珠单抗、拉帕替尼
剂量效应	剂量依赖	非剂量依赖
心脏超微结构异常	空泡、肌纤维紊乱、肌细胞坏死	无明显异常
可逆性	永久性心肌细胞损伤	基本可逆
预后	多样化结局，治疗后可能稳定	好
再次使用心脏毒性药物的效应	心脏功能障碍复发可能性很高，且可能是进行性加重的	一般耐受性良好

尽管心脏毒性已经在十多年前被认为是曲妥珠单抗的毒副作用，但心脏损伤机制仍不清楚。表皮生长因子受体（HER、EGFR 或 ERBB）构成细胞表面受体酪氨酸激酶家族，对正常细胞功能、生长和生存至关重要。表皮生长因子受体家族包括 HER1（EGFR）、HER2（erbB2）、HER3（erbB3）和 HER4

（erbB4）。曲妥珠单抗与 HER2/erbB2 结合，对过度表达这些受体的肿瘤具有抗肿瘤作用。

动物模型研究提示，HER/erbB 受体对心脏发育、维持心脏功能以及心脏通过代偿机制应对应激反应具有重要作用。敲除 erbB2/HER2 小鼠在胚胎发育过程中会死于异常心脏发育和心室小梁丢失[4]。ErbB4 受体也有类似发现[5]。出生时缺乏 HER2/erbB2 的小鼠心脏结构正常；而在随后几个月里，这些小鼠表现出了进行性心室扩张、收缩力降低、舒张功能受损和病理性肥大相关分子标志物的过表达，均与心肌病表现一致[6,7]。这些小鼠的心脏在应激源环境中也表现出代偿和生存机制受损，更易受到蒽环类药物毒性的影响。同样，erbB4 缺陷小鼠出生时心室壁正常，随后，它们也发展为心室腔扩张、收缩力降低、传导系统异常及预期寿命缩短[8]。

人类研究也表明，HER2 信号表达可能是应激状态下心脏反应和代偿机制的重要组成部分。一项研究观察了接受蒽环类药物治疗的 HER2 阴性肿瘤患者。在蒽环类药物治疗后注射放射性铟 111 标记的曲妥珠单抗，50%（5/10）患者心脏表现出对曲妥珠单抗的摄取，在慢性心力衰竭的对照组患者中心脏没有摄取曲妥珠单抗[9]。此外，慢性心力衰竭是一种以心脏代偿机制的慢性激活和交感神经对心脏压力做出反应，最后导致心肌破坏、疾病进展为特征的疾病，与血清 HER2 受体水平升高有关。较高水平血清 HER2 也与较低 LVEF 和纽约心脏协会（NYHA）较高功能分级有关[10]。

总之，HER/erbB 受体似乎对应激环境下维持正常的心脏功能和生存机制至关重要。接受蒽环类药物治疗的患者，对曲妥珠单抗的结合力增加，这表明，心脏 HER/erbB 受体表达上调可能是心脏应对蒽环类药物毒性的一个重要代偿机制。曲妥珠单抗的心脏毒性主要表现在联合用药或蒽环类药物给药后，这说明曲妥珠单抗可能仅作为蒽环类药物引起心脏毒性的修饰剂[9]（图 10.2）。尽管如此，目前尚不清楚曲妥珠单抗到底是作为一种修饰剂参与蒽环类药物引起的心脏毒性，还是它本身也会损伤正常心脏功能。

HER2 心脏毒性的临床试验和发生率

临床发生率

基于 8 项曲妥珠单抗治疗随机对照试验（randomized controlled trials，RCTs）荟萃分析，在 18~65 个月中位随访中，充血性心力衰竭（congestive heart failure，CHF）的总发病率为 2.5%，相对风险为 5.11[12]。CHF 的定义在各试验中有所不同，包括：（1）由心脏病学家定义为有症状的左室射血分数（LVEF）较基线降低 10%，且 EF ＜50%；（2）NYHA Ⅲ/Ⅳ级，伴或不伴 LVEF 较基线降低 10%，且 EF ＜50%；（3）心力衰竭 Ⅲ/Ⅳ 级；（4）定义未阐述（表 10.2）[12]。这 8 项随机对照试验包括 11991 例早期乳腺癌患者，中位年龄 49 岁（22~80 岁）。该荟萃分析提示，如果 1000 名低风险妇女接受传统方法（包括蒽环类药物）治疗，900 例存活，5 例出现 CHF；采

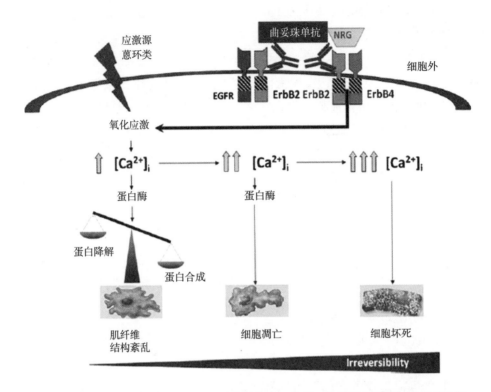

图 10.2 蒽环类与曲妥珠单抗相关心脏毒性的交互作用。曲妥珠单抗通过阻断 ErbB2
－ErbB4 修复机制使蒽环类药物诱导的氧化应激作用于心肌细胞并导致细胞损伤和
坏死。

引自：Tocchetti CG，Ragone G，Coppola C，et al. Detection，monitoring，and management of trastu-
zumab－induced left ventricular dysfunction：an actual challenge. Eur J Heart Fail. 2012；14：130e13.

表 10.2 心脏毒性和心力衰竭的不同分类方法

分类系统	严重程度		
	低	中	重
肿瘤学分类			
左心室收缩功能障碍（CT-CAE，version 4.03）	－	－	因 EF 下降而出现症状；对干预措施有反应	因 EF 下降导致的难治性或控制不良的心衰；需要干预措施如 LVAD、血管升压药支持或需要心脏移植等	死亡

续表

分类系统	严重程度			
	低		中	重
心衰（CT-CAE，version 4.03）	无症状，但是有异常生物标志物水平或影像学提示	轻度到中度活动或劳累后有症状	休息或轻微活动或劳累后有严重症状，需要干预	症状危及生命；需要紧急干预（如持续静脉治疗或机械血流动力学支持）　死亡
射血分数（EF）降低（CTCAE，version 4.03）	-	静息时 EF 为 40%～50%；比基线下降 10%～19%	静息时 EF 为 20%～39%；比基线下降大于 20%　静息时 EF < 20%	-
心脏审查和评估委员会	具有 4 项标准中任意一项可确定为心功能不全：心肌病，LVEF 降低（整体降低或在间隔部更严重）；心衰症状；与心脏相关的体征（S3 奔马律和/或心动过速）；LVEF 较基线水平降低 ≥5% 且 < 55% 伴有心衰症状，或 LVEF 下降 ≥10% 至 < 55%，没有伴随心衰症状的体征			-
心脏病学分类				
心力衰竭分期（ACC/AHA）	A 期，具有风险因素（如接受心脏毒性药物但没有结构性心脏病或症状的患者）	B 期，结构性心脏病（肥大、低 EF、瓣膜疾病）	C 期，既往或目前有症状的结构性心脏病　D 期，需要专科干预的难治性心衰	-
NYHA 症状分类	Ⅰ 级，无活动受限		Ⅱ 级，轻度活动受限；Ⅲ 级，明显活动受限　Ⅳ 级，活动严重受限，只能卧床或坐椅	-

CTCAE，不良事件通用术语标准；EF，射血分数；HF，心衰；IV，静脉注射；LV，左心室；LVAD，左心室功能辅助装置；LVEF，左心射血分数

引自：Khouri MG, Douglas PS, Mackey JR, et al. Cancer therapy - induced cardiac toxicity in early breast cancer: addressing the unresolved issues. Circulation. 2012；126：2749 - 2763.

用曲妥珠单抗治疗后，933 例存活，其中 26 例出现 CHF，尽管这种心脏毒性通常是可逆的。使用曲妥珠单抗治疗的患者，与 CHF 发生率相比，LVEF 降低的发生率更高，11.2% 患者出现左室收缩功能不全；然而，各研究之间在 LVEF 降低的定义方面存在显著差异[12]。8 项随机对照试验中的大多数患者都接受了蒽环类药物治疗。在 BCIRG 006 试验中，有一组患者随机接受多西紫杉醇、卡铂和曲妥珠单抗治疗，没有使用蒽环类药物，这组患者的心脏毒性发生率最低（0.4%）[13]。

然而，来自临床试验数据也许不能真实反映社区人群心脏毒性的发生率。

一项回顾性队列研究对 12500 名女性进行了分析,旨在追踪心脏毒性的真实发生率。结果表明,曲妥珠单抗心脏毒性发生率可能高于临床试验结果。无论是否接受蒽环类药物治疗,曲妥珠单抗治疗患者在治疗后 1 年发生心衰或心肌病的风险为 6.2%,5 年风险增加至 20.1%[14]。不同研究曲妥珠单抗心脏毒性的发生率存在差异,其原因可能包括由于心脏毒性定义不同、是否使用了蒽环类药物、社区接受治疗患者的年龄差异和合并疾病不同等。

转移性乳腺癌患者发生曲妥珠单抗诱导的心脏毒性 (trastuzumab – induced cardiotoxicity,TIC) 的可能性高于早期患者;然而,这一点尚未得到很好的证明。对曲妥珠单抗在晚期乳腺癌患者中关键研究 H0649g、H0650g 和 H0648g 进行心脏毒性的回顾性分析发现,HER2 阳性转移性乳腺癌患者有症状心力衰竭发生率分别为 8.5%、2.6% 和 8.8%[15]。另一项研究着眼于进展性 HER2 阳性转移性乳腺癌患者,接受 1 ~2 个细胞毒性化疗方案和接受重组人源化抗 HER2 抗体治疗患者,心脏毒性发生率为 4.7%(10/213 例)[16]。

大多数心脏毒性似乎发生在曲妥珠单抗给药期间或之后不久。在 B31 试验中,随访 7 年时,接受曲妥珠单抗治疗患者的心脏事件累积发生率为 4.0%(37/947),而对照组为 1.3%。但 37 起事件中大部分都发生在用药 2 年的时间内,只有 2 起发生在 2 年后的随访期间[17]。加拿大安大略省癌症登记处的

一项回顾性队列研究对 19074 名乳腺癌妇女进行了研究,结果表明,与常规化疗患者相比,治疗后最初 1.5 年时心脏毒性发生风险最高(风险比 5.77,95% CI 4.38 ~ 7.62,$P < 0.001$),1.5 年后使用曲妥珠单抗组和对照组发生心脏毒性的风险没有显著差异(风险比 0.87,95% CI 0.57 ~ 1.33,$P = 0.53$)[18]。

危险因素

迄今为止的研究表明,心脏毒性发生相关危险因素包括:蒽环类药物使用[15]、既往蒽环类药物使用[15]、年龄因素(≥50 岁[15],≥60 岁[19])、黑人[20]、入组前 NYHA > Ⅱ级[15]、肿瘤分期偏晚[18]、正在服用抗高血压药物[17,19]、LVEF 基线低[21](低于 55%,但高于正常值的低限[19],徘徊在正常 LVEF 下限 50% ~ 54% 范围内[17])。肥胖和超重(BMI > 25[21])也被证明与接受蒽环类药物或蒽环类药物联合曲妥珠单抗[21,22]治疗患者的心脏毒性风险增加有关,由于研究数据处理方法存在争议,该风险因素还未被接受。患者的伴随疾病或合并症[18,20]似乎也会增加心脏毒性发生风险,包括高脂血症[15]、糖尿病[18,20]、冠状动脉疾病[20]、中风或短暂性脑缺血发作[20]、高血压[20]、肾功能衰竭[20]、心房颤动/扑动[20]。放射治疗不是 TIC 的独立危险因素[17,24]。较长时间使用曲妥珠单抗(定义为 >6 个月)与 CHF 显著增加相关;但尽管如此,长时间使用曲妥珠单抗仍与早期乳腺癌患者的总生存率提高有关。

目前认为，既往使用过蒽环类药物治疗似乎是 TIC 最大的危险因素[15,24]。一项针对 HER2 阳性转移性乳腺癌患者的研究表明，单独使用曲妥珠单抗的心脏毒性发生率为 3.6%，而联合使用曲妥珠单抗和蒽环类药物的发生率达 28%。单用蒽环类药物的心脏毒性发生率为 9.6%[15]。一项纳入了 14 个非营利研究中心共 12500 名妇女的回顾性队列研究的结果表明，曲妥珠单抗治疗基础上是否接受蒽环类药物治疗对患者心脏毒性的发生率影响较大。无蒽环类治疗组发生心脏毒性校正后危险比为 4.12，95% CI 为 2.30 ~ 7.42，而蒽环类组校正后危险比为 7.19，95% CI 为 5.00 ~ 10.35[14]。序贯或同时使用蒽环类药物和曲妥珠单抗与 CHF 风险增加相关[12]。

年龄似乎也是危险因素之一。乳腺癌患者心衰或心肌病发病率的回顾性研究发现，心脏事件发生率随着年龄增长而增加，使用蒽环类药物和曲妥珠单抗治疗患者的事件发生率如下：< 55 岁 7.5%，55 ~ 64 岁 11.4%，65 ~ 74 岁 35.6%，75 岁 40.7%[14]。

根据美国 SEER（surveillance，epidemiology，and end result）数据库分析结果，目前已建立针对非转移性乳腺癌患者发生心衰和心肌病等心脏毒性的风险评分（图 10.3）。在这项 1664 名平均年龄 73.6 ± 5.3 岁（高加索人群为主）的女性队列研究中，作者定义的风险评分分为低（0 ~ 3 分）、中（4 ~ 5 分）和高（6 分以上）三级。风险评分纳入风险因素包括含蒽环类化疗（2 分）、不含蒽环类化疗（2 分）、年龄 75 ~ 79 岁（1 分）、80 ~ 94 岁（2 分）、冠状动脉疾病（2 分）、心房颤动/扑动（2 分）、糖尿病（1 分）、高血压（1 分）、肾功能衰竭（2 分）。各风险组患者心力衰竭和心肌病的 3 年发生率分别为 16.2%、26.0% 和 39.5%[25]。

危险因素	风险比（95% 置信区间）	回归系数	P 值	赋予的分数值
辅助治疗				
含蒽环类化疗	1.93（1.11 ~ 3.36）	0.66	0.020	2
不含蒽环类化疗	1.64（0.99 ~ 2.73）	0.50	0.055	2
未发现接受化疗	基准值	基准值		
年龄范围（岁）				
67 ~ 74	基准值	基准值		
75 ~ 79	1.36（0.92 ~ 2.0）	0.31	0.125	1
80 ~ 94	2.04（1.29 ~ 3.24）	0.71	0.003	2
心血管条件和危险因素				
冠状动脉疾病	2.16（1.21 ~ 3.86）	0.77	0.009	2
心房颤动/扑动	1.69（0.98 ~ 2.91）	0.53	0.058	2

续表

危险因素	风险比（95%置信区间）	回归系数	*P*值	赋予的分数值
糖尿病	1.50（1.03~2.18）	0.41	0.034	1
高血压	1.44（0.99~2.08）	0.36	0.054	1
肾功能衰竭	1.99（0.96~4.14）	0.69	0.065	2

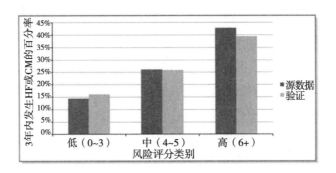

图10.3　曲妥珠单抗治疗后发生心衰（HF）和心肌病（CM）的风险预测模型

引自：Ezaz G，Long JB，Gross CP，Chen J. Risk prediction model forheart failure and cardiomyopathy after adjuvant trastuzumab therapy for breast cancer. J Am Heart Assoc. 2014；3.

心脏毒性的恢复

多数研究显示 TIC 是一种大体可逆性疾病。在评价曲妥珠单抗治疗 HER2 阳性转移性乳腺癌疗效的关键性试验中，大多数发生有症状的心脏功能障碍患者在接受有利于改善心功能的医学干预治疗后（78% 或 32/41）心脏症状有显著改善。大多数患者（68% 或 28/41）继续接受了曲妥珠单抗治疗，其中 75%（21/28）患者显示心脏症状有所改善。在停止曲妥珠单抗治疗的患者中，85%（11/13）患者表现出心脏症状的改善[15]。这些心脏功能障碍患者接受了利尿剂（78%）、血管紧张素转换酶抑制剂（ACEI，58%）、强心苷类（58%）和其他增强肌力药物（10%）治疗。尽管一些患者也使用了 β 受体阻滞剂和硝酸盐治疗，但是这些药物未被量化记录。

德克萨斯大学 MD 安德森癌症中心的一项回顾性研究也表明，TIC 典型的特点是具有可逆性[26]。他们研究了 38 名在其机构接受治疗的 HER2 阳性乳腺癌患者，这些患者根据 LVEF 下降和/或 CHF 进展被诊断为 TIC。几乎所有患者（92%，35/38）LVEF 在曲妥珠单抗开始治疗前均正常（平均 61% ± 13%）。平均 LVEF 降至 43% ± 16%，下降的中位时间为 4.5 个月。大多数患者（97% 或 37/38）停止曲妥珠单抗治疗。84% 患者（31/37）接受了包括 ACEI 和 β 受体阻滞剂在内的抗心脏功能障碍药物治疗。平均 LVEF 在 1.5 个月后提高到 55% ±11%。超过一半患者（66%，25/38）在症状和 LVEF 稳定后继续接受曲妥珠单抗治疗，同时接受 ACEI 和 β 受体阻滞剂药物治疗。只有 3 名患者（12%）出现左心室收缩和/或心力衰竭症状，而大多数患者（88%，22/25）后期心力衰竭未再复发[26]。

另外两个关于曲妥珠单抗辅助治疗的随机对照试验（B31[17] 和 HERA[21]）显示了相似结果。在 B31 研究中，超过 50% 患者在 ≥ 6 个月时 LVEF 恢复（58%，21/36），92%（33/36）患者无症状[17]。在 HERA 试验中，有症状 CHF 患者中，67%（24/36）患者 LVEF 在中位 151 天内恢复，69%（35/51）患者 LVEF 在中位 191 天内恢复[21]。

大量数据表明，TIC 在大多数情况下是可逆的。然而，目前缺乏长期观察数据为我们揭示曲妥珠单抗治疗 10 年后对于患者心脏的影响。

其他抗 HER2 药物的心脏毒性

其他 HER2 信号通路抑制剂被用于替代曲妥珠单抗或与曲妥珠单抗联合使用治疗乳腺癌，以增强抗肿瘤作用。一般来说，这些药物相关心脏毒性的发生率与曲妥珠单抗相似或更低。

单克隆抗体：曲妥珠单抗 – Emtansine 偶联物（T – DM1）和帕妥珠单抗

T – DM1 是一种由曲妥珠单抗、硫醚连接体和抗核分裂剂美坦新组成的抗体药物偶联物。早期 HER2 阳性乳腺癌患者接受蒽环类化疗后给予 T – DM1，心脏事件发生率较低。一项研究报告，LVEF 无症状降低的发生率为 2.7%（从 > 10% 基线水平降至 < 50%）[27]，既往使用曲妥珠单抗治疗并未显著增加 T – DM1 相关心脏毒性的发生率。两项针对曲妥珠单抗经治晚期 HER2 阳性乳腺癌患者的研究结果显示心脏不良事件发生率较低。有一项研究中未出现 LVEF 下降至 ≤45% 或症状性充血性心脏的情况[28]；而另一项研究中，8/481（1.7%）患者的 LVEF 下降至低于 50% 以及与基线相比下降 ≥15%[29]。

曲妥珠单抗和 T – DM1 两种药物的心脏毒性发生率相似。在一项 Ⅱ 期多中心研究中，HER2 阳性乳腺癌患者（局部晚期、不可切除或转移）接受 T – DM1 治疗后，4.4%（3/67）的患者出现无症状性 LVEF 下降，而接受曲妥珠单抗和多西他赛治疗组患者为 4.3%（3/70）[30]。在任何一组中没有患者出现症状性 CHF。

帕妥珠单抗是另外一种针对 HER2 受体的单克隆抗体，但与曲妥珠单抗结合的表位不同；因此，曲妥珠单抗和帕妥珠单抗联合使用可能对肿瘤抑制产生协同作用。这一组合最初在一项多中心 Ⅱ 期单臂针对曲妥珠单抗治疗期间发生疾病进展的晚期 HER2 阳性乳腺癌患者的临床研究中进行了验证。在同时接受曲妥珠单抗和帕妥珠单抗治疗的患者中，24.2% 患者的疗效评估达到客观缓解。总体而言，心脏事件很少见，仅有 4.5%（3/66 患者）出现无症状性 LVEF 下降 ≥10% 且 < 50%[31]。随后，

在一项随机、双盲、安慰剂对照试验中对帕妥珠单抗进行了验证试验,在患者中进行试验组(帕妥珠单抗/曲妥珠单抗/多西他赛)与对照组(安慰剂/曲妥珠单抗/多西他赛)的一线治疗疗效比较。心脏毒性的研究结果表明,在安慰剂组中,LVEF 下降≥10% 到低于 50% 的左心室收缩功能障碍反而更为常见,安慰剂组中发生率为 6.6%(包括所有级别的功能障碍),而帕妥珠单抗组为 3.8%。有症状的左室收缩功能障碍发生率更低,安慰剂组为 1.8%,而帕妥珠单抗组为 1.0%[32]。

近期一项多中心、双盲、安慰剂对照试验中,腋窝淋巴结阳性或高危腋窝淋巴结阴性 HER2 阳性乳腺癌患者随机接受帕妥珠单抗和标准化疗以及曲妥珠单抗治疗 1 年,显示出更低的心脏毒性发生率。中位随访 45.4 个月后,帕妥珠单抗组心脏毒性发生率稍高,17 名患者(0.7%)出现主要心脏事件(NYHA Ⅲ 级或 Ⅳ 级心衰或 LVEF 下降 > 10% 且低于 50%),而安慰剂组的事件发生率为 0.3%[33]。

酪氨酸激酶抑制剂:拉帕替尼、阿法替尼和来那替尼

一些阻断 HER2 信号通路不同位点的酪氨酸激酶抑制剂(TKIs)对乳腺癌患者也有治疗作用。研究较多的是拉帕替尼,一种小分子可逆性 HER2 和 ErbB1 酪氨酸激酶抑制剂。拉帕替尼已在蒽环类、紫杉烷和曲妥珠单抗治疗后进展的 HER2 阳性乳腺癌患者中完成疗

效评估。随机接受拉帕替尼和卡培他滨治疗的患者很少有心脏事件(2.6%,4/155),且都无症状[34]。一项来自 Mayo 包括 10% 健康志愿者在内的 44 项拉帕替尼药物治疗不同癌症的临床研究汇总分析表明,心脏事件发生率也很低(1.6%,60/3689)。大多数 LVEF 下降患者的心脏收缩功能能够恢复,停用拉帕替尼和未停用拉帕替尼患者的恢复情况似乎相似[35]。

联合 HER2 阻断疗法与单一阻断疗法相比,似乎也不会显著增加心脏毒性。拉帕替尼和曲妥珠单抗联合使用的心脏毒性发生率与单用曲妥珠单抗相似(表 10.3)。一项研究表明,在曲妥珠单抗使用后进展的 HER2 阳性乳腺癌患者中,拉帕替尼联合曲妥珠单抗治疗的心脏事件发生率为 3.4%,而单独使用拉帕替尼组的事件发生率为 1.4%[38]。6 项研究荟萃分析比较联合两种抗 HER2 治疗(帕妥珠单抗联合曲妥珠单抗或曲妥珠单抗联合拉帕替尼)与单一抗 HER2 治疗(拉帕替尼、曲妥珠单抗或帕妥珠单抗)的心脏事件发生率结果表明,双药组和单药组发生 CHF 或 LVEF 下降没有显著差异[39]。

两种具有不可逆抑制结合作用的 HER2/ErbB2 TKIs(包括阿法替尼和来那替尼)都曾被研究作为 HER2 阳性曲妥珠单抗经治乳腺癌患者的进一步治疗方法,且显示出较小或无明显心脏毒性。在一项针对 508 名患者的Ⅲ期开放性研究中观察了阿法替尼的心脏毒性,

表 10.3　曲妥珠单抗在 5 项随机对照试验中的心脏毒性

试验	NCCTG N9831[19]	NSABP B31[17]	BCIRG 006[13]	HERA[36]	FinHer[37]
病例数	1944	2119	3222	3401	总数 1010，HER2 阳性 232
年龄	49 岁（中位数）	49 岁（平均数）	大多数患者年龄 <50 岁	49±10 岁（中位数）	50.9（25.5~65.8）岁（中位数）
乳腺癌	HER2 阳性，淋巴结阳性，或高危淋巴结阴性浸润性癌	HER2 阳性，淋巴结阳性原发性乳腺癌	HER2 阳性，淋巴结阳性，或高危淋巴结阴性浸润性癌	HER2 阳性早期乳腺癌	HER2 阳性或 HER2 阴性，淋巴结阳性，或高危淋巴结阴性浸润性癌
随访时间	3.75 年	87 个月（中位数）	65 个月（中位数）	3.6 年	62 个月
治疗分组	1. AC > 紫杉醇 2. AC > 紫杉醇 > 曲妥珠单抗 3. AC > 紫杉醇 + 曲妥珠单抗 > 曲妥珠单抗	1. AC + 紫杉醇 2. AC + 紫杉醇 + 曲妥珠单抗	1. AC > 多西他赛 2. AC > 多西他赛 > 曲妥珠单抗 3. 多西他赛 + 卡铂 > 曲妥珠单抗	1. 标准（新）辅助化疗[a]±放疗 > 观察 2. 标准（新）辅助化疗[a]±放疗 >1 年曲妥珠单抗治疗 3. 标准（新）辅助化疗[a]±放疗 >2 年曲妥珠单抗治疗	1. 多西他赛 > FEC > 不加曲妥珠单抗 2. 多西他赛 >FEC > 加曲妥珠单抗 3. 长春瑞滨 > FEC > 不加曲妥珠单抗 4. 长春瑞滨 >FEC > 加曲妥珠单抗
心脏事件定义	症状性充血性心力衰竭 明确心源性死亡	CHF（呼吸困难 + LVEF 下降） 明确心源性死亡	CHF	心源性死亡 严重 CHF（Ⅲ~Ⅵ级）	LVEF 下降 >20% 症状性心力衰竭 心肌梗死

续表

试验	NCCTG N9831[19]	NSABP B31[17]	BCIRG 006[13]	HERA[36]	FinHer[37]
治疗组总	可能心源性死亡	可能心源性死亡		症状性 CHF LVEF 降低 10%~50%	
心脏事件发生率	1) 0.3% 2) 2.8% 3) 3.3%	1) 1.3% 2) 4.0%	1. 0.7% 2. 2.0% 3. 0.4%	1. 0.7% 2. 4.3% 数据不可用	1&3. 7.8% 2&4. 12.2%
心脏成像方式	MUGA 超声心动图	MUGA	MUGA 超声心动图	MUGA 超声心动图	同位素心动图 超声心动图
心功能改善	"大多数" 患者病情好转	57% 患者 LVEF 恢复好到 ≥50%	33% 维持无症状 LVEF 下降	80.8% 患者在中位 6.4 个月内迅速恢复[b]	—

AC, 多柔比星 + 环磷酰胺（doxorubicin + cyclophosphamide）；BCIRG, 乳腺癌国际研究组（Breast Cancer International Research Group）；CHF, 充血性心力衰竭（congestive heart failure）；FEC, 氟尿嘧啶 + 表柔比星 + 环磷酰胺（flourourail + epirubicin + cyclophosphamide）；FinHer, Finland Herceptin 研究；HERA, 赫赛汀辅助治疗试验；LVEF, 左心射血分数（left ventricular ejection fraction）；MUGA, 多门控心脏血池成像（multigated cardiac blood pool acquisition）；NCCTG, 北部中心癌症治疗组（North Central Cancer Treatment Group）；NSABP, 乳腺大肠外科辅助治疗项目（National Surgical Adjuvant Breast and Bowel Project）。

a 94% 是以蒽环类药物为基础的化疗方案。

b 迅速恢复定义为连续两个或多个 LVEF 正常。

共有两个治疗组：阿法替尼 + 长春瑞滨对比曲妥珠单抗 + 长春瑞滨。阿法替尼组仅有 1 例患者出现射血分数（EF）下降（0.3%），而曲妥珠单抗组为 1.8%，没有出现 CHF 患者[40]。在一项早期 HER2 阳性乳腺癌Ⅲ期多中心随机对照研究中，完成曲妥珠单抗治疗的患者随机分配接受来那替尼或安慰剂 1 年的治疗。来那替尼治疗组提高了无浸润性疾病生存率，显示出最低心脏毒性，2 年随访中，两组患者都只有 1% 出现了 LVEF 下降[41]。

心脏毒性检测手段

多年来，人们已经研究了几种诊断方法来检测和发现化疗药物导致的心脏功能障碍。评估左心室的结构和功能是心脏毒性的诊断核心[1]，可以使用多种不同的成像方式进行评估，包括多门控心脏血池成像（multigated cardiac blood pool acquisition，MUGA）、心脏磁共振成像（cardiac magnetic resonance imaging，CMR）和经胸超声心动图（transthoracic echocardiography，TTE）。表 10.4 描述了不同方法的优缺点。

多门控心脏血池成像（multigated cardiac blood pool acquisition，MUGA）

MUGA 检查是通过使用放射性示踪剂来标记患者的红细胞池，并在血液循环通过心脏时检测示踪剂计数变化来完成的。根据计数密度变化与左心室容积变化成比例的原则计算左心室射血分数。MUGA 扫描具有很高的准确性、可重复性和可靠性，使其成为一个评估 LVEF 非常有用的工具；但却无法评估瓣膜和心包功能。此外，由于基线和后续评估需要辐射暴露，需要权衡该技术的风险和获益。

心脏磁共振成像（Cardiac Magnetic Resonance Imaging，CMR）

CMR 成像被认为是无创评估心室容积和收缩功能的金标准。它也可用于评估其他心腔、瓣膜、心肌和心包。在某些情况下，它也可用于评价心肌灌注、心肌活力和纤维化。但是它的推广使用受限于比其他无创成像方法需要更高成本，以及缺乏普及性。除了 LVEF 降低外，小规模研究中也发现，在使用曲妥珠单抗治疗后心脏中侧壁出现延迟增强也是心脏毒性表现之一[42]（图 10.4）。

表10.4　目前用于评估心脏毒性的成像方法

方法	优点	缺点
MUGA	具有再现性 准确度高	具有辐射 无法评估其他心脏结构
CMR	准确度高 可以评估其他心脏结构 可以评估心肌灌注、心肌存活性和纤维化	并非在所有中心具有可及性 成本较高
TTE（2D/3D）	方便获取 便携性 无电离辐射 可以评估心脏结构和肺动脉高压。 可以用斑点跟踪来评价心肌变形等亚临床毒性标志物	与MUGA和CMR相比，在评估LVEF方面不够准确，可能会忽略左室收缩力的微小变化（如果在顶视图中没有很好地显示两个相邻节段，建议在二维图像中使用增强对比度）。

　　2D，二维成像；3D，三维成像；CMR，心脏磁共振成像；LV，左心室；LVEF，左室射血分数；MUGA：多门控心脏血池成像；TTE，经胸超声心动图

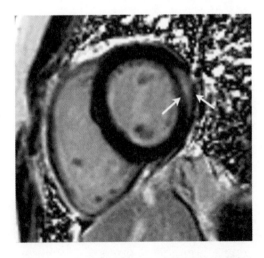

图10.4　心脏磁共振成像。 利用短轴相位敏感反转恢复重建，在乳头肌水平通过心室中的稳定状态处理图像实现真正快速成像，因使用曲妥珠单抗引起心脏毒性患者的心脏侧壁心肌出现延迟增强（箭头所指处）

引自：Fallah - Rad N1, Walker JR, Wassef A, et al. The utility of cardiac biomarkers, tissue velocity and strain imaging, and cardiac magnetic resonance imaging in predicting early left ventricular dysfunction in patients with human epidermal growth factor receptor Ⅱ - positive breast cancer treated with adjuvant trastuzumab therapy. J Am Coll Cardiol. 2011；57：2263 - 2270.

经胸超声心动图

　　超声心动图是最常见的成像方式，用于检测治疗前后的心脏功能障碍（图10.5）。超声心动图的长处在于容易获取、便携、低成本及无辐射暴露。除了评估左心室收缩和舒张功能外，还可以评估右心室、瓣膜功能障碍、心包疾病和肺动脉高压。

　　在有条件的实验室，通常建议使用三维超声心动图（3DE）评估LVEF。对于二维（2DE）LVEF评估，通常使用双平面Simpson方法，使用顶端双室和四室测量。作为左心室功能评估的一部分，也建议使用壁运动评分指数。通常建议对舒张功能进行常规评估，尽管舒张参数尚未显示出预测CTRCD的价值[1]。

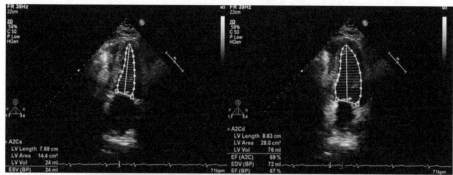

Panel A

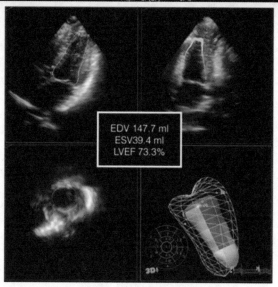

Panel B

图 10.5　改良的 Simpsons 双平面量化法测量 LVEF 的二维和三维超声心动图示例，在收缩末期和舒张末期追踪左心室心内膜边界，以创建形成圆柱体（组图 A，即 Panel A）和三维评估

LV，左心室；LVEF，左室射血分数

引自：Garg V, Vorobiof G. Echocardiography and alternative cardiac imaging strategies for long – term cardiotoxicity surveillance of cancer survivors treated with chemotherapy and/or radiation exposure. Curr Oncol Rep. 2016；18：52.

亚临床心脏毒性检测

有几项研究着眼于亚临床标志物，这些标志物可能有助于预测患者最终 LVEF 的降低，并可用于帮助识别具有心脏毒性发生风险的患者，有助于在发生严重心力衰竭之前调整治疗。这些亚临床心脏毒性标志包括心肌形变（或应变成像）以及若干个血清生物标志物的变化。

应变成像

新型亚临床心脏毒性检测包括使用组织多普勒成像（tissue – Doppler imaging，TDI）和斑点跟踪（speckle tracking，2D 和 3D STE）应变测量评估心肌形变或伸展变化（图 10.6）。应变（一个心脏循环期间总变形的测量，以其初始长度的百分比表示）和应变率（变形变化率）可以通过纵向、径向和周向测量（图 10.6）。2D 整体收缩纵向应变（global systolic longitudinal strain，GLS）降低 9%～19% 被认为是研究蒽环类药物治疗期间或治疗后立即发生的急性心肌改变的最一致和可靠测量方法[45]。

当使用基于 TDI 的应变测量时，基础心室内间隔纵向应变率降低 9%～20%，提示蒽环类药物导致的急性心肌损伤[45]。斑点跟踪超声心动图（speckle tracking echocardiography，STE）显示的 GLS 下降 10%～15% 与心脏毒性的后期发展相关，包括有症状和无症状的

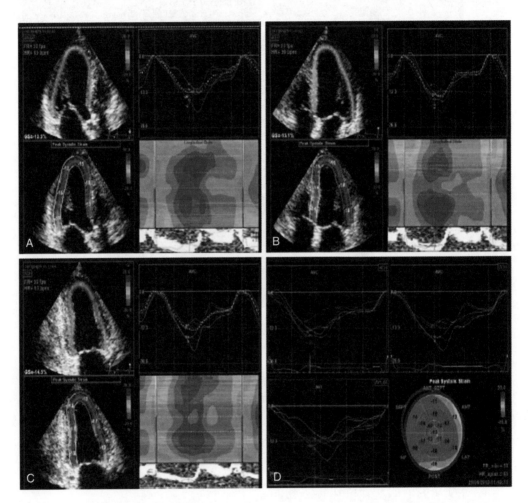

图 10.6　斑点跟踪超声心动图图像评估心肌应变的示例。乳腺癌患者经阿霉素和曲妥珠单抗治疗后出现左心室功能障碍，在顶部长轴视图（A 组）、四室视图（B 组）和两室视图（C 组）中获得图像，并绘制应变曲线和"靶心"图（D 组）。每个节段都有一个数字和颜色编码的应变值，心脏功能不全表现为区域性异常。

引自：Plana JC，Galderisi M，Barac S，et al. Expert consensus for multimodality imaging evaluation of adult patients during and after cancer therapy：a report from the American Society of Echocardiography and the European Association of Cardiovascular Imaging. J Am Soc Echocardiogr. 2014；27：911－939.

LVEF 降低，而整体径向应变和整体周向应变的变化，尚未被发现具有这种预测能力[45]。根据 2014 年美国超声心动图学会发表的共识声明，当左心室功能无显著变化患者的 GLS 降低超过 15%时，表明左心室存在亚临床功能障碍[1]。

心脏生物标志物

一些研究已经观察了在基线、化疗期间和化疗后的多个血清生物标志物的变化，以评估它们在预测发生心脏毒性风险方面的效用（表 10.5）。肌钙蛋白升高是心肌损伤的标志，似乎与心脏毒性的发展有关。在一项纳入 703 名使用不同化疗方案的癌症患者的大规模研究中，化疗后和 1 个月后立即测定心肌肌钙蛋白。肌钙蛋白早期升高（≥0.08ng/ml）或持续升高的患者发生心脏不良事件（心源性死亡、急性肺水肿、心力衰竭、LVEF 降低≥25% 或危及生命的心律失常）的风险增加，CTRCD 的严重程度增加[57]。Cardinale 等还研究了 251 名接受治疗的乳腺癌患者，尤其是接受曲妥珠单抗治疗的患者，在每个周期前后测量肌钙蛋白 I（Tn - I）水平。肌钙蛋白水平升高的患者有更多的不良心脏事件和较低的收缩功能恢复率[46]。

表 10.5　曲妥珠单抗诱导的心脏毒性与生物标志物

研究	生物标志物	监测时间节点	治疗	心脏毒性定义	与心脏毒性的相关性
Cardinale et al[46]	肌钙蛋白 I	每个周期前后	曲妥珠单抗	LVEF 下降 > 10% 且 < 50%	相关
Fallah - Rad et al[43]	肌钙蛋白 T NT - proBNP	基线，每 3 个月 1 次，持续 1 年	曲妥珠单抗	LVEF 下降 ≥ 10% 且 < 55%，有 CHF 的体征或症状	中立
Morris et al[47]	肌钙蛋白 I	基线，每 2 周，以及 6、9 和 18 个月	阿霉素、环磷酰胺、紫杉醇、曲妥珠单抗、拉帕替尼	LVEF 下降 > 10% 且 < 55%，充血性心力衰竭	不相关
Sawaya et al[48]	肌钙蛋白 I NT - proBNP	基线，治疗期间第 3 个月和 6 个月	蒽环类，曲妥珠单抗	LVEF 下降 ≥ 5% 且 < 55%，伴有心力衰竭症状；无症状 LVEF 下降 ≥ 10% 且 <55%	肌钙蛋白：阳性 NTproBNP：阴性

续表

研究	生物标志物	监测时间节点	治疗	心脏毒性定义	与心脏毒性的相关性
Ky et al[49]	肌钙蛋白 I NT－proB-NP MPO	基线，治疗期间第 3 个月和 6 个月	阿霉素，曲妥珠单抗	LVEF 下降 ≥5% 且 <55%，伴有心力衰竭症状；无症状 LVEF 下降 ≥10% 且 <55%	肌钙蛋白：阳性 NT－proBNP：阴性 MPO：阳性
Putt et al[50]	肌钙蛋白 I NT－proB-NP MPO GDF－15 PIGF	基线，每 3 个月至第 15 个月	阿霉素，曲妥珠单抗	LVEF 下降 ≥5% 且 <55%，伴有心力衰竭症状；无症状 LVEF 下降 ≥10% 且 <55%	肌钙蛋白：阴性 NT－proBNP：阴性 MPO：阳性 GDF－15：阳性 PIGF：阳性
Sandri et al[51]	NT－proB-NP	基线和每个周期后	大剂量化疗	LVEF 和舒张参数	阳性
Sawaya et al[52]	肌钙蛋白 I NT－proB-NP	基线，每 3 个月共 15 个月	蒽环类、紫杉烷类、曲妥珠单抗	LVEF 下降 ≥5% 且 <55%，伴有心力衰竭症状；无症状 LVEF 下降 ≥10% 且 <55%	肌钙蛋白：阳性 NT－proBNP：阴性
Grover et al[53]	肌钙蛋白 T	基线，治疗后 1 个月和 4 个月	阿霉素或表阿霉素，曲妥珠单抗	CMR 上左心室右心室结构和功能	阴性
Zardavas et al[54]	肌钙蛋白 I 和 T	基线，第 13、25、52 周，第 18、24、30、36 个月，每个计划外的 LVEF 评估	曲妥珠单抗	NYHA Ⅲ/Ⅳ 级症状；LVEF 降低 10% 以上且 <50%；因心脏原因导致的死亡	阳性

CHF，充血性心力衰竭；CMR，心脏磁共振；LVEF，左室射血分数；MPO，髓过氧化物酶；NT－proBNP，N 末端前脑钠肽

引自：Shah KS, Yang EH, Maisel AS, Fonarow GC. The role of biomarkers in detection of cardio－toxicity. Curr Oncol Rep. 2017；19：42.

髓过氧化物酶（myeloperoxidase，MPO）是白细胞分泌的一种肽类物质，也是一种与动脉粥样硬化相关的促氧化剂，可能是诊断亚临床心脏毒性的一种有用的生物标志物[49,50]。Ky 等[49]对 78 例接受阿霉素和曲妥珠单抗治疗的乳腺癌患者进行了 8 种生物标志物研究，包括 Tn－I、超敏 C 反应蛋白（high－sensitivity C－reactive protein）、N 末端前脑钠肽（N－terminal prohormone brain natriuretic peptide，NT－proBNP）、生长分化因子（growth differentiation factor）、MPO、胎盘生长因子（placental growth factor）、可溶性 fms 样 TKI 和半乳糖凝集素（galectin）。结果表明，早期 Tn－I、MPO 升高和这两种标志物联合升高预示着增加心脏毒性风险[46]。

利钠肽（natriuretic peptides）是反映心肌伸展和压力超负荷的常用标志物，在心力衰竭的诊断和治疗中具有重要作用。然而，评价曲妥珠单抗治疗患者中 NT－proBNP 作用的少数研究中没有发现它是后续发生 CTRCD 的可靠预测因子（表 10.5）[58]。

曲妥珠单抗心脏毒性的监测

根据有关心力衰竭的 AHA/ACC 指南，无症状左心室功能下降（AHA B 级）或有症状下降（AHA C/D 级）是一种与死亡率相关的渐进性疾病[58]。考虑到曲妥珠单抗主要临床试验中无症状和有症状的左心室功能下降显著事件发生率（表 10.3），曲妥珠单抗药品说明书根据临床试验设计监测情况，规定在接受曲妥珠单抗治疗时需定期进行常规心脏功能监测。早期发现心脏功能障碍有助于在心力衰竭 AHA 分期的各阶段实施相关心脏干预性治疗，有助于降低心血管事件的死亡率[59]。

由于考虑到不含蒽环类药物治疗的临床试验中左心室功能不全的事件发生率较低，即使发生 TIC 后不使用药物干预也可以恢复，同时也缺乏循证指南和前瞻性研究证据支持频繁监测的必要性，以及对医疗保健成本不断增加的担忧，这种监测频率已被重新审视，值得进一步探讨[60]。然而，临床试验通常纳入较年轻和健康受试者，而往往不包括先前有心脏病和危险因素的患者。因此，临床试验数据可能大大低估了真实世界中接受曲妥珠单抗治疗患者出现有症状和无症状左心室功能障碍的发生率[14]。根据临床试验和真实世界的 TIC 发生率，一些基于专家共识证据制定的全国性和国际性指南综述如下。

化疗前监测

所有主要的学会指南都建议进行心脏毒性监测的第一个时间点安排在任何癌症治疗开始之前。与术前评估类似，美国临床肿瘤学学会（American Society of Clinical Oncology，ASCO）强烈建议，任何有活动性心脏病主诉或症状的患者都应接受进一步评估并转诊至心脏病学专家处[61]。

治疗前评估建议适用于拟接受细胞毒性化疗的无心脏症状患者（图10.7）。欧洲肿瘤内科学会（The European Society of Medical Oncology，ESMO）、ASCO 和英国国家癌症研究所（the UK National Cancer Research Institute，NCRI）推荐通过心脏疾病史、体检、12 导联心电图检查以寻找心律失常和左室结构损伤相关标志物，以及对所有 HER2 阳性乳腺癌患者进行治疗前 LVEF 的基线测量[61-63]。美国核心脏病学学会（American Society of Nuclear Cardiology，ASNC）、欧洲心脏病学学会（the European Society of Cardiology，ESC）和美国超声心动图学会（the American Society of Echocardiography，ASE）与欧洲心血管成像协会（European Association of Cardiovascular Imaging，EACVI）的联合声明也提出了类似建议，推荐 LVEF 的基线评估[1,64,65]。基线评估将使得临床医生可以区分治疗后发生的 LVEF 下降是由于抗肿瘤治疗导致，还是与先前存在的左室功能不全有关。

ESMO 和 ASCO 使用基于化疗方案和心脏危险因素的附加标准来确定将从基线 LVEF 评估中受益的高风险个体。这些附加标准包括高剂量蒽环类（≥250mg/m² 阿霉素，≥600mg/m² 表阿霉素），高剂量放射治疗（≥30Gy 且心脏在治疗野内），低剂量蒽环类联合低剂量放射治疗，低剂量蒽环类药物和两个心脏危险因素，单用曲妥珠单抗治疗和两个心脏危险因素，低剂量蒽环类序贯曲妥珠单抗治疗，癌症治疗年龄 ≥60 岁，和/或已知心脏功能受损（如正常 EF 下限、心肌梗死史或中度或更严重的瓣膜性心脏病）[61,63]。ASE/EACVI 撰写组使用传统心血管危险因素，如年龄、性别、高血压、高脂血症和早发冠状动脉疾病家族史，对患者是否为高风险进行分类[1]。ASCO 将心脏危险因素进行了扩充，还包括吸烟、糖尿病和肥胖[61]。这些传统心脏危险因素增加了患缺血性心脏病和其他心肌病的风险，心肌细胞也更容易受到细胞毒性化疗造成的应激的影响。

尽管大多数指南将 TIC 的危险因素确定为常规心脏监测的标准，加拿大曲妥珠单抗工作组（Canadian Trastuzumab Working Group，CAN）建议将某些危险因素作为接受曲妥珠单抗治疗的排除标准。现有心力衰竭或 LVEF < 50% 或两者兼有的患者应排除在接受曲妥珠单抗治疗之外，除非这些患者的乳腺癌复发风险很高。他们继续建议在曲妥珠单抗治疗前，缺血性心脏病、瓣膜功能障碍或 LVEF 在正常值低限/轻度异常（EF 50%~55%）的患者需要作特别考虑。以上建议基于临床试验数据，但有可能随着更多真实世界数据的发布而改变（表10.2）[66]。

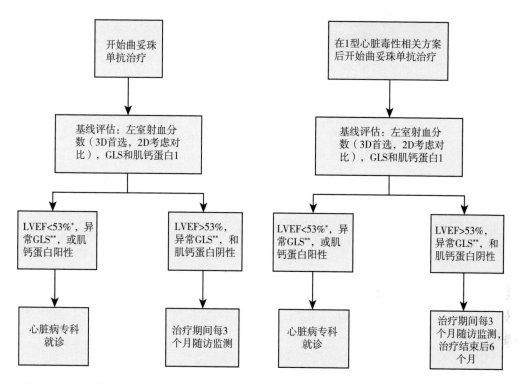

图 10.7　2014 美国超声心动图学会/欧洲心血管成像协会关于癌症治疗期间和治疗后运用多模态成像监测成人患者曲妥珠单抗相关心脏毒性（Ⅱ型毒性）的专家共识

GLS，整体纵向应变；LVEF，左心室射血分数。* 考虑用心脏 MRI 确认；* * 正常值因设备、性别、年龄而异
引自：Plana JC，Galderisi M，Barac S，et al. Expert consensus for multimodality imaging evaluation of adult patients during and after cancer therapy：a report from the American Society of Echocardiography and the European Association of Cardiovascular Imaging. J Am Soc Echocardiogr. 2014；27：911－939（图 14 和 15）

化疗期间的监测

经过谨慎挑选的患者接受辅助性曲妥珠单抗治疗后，所有学会指南一致推荐在曲妥珠单抗治疗 1 年期间对患者的 LVEF 进行常规监测（表 10.6）[1,61－63,65,66]。该推荐来源于早期临床试验结果，这些研究中同时使用了蒽环类和曲妥珠单抗，症状性心力衰竭的发生率高达 27%[67]。随后在辅助试验采用严格的心脏监测和基于 LVEF 变化来决定曲妥珠单抗治疗是否中断，此后严重心力衰竭的发生率急剧下降（< 1%）[21]。基于这些试验设计和观察，不同学会制定了 LVEF 在曲妥珠单抗治疗过程中的监测方案和基于 LVEF 的曲妥珠单抗治疗调整建议（图 10.8）。密切监测用于识别心脏的早期功能障碍，以便尽早介入心脏药物治疗，该措施已被证明有助于 LVEF 恢复，并在恢复曲妥珠单抗后防止再次下降[26]。

表 10.6 主要医学会对心脏功能障碍监测方法的推荐

学会	选择方式	监测频率
美国临床肿瘤学会（ASCO）	1. 超声心动图：如果没有超声心动图则采用 MUGA 或 MRI，MRI 优于 MUGA 2. 应变成像和生物标志物（BNP、肌钙蛋白）可考虑与常规超声心动图结合	监测频率由方案决策者根据患者临床特征确定
美国超声心动图学会（ASE）和欧洲心血管成像协会（EACVI）	1. 超声心动图，结合三维成像和 GLS 较理想 2. 考虑测量高灵敏度肌钙蛋白与影像相结合	治疗期间每 3 个月 1 次
欧洲肿瘤肿瘤内科学会（ESMO）	1. 超声心动图或 MUGA 2. 可考虑将 MRI 作为替代方案	基线，治疗开始后每 3、6、9、12 和 18 个月 对于转移性疾病患者，获得基线测量值，只有当患者出现心衰症状时才重复测量
欧洲心脏病学会（ESC）	1. 超声心动图，包括 LVEF 和 GLS 的三维评估 2. MUGA 和 MRI 作替代方案	基线，治疗期间每 3 个月检查 1 次，治疗完成后检查 1 次
加拿大心血管学会（CCS）	1. 超声心动图包括三维成像和应变，MUGA 和 MRI 作为替代方案 2. 考虑同时测量生物标志物（BNP、肌钙蛋白）	没有具体建议
曲妥珠单抗药品标签使用推荐	超声心动图或 MUGA	基线检查（曲妥珠单抗开始治疗前即刻），治疗期间每 3 个月或完成治疗时各检查 1 次，治疗结束后至少 2 年每 6 个月检查 1 次

BNP，B 型/脑钠肽；GLS，整体纵向应变；LVEF，左室射血分数；MRI，磁共振成像；MUGA，多门控心脏血池成像

引自：Florido R，Smith KL，Cuomo KK，Russell SD. Cardiotoxicity from human epidermal growth factor Receptor-2（HER2）targeted therapies. J Am Heart Assoc. 2017；6.

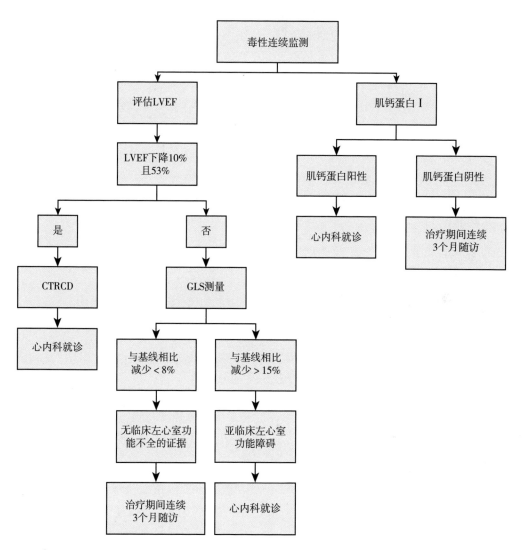

图 10.8　2014 年美国超声心动图学会/欧洲心血管成像协会基于专家共识指导多种成像方法监测成人患者在癌症治疗中和治疗后发生心脏毒性的一般流程

CTRCD，癌症治疗相关心脏功能障碍；GLS，整体纵向应变；LVEF，左室射血分数

引自：Plana JC，Galderisi M，Barac S，et al. Expert consensus for multimodality imaging evaluation of adult patients during and after cancer therapy：a report from the American Society of Echocardiography and the European Association of Cardiovascular Imaging. J Am Soc Echocardiogr. 2014；27：911 – 939（图 16 和 17）.

　　患者应在开始使用蒽环类药物前、疗程结束时以及疗程结束后 6 个月内接受常规左心室功能障碍监测。如果患者接受超过 240mg/m² 阿霉素或其等效物，则在每增加 50mg/m² 剂量前需要评估

LVEF。一旦完成蒽环类药物治疗和/或在曲妥珠单抗开始治疗前，建议再次进行 LVEF 评估。治疗过程中每 3 个月重复 1 次[52]，治疗结束后 6 个月再重复监测 1 次。此外，欧洲心脏病学会

（ESC）和英国国家癌症研究所（NCRI）同意，如果患者在辅助治疗期间发生 TIC 的风险较低，可以每 4 个月（而不是 3 个月）进行一次 LVEF 评估[62,65]。

对于无限期接受曲妥珠单抗治疗的转移性疾病患者，ESMO 和 ASCO 一致认为，在基线成像后，心脏影像学监测的频率由症状和/或临床判断决定。NCRI 建议在基线、4 个月后、8 个月后进行监测，之后由医生自行决定监测频率[61,63]。

辅助化疗后监测

在辅助治疗结束后，ASCO 和 ESMO 建议高危患者在 6~12 个月之间进行重复的超声心动图检查，尽管该建议主要针对有蒽环类药物暴露史的患者。辅助治疗结束后超过 1 年，不建议再进一步行心脏毒性监测[1,63]。

生物标志物和应变成像监测

除了评估 LVEF 外，美国超声心动图学会与欧洲心血管成像协会（ASE/EACVI）还建议在进行 LVEF 监测的同时评估肌钙蛋白和 GLS。美国超声心动图学会/欧洲心血管成像协会/欧洲心脏病学学会（ASE/EACVI/ESC）建议使用 GLS 变化 >15% 的绝对值以及肌钙蛋白阳性作为 TIC 的支持指标，以帮助临床决策停止相关药物治疗[1,65]。由于目前认为 TIC 不是剂量依赖性，而且发生时间变异较大，对于高风险患者，可以考虑在每周期曲妥珠单抗治疗时监测肌钙蛋白[49,68]。ASE/EACVI 建议在发生 TIC 后考虑停止化疗时，使用 CMR 作为确认性质的成像手段。CAN 和 ASNC 更倾向推荐 MUGA 而不是超声心动图进行常规监测，因为它在检测 10% 范围 LVEF 变化方面的敏感性更优[64,66]。无论最终选择哪种影像学方式，所有学会指南委员会都同意，在每项研究中使用同一影像学方式、机器、操作员和计算算法非常重要[1,62]（表 10.4）。评估心脏毒性的一般流程图如图 10.7 和 10.8 所示。

预防和治疗策略

一级预防

心脏活性药物治疗是否能预防 TIC 尚不清楚。较少有研究评价可能阻止 TIC 发展的治疗方法（表 10.7），这些研究大多数包括了同时也接受蒽环类药物治疗的患者。例如，PRADA 试验[70]包括接受蒽环类药物治疗和曲妥珠单抗治疗的乳腺癌患者，患者在化疗前开始服用坎地沙坦（ACEI）和琥珀酸美托洛尔（β 受体阻滞剂）。他们发现，接受坎地沙坦治疗组患者 LVEF 降低发生率较低；β 受体阻滞剂组没有改善。然而，最近 Boekhout 等发表的一项随机对照研究发现，接受坎地沙坦治疗的 78 周患者未在心脏事件发生方面获益[74]。MANTICORE 试验[71]专门评估了曲妥珠单抗治疗期间使用 β 受体阻滞剂的益处。

表 10.7　曲妥珠单抗心脏毒性的防治

	研究类型	治疗方案	心脏药物治疗	设计和用药	病例数	持续时间	主要观察指标	结论
一级预防								
Gulati et al[70]	RCT	FEC, 紫杉烷, 曲妥珠单抗	ACEI, β 受体阻滞剂	2×2 因子: 坎地沙坦, 美托洛尔 vs 安慰剂	120	10~61 周	基于 CMR 的 LVEF	坎地沙坦预防 LVEF 降低, 美托洛尔无效
Pituskin et al[71]	RCT	曲妥珠单抗	β 受体阻滞剂	培哚普利, 比索洛尔, 安慰剂 1:1:1	94	347~356 天	左心室重构 (CMR 中 LV-EDV 的变化)	培哚普利和比索洛尔不能阻止左室重构, 但是它们独立预示稳定的 LVEF
Seicea et al[72]	观察性	蒽环类, 曲妥珠单抗	β 受体阻滞剂	1:2 倾向性匹配 β 阻滞剂 vs 不使用 β 受体阻滞剂	318	3.2±2.0 年	心衰事件	持续使用 β 受体阻滞剂与较低的心衰风险相关
Seicean et al[73]	观察性	蒽环类, 曲妥珠单抗	他汀类药物	2:1 倾向性匹配他汀 vs 不使用他汀	201	2.6±1.7 年	新发心衰	他汀类药物组新发心衰风险较低
Boekhout et al[74]	RCT	曲妥珠单抗	ACEI	坎地沙坦 vs 安慰剂	210	78 周	LVEF	坎地沙坦组心脏事件无显著性差异
二级预防								
Negishi et al[75]	观察性	蒽环类药物±曲妥珠单抗, 曲妥珠单抗单独使用	β 受体阻滞剂	治疗后 GLS 下降≥11% (平均 7±7 个月), β 受体阻滞剂 vs 未用 β 受体阻滞剂	52	6 个月	GLS	β 受体阻滞剂的使用与 GLS 的改善有关

ACEI, 血管紧张素转换酶抑制剂; CMR, 心脏磁共振成像; FEC, 5-氟尿嘧啶, 表阿霉素, 环磷酰胺; GLS, 整体纵向应变; HF, 心力衰竭; LV, 左心室; LVEDV, 左室舒张末期容积; LVEF, 左室射血分数; RCT, 随机对照试验

引自: Pun SC, Neilan TG. Cardioprotective interventions: where are we? J Am Coll Cardiol. 2016.

这项研究发现，β受体阻滞剂可以有效地预防LVEF下降；然而，根据左室舒张末期容积指数的变化结果，β受体阻滞剂并不能阻止左室重塑。他汀类降脂治疗也可以防止心力衰竭的发生。一项观察性研究发现，接受蒽环类和/或曲妥珠单抗化疗同时接受他汀类药物治疗的患者比匹配的对照组患者的心力衰竭发生率更低[73]。因此，在更大规模随机对照试验数据支持及相关指南制定之前，曲妥珠单抗治疗前使用心脏活性药物预防心脏毒性应该根据患者的心血管危险因素以及其他心脏毒性药物（如蒽环类药物）的使用情况而定。

二级预防

对于发生TIC的患者，多个学会的共识是暂停曲妥珠单抗治疗，并允许接受所谓"药物假期"，数周后重新评估接受治疗的风险和益处[58,76]。ESMO提出一种基于LVEF评估决定停止曲妥珠单抗治疗的流程，如图10.9所示[64]。实际上，目前，关于监测过程中发现心脏毒性后暂停曲妥珠单抗治疗的必要性正在研究中[77]。早期曲妥珠单抗相关研究表明，大多数患者即使继续曲妥珠单抗治疗，心脏毒性也可恢复[15]。对于那些有心脏损害迹象的患者，包括无症状或有症状的LVEF下降≥10%或≤50%，GLS的相对变化≥15%，或肌钙蛋白阳性，应考虑开始服用心脏活性药物。只有一项试验评估了化疗后GLS异常的患者使用β受体阻滞剂的疗效。化疗后GLS下降≥11%，随后接受β受体阻滞剂治疗的患者与未接受β受体阻滞剂治疗的患者相比，GLS有所改善[75]。对于持续性TIC患者，根据ACC/AHA指南指导，应在心脏病专家指导下开始抗心力衰竭药物治疗[59]。这包括接受ACEI和β受体阻滞剂治疗。

总之，仍然需要更大规模、更长随访时间的临床研究用于评估接受化疗和曲妥珠单抗治疗患者发生心脏毒性的最佳预防和治疗策略。

未来展望

目前，尽管在检测和治疗亚临床和临床TIC的治疗策略方面已取得了一定进展，但许多研究结果存在患者数量少、单一中心经验和心脏毒性来源于回顾性分析数据等不足。因此，仍有许多问题需要进一步研究（表10.8）。此外，在许多分析抗HER2药物治疗疗效的Ⅰ/Ⅱ期试验中，可能会排除先前存在心血管危险因素和其他并发症的患者，从而低估了这些抗HER2治疗对真实世界患者产生心脏毒性的影响。

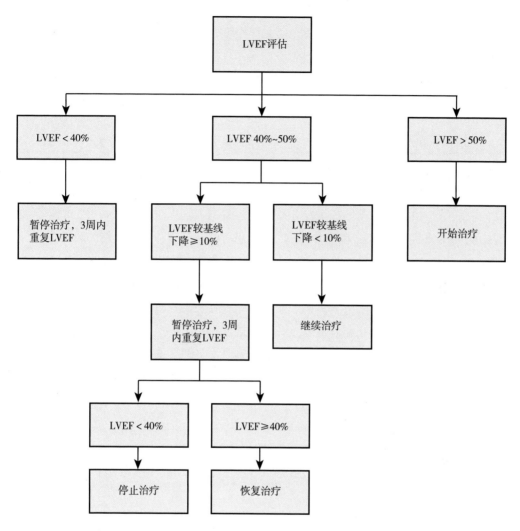

图 10.9　2016 年美国核心脏病学会声明，建议根据左心室射血分数（LVEF）评估调整曲妥珠单抗治疗

引自：Russell RR，Alexander J，Jain D，et al. The role and clinical effectiveness of multimodality imaging in the management of cardiac complications of cancer and cancer therapy. J NuclCardiol. 2016；23：856 – 884.

表 10.8　抗 HER2 治疗相关心脏毒性未来研究主题

- 经蒽环类药物和曲妥珠单抗治疗的癌症幸存者接受长期心脏毒性监测
- 在曲妥珠单抗治疗期间出现心脏毒性，但在密切心脏监测和治疗下继续进行抗肿瘤治疗的患者，建立国家/国际癌症登记注册，研究这部分患者的心血管和肿瘤治疗结局
- 在治疗过程中出现心脏毒性但几乎完全康复者，或者经药物治疗心脏功能也未能恢复的癌症幸存者的长期心血管结局
- 肿瘤心脏病学多学科诊疗对有心脏毒性风险的癌症患者的影响

续表

- 治疗期间药物/非药物干预（如运动疗法、他汀类药物）降低心脏毒性风险的作用
- 被认为是心脏毒性高风险患者在开始抗 HER2 治疗前进行预防性心脏保护治疗（即 β 受体阻滞剂、血管紧张素转换酶抑制剂）的影响作用
- 对亚临床心脏毒性患者（即左心室功能正常的异常应变测量值）早期实施心脏保护疗法的影响作用
- 识别曲妥珠单抗诱导心脏毒性高危患者的风险预测模型

鉴于近年来研究化疗诱导的心脏毒性的发病率、检测心脏毒性和治疗化疗导致的心脏毒性的临床试验有所增加，肿瘤心脏病学这一多学科交叉学科在心血管病和血液肿瘤两个领域都获得了国际上的广泛关注。这一交叉学科的主要目标之一是了解肿瘤治疗和心血管疾病之间的重叠机制，并提供积极的临床医疗和心脏保护策略，使癌症患者能够安全地进行治疗。由于在乳腺癌患者中，初始治疗前本身存在心血管危险因素（例如老年乳腺癌患者），其发生左心室功能障碍的理论风险更高，因此，肿瘤心脏病学项目正在逐步发展，以为患者及其抗肿瘤治疗方案制定者提供帮助，并为心脏病进行风险分层的工作人员提供帮助，为经过选择的患者开始心脏保护药物治疗，及根据最新文献为短期和长期监测心脏毒性推荐治疗策略。其目标是为具有潜在风险或已经发生心脏毒性的患者提供更为一致和精简的心脏保护治疗路径，以利于抗肿瘤治疗继续进行。应与患者的肿瘤治疗团队就维持或改变治疗方案相关的风险和益处进行持续探讨，因为对于患者来说，获得最佳抗肿瘤治疗和心血管治疗都至关重要[78]。然而，这个新兴领域仍需要更多数据和临床研究探索肿瘤心脏病学对患者肿瘤治疗和心脏结局的影响。

目前正在进行相关的临床试验，以进一步了解 TIC 的自然进程以及干预策略，降低患者治疗期间发生心脏毒性风险（表 10.9）。在药物干预治疗方面，由美国南佛罗里达大学和国家癌症研究所共同开展的一项前瞻性、多中心、随机、Ⅱ期安慰剂对照临床试验正在评估 ACEI（赖诺普利）和 β 受体阻滞剂（磷酸卡维地洛缓释剂）对 TIC 的影响，总入组目标患者为 468 例（NCT0109918）[83]。在治疗期间出现疑似 TIC（LVEF ≥40% 和 50%）的患者中，SAFE - HEaRt 试验（NCT01904903）通过不间断化疗和密切监测心脏功能方式观察这类患者的心脏事件结局[77]。SAFE 试验（NCT2236806）是一项主要针对蒽环类为基础序贯曲妥珠单抗治疗的乳腺癌患者开展的随机、Ⅲ期、四臂、单盲、安慰剂对照研究，旨在通过 TTE 斑点追踪研究比索洛尔、雷米普利（ramipril）或这两种药物联合使用对患者亚临床心脏毒性的影响[79]。STOP 试验（NCT02674204）是针对曲妥珠单抗

表 10.9　正在开展与监测、发现和治疗曲妥珠单抗诱导心脏毒性相关的临床试验

试验名称或主要研究者	临床试验 ID	主办方或申办方	研究类型	人群	干预手段	入组病例数目标	开始/完成日期	心脏评估手段
SAFE[79]	NCT02236806	Azienda Ospedaliero – Universitaria Careggi, Florene, 意大利	III 期/随机、安慰剂对照/药物预防	非转移原发性浸润性 BC	比索洛尔、雷米普利、安慰剂	480	2015 年 7 月/2017 年 11 月	生物标志物（TnI, NT – pro – NP）, TTE
STOP[80]	NCT02674204	Cedars – Sinai Medical Center, Los Angeles, CA, 美国	随机、安慰剂对照/药物干预	1～3 期接受曲妥珠单抗 +/– AC 治疗的 HER 阳性 BC	阿托伐他汀、安慰剂	90	2016 年 5 月/2019 年 10 月	全周向应力的 CMR
Yu, et al[81]	NCT02615054	Memorial Sloan Kettering Cancer Center, New York, NY, 美国	前瞻性观察/影像	原发性浸润性 BC ≥2 年，有或无心脏毒性	带斑点跟踪的 TTE, CPET	55	2015 年 11 月/2018 年 11 月	带斑点跟踪的 TTE, CPET
Brezden – Masley, et al[82]	NCT01022086	St. Michael's Hospital, Toronto, 加拿大	前瞻性观察/影像	侵袭性 HER2 阳性 BC，计划使用曲妥珠单抗治疗	CMR, 生物标志物检测	50	2009 年 11 月/2019 年 12 月	CMR, 生物标志物（BNP, TnI, TGF B1, PINP, PIIINP, CITP）
Guglin, et al[83]	NCT01009918	University of South Florida, Tampa, FL, 美国	II 期/前瞻性随机、安慰剂对照/药物预防	HER2 阳性 BC 接受曲妥珠单抗 +/– 帕妥珠单抗治疗	赖诺普利、磷酸卡维地洛缓释剂、安慰剂	468	2010 年 3 月/2017 年 7 月	TTE 或 MU-GA、生物标志物（BNP, TnI）

续表

试验名称或主要研究者	临床试验 ID	主办方或申办方	研究类型	人群	干预手段	入组病例数目标	开始/完成日期	心脏评估手段
Yu, et al.[84]	NCT02177175	Memorial Sloan Kettering Cancer Center, New York, NY, 美国	II 期/前瞻性随机安慰剂对照/药物预防/影像学	非转移性的原发浸润性 HER2 阳性 BC 接受 AC 和抗 HER2 治疗	卡维地洛, 安慰剂 (干预), 斑点跟踪 TTE (成像)	82	2014 年 6 月/2018 年 6 月	带斑点跟踪的 TTE
OTT 15 – 05[85]	NCT02696707	Ottawa Hospital Research Institute, Ottawa, 加拿大	前瞻性随机成像监测	早期 HER2 阳性 BC 计划接受曲妥珠单抗治疗	TTE 或 MUGA 每 3 个月 vs 每 4 个月	200	2016 年 6 月/2018 年 3 月	TTE 或 MUGA
SAFE – HEaRt[77]	NCT01904903	Washington Heart Center, Washington DC, 美国	前瞻性, 开放标签/治疗	I ~ IV 期 HER2 阳性 BC, 接受抗 HER2 治疗, TTE 治疗 LVEF ≥ 40% 同时 < 50%	连续 TTE, 治疗期间接受 β 受体阻滞剂和 ACEI 的心脏相关治疗	30	2013 年 8 月/2018 年 8 月	带斑点跟踪和生物标记的 TTE 和生物标志物 (TnI, hsTnT)
CARDAPAC[86]	NCT02433067	University of Franche – Comte, Doubs, 法国	前瞻性开放标签/运动干预	接受曲妥珠单抗治疗的非转移性 HER2 阳性 BC	对照组: 标准肿瘤治疗 干预组: 体育锻炼 3 次/周	117	2015 年 4 月/2018 年 4 月	TTE, 身体成分测量, 肌肉功能, 代谢/激素/炎症反应, 生活质量

续表

试验名称或主要研究者	临床试验 ID	主办方或申办方	研究类型	人群	干预手段	入组病例数目标	开始/完成日期	心脏评估手段
COBC	NCT02571894	Karolina University Hospital, Stockholm, 瑞典	前瞻性、随机、开放标签/干预	新诊断的符合新辅助/辅助化疗的 BC，+/－曲妥珠单抗	对照组：标准肿瘤治疗，干预组：带斑点追踪的 TTE 和生物标志物（hs－TnT，BNP）	320	2014 年 7 月/2019 年 2 月	带斑点追踪的 TTE 和生物标志物（hs－TnT，BNP）
Joseph et al.	NCT02052102	AHS Cancer Control, Alberta, 加拿大	前瞻性开放标签/放疗呼吸技术干预	既往使用 AC/曲妥珠单抗，拟行辅助性 RT 的左侧 BC	DIBH 对比 FB 对心脏毒性的影响	63	2014 年 10 月/2017 年 3 月	功能性 CMR 和生物标志物（BNP，PIIINP，CITP）

AC，蒽环类；ACEI，血管紧张素转换酶抑制剂；BC，乳腺癌；BNP，B 型钠尿肽；CITP，Ⅰ型胶原羧基末端肽；CMR，心脏磁共振；CPET，心肺运动试验；DIBH，深吸气屏气；FB，自由呼吸；HER2，人表皮生长因子受体 2；hsTnT，高灵敏度肌钙蛋白－T；LVEF，左室射血分数；MUGA，多门控心脏血池成像；PI，主要研究者；PⅢNP，Ⅲ型前胶原氨基末端前肽；PⅠNP，Ⅰ型前胶原氨基末端前肽；RT，放疗；TnI，肌钙蛋白 I；TTE，经胸超声心动图

治疗患者使用他汀类药物（atorvastatin，阿托伐他汀）对心脏磁共振定义为亚临床心脏毒性影响的一项随机、安慰剂对照试验[80]。CARDAPAC 研究（NCT02433067）是一项对 112 名接受曲妥珠单抗辅助治疗的 HER2 阳性乳腺癌患者进行的Ⅱ期多中心随机试验，该试验观察了中等强度和高强度的锻炼运动在开始治疗后 3 个月对于心脏毒性的影响（该研究心脏毒性定义为治疗 3 个月时，左心室射血分数降低至 50% 以下，或左心室射血分数较基线绝对值下降 10%）[86]。对于接受放射治疗的患者，正在进行一项在放射治疗中屏气技术降低心脏毒性的研究，以 12 个月时进行心脏磁共振成像进行验证（NCT02052102）[87]。最后，从影像学研究角度，正在进行一项双盲前瞻性观察研究，比较心脏磁共振成像和 MUGA 扫描在测量接受曲妥珠单抗治疗患者发生 LVEF 和左室容积方面的差异，同时也比较伴随心脏结构和功能变化的一系列生物标记物水平之间差异[82]。

尽管全球范围内人们正在共同努力为探讨 TIC 的发病和疾病演变过程提供各种有价值的观点，但在确定心脏毒性的最佳监测频率以及干预策略方面仍然存在挑战。由于传统及后续研发的新型抗 HER2 疗法已向除乳腺癌以外的恶性肿瘤治疗领域拓展，因此，延续这些研究仍然很重要。随着肿瘤心脏病领域多学科的合作加深，乳腺癌患者心血管风险分层得到改进，TIC 也得到认识和警惕，患者有望通过早期检测发现和治疗亚临床心脏毒性，使延长患者生命的抗肿瘤治疗得以持续，并实现在心脏事件、短期和长期肿瘤并发症和死亡率均显著减少情况下生活的目标（图 10.10）[88]。

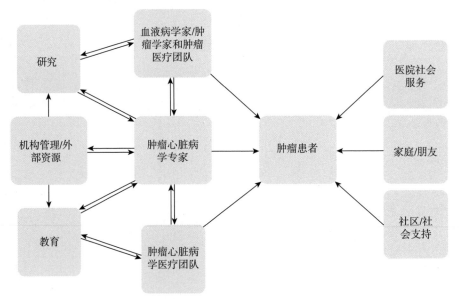

图 10.10　肿瘤心脏病学多学科医疗团队模式

引自：Okwuosa TM，Barac A. Buregoning cardio – oncology programs：challenges and opportunities for early career cardiologists/faculty directors. J Am Coll Cardiol. 2015；66：1193 – 1197.

参考文献

[1] Plana JC, Galderisi M, Barac A, et al. Expert consensus for multimodality imaging evaluation of adult patients during and after cancer therapy: a report from the American Society of Echocardiography and the European Association of Cardiovascular Imaging. J Am Soc Echocardiogr. 2014; 27: 911 –939.

[2] Jones LW, Haykowsky MJ, Swartz JJ, Douglas PS, Mackey JR. Early breast cancer therapy and cardiovascular injury. J Am Coll Cardiol. 2007; 50: 1435 –1441.

[3] Ewer MS, Lippman SM. Type II chemotherapy – related cardiac dysfunction: time to recognize a new entity. J Clin Oncol. 2005; 23: 2900 –2902.

[4] Lee KF, Simon H, Chen H, Bates B, Hung MC, Hauser C. Requirement for neuregulin receptor erbB2 in neural and cardiac development. Nature. 1995; 378: 394.

[5] Gassmann M, Casagranda F, Orioli D, et al. Aberrant neural and cardiac development in mice lacking the ErbB4 neuregulin receptor. Nature. 1995; 378: 390.

[6] Ozcelik C, Erdmann B, Pilz B, et al. Conditional mutation of the ErbB2 (HER2) receptor in cardiomyocytes leads to dilated cardiomyopathy. Proc Natl Acad Sci. 2002; 99: 8880.

[7] Crone SA, Zhao YY, Fan L, et al. ErbB2 is essential in the prevention of dilated cardiomyopathy. Nat Med. 2002; 8: 459.

[8] García – Rivello H, Taranda J, Said M, et al. Dilated cardiomyopathy in Erb – b4 – deficient ventricular muscle. Am J Physiol Heart Circ Physiol. 2005; 289: H1153 –H1160.

[9] Korte MA, de Vries EG, Lub – de Hooge MN, et al. [111]Indium – trastuzumab visualises myocardial human epidermal growth factor receptor 2 expression shortly after anthracycline treatment but not during heart failure: a clue to uncover the mechanisms of trastuzumab – related cardiotoxicity. Eur J Cancer. 2007; 43: 2046.

[10] Perik PJ, de Vries EG, Gietema JA, et al. Serum HER2 levels are increased in patients with chronic heart failure. Eur J Heart Fail. 2007; 9: 173.

[11] Tocchetti CG, Ragone G, Coppola C, et al. Detection, monitoring, and management of trastu- zumab – induced left ventricular dysfunction: an actual challenge. Eur J Heart Fail. 2012; 14: 130 –137.

[12] Moja L, Tagliabue L, Balduzzi S, et al. Trastuzumab containing regimens for early breast cancer. Cochrane Database Syst Rev. 2012; 2012: 4.

[13] Slamon D, Eiermann W, Robert N, et al. Adjuvant trastuzumab in HER2 – positive breast cancer. N Engl J Med. 2011; 365: 1273 –1283.

[14] Bowles EJ, Wellman R, Feigelson HS, et al. Risk of heart failure in breast cancer patients after anthracycline and trastuzumab treatment: a retrospective cohort study. J Natl Cancer Inst. 2012; 104: 1293.

[15] Suter TM, Cook – Bruns N, Barton C. Cardiotoxicity associated with trastuzumab (Herceptin) therapy in the treatment of metastatic breast cancer. Breast. 2004; 13: 173 –183.

[16] Cobleigh MA, Vogel CL, Tripathy D, et al. Multinational study of the efficacy and safety of humanized anti – HER2 monoclonal antibody in women who have HER2 – overexpressing metastatic breast cancer that has progressed after chemotherapy for metastatic disease. J Clin Oncol. 1999; 17: 2639 –2648.

[17] Romond EH, Jeong JH, Rastogi P, et al. Seven – year follow – up assessment of cardiac function in NSABP B – 31, a randomized trial comparing doxorubicin and cyclophosphamide followed by paclitaxel (ACP) with ACP plus trastuzumab as adjuvant therapy for patients with node – positive, human epidermal gr. J Clin Oncol. 2012; 30: 3792.

[18] Goldhar HA, Yan AT, Ko DT, et al. The temporal risk of heart failure associated with adjuvant trastuzumab in breast cancer patients: a population study. J Natl Cancer Inst. 2016; 108.

[19] Perez EA, Suman VJ, Davidson NE, et al. Cardiac safety analysis of doxorubicin and cyclophosphamide followed by paclitaxel with or without trastuzumab in the North Central Cancer Treatment Group N9831 adjuvant breast cancer trial. J Clin Oncol. 2008; 26: 1231.

[20] Chen J, Long JB, Hurria A, Owusu C, Steingart RMGC. Incidence of heart failure or cardiomyopathy after adjuvant trastuzumab therapy for breast cancer. J Am Coll Cardiol. 2012; 60: 2504 –2512.

[21] Suter TM, Procter M, van Veldhuisen DJ, et al.

Trastuzumab – associated cardiac adverse effects in the herceptin adjuvant trial. J Clin Oncol. 2007；25：3859 – 3865.

[22] Guenancia C, Lefebvre A, Cardinale D, et al. O-besity as a risk factor for anthracyclines and trastuzumab cardiotoxicity in breast cancer: a systematic review and meta – analysis. J Clin Oncol. 2016；34：3157.

[23] Cheraghi Z, Ayubi E, Doosti – Irani A. Obesity as a risk factor for anthracyclines and trastuzumab cardiotoxicity in breast cancer: methodologic issues to avoid misinterpretation in the meta – analysis. J Clin Oncol. 2017；35：923.

[24] Seidman A, Hudis C, Pierri MK, et al. Cardiac dysfunction in the trastuzumab clinical trials experience. J Clin Oncol. 2002；20：1215.

[25] Ezaz G, Long JB, Gross CP, Chen J. Risk prediction model for heart failure and cardiomyopathy after adjuvant trastuzumab therapy for breast cancer. J Am Heart Assoc. 2014；3.

[26] Ewer MS, Vooletich MT, Durand JB, Woods ML, Davis JR, Valero V, Lenihan DJ. Reversibility of trastuzumab – related cardiotoxicity: new insights based on clinical course and response to medical treatment. J Clin Oncol. 2005；23：7820.

[27] Krop IE, Suter TM, Dang CT, et al. Feasibility and cardiac safety of trastuzumab emtansine after anthracycline based chemotherapy as (neo) adjuvant therapy for human epidermal growth factor receptor 2 – positive early – stage breast cancer. J Clin Oncol. 2015；33：1136.

[28] Krop IE, LoRusso P, Miller KD, et al. A phase II study of trastuzumab emtansine in patients with human epidermal growth factor receptor 2 – positive metastatic breast cancer who were previously treated with trastuzumab, lapatinib, an anthracycline, a taxane, and capecitabine. J Clin Oncol. 2012；30：3234 – 3241.

[29] Verma S, Miles D, Gianni L, et al. Trastuzumab emtansine for HER2 – positive advanced breast cancer. N Engl J Med. 2013；368：2442.

[30] Hurvitz SA, Dirix L, Kocsis J, et al. Phase II randomized study of trastuzumab emtansine versus trastuzumab plus docetaxel in patients with human epidermal growth factor receptor 2 – positive metastatic breast cancer. J Clin Oncol. 2013；31：1157.

[31] Baselga J, Gelmon KA, Verma S, et al. Phase II trial of pertuzumab and trastuzumab in patients with human epidermal growth factor receptor 2 – positive metastatic breast cancer that progressed during prior trastuzumab therapy. J Clin Oncol. 2010；28：1138 – 1144.

[32] Swain SM, Ewer MS, Cortés J, et al. Cardiac tolerability of pertuzumab plus trastuzumab plus docetaxel in patients with HER2 – positive metastatic breast cancer in CLEOPATRA: a randomized, double – blind, placebo – controlled phase III study. Oncologist. 2013；18：257.

[33] von Minckwitz G, Procter M, de Azambuja E. Ist for the ASC and I. Adjuvant pertuzumab and trastuzumab in early HER2 – positive breast cancer. N Engl J Med. 2017：122 – 131.

[34] Geyer CE, Forster J, Lindquist D, et al. Lapatinib plus capecitabine for HER2 – positive advanced breast cancer. N Engl J Med. 2006；355：2733 – 2743.

[35] Perez EA, Koehler M, Byrne J, Preston AJ, Rappold E, Ewer MS. Cardiac safety of lapatinib: pooled analysis of 3689 patients enrolled in clinical trials. Mayo Clin Proc. 2008；83：679 – 686.

[36] Procter M, Suter TM, de Azambuja E, et al. Longer – term assessment of trastuzumab – related cardiac adverse events in the Herceptin Adjuvant (HERA) trial. J Clin Oncol. 2010；28：3422 – 3428.

[37] Joensuu H, Bono P, Kataja V, et al. Fluorouracil, epirubicin, and cyclophosphamide with either docetaxel or vinorelbine, with or without trastuzumab, as adjuvant treatments of breast cancer: final results of the FinHer Trial. J Clin Oncol. 2009；27：5685 – 5692.

[38] Blackwell KL, Burstein HJ, Storniolo AM, et al. Randomized study of Lapatinib alone or in combination with trastuzumab in women with ErbB2 – positive, trastuzumab refractory metastatic breast cancer. J Clin Oncol. 2010；28：1124.

[39] Valachis A, Nearchou A, Polyzos NP, Lind P. Cardiac toxicity in breast cancer patients treated with dual HER2 blockade. Int J Cancer. 2013；133：2245 – 2252.

[40] Harbeck N, Huang CS, Hurvitz S, et al. Afatinib plus vinorelbine versus trastuzumab plus vinorelbine in patients with HER2 – overexpressing metastatic breast cancer who had progressed on one previous trastuzumab treatment (LUX – Breast 1): an open – label, randomised, phase 3 trial. Lancet Oncol. 2016；17：357 – 366.

[41] Chan A, Delaloge S, Holmes FA, et al. Neratinib after trastuzumab – based adjuvant therapy in patients with HER2 – positive breast cancer (ExteNET): a multicentre, randomised, double – blind, placebo – controlled, phase 3 trial. Lancet Oncol. 2016; 17: 367 – 377.

[42] Fallah – Rad N, Lytwyn M, Fang T, Kirkpatrick I, Jassal D. Delayed contrast enhancement cardiac magnetic resonance imaging in trastuzumab induced cardiomyopathy. J Cardiovasc Magn Reson. 2008: 10.

[43] Fallah – Rad Nl, Walker JR, Wassef A, et al. The utility of cardiac biomarkers, tissue velocity and strain imaging, and cardiac magnetic resonance imaging in predicting early left ventricular dysfunction in patients with human epidermal growth factor receptor II – positive breast cancer treated with adjuvant trastuzumab therapy. J Am Coll Cardiol. 2011; 57: 2263 – 2270.

[44] Garg V, Vorobiof G. Echocardiography and alternative cardiac imaging strategies for long – term cardiotoxicity surveillance of cancer survivors treated with chemotherapy and/or radiation exposure. Curr Oncol Rep. 2016; 18: 52.

[45] Thavendiranathan P, Poulin F, Lim KD, Plana JC, Woo A, Marwick TH. Use of myocardial strain imaging by echocardiography for the early detection of cardiotoxicity in patients during and after cancer chemotherapy: a systematic review. J Am Coll Cardiol. 2014; 63: 2751 – 2768.

[46] Cardinale D, Colombo A, Torrisi R, et al. Trastuzumabinduced cardiotoxicity: clinical and prognostic implications of troponin I evaluation. J Clin Oncol. 2010; 28: 3910 – 3916.

[47] Morris PG, Chen C, Steingart R, et al. Troponin I and Creactive protein are commonly detected in patients with breast cancer treated with dose – dense chemotherapy incorporating trastuzumab and lapatinib. Clin Cancer Res. 2011; 17: 3490 – 3499.

[48] Sawaya H, Sebag IA, Plana JC, et al. Early detection and prediction of cardiotoxicity in chemotherapy – treated patients. Am J Cardiol. 2011; 107: 1375 – 1380.

[49] Ky B, Putt M, Sawaya H, et al. Early increases in multiple biomarkers predict subsequent cardiotoxicity in patients with breast cancer treated with doxorubicin, taxanes, and trastuzumab. J Am Coll Cardiol. 2014; 63: 809 – 816.

[50] Putt M, Hahn VS, Januzzi JL, et al. Longitudinal changes in multiple biomarkers are associated with cardiotoxicity in breast cancer patients treated with doxorubicin, taxanes, and trastuzumab. Clin Chem. 2015; 61: 1164 – 1172.

[51] Sandri MT, Salvatici M, Cardinale D, et al. N – terminal pro – B – type natriuretic peptide after high – dose chemotherapy: a marker predictive of cardiac dysfunction? Clin Chem. 2005; 51: 1405 – 1410.

[52] Sawaya H, Sebag IA, Plana JC, et al. Assessment of echocardiography and biomarkers for the extended prediction of cardiotoxicity in patients treated with anthracyclines, taxanes, and trastuzumab. Circ Cardiovasc Imaging. 2012; 5: 596 – 603.

[53] Grover S, Leong DP, Chakrabarty A, et al. Left and right ventricular effects of anthracycline and trastuzumab chemotherapy: a prospective study using novel cardiac imaging and biochemical markers. Int J Cardiol. 2013; 168: 5465 – 5467.

[54] Zardavas D, Suter TM, Van Veldhuisen DJ, et al. Role of troponins I and T and N – Terminal prohormone of brain natriuretic peptide in monitoring cardiac safety of patients with early – stage human epidermal growth factor receptor 2 – positive breast cancer receiving trastuzumab: a herceptin adjuvant study Ca. J Clin Oncol. 2017; 35: 878 – 884.

[55] Shah KS, Yang EH, Maisel AS, Fonarow GC. The role of biomarkers in detection of cardio – toxicity. Curr Oncol Rep. 2017; 19: 42.

[56] Khouri MG, Douglas PS, Mackey JR, et al. Cancer therapy – induced cardiac toxicity in early breast cancer: addressing the unresolved issues. Circulation. 2012; 126: 2749 – 2763.

[57] Cardinale D, Sandri MT, Colombo A, et al. Prognostic value of troponin I in cardiac risk stratification of cancer patients undergoing high – dose chemotherapy. Circulation. 2004; 109: 2749 – 2754.

[58] Florido R, Smith KL, Cuomo KK, Russell SD. Cardiotoxicity from human epidermal growth factor Receptor – 2 (HER2) targeted therapies. J Am Heart Assoc. 2017: 6.

[59] Yancy CW, Jessup M, Bozkurt B, et al. 2013 ACCF/AHA guideline for the management of heart failure: a report of the American College of cardiology Foundation/American Heart Association Task Force on practice guidelines. Circulation. 2013; 128: e240 – 327.

［60］ Guarneri V, Lenihan DJ, Valero V, et al. Long – term cardiac tolerability of trastuzumab in metastatic breast cancer: the M. D. Anderson Cancer Center experience. J Clin Oncol. 2006; 24: 4107 – 4115.

［61］ Armenian SH, Lacchetti C, Lenihan D. Prevention and monitoring of cardiac dysfunction in survivors of adult cancers: American Society of Clinical Oncology Clinical Practice Guideline summary. J Oncol Pr. 2017; 13: 270 – 275.

［62］ Jones AL, Barlow M, Barrett – Lee PJ, et al. Management of cardiac health in trastuzumab – treated patients with breast cancer: updated United Kingdom National Cancer Research Institute recommendations for monitoring. Br J Cancer. 2009; 100: 684 – 692.

［63］ Curigliano G, Cardinale D, Suter T, et al. Cardiovascular toxicity induced by chemotherapy, targeted agents and radiotherapy: ESMO Clinical Practice Guidelines. Ann Oncol. 2012; 23: vii155 – 166.

［64］ Russell RR, Alexander J, Jain D, et al. The role and clinical effectiveness of multimodality imaging in the management of cardiac complications of cancer and cancer therapy. J Nucl Cardiol. 2016; 23: 856 – 884.

［65］ Zamorano JL, Lancellotti P, Rodriguez Muñoz D, et al. 2016 ESC position paper on cancer treatments and cardiovascular toxicity developed under the auspices of the ESC committee for practice guidelines: the task force for cancer treatments and cardiovascular toxicity of the European Society of Cardiology (ESC). Eur Heart J. 2016; 37: 2768 – 2801.

［66］ Mackey JR, Clemons M, CôtéMA, et al. Cardiac management during adjuvant trastuzumab therapy: recommendationsof the Canadian Trastuzumab Working Group. Curr Oncol. 2008; 15: 24 – 35.

［67］ Slamon DJ, Leyland – Jones B, Shak S, et al. Use of chemotherapy plus a monoclonal antibody against HER2 for metastatic breast cancer that overexpresses HER2. N Engl J Med. 2001; 344: 783.

［68］ Cardinale D, Colombo A, Lamantia G, et al. Anthracyclineinduced cardiomyopathy: clinical relevance and response to pharmacologic therapy. J AmColl Cardiol. 2010; 55: 213 – 220.

［69］ Pun SC, Neilan TG. Cardioprotective interventions: where are we? J Am Coll Cardiol. 2016.

［70］ Gulati G, Heck SL, Ree AH, et al. Prevention of cardiac dysfunction during adjuvant breast cancer therapy (PRADA): a 2 2 factorial, randomized, placebocontrolled, double – blind clinical trial of candesartan and metoprolol. Eur Heart J. 2016; 37: 1671 – 1680.

［71］ Pituskin E, Mackey JR, Koshman S, et al. Multidisciplinary approach to novel therapies in cardio – oncology research (MANTICORE 101 – breast): a randomized trial for the prevention of trastuzumab – associated cardiotoxicity. J Clin Oncol. 2017; 35: 870 – 877.

［72］ Seicean S, Seicean A, Alan N, Plana JC, Budd GT, Marwick TH. Cardioprotective effect of b – adrenoceptor blockade in patients with breast cancer undergoing chemotherapy: follow – up study of heart failure. Circ Heart Fail. 2013; 6: 420426.

［73］ Seicean S, Seicean A, Plana JC, Budd GT, Marwick T. Effect of statin therapy on the risk for incident heart failure in patients with breast cancer receiving anthracycline chemotherapy: an observational clinical cohort study. J Am Coll Cardiol. 2012; 60: 2384 – 2390.

［74］ Boekhout AH, Gietema JA, Milojkovic Kerklaan B, et al. Angiotensin II – receptor inhibition with candesartan to prevent trastuzumab – related cardiotoxic effects in patients with early breast cancer: a randomized clinical trial. JAMA Oncol. 2016; 2: 1030 – 1037.

［75］ Negishi K, Negishi T, Haluska BA, Hare JL, Plana JCMT. Use of speckle strain to assess left ventricular responses to cardiotoxic chemotherapy and cardioprotection. Eur Heart J Cardiovasc Imaging. 2014; 15: 324 – 331.

［76］ Herrmann J, Lerman A, Sandhu NP, Villarraga HR, Mulvagh SL, Kohli M. Evaluation and management of patients with heart disease and cancer: cardio – oncology. Mayo Clin Proc. 2014; 89: 1287 – 1306.

［77］ Lynce F, Barac A, Tan MT, et al. Safe – heart: rationale and design of a pilot study investigating cardiac safety of HER2 targeted therapy in patients with HER2 – positive breast cancer and reduced left ventricular function. Oncologist. 2017; 22: 518 – 525.

［78］ Okwuosa TM, Barac A. Buregoning cardio – oncology programs: challenges and opportunities for early career cardiologists/faculty directors. J Am Coll Cardiol. 2015; 66: 1193 – 1197.

［79］ Meattini I, Curigliano G, Terziani F, et al.

SAFE trial: an ongoing randomized clinical study to assess the role of cardiotoxicity prevention in breast cancer patients treated with anthracyclines with or without trastuzumab. Med Oncol. 2017; 34: 75.

[80] Goodman M. STOP Heart Disease in Breast Cancer Survivors Trial; 2017. Available at: https://clinicaltrials. gov/ct2/show/study/NCT02674204.

[81] Yu A. Assessment for Long – Term Cardiovascular Impairment Associated with Trastuzumab Cardiotoxicity in HER2 – Positive Breast Cancer Survivors; 2017. Available at: https://clinicaltrials. gov/ct2/show/NCT02615054.

[82] Brezden – Masley CB. Assessment of Cardiotoxicity by Cardiac Magnetic Resonance (CMR) in Breast Cancer Patients Receiving Trastuzumab; 2017. Available at: https://clinicaltrials. gov/ct2/show/NCT01022086.

[83] Guglin M, Munster P, Fink AKJ. Lisinopril or Coreg CR in reducing cardiotoxicity in women with breast cancer receiving trastuzumab: a rationale and design of a randomized clinical trial. Am Heart J. 2017; 188: 87 – 92.

[84] Yu A. Carvedilol for the Prevention of Anthracycline/Anti – HER2 Therapy Associated Cardiotoxicity Among Women with HER2 – Positive Breast Cancer Using Myocardial Strain Imaging for Early Risk Stratification; 2017. Available at: https://clinicaltrials. gov/ct2/show/NCT02177175.

[85] Aseyey O. An Integrated Consent Model Study to Compare Two. Standard of Care Schedules for Monitoringardiac Function in Patients Receiving Trastuzumab for Early Stage Breast Cancer (OTT 15 – 05); 2018. Available at: https://clinicaltrials. gov/ct2/show/NCT02696707.

[86] Jacquinot Q, Meneveau N, Chatot M, et al. A phase 2 randomized trial to evaluate the impact of a supervised exercise program on cardiotoxicity at 3 months in patients with HER2 overexpressing breast cancer undergoing adjuvant treatment by trastuzumab: design of the CARDAPAC study. BMC Cancer. 2017; 17: 425.

[87] Alberta ACC. Study to See Whether Breath – Hold Techniques during RT Are Effective in Helping to Improve Sparing of the Heart; 2017. Available at: https://clinicaltrials. gov/ct2/show/study/NCT02052102.

[88] Mehta LS, Watson KE, Barac A, et al. AHA scientific statement: cardiovascular disease and breast cancer; where these entities intersect: a scientific statement from the American Heart Association. Circulation. 2018; 137. https://doi. org/10. 1161/CIR. 0000000000000556.

第 11 章

HER2 靶向治疗的非心脏毒性

AASHINI MASTER，DO

引言

人表皮生长因子受体 2（HER2）是酪氨酸激酶家族成员之一，这一家族成员还包括 HER1［表皮生长因子受体（EGFR）］、HER3 和 HER4。HER 家族参与调节增殖、细胞死亡、血管生成和迁移的通路[1]。从既往看，约 15% ~ 25% 的乳腺癌患者有 HER2 的过表达[2,3]，而这预示着预后较差[3,4]。随着抑制 HER2 家族受体的靶向治疗的发展，HER2 阳性乳腺癌的治疗已经彻底改变。HER2 阳性乳腺癌有两大类靶向治疗：单克隆抗体和酪氨酸激酶抑制剂（TKIs）[5]。TKIs 的特异性较低，有可能同时抑制多个靶点，从而产生更多的副作用[6]。

目前美国食品和药品监督管理局批准了 5 种治疗 HER2 阳性乳腺癌的临床治疗药物：曲妥珠单抗、拉帕替尼、帕妥珠单抗、ado - trastuzumab emtansine（T - DM1）和来那替尼。HER2 靶向治疗（特别是曲妥珠单抗）相关的心脏毒性尤其令人关注，并在本书中有很好的描述。抗 HER2 治疗的其他常见副作用包括输液相关反应、皮疹、腹泻、血小板计数减少和转氨酶异常。由于曲妥珠单抗只作用于 HER2 受体，一篇综述就可以系统性阐述曲妥珠单抗单药治疗常见的副作用[5]。而一些新的抗 HER2 药物针对 HER2 家族中的多个受体，导致了另外一些显著的临床副反应，包括一些 3 级毒副反应。抗 HER2 治疗的副反应可能很难界定，因为它们经常与其他治疗和标准化疗联合使用。因此，我们在本章中回顾了上述抗 HER2 药物的非心脏毒性，并将区分单药治疗和常用联合治疗的毒副反应。

曲妥珠单抗

曲妥珠单抗是一种人源化单克隆抗体，靶向 HER2 细胞外结构域[7]。1998 年，它是首个被批准用于治疗 HER2 过表达转移性乳腺癌的人源化单克隆抗体。从那时起，曲妥珠单抗在临床中被广泛研究，既与标准化疗药物联合使用，又与其他抗 HER2 药物联合使用。在所有试验中，观察到的最常见的不良反应包括发热、寒战、疼痛、恶心、呕吐和头痛。这些表现多为轻度到中度反应，最常见于输液开始时[8 - 13]。

在一项大型Ⅱ期临床试验中，222例化疗后进展的HER2过表达转移性乳腺癌，接受每周曲妥珠单抗治疗，初始剂量4mg/kg，随后每周给药2mg/kg。最初的输注时间>90分钟，如果耐受性良好，随后的输注时间>30分钟[10]。最常见的不良反应为发热（38%）、寒战（36%）、疼痛（48%）、乏力（46%）、恶心（36%）、呕吐（28%）和头痛（26%）。通过中断输注和给予对乙酰氨基酚、苯海拉明和/或美哌替啶，这些症状可以成功缓解。通常在随后的输注中症状不会再出现。在一项随后进行的Ⅱ期临床试验中，105例先前未经治疗的HER2过表达转移性乳腺癌患者接受曲妥珠单抗单药治疗，治疗间隔3周，初始剂量为8mg/kg，随后的剂量为6mg/kg，超过90分钟[8]。同样，观察到的最常见的不良反应包括：僵直（18%）、发热（15%）、头痛（10%）、恶心（10%）和疲劳（10%）。54%的患者至少有一个症状与第1次输注有关，第2次输注降至29%，第3次输注降至20%。3例患者出现严重的输液相关反应，其中2例患者仍能继续接受曲妥珠单抗治疗。

在一项关键性Ⅲ期临床研究中，469例HER2过表达转移性乳腺癌患者接受标准化疗或标准化疗加曲妥珠单抗治疗[12]。25%的患者出现输液相关症状，包括寒战和/或发热，这些症状随着输液速度的减慢而消失。曲妥珠单抗联合化疗组的感染率高于化疗组（47%对29%）。感染从轻到中度，包括上呼吸道感染、导管相关感染、病毒症候群

和其他感染。在化疗方案中增加曲妥珠单抗也增加了白细胞减少和贫血的发生率；但是，3级或4级贫血（两组均为2%）发生率相似，而血小板减少发生率有轻微增加（化疗加曲妥珠单抗组为11%，单纯化疗组为9%）。

在一项Ⅲ期辅助治疗的研究（BCIRG-006）中，3222例HER2扩增早期乳腺癌患者接受阿霉素和环磷酰胺辅助治疗，随后接受多西紫杉醇（AC-T）治疗。同样的方案加上52周的曲妥珠单抗（以多西他赛、AC-TH开始的曲妥珠单抗）或多西他赛和卡铂加上52周的曲妥珠单抗（TCH）[14]。AC-T组和AC-TH组的3级或4级不良反应相似，但曲妥珠单抗组肌痛、中性粒细胞减少和白细胞减少的发生率稍高。与AC-TH组相比，TCH组在关节痛、肌痛、手足综合征、口炎、呕吐、感觉神经病变和白细胞减少方面有显著升高。与TCH组相比，AC-TH组的贫血和血小板减少则明显减少（分别为5.8%和3.1%及6.1%和2.1%）。

与曲妥珠单抗有关的输注反应发生率很低，因此不建议使用预处理药物，初始输注时间应超过90分钟[15]。输液反应的处理包括降低轻度到中度反应的发生率、阻止呼吸困难或低血压的发生以及阻止严重或危及生命的反应。对症药物，如抗组胺药、对乙酰氨基酚和皮质类固醇，可有效处理严重反应的症状。截至2000年3月的上市后监测数据，全球范围内使用曲妥珠单抗治疗的25000名患者中发生74次严重输液相关

事件报告[11]。其中有 65 例经对症治疗反应良好，再次使用的 39 例患者中，有 33 例成功地接受曲妥珠单抗治疗。65% 出现严重输液相关反应的患者主诉呼吸道症状，9 例患者（12%）死亡。所有这些死亡的患者都曾有过恶性肿瘤相关的呼吸窘迫症状发生。

拉帕替尼

拉帕替尼是一种口服的 EGFR 和 HER2 双靶点 TKI。在一些 Ⅱ 期和 Ⅲ 期临床试验中，拉帕替尼已被证明在 HER2 过表达转移性乳腺癌中具有抗肿瘤活性。最常见的副反应是腹泻和皮疹[16]。

在一项 Ⅰ 期临床试验中，67 例转移性实体瘤患者接受拉帕替尼治疗[17]。最常见的不良事件为腹泻（42%）和皮疹（痤疮、痤疮样皮炎）（31%），其中大部分为 1 级或 2 级。2 例患者出现 3 级腹泻，1 例出现 3 级皮疹。腹泻的发生与剂量有关，而皮疹的发生与剂量无关。其他不常见的副反应包括恶心（13%）和疲劳（10%）。未观察到 4 级毒性。

在拉帕替尼单药治疗晚期或转移性乳腺癌的 2 期临床研究中，每日 1500mg 的剂量通常耐受性良好[18]。与先前的拉帕替尼研究一致，最常见的不良事件包括腹泻（59%）、恶心（37%）和皮疹（32%）。有 6% 的患者出现 4 级不良事件，7% 的患者因副反应终止治疗，这些副反应包括恶心、腹泻、腹痛和胆红素升高。同样，在拉帕替尼单药治疗的另一项 Ⅱ 期临床试验中，最常见的不良反应是皮疹（47%）、腹泻（46%）和恶心（31%）[19]。分别有 4% 和 9% 的患者发生了 3 级皮疹和腹泻。未观察到 4 级毒性。

根据 Ⅲ 期试验结果，拉帕替尼最常与卡培他滨或曲妥珠单抗联合用药，联合用药与单独使用卡培他滨或单独使用拉帕替尼相比临床疗效更好。在拉帕替尼联合曲妥珠单抗与拉帕替尼单药对照的 Ⅲ 期试验中，联合治疗组 1 级和 2 级腹泻的发生率较高（拉帕替尼联合曲妥珠单抗组的发生率为 60%，拉帕替尼组的发生率为 48%）[20]。单药治疗组（39%）的皮疹发生率高于联合治疗组（22%），这可能是因为单药治疗组拉帕替尼剂量更高（单药治疗 1500mg，联合治疗 1000mg）。两组患者恶心和疲劳的发生率相似。在比较拉帕替尼联合卡培他滨与单用卡培他滨的 Ⅲ 期试验中，联合治疗组的所有级别的腹泻和皮疹发生率较单药治疗组更常见（分别为 60% 和 39% 及 27% 和 15%）[21]。3 级腹泻和皮疹的发生率较低，两组相似。联合组有 2 名患者出现 4 级腹泻，导致这些患者停止使用拉帕替尼。

TKI 相关性腹泻的一个潜在的假说机制是与肠道 HER 受体在离子转运中的作用有关，HER 二聚作用导致肠道对氯分泌和钠吸收的抑制。抑制 HER 二聚化会导致离子和水转运的不平衡，从而导致腹泻[22]。

腹泻的处理取决于发生的级别。对

于1级或2级腹泻的患者，处理建议包括避免乳糖、保持充足的水分、少食多餐以及使用诸如洛哌丁胺之类的止泻药[16]。拉帕替尼导致的3级腹泻或1～2级腹泻伴随并发症，如腹部绞痛、发热、败血症、中性粒细胞减少和脱水，需要暂停拉帕替尼。当腹泻改善到1级或以下时，可以恢复使用较低剂量的拉帕替尼。拉帕替尼导致的4级腹泻应永久停止使用[23]。

与拉帕替尼相关的皮疹被认为是EGFR抑制剂的一种效应，包括厄洛替尼、西妥昔单抗和吉非替尼[24]。皮疹的特征是炎症性丘疹和脓疱，最常见于面部、胸部和背部（图11.1）。对于拉帕替尼相关皮疹的治疗尚无明确的循证医学建议，因此，我们遵循与其他EG-FR抑制剂相同的原则，包括1%克林霉素凝胶、局部皮质类固醇、口服抗生素（四环素250mg，每日4次或米诺环素100mg，每日2次）和胶体燕麦洗剂[16]。皮肤广泛或持续受累的患者应咨询皮肤科医生。皮疹管理办法概述于图11.2。

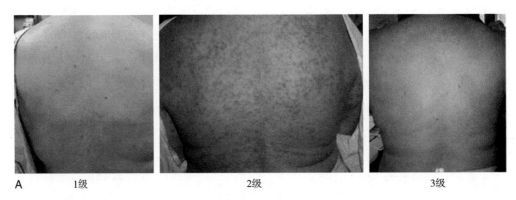

A   1级   2级   3级

图11-1   皮疹

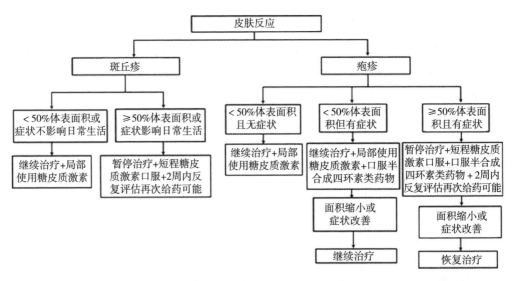

图11-2   皮疹处理流程

帕妥珠单抗

帕妥珠单抗是一种人源化抗 HER2 单克隆抗体，结合细胞外亚结构域 II 并阻碍配体依赖性异二聚体化，从而抑制细胞内信号传导[25]。帕妥珠单抗能更有效地阻止 EGFR、HER3 和 HER4 与 HER2 异二聚化[26,27]。帕妥珠单抗通过阻止 EGFR 与 HER2 异二聚化，产生与 EGFR 拮抗剂类似的副作用，如腹泻和皮疹[28,29]。大多数副作用为轻至中度；但是，当帕妥珠单抗与化疗联合使用时，观察到 3 级中性粒细胞减少、发热性中性粒细胞减少、腹泻、皮疹和乏力的发生率增加。

与帕妥珠单抗相关的最常见的不良事件是低级别腹泻。在 I 期研究中，大多数事件为 1 级，偶尔为 2 级，腹泻发生率为 43%。21 例患者中有 12 例发生至少一个 3 级或 4 级不良事件；然而，只有 6 例被认为与研究药物有关[30]。在一项 II 期转移性乳腺癌试验中，79 名患者接受了帕妥珠单抗单药治疗，51.2% 的患者出现任一级别的腹泻[29]。同样，大多数病例为 1 级或 2 级，只有 7.3% 的患者发生 3 级事件。在一项 II 期单臂试验中，66 名转移性疾病患者每周接受曲妥珠单抗（4mg/kg 负荷剂量，然后每周 2mg/kg）或每 3 周（8mg/kg 负荷剂量，然后每 3 周 6mg/kg）联合标准剂量帕妥珠单抗（840mg 负荷剂量，然后每 3 周 420mg）治疗[31]。无论曲妥珠单抗的剂量如何，64% 的患者出现腹泻，其中 3% 为 3 级。未报告 4 级腹泻。

腹泻在接受帕妥珠单抗联合多西他赛治疗的患者中更为严重。在 III 期 CLEOPATRA 试验中，808 例 HER2 过表达转移性乳腺癌患者使用曲妥珠单抗和多西他赛联合或不联合帕妥珠单抗[32]。两组最常见的不良反应是腹泻，帕妥珠单抗组为 66.8%，对照组为 46.3%。CLEOPATRA 研究的亚组分析表明，65 岁及以上的患者和亚洲转移性乳腺癌患者的腹泻率较高，包括 3 级腹泻[33,34]。在新辅助 TRYPHAENA 试验中，接受多西他赛、卡铂、曲妥珠单抗和帕妥珠单抗治疗的患者腹泻发生率高达 72.4%[35]。在新辅助 NeoSphere 试验中，含帕妥珠单抗方案的腹泻发生率由 28% 增加到 54%，其中帕妥珠单抗和多西他赛组发生率最高，帕妥珠单抗和曲妥珠单抗组发生率最低[36]。在 NeoSphere 或 TRYPHAENA 研究中未观察到 4 级腹泻[37]。在最近发表的辅助 APHINITY 试验中，帕妥珠单抗被增加到曲妥珠单抗治疗中，观察时间为 1 年[37]。腹泻的发生率是各治疗组之间最大的差异之一（帕妥珠单抗组为 71.2%，安慰剂组为 45.2%）。帕妥珠单抗组的 9.8% 患者出现 3 级腹泻，而安慰剂组为 3.7%。

尽管腹泻是帕妥珠单抗常见的副作用，但它通常是低级别且可控的，且在随后的治疗周期中并不太常见，即使在联合使用多西他赛治疗时。值得注意的是，在 NeoSphere 和 TRYPHAENA 研究中，早期乳腺癌患者没有因为腹泻而停止使用任何研究药物，在转移性乳腺癌中，CLEOPATRA 研究的帕妥珠单抗组 2% 的患者停止使用研究药物，而对照组 0.5% 的患者停止使用研究药物[38]。

在 APHINITY 和 CLEOPATRA 研究中，含帕妥珠单抗组的 3 级中性粒细胞减少和发热性中性粒细胞减少均较高。中性粒细胞减少症在 APHINITY 研究中从 15.7% 增加到 16.3%，在 CLEOPATRA 研究中从 45.8% 增加到 48.9%。3 级发热性中性粒细胞减少症的发生率在 APHINITY 研究中从 11.1% 增加到 12.1%，在 CLEOPATRA 研究中从 7.6% 增加到 13.8%，这是唯一一种增加 >5% 的 3 级不良事件。

与对照组相比，帕妥珠单抗皮疹风险显著增加。在荟萃分析中，所有级别和高级别皮疹的发生率分别为 24.6% 和 1.1%[39]。在帕妥珠单抗的 I 期试验中，皮疹的发生率为 43%。这不是痤疮样的皮疹，也不像典型的 EGFR 受体抑制剂的皮疹[30]。在 APHINITY 研究中，25.8% 的患者接受帕妥珠单抗治疗后出现皮疹，这与联合化疗（26% ~ 29%）的 Neophere 试验相似，略低于 CLEOPATRA 试验（33.7%）。在帕妥珠单抗联合曲妥珠单抗的单臂 II 期研究中，所有级别的皮疹发生率为 26%，表明联合化疗不会显著增加皮肤副反应。

目前尚无明确的治疗依据来指导治疗因帕妥珠单抗所致的皮疹和腹泻。由于毒性一般较轻，通常用洛哌丁胺可以成功治疗腹泻。治疗皮疹的原则与拉帕替尼和其他 EGFR 抑制剂引起的皮疹相同，包括对轻度病例使用局部皮质类固醇或抗生素，对更严重的病例使用四环素[40]（图 11.2）。

T – DM1（Trastzumab Emtansine）

T – DM1 是一种抗体药物偶联物，结合曲妥珠单抗的 HER2 靶向性和强效微管抑制剂 DM1（美登素衍生物）的细胞毒性[41]。在 I 期剂量递增研究中，每 3 周最大耐受剂量为 3.6mg/kg，4.8mg/kg 的剂量限制毒性为 4 级血小板减少症。其他最常见的不良事件是转氨酶升高、疲劳、贫血和恶心，所有这些都是 1 ~2 级和可逆的[42]。

鉴于其具有良好的活性和温和、可逆的毒性，进行的几项 II 期试验，都证实了其副作用的特点。根据多项研究，所有级别的疲劳是最常见的副反应（49.3% ~ 65.2%），其次是恶心（37.3% ~ 50%），头痛（21.8% ~ 40.6%），AST 升高（26.4% ~43.5%）和血小板减少（27.5% ~38.2%）。最常见的 3 级或 4 级副反应是血小板减少（7.2% ~ 8%），AST 升高（2.7% ~ 8.7%），ALT 升高（2.7% ~ 10.1%）和疲劳（2.8% ~ 4.5%）[43-45]。血小板计数通常在第 8 天达到最低点，到第 15 天恢复。血小板减少症很少导致 T – DM1 剂量减少，也没有患者因罕见的出血事件而中断治疗[45]。

由于血小板减少症是 T – DM1 的剂量限制性毒性，其诱导血小板减少症的机制值得关注。用血小板聚集法测定时，T – DM1 对血小板活化或聚集没有直接作用，但通过细胞毒性作用显著抑制巨核细胞分化[46]。

在关键性Ⅲ期 EMILIA 试验中，比较拉帕替尼加卡培他滨与 T－DM1，发现拉帕替尼－卡培他滨组 18% 的患者和 T－DM1 组 15.5% 的患者有严重不良反应。同样，T－DM1 最常见的 3 级或 4 级事件是血小板减少（12.9%）、AST 升高（4.3%）和 ALT 升高（2.9%）[47]。T－DM1 组出血事件更高（29.8%，拉帕替尼－卡培他滨组 15.8%）；然而 3 级或 4 级出血发生率两组均很低（分别为 1.4% 和 0.8%）。血小板减少症和转氨酶升高都可以通过适当的剂量调整来处理，很少需要停用 T－DM1[47]。

来那替尼

来那替尼是一种不可逆的口服泛 ErbB 受体 TKI，针对细胞内结构域的 EGFR（HER1）、HER2 和 HER4，导致下游通路磷酸化和活化降低[48]。2017 年 7 月，根据 ExteNET 研究，被批准用于曲妥珠单抗辅助治疗后早期 HER2 扩增乳腺癌延长辅助治疗[49]。与其他 EGFR 拮抗剂相似，腹泻是最常见的不良事件。

在最初的Ⅰ期试验中，88% 的患者出现任一级别的腹泻。其他常见不良事件包括恶心（64%）、疲劳（63%）、呕吐（50%）和厌食（40%）。32% 的患者出现 3 级腹泻，中位发生天数为 8.5 天[50]。在另一项Ⅰ期试验中，来那替尼与紫杉醇和曲妥珠单抗联用药[51]。同样，腹泻发生率很高（19/21 患者），38% 的患者出现 3 级腹泻。多数患者在开始服用来那替尼后 1～3 天内出现腹泻，2 周内症状减轻[51]。

在随后进行的多个针对转移性 HER2 过表达乳腺癌的Ⅱ期试验中，使用来那替尼单药和联合治疗。在一个开放标签的Ⅱ期试验中，有 136 例患者之前接受过曲妥珠单抗且未接受过来那替尼治疗[52]。来那替尼最常见的不良事件包括腹泻（95%）、恶心（36%）、呕吐（31%）和疲劳（24%）。腹泻是仅有的 3 级或 4 级不良事件，发生在超过 10% 的患者中，在先前接受过曲妥珠单抗治疗的患者中更常见。腹泻的发生时间平均为 2～3 天，每次平均持续时间为 5～7 天，在治疗的多周内严重程度有所缓解[52]。在第 2 项Ⅱ期研究中，233 例局部晚期或转移性 HER2 过表达乳腺癌患者被随机分为单药来那替尼组或拉帕替尼加卡培他滨组[53]。来那替尼组的腹泻事件明显较高（85% 对 68%），也是两组中最常见的 3 级或 4 级事件。来那替尼组的中位发生时间为 3 天，中位持续时间为 3 天，多数患者在剂量减少（12%）或服用抗腹泻药物（79%）后得到缓解。在Ⅱ期剂量递增研究中，来那替尼还与卡培他滨联合使用[54]。在这项研究中，腹泻（88%）、恶心（37%）、呕吐（29%）和疲劳（18%）的发生率与Ⅱ期来那替尼单药治疗试验一致。

在关键性的Ⅲ期 ExteNET 试验中，我们研究了早期 HER2 阳性乳腺癌在以曲妥珠单抗为基础的辅助治疗后延长使用来那替尼[49]。总共2840名患者随机接受来那替尼或安慰剂治疗12个月。如Ⅱ期试验所观察到的，腹泻、恶心、疲劳和呕吐为最常见的不良事件。40%的患者出现3级腹泻，在第1个月出现腹泻，需要减少剂量者26%，17%的患者终止用药。

建议从首剂来那替尼给药开始使用洛哌丁胺预防腹泻，并持续前两个周期。对于洛哌丁胺经治的难治性腹泻患者，可能需要额外的抗腹泻药、剂量减少或中断治疗[55]。洛哌丁胺预防指南见表11.1。2级腹泻持续5天以上或3级腹泻持续2天以上的，应暂停来那替尼并采取支持治疗措施。如果腹泻在1周或更短时间内缓解至0~1级，则可在相同剂量下恢复来那替尼。如果腹泻超过1周缓解到0~1级，恢复治疗时应减少来那替尼剂量。对于以最低剂量（120mg/d）给药时仍有4级腹泻或反复出现2级以上腹泻者，应永久停止服用来那替尼[55]。正在进行的Ⅱ期临床试验（对照，NCT02400476）将讨论在洛哌丁胺预防指南中添加口服布地奈德或考来替泊是否有助于减轻这种副作用。

表11.1　洛哌丁胺预防指南

来那替尼时间	剂量	频度
1~2周（1~14天）	4mg	每日3次
3~8周（15~56天）	4mg	每日2次
9~52周（57~365天）	4mg	根据需要（每日不超过16mg）

小结

抗HER2靶向治疗的发展显著改善了HER2阳性乳腺癌患者的预后。随着预后的改善，患者正在长期使用这些治疗药物。尽管这些治疗通常耐受性良好，但了解每种药物的独特副作用特征和对症治疗原则是很重要的，以避免中断或早期停止治疗并维持生活质量。

参考文献

[1] Nagy P, Jenei A, Damjanovich S, Jovin TM, Szolosi J. Complexity of signal transduction mediated by ErbB2: clues to the potential of receptor – targeted cancer therapy. Pathol Oncol Res. 1999; 5 (4): 255 –271.

[2] Hynes NE. Amplification and overexpression of the erbB – 2 gene in human tumors: its involvement in tumor development, significance as a prognostic factor, and potential as a target for cancer therapy. Semin Cancer Biol. 1993; 4 (1): 19 –26.

[3] Slamon DJ, Clark GM, Wong SG, Levin WJ, Ullrich A, McGuire WL. Human breast cancer: correlation of relapse and survival with amplification of the HER – 2/neu oncogene. Science. 1987; 235 (4785): 177 –182.

[4] Slamon DJ, Godolphin W, Jones LA, et al. Studies of the HER – 2/neu proto – oncogene in human breast and ovarian cancer. Science. 1989; 244 (4905): 707 –712.

[5] Sodergren SC, Copson E, White A, et al. Systematic review of the side effects associated with anti – HER2 – targeted therapies used in the treatment of breast cancer, on behalf of the EORTC quality of life group. Target Oncol. 2016; 11 (3): 277 –292.

[6] Widakowich C, de Castro Jr G, de Azambuja E, Dinh P, Awada A. Review: side effects of approved molecular targeted therapies in solid cancers. Oncologist. 2007; 12 (12): 1443 –1455.

[7] Carter P, Presta L, Gorman CM, et al. Humani-

zation of an anti‒p185HER2 antibody for human cancer therapy. Proc Natl Acad Sci USA. 1992; 89 (10): 4285‒4289.

[8] Baselga J, Carbonell X, Castaneda‒Soto NJ, et al. Phase II study of efficacy, safety, and pharmacokinetics of trastuzumab monotherapy administered on a 3‒weekly schedule. J Clin Oncol. 2005; 23 (10): 2162‒2171.

[9] Boekhout AH, Beijnen JH, Schellens JH. Trastuzumab Oncol. 2011; 16 (6): 800‒810.

[10] Cobleigh MA, Vogel CL, Tripathy D, et al. Multinational study of the efficacy and safety of humanized anti‒HER2 monoclonal antibody in women who have HER2‒overexpressing metastatic breast cancer that has progressed after chemotherapy for metastatic disease. J Clin Oncol. 1999; 17 (9): 2639‒2648.

[11] Cook‒Bruns N. Retrospective analysis of the safety of Herceptin immunotherapy in metastatic breast cancer. Oncology. 2001; 61 (suppl 2): 58‒66.

[12] Slamon DJ, Leyland‒Jones B, Shak S, et al. Use of chemotherapy plus a monoclonal antibody against HER2 for metastatic breast cancer that overexpresses HER2. N Engl J Med. 2001; 344 (11): 783‒792.

[13] Vogel CL, Cobleigh MA, Tripathy D, et al. Efficacy and safety of trastuzumab as a single agent in first‒line treatment of HER2‒overexpressing metastatic breast cancer. J Clin Oncol. 2002; 20 (3): 719‒726.

[14] Slamon D, Eiermann W, Robert N, et al. Adjuvant trastuzumab in HER2‒positive breast cancer. N Engl J Med. 2011; 365 (14): 1273‒1283.

[15] Trastuzumab. San Francisco, CA: Genentech; 2017 [package insert].

[16] Moy B, Goss PE. Lapatinib‒associated toxicity and practical management recommendations. Oncologist. 2007; 12 (7): 756‒765.

[17] Burris 3rd HA, Hurwitz HI, Dees EC, et al. Phase I safety, pharmacokinetics, and clinical activity study of lapatinib (GW572016), a reversible dual inhibitor of epidermal growth factor receptor tyrosine kinases, in heavily pretreated patients with metastatic carcinomas. J Clin Oncol. 2005; 23 (23): 5305‒5313.

[18] Burstein HJ, Storniolo AM, Franco S, et al. A phase II study of lapatinib monotherapy in chemotherapy‒refractory HER2‒positive and HER2‒negative advanced or metastatic breast cancer. Ann Oncol. 2008; 19 (6): 1068‒1074.

[19] Blackwell KL, Pegram MD, Tan‒Chiu E, et al. Single‒agent lapatinib for HER2‒overexpressing advanced or metastatic breast cancer that progressed on first‒ or second‒line trastuzumab‒containing regimens. Ann Oncol. 2009; 20 (6): 1026‒1031.

[20] Blackwell KL, Burstein HJ, Storniolo AM, et al. Randomized study of Lapatinib alone or in combination with trastuzumab in women with ErbB2‒positive, trastuzumabrefractory metastatic breast cancer. J Clin Oncol. 2010; 28 (7): 1124‒1130.

[21] Geyer CE, Forster J, Lindquist D, et al. Lapatinib plus capecitabine for HER2‒positive advanced breast cancer. N Engl J Med. 2006; 355 (26): 2733‒2743.

[22] Van Sebille YZ, Gibson RJ, Wardill HR, Bowen JM. ErbB smallmolecule tyrosine kinase inhibitor (TKI) induced diarrhoea: chloride secretion as a mechanistic hypothesis. Cancer Treat Rev. 2015; 41 (7): 646‒652.

[23] Lapatinib. Research Triangle Park, NC: GlaxoSmithKline; 2015 [package insert].

[24] Shah NT, Kris MG, Pao W, et al. Practical management of patients with non‒small‒cell lung cancer treated with gefitinib. J Clin Oncol. 2005; 23 (1): 165‒174.

[25] Franklin MC, Carey KD, Vajdos FF, Leahy DJ, de Vos AM, Sliwkowski MX. Insights into ErbB signaling from the structure of the ErbB2‒pertuzumab complex. Cancer Cell. 2004; 5 (4): 317‒328.

[26] Agus DB, Akita RW, Fox WD, et al. Targeting ligandactivated ErbB2 signaling inhibits breast and prostate tumor growth. Cancer Cell. 2002; 2 (2): 127‒137.

[27] Badache A, Hynes NE. A new therapeutic antibody masks ErbB2 to its partners. Cancer Cell. 2004; 5 (4): 299‒301.

[28] Cortes J, Fumoleau P, Bianchi GV, et al. Pertuzumab monotherapy after trastuzumab‒based treatment and subsequent reintroduction of trastuzumab: activity and tolerability in patients with advanced human epidermal growth factor receptor 2‒positive breast cancer. J Clin Oncol. 2012; 30 (14): 1594‒1600.

[29] Gianni L, Llado A, Bianchi G, et al. Open‒label, phase II, multicenter, randomized study of

the efficacy and safety of two dose levels of Pertuzumab, a human epidermal growth factor receptor 2 dimerization inhibitor, in patients with human epidermal growth factor receptor 2 – negative metastatic breast cancer. J Clin Oncol. 2010; 28 (7): 1131 –1137.

[30] Agus DB, Gordon MS, Taylor C, et al. Phase I clinical study of pertuzumab, a novel HER dimerization inhibitor, in patients with advanced cancer. J Clin Oncol. 2005; 23 (11): 2534 –2543.

[31] Baselga J, Gelmon KA, Verma S, et al. Phase II trial of pertuzumab and trastuzumab in patients with human epidermal growth factor receptor 2 – positive metastatic breast cancer that progressed during prior trastuzumab therapy. J Clin Oncol. 2010; 28 (7): 1138 –1144.

[32] Baselga J, Cortes J, Kim SB, et al. Pertuzumab plus trastuzumab plus docetaxel for metastatic breast cancer. N Engl J Med. 2012; 366 (2): 109 –119.

[33] Miles D, Baselga J, Amadori D, et al. Treatment of older patients with HER2 – positive metastatic breast cancer with pertuzumab, trastuzumab, and docetaxel: subgroup analyses from a randomized, double – blind, placebocontrolled phase III trial (CLEOPATRA). Breast Cancer Res Treat. 2013; 142 (1): 89 –99.

[34] Swain SM, Im YH, Im SA, et al. Safety profile of Pertuzumab with Trastuzumab and Docetaxel in patients from Asia with human epidermal growth factor receptor 2 – positive metastatic breast cancer: results from the phase III trial CLEOPATRA. Oncologist. 2014; 19 (7): 693 –701.

[35] Schneeweiss A, Chia S, Hickish T, et al. Pertuzumab plus trastuzumab in combination with standard neoadjuvant anthracycline – containing and anthracycline – free chemotherapy regimens in patients with HER2 – positive early breast cancer: a randomized phase II cardiac safety study (TRYPHAENA). Ann Oncol. 2013; 24 (9): 2278 –2284.

[36] Gianni L, Pienkowski T, Im YH, et al. Efficacy and safety of neoadjuvant pertuzumab and trastuzumab in women with locally advanced, inflammatory, or early HER2 – positive breast cancer (NeoSphere): a randomised multicentre, open – label, phase 2 trial. Lancet Oncol. 2012; 13 (1): 25 –32.

[37] von Minckwitz G, Procter M, de Azambuja E, et al. Adjuvant pertuzumab and trastuzumab in early HER2 – positive breast cancer. N Engl J Med. 2017; 377 (2): 122 –131.

[38] Swain SM, Schneeweiss A, Gianni L, et al. Incidence and management of diarrhea in patients with HER2 – positive breast cancer treated with pertuzumab. Ann Oncol. 2017; 28 (4): 761 –768.

[39] Drucker AM, Wu S, Dang CT, Lacouture ME. Risk of rash with the anti – HER2 dimerization antibody pertuzumab: a meta – analysis. Breast Cancer Res Treat. 2012; 135 (2): 347 –354.

[40] Lacouture ME, Anadkat MJ, Bensadoun RJ, et al. Clinical practice guidelines for the prevention and treatment of EGFR inhibitor – associated dermatologic toxicities. Support Care Cancer. 2011; 19 (8): 1079 –1095.

[41] Remillard S, Rebhun LI, Howie GA, Kupchan SM. Antimitotic activity of the potent tumor inhibitor maytansine. Science. 1975; 189 (4207): 1002 –1005.

[42] Krop IE, Beeram M, Modi S, et al. Phase I study of trastuzumab – DM1, an HER2 antibody – drug conjugate, given every 3 weeks to patients with HER2 – positive metastatic breast cancer. J Clin Oncol. 2010; 28 (16): 2698 –2704.

[43] Burris 3rd HA, Rugo HS, Vukelja SJ, et al. Phase II study of the antibody drug conjugate trastuzumab – DM1 for the treatment of human epidermal growth factor receptor 2 (HER2) – positive breast cancer after prior HER2 – directed therapy. J Clin Oncol. 2011; 29 (4): 398 –405.

[44] Hurvitz SA, Dirix L, Kocsis J, et al. Phase II randomized study of trastuzumab emtansine versus trastuzumab plus docetaxel in patients with human epidermal growth factor receptor 2 – positive metastatic breast cancer. J Clin Oncol. 2013; 31 (9): 1157 –1163.

[45] Krop IE, LoRusso P, Miller KD, et al. A phase II study of trastuzumab emtansine in patients with human epidermal growth factor receptor 2 – positive metastatic breast cancer who were previously treated with trastuzumab, lapatinib, an anthracycline, a taxane, and capecitabine. J Clin Oncol. 2012; 30 (26): 3234 –3241.

[46] Uppal H, Doudement E, Mahapatra K, et al. Potential mechanisms for thrombocytopenia development with trastuzumab emtansine (T – DM1).

Clin Cancer Res. 2015；21 （1）：123 –133.

［47］ Verma S, Miles D, Gianni L, et al. Trastuzumab emtansine for HER2 – positive advanced breast cancer. N Engl J Med. 2012；367 （19）：1783 –1791.

［48］ Rabindran SK, Discafani CM, Rosfjord EC, et al. Antitumor activity of HKI – 272, an orally active, irreversible inhibitor of the HER – 2 tyrosine kinase. Cancer Res. 2004；64 （11）：3958 –3965.

［49］ Chan A, Buyse M, Yao B. Neratinib after trastuzumab in patients with HER2 – positive breast cancer – author's reply. Lancet Oncol. 2016；17 （5）：el76 –el77.

［50］ Wong KK, Fracasso PM, Bukowski RM, et al. A phase I study with neratinib（HKI – 272）, an irreversible pan ErbB receptor tyrosine kinase inhibitor, in patients with solid tumors. Clin Cancer Res. 2009；15 （7）：2552 –2558.

［51］ Jankowitz RC, Abraham J, Tan AR, et al. Safety and efficacy of neratinib in combination with weekly paclitaxel and trastuzumab in women with metastatic HER2 positive breast cancer：an NSABP Foundation Research Program phase I study. Cancer Chemother Pharmacol. 2013；72 （6）：1205 –1212.

［52］ Burstein HJ, Sun Y, Dirix LY, et al. Neratinib, an irreversible ErbB receptor tyrosine kinase inhibitor, in patients with advanced ErbB2 – positive breast cancer. J Clin Oncol. 2010；28 （8）：1301 –1307.

［53］ Martin M, Bonneterre J, Geyer Jr CE, et al. A phase two randomised trial of neratinib monotherapy versus lapatinib plus capecitabine combination therapy in patients with HER2t advanced breast cancer. Eur J Cancer. 2013；49 （18）：3763 –3772.

［54］ Saura C, Garcia – Saenz JA, Xu B, et al. Safety and efficacy of neratinib in combination with capecitabine in patients with metastatic human epidermal growth factor receptor 2 – positive breast cancer. J Clin Oncol. 2014；32 （32）：3626 –3633.

［55］ Neratinib. Los Angeles, CA：puma Biotechnology；2017 ［package insert］.

第 4 部分

最新治疗方法

第 12 章

新型非 HER2 靶向药物治疗 HER2 阳性乳腺癌

MARINA N. SHARIFI, MD, PHD · RUTH M. O'EGAN, MD

摘要

新型抗 HER2 靶向治疗显著改善了 HER2 阳性乳腺癌患者的临床预后,但靶向耐药问题仍十分突出,许多非靶向 HER2 通路相关研究正在开展。本文主要回顾了抗 HER2 耐药机制相关临床前和临床研究,新型非靶向 HER2 主要治疗分类及研究现状,包括 CDK4/6 抑制剂、PI3K/mTOR 通路抑制剂、抗血管生成剂和 HER2 旁路生长因子信号(胰岛素样生长因子 1 受体、成纤维细胞生长因子受体和 c – MET)抑制剂以及免疫治疗,包括免疫检查点抑制剂和肿瘤疫苗的相关研究进展。

引言

虽然靶向 HER2 受体及其下游信号通路治疗使 HER2 阳性乳腺癌患者临床预后得到了显著改善,但是仍然面临抗 HER2 治疗原发和继发耐药问题[1]。B – 31 和 N9831 试验联合分析显示近 1/4 HER2 阳性可手术乳腺癌患者在接受辅助曲妥珠单抗联合化疗后 10 年内将经历疾病复发[2]。CLEOPATRA 研究中,HER2 阳性转移性乳腺癌患者接受曲妥珠单抗和帕妥珠单抗双靶向治疗的中位总生存时间(overall survival, OS)可长达 5 年,但是中位无病生存时间(disease free survival, DFS)仅 18.7 个月,治疗后 1 年内疾病进展率高达 40%[3]。明确抗 HER2 耐药机制以及寻找其他治疗靶点已成为 HER2 阳性乳腺癌的研究热点。在 HER2 阳性乳腺癌治疗中,一些抗 HER2 以外靶向治疗也应运而生。

HER2 受体是受体酪氨酸激酶(receptor tyrosine kinase, RTK)ERBB 家族成员之一,通过与其他 ERBB 家族成员(HER1/EGFR、HER3 或 HER4)发生同源二聚化或异源二聚化被激活,并导致包括 PI3K/AKT/mTOR 和 Ras/MAPK 在内的促进细胞增殖和存活的重要信号通路被激活[4]。临床前及临床研究已发

现一些抗 HER2 治疗相关的耐药机制[5-7]（图12.1）。我们在此先作简要

回顾可为后续讨论更多非抗 HER2 靶向治疗的研究提供理论依据。

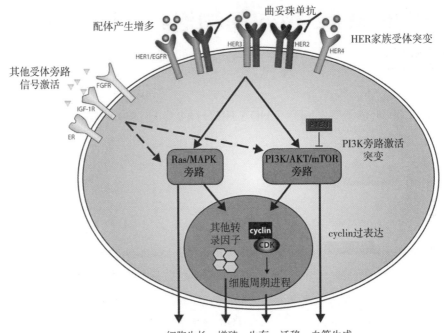

图 12.1 曲妥珠单抗的耐药机制。配体产生增多、HER/ErbB 家族受体突变或其他生长因子受体如雌激素受体（ER）、胰岛素样生长因子受体 1（IGF-1R）和成纤维细胞生长因子受体（FGFR）等旁路信号激活能够通过改变细胞表面的受体酪氨酸激酶（RTK）水平导致细胞对抗 HER2 治疗产生原发和继发耐药。磷脂酰肌醇-3（PI3）激酶下游信号途径的激活突变，如PIK3CA 激活突变和 PTEN 抑制缺失，使肿瘤细胞能够不依赖 RTKs 而出现增殖，与细胞本身的增殖调控机制也会发生突变相似，如细胞周期蛋白 D 的过表达。

　　HER2 信号通路再激活既能够通过 HER2 本身的 HER2 受体水平改变，也能通过 ERBB 家族其他成员（如 EG-FR）的代偿性活化或者配体水平升高被触发。非 ERBB 膜受体（包括 MET、Eph2A、胰岛素样生长因子 1 和雌激素受体）的旁路信号通路激活也可使 HER2 下游细胞发生不断增殖和持续存活，如同具有完整 HER2 信号通路时的活化状态。雌激素受体信号通路是一种特别重要的耐药机制，将在本文其他部分进行讨论。下游信号通路 PI3K/AKT 突变是另一种主要耐药机制，该结构性突变会导致该通路在 HER2 信号缺失下也能被激活。细胞周期调节功能缺陷如细胞周期蛋白依赖性激酶（CDK）/Rb 通路的激活突变，和细胞凋亡功能缺陷都能够使细胞增殖不需要依赖上游信号通路的活化。最后，自身免疫调节也与耐药产生有关，大量证据表明，抗 HER2 抗体是部分通过激发宿主产生抗体依赖性细胞介导的细胞毒性反应而发

挥抗肿瘤作用。

CDK4/6 抑制剂

肿瘤细胞的主要获得性改变之一是由细胞周期失调导致的细胞增殖失控[8]。CDKs 是细胞周期调控的重要因子，CDKs 激活能够与 HER2 和其他生长因子通路传导的促增殖信号汇聚并促进正常或肿瘤细胞发生增殖。控制 CDK 活性的细胞周期调节性亚基能够促进细胞周期的循环进程。细胞周期蛋白的激活突变、CDKs 激活以及 CDK 抑制剂的功能缺失突变（如 INK4 蛋白和 Cip/Kip 家族蛋白）存在于多种恶性肿瘤中[9]，包括乳腺癌。这促使人们将抑制 CDK 作为治疗策略，并对开发选择性口服小分子 CDK4/6 抑制剂 palbociclib、ribociclib 和 abemaciclib 产生浓厚兴趣。

HER2 阳性乳腺癌靶向 CDKs 临床前研究

50%~70% 的人乳腺癌中发现存在细胞周期蛋白 D/CDK4 复合物的异常激活，以细胞周期蛋白 D1 过表达最常见，尤其是 Luminal B 型和 HER2 阳性型乳腺癌[10]。CDK 抑制剂治疗 Luminal B 型乳腺癌已在临床上取得了显著成功。PALOMA Ⅲ期临床研究证实 palbociclib 联合来曲唑较单独使用来曲唑治疗可以明显延长患者的无进展生存时间（progression free survival，PFS），基于该项研究结果，palbociclib 已在 2015 年被批准作为晚期激素受体阳性（hormonal re-

ceptor +，HR +）/HER2 阴性乳腺癌的一线治疗[11]。ribociclib 联合来曲唑与单用来曲唑比较的 Ⅲ期 MONALEESA 研究同样得到类似结果，ribociclib 基于该研究结果也被批准相同的适应证[12]。Ⅲ期 MONARCH 2 研究发现 abemaciclib 联合氟维司群较单用氟维司群可以同样改善内分泌治疗一线以上的进展期 HR 阳性/HER2 阴性乳腺癌患者 PFS[13]。虽然 abemaciclib 已被 FDA 批准使用，但是近期完成的 Ⅲ期临床 MONARCH 3 研究结果提示，abemaciclib 联合来曲唑一线治疗的结果与 palbociclib 和 ribociclib 相似[14]。

大量临床前研究证据支持 HER2 阳性肿瘤中存在类似的 CDK 抑制作用。HER2 的肿瘤驱动作用需要细胞周期蛋白 D1 发挥激活 CDK4/6 功能[15,16]。细胞周期蛋白 D1 失活或 CDK4/6 抑制剂 palbociclib 治疗可以使 HER2 驱动的小鼠乳腺肿瘤生长停止并引发肿瘤细胞衰老[17]。该研究还证明肿瘤发生、HER2 驱动乳腺癌细胞的持续生长和增殖离不开 CDK4/6 的活化，因此，CDK4/6 抑制剂可能在临床上治疗 HER2 阳性乳腺癌有效。实际上，palbociclib 与曲妥珠单抗能够协同诱导体外 HER2 阳性人乳腺癌细胞出现生长停滞[18]。最近，诱导型 HER2 驱动的小鼠乳腺肿瘤模型和 HER2 阳性人乳腺癌细胞实验中均证实细胞周期蛋白 D1 过度表达是抗 HER2 获得性耐药机制；后者实验还显示抗 HER2 联合 CDK4/6 抑制剂 abemaciclib 可以使肿瘤对治疗再次敏感[19]。

总之，部分强有力的临床前机制研究已表明 CDK4/6 抑制剂治疗 HER2 阳性乳腺癌是可行的，尤其是针对 HER2 靶向治疗耐药的乳腺癌患者。然而，CDK4/6 抑制主要诱导细胞生长停滞而不是细胞死亡，该结果会带来一些治疗方面的问题。首先，理论上应考虑到 CDK4/6 抑制剂在使细胞生长停滞的同时，也会产生对依赖细胞增殖起效的细胞毒性化疗的耐药，两者联合治疗可能无法获益。其次，CDK4/6 抑制剂除非与靶向 HER2 等其他治疗联合，否则很可能阻止疾病进展并使病情稳定，不一定能够使肿瘤消退。

CDK 抑制剂在 HER2 阳性乳腺癌中的临床研究

评估 CDK 抑制剂治疗 HER2 阳性乳腺癌疗效的 I/II 期临床研究正在进行中（表 12.1）。这些研究中大多数选择既往抗 HER2 治疗失败的局部晚期或转移性乳腺癌患者入组，主要与抗 HER2（曲妥珠单抗、帕妥珠单抗或 T-DM1）或紫杉烷联合治疗。随着 palbociclib 在 HR 阳性/HER2 阴性乳腺癌治疗中取得成功，一些研究选择联合激素疗法治疗 HR 阳性/HER2 阳性乳腺癌。PATINA 是一项针对 HR 阳性/HER2 阳性转移性乳腺癌的 III 期临床研究，其中患者接受初始 4~8 个周期诱导治疗后，随后接受抗 HER2（曲妥珠单抗和帕妥珠单抗）、内分泌治疗（来曲唑、阿那曲唑、依西美坦或氟维司群）和 palbociclib 或安慰剂直至疾病进展，主要终点是 24 个月的 PFS。还有一些正在新辅助治疗中进行的 II 期临床研究：一项为不适合入组其他新辅助治疗临床试验的早期乳腺癌患者提供相对安全的 palbociclib 单药治疗的研究（NCT02008734）；两项评估 palbociclib 加入标准新辅助治疗 HR 阳性/HER2 阳性乳腺癌的临床研究（NCT02907918；NCT02530424）。

表 12.1　CDK 抑制剂正在进行的部分研究

研究编号	研究分期	入组特征	研究设计	研究终点
Palbociclib				
NCT01976169	I b	曲妥珠单抗难治性 HER2 阳性 MBC	Palbociclib 联合 T-DM1；入组中	MTD, ORR
NCT03054363	I b/II	一线或二线 HR 阳性 HER2 阳性 MBC	Palbociclib 联合 tucatinib（小分子 HER2 抑制剂）+来曲唑；尚未入组	AEs, PFS
NCT02530424（NA-PHER2）	II	新辅助 ER 阳性 HER2 阳性	Palbociclib 联合 H+Pt+氟维司群；进行中	pCR

续表

研究编号	研究分期	入组特征	研究设计	研究终点
NCT02907918（PALTAN）	II	新辅助 ER 阳性 HER2 阳性	Palbociclib 联合 H + 来曲唑；入组中	pCR，AEs
NCT02448420（PATRICIA）	II	多线治疗 HER2 阳性 MBC	Cohort A：palbociclib 联合 H 治疗 ER 阴性/HER2 阳性	6 个月 PFS
			Cohort B：palbociclib 联合 H +/ - 来曲唑治疗 ER 阳性 HER2 阳性；入组中	
NCT02774681	II	HER2 阳性 CNS 转移	Palbociclib 联合 H；入组中	CNS ORR
NCT02947685（PATINA）	III	HR 阳性 HER2 阳性 MBC	抗 HER2 联合化疗标准治疗后 H + Pt + 内分泌治疗 +/ - palbociclib；入组中	PFS，OS，ORR
Abemaciclib				
NCT02057133	I	转移性经治 HER2 阳性	Abemaciclib 联合 H；入组中	AEs，PFS
NCT02675231（monarcHER）	II	H/T - DM1 难治性 HR 阳性 HER2 阳性 MBC	Abemaciclib 联合 H +/ - 氟维司群对比 H 联合化疗标准治疗；入组中	PFS，OS，ORR
NCT02308020	II	HR 阳性 HER2 阳性 CNS 转移	Abemaciclib 联合 H；入组中	CNS ORR
Ribociclib				
NCT02657343	I b/ II	HER2 阳性 MBC	队列 A：ribociclib 联合 T - DM1 治疗 H/紫杉类经治	MTD，CBR，ORR，PFS
			队列 B：ribociclib 联合曲妥珠单抗治疗 H、Pt 和 T - DM1 经治（任何组）；入组中	

AE，不良事件；CBR，临床受益率（完全缓解 + 部分缓解 + 疾病稳定 > 6 个月）；CDK，细胞周期蛋白 D 激酶；CNS，中枢神经系统；H，曲妥珠单抗；HR，激素受体；MBC，转移性乳腺癌；MTD，最大耐受剂量；ORR，客观反应率（完全缓解 + 部分缓解）；OS，总生存期；pCR，病理完全缓解；PFS，无进展生存期；Pt，帕妥珠单抗；T - DM1，曲妥珠单抗 - emtansine 1。

副反应谱

尽管在 HER2 阳性乳腺癌接受 CDK4/6 抑制剂治疗的 I 期试验仍在进行，但是从 HR 阳性乳腺癌的研究中可以推测相关剂量限制性毒性，其中 palbociclib 具有良好的耐受性。主要剂量限制性毒性是骨髓抑制，特别是中性粒细胞减少，但容易恢复[20]。

PI3K 通路抑制剂

PI3K/AKT/mTOR 通路能够将膜受体（如 ERBB2）激活转化为对细胞生长、增殖、存活和代谢的影响[21]（图12.2）。Ⅰ类 PI3K 是由 p85 调节亚基和4 个催化亚基（p110α、β、γ 或 δ）之一组成的脂质激酶。来自生长因子 RTK（包括 ERBB/HER2、FGFR 和 IGF－1R）的信号激活 p110 亚基使磷脂酰肌醇 4，5－二磷酸（PIP$_2$）磷酸化为磷脂酰肌醇 3，4，5－三磷酸（PIP$_3$），与 mTOR/Rictor（mTORC2）复合物相互作用后又可以激活丝氨酸/苏氨酸激酶（AKT）。AKT 能够反向调节有关协调细胞代谢和细胞生长/增殖所需的多种关键功能。它能够促进细胞进入细胞周期、抑制细胞凋亡和激活 mTOR/Raptor（mTORC1）复合物，促进 mRNA 翻译、蛋白质合成和细胞生长，还能调节血管

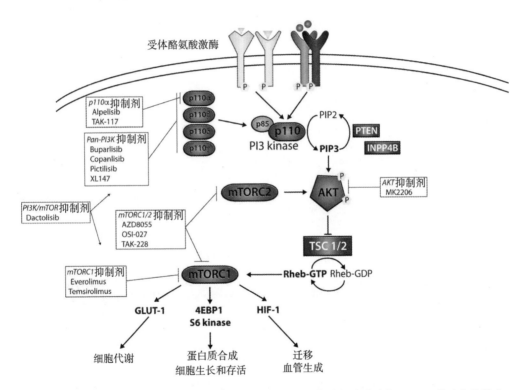

图 12.2 磷脂酰肌醇－3（PI3）激酶的信号传导途径。受体酪氨酸激酶如 HER2 磷酸化能够在 p85 调节亚基的参与下激活Ⅰ类 PI3 激酶的 4 种 p110 催化亚基（α，β，γ 或 δ）之一。活化的 p110 亚基能够将 PIP$_2$ 磷酸化成为磷脂酰肌醇 3，4，5－三磷酸（PIP$_3$）。PIP$_3$ 与哺乳动物雷帕霉素复合物靶标（mTORC）2 共同激活丝氨酸/苏氨酸激酶（AKT）；该环节可由 PTEN 和 INPP4B 蛋白通过去磷酸化 PIP3 进行负向调节。相反，AKT 能够抑制结节性硬化蛋白 1 和 2（TSC1/2），促进鸟苷－5′－三磷酸（GTP）积聚，后者与大脑中富集的 Ras 同源物小 g 蛋白（Rheb）的结合物——Rheb－GTP 能够继续激活 mTORC1。活化的 mTORC1 使许多下游效应分子发挥促进肿瘤发生和发展的功能，包括蛋白合成、细胞生长和存活、细胞迁移和血管生成。

生成、细胞代谢和细胞迁移。上游 PI3K 途径激活受 PTEN 和 INPP4B 调节，通过 PIP$_3$ 去磷酸化抑制 PI3K 信号的传导。异常激活 PI3K 通路在肿瘤生长中的作用已成为共识。30%~50% 乳腺癌被发现存在该通路突变，以编码 I 类 PI3K 本身 p110 催化亚基的 PIK3CA 基因发生激活突变和抑制 PI3K 通路的 PTEN 或 INPP4B 基因功能丧失最常见[10]。

靶向 HER2 阳性乳腺癌 PI3K/mTOR 通路的临床前数据

基因小鼠模型实验中发现，HER2 驱动肿瘤发生需要存在 PI3K 催化亚基 p110α，因此，HER2 可以通过激活 HER3 而诱导 PI3K 通路激活，该通路似乎是 HER2 促癌的重要媒介[22]。大量临床前研究表明，曲妥珠单抗可以抑制 PI3K 通路被激活，而 PI3K 通路的激活突变又能够导致曲妥珠单抗耐药。乳腺癌细胞实验中发现曲妥珠单抗具有激活 PTEN 抑制 PI3K[23] 并抑制 PI3K/AKT 通路的功能，而结构性活化的 AKT 能够在这些细胞中诱导曲妥珠单抗发生耐药[24]。体外 RNAi 筛选实验已经证实 PTEN 缺失和 PIK3CA 激活突变可以作为曲妥珠单抗耐药的预测因子[25]。重要的是，泛 PI3K 抑制剂可以逆转 PTEN 缺失导致的曲妥珠单抗耐药[23]，并在一项曲妥珠单抗原发耐药乳腺癌细胞实验中得到证实[26]。

mTORC1 复合物是 PI3K 通路下游的关键效应物，目前已有多种对应的小分子抑制剂。有趣的是，激活 PIK3CA

突变而非 PTEN 缺失与乳腺癌细胞对 mTOR 抑制剂依维莫司敏感相关[27]，而联合曲妥珠单抗和 mTORC1 抑制剂 RAD001 相比任何单一治疗可以更有效地诱导转基因小鼠内 HER2 阳性肿瘤消退[28]。然而，临床前研究证明，mTORC1 抑制能够通过 mTORC2 和 PI3K 发生负反馈，后者可激活包括 AKT 在内的上游信号[29]。mTORC1 和 mTORC2 双重抑制剂作为一种新型的 PI3K/mTOR 抑制剂已在曲妥珠单抗和拉帕替尼原发和继发耐药的 HER2 阳性乳腺癌体外和小鼠模型中显效[30,31]。

最后，一些 mTOR 和 PI3K 抑制剂包括 mTOR 抑制剂依维莫司、替西罗莫司，PI3K 抑制剂 buparlisib、PX-885 和 SAR245408，以及 PI3K/mTOR 双重抑制剂 BEZ234、SAR245409 和 GNE-317，已在临床前模型中被证明能够穿过血脑屏障，对中枢神经系统（central nervous system，CNS）转移有一定疗效，这是治疗晚期疾病中迫切需要突破的领域[32]。

PI3K 通路激活与 HER2 靶向耐药的临床研究

HER2 阳性肿瘤经常伴有 PIK3CA 突变（39%）、PTEN 丢失（19%）和 INPP4B 丢失（30%）[10]。临床前研究表明，抑制 PI3K 或 mTOR 能够减少曲妥珠单抗耐药的产生，尤其在具有上述突变的患者中。在帕妥珠单抗与安慰剂对照联合曲妥珠单抗和多西紫杉醇治疗转移性 HER2 阳性乳腺癌的大型研究 CLEOPATRA 中，尽管 PIK3CA 突变患者也能从帕妥珠单抗的维持治疗中获益，但是 PIK3CA 突变患者的 PFS 仍较短[33]。在治疗 HER2 阳性转移性乳腺癌的研究 EMILIA 中，拉帕替尼联合卡培他滨组中观察到 PIK3CA 突变和 PTEN 丢失与患者 PFS 较短有关，而在 T-DM1 治疗组未观察到这个现象[34]。有趣的是，早期 HER2 阳性乳腺癌中未观察到明显关联。在新辅助拉帕替尼和曲妥珠单抗的 NeoALTTO 研究中，PIK3CA 突变与所有治疗组患者的病理完全缓解率（pCR）下降相关，而 N9831 曲妥珠单抗辅助治疗的研究中未发现 PTEN 缺失与患者 DFS 或曲妥珠单抗疗效的关联性[35]。NSABP B-31 研究也未发现 PIK3CA 突变状态与曲妥珠单抗疗效的相关性[36]。

PI3K 通路抑制剂的临床研究

mTOR 和双重抑制剂

21 世纪初 mTORC1 抑制剂首先被用于移植治疗中的免疫抑制，因此它是实体肿瘤中首批被研究的 PI3K 通路抑制剂之一。mTORC1 抑制剂 temsirolimus 和依维莫司（RAD001）已获 FDA 批准用于某些肿瘤的适应证，而 ridaforolimus 正在Ⅲ期临床试验阶段。PI3K 通路在 HR 阳性/HER2 阴性晚期乳腺癌中已被证明可以介导内分泌耐药，BOLERO-2 研究已证明依维莫司联合依西美坦较依西美坦单药治疗绝经后患者更有效[37]，依维莫司也因此获得 FDA 批准。然而，HORIZON 研究中 temsirolimus 联合来曲唑一线治疗晚期患者未能带来任何 PFS 获益[38]。Ⅰ/Ⅱ期临床研究已验证了依维莫司＋曲妥珠单抗＋紫杉烷或长春花生物碱治疗晚期 HER2 阳性乳腺癌的耐受性和有效性。BOLERO-3[39] 研究是一项随机双盲Ⅲ期临床研究，评估了依维莫司与安慰剂对照联合曲妥珠单抗＋长春瑞滨治疗晚期 HER2 阳性、曲妥珠单抗耐药和经紫杉烷治疗的女性乳腺癌患者，基于之前Ⅰ期临床研究确定依维莫司口服剂量为 5mg/d（低于联合曲妥珠单抗＋紫杉醇治疗的耐受剂量 10mg/d）。中位随访 20.2 个月的最终分析显示，患者的中位 PFS 在依维莫司组比安慰剂组稍有优势，但具有显著性差异（7 个月比 5.78 个月），然而客观有效率（objective response rate，ORR）没有明显提高。有趣的是，探索性亚组分析显示 HR 阴性比 HR 阳性患者有更多获益。尽管 OS 数据尚未确定，但临床中表现出的中位 PFS 延长表明，通过 mTOR 水平抑制 PI3K 通路可以至少部分克服经治患者对曲妥珠单抗耐药。然而，依维莫司的不良事件发生率明显偏高（依维莫司组为 42%，安慰剂组为 20%），这也是对临床使用该联合方案的一个警示。

BOLERO-1[40] 是一项随机双盲Ⅲ期临床研究，晚期 HER2 阳性乳腺癌患者一线治疗选择依维莫司每日 10mg 联合曲妥珠单抗＋紫杉醇，入组患者既往针对晚期疾病未接受过全身治疗，且随机分组前 12 个月内未接受曲妥珠单抗或化疗。最终结果显示，中位 PFS 在依维莫司组和安慰剂组未达到显著差异（14.95

个月比 14.49 个月）。预先设定 HR 阴性亚组分析中，中位 PFS 在依维莫司组较安慰剂组有优势（20.27 个月比 13.08 个月），但未达方案规定的显著性差异。在耐受性方面，依维莫司组的严重 AE 较安慰剂组增加（36% 比 15%），依维莫司组发生 AE 相关死亡病例 17 例（4%），而安慰剂组未出现死亡病例。

虽然依维莫司仅略微延长了对曲妥珠单抗耐药晚期患者的 PFS，但是在未经选择的患者中给予一线治疗可能根本没有获益，其中有一个迹象表明，HR 阴性/HER2 阳性患者的临床获益较高，可以超过 AE 风险增加的损失。此外，对 BOLERO-1 和 BOLERO-3 研究中分子亚型的探索性回顾分析，确定了具有 PIK3CA 突变、PTEN 表达缺失或 PI3K 通路过度激活（任何 PTEN 缺失、PIK3CA 突变或 AKT 激活突变）三类亚组，对这三个亚组进行分析显示，PI3K 通路突变激活患者与无突变患者相比具有统计学显著的 PFS 获益（HR 介于 0.54~0.67 之间）[41]。如上所述，新的抗 HER2 靶向治疗如 T-DM1 和帕妥珠单抗，似乎都可以改善患者的临床预后而与 PI3K 通路状态无关，而且，这些药物发生耐药后仍有研究显示 mTOR 抑制可能仍然获益，如 HR 阴性或已知 PI3K 通路激活的患者。此外，这项研究突显了肿瘤存在异质性，甚至在同属于 HER2 阳性乳腺癌类型的情况下也是如此，在生物标志物指导下开展靶向治疗相关临床研究十分重要。

研究依维莫司和替西罗莫司与小分子 HER2 抑制剂的早期临床研究正在进行中（表 12.2），一项 Ⅱb 期临床研究评估了新型 mTORC1 抑制剂 ridaforolimus 与曲妥珠单抗联合治疗 34 例 HER2 阳性曲妥珠单抗耐药的转移性乳腺癌患者疗效[42]，结果 15% 为部分缓解，41% 为疾病稳定，患者中位 PFS 为 5.4 个月。最后，临床前研究表明依维莫司和其他 mTOR 和 PI3K 抑制剂可以透过血脑屏障，基于此结果，正在进行的Ⅰ/Ⅱ期试验评估依维莫司在具有 CNS 转移的 HER2 阳性乳腺癌中的疗效（表 12.2）。鉴于晚期乳腺癌临床研究中观察到的较高不良反应和治疗效果不确定性，人们对在辅助或新辅助治疗中进一步探索 mTORC1 抑制剂治疗几乎不再有兴趣。

表 12.2　正在进行的 PI3K 通路抑制剂部分临床研究

靶标	化合物	研究编号	入组特征/研究设计
Pan PI3K	BKM120（buparlisib）	NCT01132664	Ⅰb/Ⅱ期：BKM120 + H 治疗 H 难治性 HER2 阳性乳腺癌；已中止
		NCT01285466	Ⅰb 期：BKM120 + 紫杉醇 + H 治疗 H 难治性 HER2 阳性 MBC；已完成
		NCT01300962	Ⅰ期：BKM120 + 卡培他滨 + H 或 L 治疗 H 难治性 HER2 阳性 MBC；进行中

续表

靶标	化合物	研究编号	入组特征/研究设计
Pan PI3K	XL147（SAR245408）	NCT01042925	Ⅰ期：XL147 + H 联合或不联合紫杉醇治疗 H 难治性 HER2 阳性 MBC；已完成
	BAY80 – 6946（copanlisib）	NCT02705859	Ⅰb/Ⅱ期：BAY80 – 6946 + H 治疗经治的复发或转移性 HER2 阳性乳腺癌；入组中
	GDC – 0941（pictilisib）	NCT00928330	Ⅰb期：GDC – 0941 + H 或 T – DM1 治疗 H 难治性 HER2 阳性 MBC；已完成
Selective p110α	BYL719（alpelisib）	NCT02038010	Ⅰ期：BYL719 + T – DM1 治疗 H 难治性 HER2 阳性 MBC；进行中
		NCT02167854	Ⅰ期：BYL719 + 抗 HER3 单抗 LJM716 + H 治疗 H 难治性 PIK3CA 突变 HER2 阳性 MBC；入组中
	TAK – 117（MLN1117）	NCT01449370	Ⅰ期：TAK – 117 剂量递增研究治疗进展期恶性实体瘤；已完成
		NCT01899053	Ⅰb期：TAK – 117 联合 TAK – 228（mTORC1/2 抑制剂）治疗进展期恶性实体瘤；已完成
AKT	MK2206	NCT01263145	Ⅰ期：MK2206 联合紫杉醇治疗 MBC；已完成
		NCT01245205	Ⅰ期：MK2206 + L 治疗进展期 HER2 阳性乳腺癌；已完成
PI3K/mTOR	BEZ235（dactolisib）	NCT01285466	Ⅰb期：BEZ235 剂量递增 + 紫杉醇 + H 治疗难治性 HER2 阳性 MBC；已完成
		NCT01471847	Ⅰb/Ⅱ期：BEZ235 + H 对比 L + 卡培他滨治疗进展期 H 难治性 HER2 阳性疾病；已完成
mTORC1	Everolimus	NCT01283789	Ⅱ期：依维莫司 + L 治疗 HER2 阳性 MBC；进行中
		NCT01783756	Ⅰb/Ⅱ期：依维莫司 + L 联合卡培他滨治疗 HER2 阳性 CNS 转移；进行中
		NCT01305941	Ⅱ期：依维莫司 + 长春瑞滨周疗 + H 治疗 HER2 阳性 CNS 转移；进行中
	Temsirolimus	NCT01111825	Ⅰ/Ⅱ期：Ⅳ 替西罗莫司 + 来那替尼治疗 HER2 阳性或三阴性 MBC；已完成

续表

靶标	化合物	研究编号	入组特征/研究设计
mTORC1/2	AZD8055	NCT00973076	Ⅰ期：进展期恶性实体瘤；已完成
		NCT00731263	Ⅰ/Ⅱ期：进展期恶性实体瘤；已完成
	OSI - 027	NCT00698243	Ⅰ期：进展期恶性实体瘤或淋巴瘤；已完成
	TAK - 228（INK - 128，MLN0128）	NCT02719691	Ⅰb 期：TAK - 228 + alisertib（aurora A 抑制剂）治疗 TN MBC 和其他进展期恶性实体瘤；入组中
		NCT01351350	Ⅰ期：TAK - 228 + 紫杉醇治疗进展期恶性实体瘤，联合 H 治疗 HER2 阳性疾病；已完成

CNS，中枢神经系统；H，曲妥珠单抗；HR，激素受体；L，拉帕替尼；MBC，转移性乳腺癌；mTOR，哺乳动物雷帕霉素靶标；mTORC1/2，哺乳动物雷帕霉素复合物靶标 1/2；PI3K，磷酸肌醇 3 - 激酶；PIK3CA，磷脂酰肌醇 - 4，5 - 二磷酸 3 - 激酶催化亚基 α；Pt，帕妥珠单抗；T - DM1，曲妥珠单抗 - emtansine - 1；TN，三阴性。

尽管 mTORC1 抑制剂的临床疗效令人失望，但临床前研究发现疗效受限与 AKT 被反馈性激活有关，临床前实验模型发现可以通过 mTORC1/2 或 PI3K/mTOR 双重抑制来克服（图 12.2）。正在开展的有包括 AZD8055、TAK - 228（INK - 128、MLN0128）和 OSI - 027 等双重 mTORC1/2 抑制剂针对多种实体瘤治疗的Ⅰ/Ⅱ期临床研究，以及一些 TAK - 228 治疗 ER 阳性/HER2 阴性和三阴性乳腺癌（TNBC）的Ⅱ期临床研究（表 12.2），但目前还未在 HER2 阳性乳腺癌中开展相关临床研究。目前在实体瘤临床试验中选择的双重 PI3K/mTOR 抑制剂包括 BEZ235（dactolisib）和 XL765（voxtalisib）。BEZ235 正处于晚期 HR 阳性/HER2 阴性和 HER2 阳性乳腺癌Ⅰ/Ⅱ期临床研究阶段（表 12.2）。XL765 正处于 HR 阳性/HER2 阴性乳腺癌Ⅰ/Ⅱ期临床研究阶段，但尚未在 HER2 阳性乳腺癌中进行相关研究。

AKT 抑制剂

一些Ⅰ/Ⅱ期临床研究已对 AKT 抑制剂 MK2206 治疗 HER2 阳性乳腺癌进行了评估。晚期 HER 过表达肿瘤（包括乳腺癌）Ⅰ期研究 31 例患者接受 MK2206 + 曲妥珠单抗治疗的耐受性，其中 27 例晚期 HER2 阳性乳腺癌中出现 1 例部分缓解，1 例完全缓解，4 例患者病情稳定[43]。一项评估 MK2206 治疗已知 PIK3CA、AKT 或 PTEN 突变晚期乳腺癌患者的Ⅱ期临床研究中，8/21 患者具有客观反应，中位 PFS 为 5.8 个月（NCT01277757）。此外，MK2206 联合紫杉醇 + 拉帕替尼的Ⅰ期临床研究也已完成（表 12.2）。

PI3K 抑制剂

Ⅰ类 PI3 激酶抑制剂包括泛Ⅰ类 PI3K 抑制剂 buparlisib（BKM120）、co-panlisib（BAY80 - 6946）、XL147 和

pictilisib（GDC-0941），以及p110α选择性抑制剂alpelisib（BYL719）和TAK-117正在临床开发中，目前均未获得FDA批准。Buparlisib是所有泛I类PI3K抑制剂中在乳腺癌治疗研究中最多的，主要针对激素抵抗性HR阳性/HER2阴性乳腺癌治疗，目前正在进行联合氟维司群的Ⅲ期临床研究（BELLE-2 NCT01610284；BELLE-3 NCT01633060）。针对HER2阳性乳腺癌也进行了新辅助和疾病进展治疗的Ⅰ/Ⅱ期临床研究。NeoPHOEBE是评估buparlisib与安慰剂对照联合曲妥珠单抗+紫杉醇新辅助治疗HER2阳性乳腺癌疗效的Ⅱ期随机对照临床研究。由于buparlisib组的肝毒性发生率偏高，导致试验被提前终止，且在试验终止前入组50名患者的主要研究终点pCR没有差异，尽管ER阳性/HER2阳性组患者的ORR呈现升高趋势[44]。相比之下，buparlisib联合拉帕替尼治疗晚期曲妥珠单抗耐药的HER2阳性乳腺癌在PIKHER2 IB期临床研究中耐受良好，7/24患者对治疗有反应（1例缓解、6例稳定），疗效持续至少24周[45]。一项IB期临床研究提示，buparlisib联合曲妥珠单抗治疗晚期乳腺癌初显有效，也具有良好耐受性，2/17患者出现部分缓解，7/17病情稳定且疗效至少持续6周[46]。多项I期临床研究正在评估buparlisib联合紫杉醇/曲妥珠单抗、卡培他滨/曲妥珠单抗和卡培他滨/拉帕替尼，以及新型泛PI3K抑制剂copanlisib、pictilisib和XL147与曲妥珠单抗或T-DM1联合治疗的疗效（表12.2）。

选择性p110α PI3K催化亚基抑制剂治疗晚期实体瘤也正在Ⅰ/Ⅱ期临床研究中。这些药物中只有alpelisib（BYL719）正在HER2阳性乳腺癌中研究。alpelisib与T-DM1或曲妥珠单抗联合治疗曲妥珠单抗耐药的晚期HER2阳性乳腺癌的Ⅰ期临床研究正在进行（表12.2）。单药p110α抑制剂TAK-117（MNS1117）的Ⅰ期剂量递增研究已完成，一些Ⅰ/Ⅰb期研究评估了TAK-117联合mTORC1/2抑制剂TAK-228在晚期实体瘤治疗中的耐受性，正在入组一项评估TAK-228联合TAK-117序贯顺铂+白蛋白结合型紫杉醇治疗转移性TNBC疗效的Ⅱ期临床研究（表12.2）。目前还没有专门针对HER2阳性乳腺癌开展相关临床研究。

不良反应谱

mTOR抑制剂的毒性反应包括口腔炎、皮疹、骨髓抑制和代谢不良反应（高脂血症和高血糖症）。虽然大多为1~2级，但BOLERO-1和BOLERO-3研究均表明依维莫司组患者总体AE和严重AE发生率均显著增加，最常见不良反应为口腔炎、血细胞减少、腹泻和脱发。BOLERO-3研究中依维莫司组患者42%出现严重AE，而安慰剂组为20%，依维莫司组最常见的严重AE是发热性中性粒细胞减少症（10%）、发热（5%）、贫血（4%）和口腔炎（3%）。口腔炎是一种常见剂量限制性毒性反应，目前正在研究最佳缓解治疗策略。严重且通常无症状的毒性反应是非感染性肺炎，但不常见，约为 5%～10%，但如果患者未被发现并及时接受类固醇治疗，可能会危及生命。鉴于可能出现代谢不良反应，应在 mTOR 抑制剂治疗开始前控制高血糖和高脂血症。AKT 抑制剂 MK2206 在 I 期研究中也观察到具有类似毒性反应，包括疲劳、皮疹、高血糖和恶心[43]。泛 PI3K 抑制剂，如 buparlisib，常见的 AE 包括腹泻、恶心、皮疹、转氨酶升高和高血糖。值得注意的是，有多达 25%～50% 患者在用 buparlisib 后出现情绪变化如抑郁、焦虑甚至精神疾病[44,45]，可能与它能够透过血脑屏障有关。这些精神相关 AE 可以通过减少药物剂量和抗抑郁药得到成功缓解[46]。针对选择性 p110α 抑制剂 BYL719 治疗晚期实体瘤 I 期研究的初步结果（NCT01387321）也报道了类似 AE 谱，包括皮疹（50%）、腹泻（42%）和高血糖（38%）。

抗血管生成药物

血管生成的关键作用是为肿瘤生长提供所需营养和氧气以及促进肿瘤细胞发生播散和转移[8]。这是一个复杂且精细的调节过程，使特定微环境中促血管生成因子和抗血管生成因子之间存在动态平衡。转录活化因子——缺氧诱导因子 1（HIF1）是肿瘤血管生成的关键性调节因子，可以被缺氧或致癌信号激活。主要的下游靶标之一是可溶性蛋白质配体的血管内皮生长因子（VEGF）家族，其与血管内皮细胞上的 VEGF RTK（VEGFR1－3）结合以促进新的血管形成。除 VEGF 外，成纤维细胞生长因子（FGF）、血小板衍生生长因子（PDGF）和转录生长因子也有助于肿瘤微环境中促血管生成信号的传导[47]。肿瘤微环境中血管持续生成造成血管扭曲、外渗和血流不稳定，促进肿瘤细胞发生播散和转移，并减少药物到达瘤床[8]。因此，抑制 VEGF 作为一种治疗策略得到了广泛研究。2003 年贝伐单抗（bevacizumab）是第一个经 FDA 批准用于转移性结肠癌的单克隆抗 VEGF 抗体。贝伐单抗的应用已经扩展到其他多种肿瘤类型，还有几种其他类型 VEGF 抑制剂被开发，并且在一些情况下已经被批准用于治疗不同实体瘤。可溶性 VEGF 受体诱饵阿柏西普、单克隆抗 VEGFR2 抗体雷莫芦单抗以及多种小分子 RTK 抑制剂，如阿西替尼、帕唑帕尼、瑞格非尼、索拉非尼和舒尼替尼，它们不仅能够抑制 VEGFR，还能抑制 FGFR 和 PDGFR。

HER2 阳性乳腺癌中应用抗血管生成药物的临床前研究证据

目前已有充分临床前证据支持 HER2 信号通路是通过调节 VEGF 表达而促进血管生成的。HER2 信号激活能够通过活化人乳腺癌细胞 PI3K 通路诱导 VEGF mRNA 表达[48]。VEGF 过表达与乳腺癌原发肿瘤中 HER2 过表达有关，已被一些大型乳腺癌临床研究所证实[49,50]。体外实验和异种移植模型研究已证实曲妥珠单抗可以下调 HER2 过表达乳腺癌中 VEGF 的表达水平，联合抗 HER2 与抑制 VEGF 治疗对抑制体外肿瘤细胞增殖以及异种移植瘤的生长和血管生成具有协同作用[48,51]。

HER2 阳性乳腺癌抗血管生成药物的临床研究

贝伐单抗治疗进展期乳腺癌

目前已经进行了许多评估贝伐单抗联合化疗 + 曲妥珠单抗治疗 HER2 阳性转移性乳腺癌疗效的 Ⅱ/Ⅲ 期临床研究。一项评估贝伐单抗联合卡培他滨 + 曲妥珠单抗一线治疗转移性乳腺癌的 Ⅱ 期临床研究结果较肯定，ORR 可达 73%，PFS 达 14.4 个月，但是，44% 患者出现 3~4 级 AE[52]。两个小样本 Ⅱ 期临床研究显示，贝伐单抗联合多西紫杉醇 + 曲妥珠单抗作为 HER2 阳性晚期/转移性乳腺癌的一线或二线治疗比较有前景，患者对联合方案的耐受性良好，ORR 率 50%~80%，PFS 达 13~14 个月[53,54]。但是，随后进行的大型 Ⅲ 期临床试验表明，曲妥珠单抗 + 贝伐单抗 + 紫杉烷（AVAREL 研究）未能显示贝伐单抗能够使患者的 PFS 显著延长。贝伐单抗加入曲妥珠单抗联合紫杉烷化疗的总体耐受良好，贝伐单抗组患者在与贝伐单抗相关性 AE 中报告 3~4 级高血压的发生率增加，没有增加新的安全性事件和其他心脏事件[55]。贝伐单抗可能延长患者 3 个月的 PFS，但未达到统计学差异，该结果提示可能存在潜在临床获益的患者亚群。该研究还对 162 例接受血浆

VEGF－A 水平生物标志物检测的患者进行亚组分析，结果发现贝伐单抗治疗的风险比在高 VEGF－A 和低 VEGF－A 亚组中相似（0.70 比 0.83，无显著差异），高 VEGF－A 组接受贝伐单抗与未接受贝伐单抗治疗患者的中位 PFS 分别为 18.6 个月和 8.5 个月，低 VEGF－A 组的中位 PFS 分别为 16.5 个月和 13.6 个月，可能提示 VEGF－A 水平高的患者更可能从治疗中获益[55]，值得进一步研究来证实。ECOG 1105 研究是评估贝伐单抗 + 紫杉醇 + 卡铂 + 曲妥珠单抗疗效的 Ⅲ 期临床研究，因实际入组缓慢而被提前终止。入组 96 例患者（计划 489 例患者）对该联合方案的耐受性较好，贝伐单抗组患者的 3~4 级 AE 没有增加，但是结果提示贝伐单抗组与安慰剂组患者之间 PFS 无明显差异[56]。

人们对贝伐单抗替代化疗的研究也有一定兴趣。一项 50 例转移性或局部复发乳腺癌患者一线接受贝伐单抗联合曲妥珠单抗治疗的 Ⅱ 期临床研究结果提示疗效较好，ORR 为 48%，中位 PFS 为 9.2 个月，OS 为 43.8 个月。该联合方案的耐受性较好，最常见 AE 是高血压（60%，36% 为 3~4 级），1 例出现 4 级心脏 AE，1 例出现 5 级 AE（因发生溃疡性穿孔导致死亡）[57]。近期一项 Ⅱ 期随机临床研究入组 84 例转移性乳腺癌患者，分组接受贝伐单抗联合曲妥珠单抗 + 紫杉醇（前期化疗）或贝伐单抗联合曲妥珠单抗作为一线治疗，疾病进展后再加紫杉醇（延迟化疗）。延迟化疗组（62.2%）的 1 年 PFS 较前期化

疗组（74.4%）略低，但需要注意的是该研究并非旨在比较两组，而是分别评估每组患者的疗效。有趣的是，虽然延迟化疗组中加入紫杉醇前的中位 PFS 为 10.2 个月，但是中位 PFS 在前期和延迟化疗两组中均相似（分别为 19.8 和 19.6 个月）[58]。贝伐单抗联合拉帕替尼的Ⅱ期研究显示，既往多线治疗患者的 ORR 为 13%，中位 PFS 为 6 个月（转移性乳腺癌既往接受过中位 3 个化疗方案）。该联合方案的耐受性较好，因 AE 导致治疗中断的患者比例在 10% 以内[59]。然而，基于贝伐单抗与曲妥珠单抗联合应用带来临床获益的结果不一致，与拉帕替尼联合治疗似乎也不太可能导致显著不同的临床结局。

总体而言，目前没有证据表明贝伐单抗能够使未经选择的转移性乳腺癌患者获益，随着新型抗 HER2 药物如帕妥珠单抗的出现，这些药物相对更安全、更有效，因此，贝伐单抗相关的研究可能很难有较大成功。贝伐单抗的获益人群仍然有待研究，如血清 VEGF - A 水平高或者希望推迟细胞毒性化疗的乳腺癌患者（尽管贝伐单抗具有显著毒性反应），但这些潜在临床应用需要额外的临床研究进一步证实。鉴于 HER2 信号传导可能是促血管生成信号传导的主要驱动因素，并且 HER2 阳性乳腺癌中的 VEGF 活性增加，抗 HER2 治疗在这种情况下可能使 VEGF 活性降低，此时增加第二种 VEGF 抑制剂可能显得多余。然而，新型酪氨酸激酶抑制剂（TKI）不仅可以作用于 VEGF 受体，也可以作用于 PDGF 和 FGF 受体，可能在这种情况下具有更好的疗效。

阿柏西普和雷莫芦单抗

可溶性 VEGF 诱饵受体阿柏西普和抗 VEGFR2 抗体雷莫芦单抗已被 FDA 批准用于转移性结肠癌一线以上治疗方案，雷莫芦单抗被应用于胃和胃食管交界性肿瘤以及非小细胞肺癌中，但在乳腺癌暂未被广泛研究。一项Ⅱ期临床研究中，21 例既往经治的晚期乳腺癌患者接受阿柏西普单药治疗，其中 4 例为 HER2 阳性患者，只有 1 例患者达到 PR，16/21 患者出现过至少 1 次 3 级 AE，最常见 AE 为高血压，该研究也因此被终止[60]。虽然许多抗血管生成疗法只是单药治疗，临床疗效欠佳并不令人惊讶，但是鉴于药物相关毒性发生率以及贝伐单抗在乳腺癌治疗中的阴性结果，导致阿柏西普似乎不太可能被进一步研究。目前雷莫芦单抗未在 HER2 阳性乳腺癌中进行临床试验。

抗血管生成酪氨酸激酶抑制剂

索拉非尼、舒尼替尼和帕唑帕尼均在 HER2 阳性乳腺癌中进行过临床研究，结果各异，而阿昔替尼和瑞格非尼尚未进行过类似临床研究。既往蒽环类或紫杉烷经治的晚期乳腺癌患者接受索拉非尼单药治疗的Ⅱ期试验中包含 3 例 HER2 阳性患者，因未出现 PR 或 CR 患者而被终止研究[61]。评估索拉非尼联合卡培他滨治疗晚期乳腺癌的Ⅰ期临床研究已经完成，但目前未公布结果

（NCT01640665）。索拉非尼联合全脑放疗治疗乳腺癌中枢神经系统（CNS）转移的 I 期临床研究正在招募中（NCT01724606）。

一项 II 期研究评估了舒尼替尼单药治疗蒽环类或紫杉烷经治的晚期乳腺癌患者的疗效，包括 12 例 HER2 阳性患者，其中 3 例患者达到 PR[62]。一项 I 期临床研究评估舒尼替尼联合多西紫杉醇＋曲妥珠单抗治疗局部复发或转移性 HER2 阳性乳腺癌的 ORR 为 73%，中位 PFS 为 15 个月，与曲妥珠单抗联合化疗的疗效相似[63]。治疗中断和剂量下调的比例为 84%，导致治疗被调整的最常见 AE 包括中性粒细胞减少、乏力和转氨酶升高。一项大型 II 期临床研究中，HER2 阳性转移性乳腺癌一线或二线接受舒尼替尼治疗也未能显示出较好的临床疗效，ORR 为 37%，随访 24 个月时的中位 PFS 为 6.4 个月，AE 发生率较高，导致 80% 患者需要暂停治疗或降低药物剂量，其中 30% 患者需要永久停用其中一种研究药物[64]。40% 患者出现左心室射血分数（LVEF）下降，10% 患者出现有症状性的 LVEF 下降，1 例因心源性休克死亡[64]。由于上述已完成的临床研究提示毒性反应较大和临床获益不明显，目前暂无舒尼替尼治疗 HER2 阳性乳腺癌的相关研究并不令人惊讶。

两项 II 期随机临床研究评估了帕唑帕尼联合拉帕替尼治疗晚期 HER2 阳性乳腺癌的疗效。第一项研究入组了较多（$n=76$，$n=88$）复发性 HER2 阳性炎性乳腺癌患者。该项研究中的第一组比较拉帕替尼联合高剂量帕唑帕尼对比单用拉帕替尼的疗效，第二组在第一组研究中高剂量帕唑帕尼治疗后出现不可耐受的腹泻患者中，继续比较拉帕替尼联合低剂量帕唑帕尼对比单用拉帕替尼或帕唑帕尼的疗效[65]。高剂量帕唑帕尼与单用拉帕替尼的 ORR 分别为 45% 和 29%，中位 PFS 相似（3.5 个月比 4 个月）。联合组较拉帕替尼单药组 ≥3 级 AE 显著增加（71% 比 24%）。低剂量帕唑帕尼队列中发生类似结果，联合组、单用拉帕替尼和帕唑帕尼组的 ORR 分别为 58%、47% 和 31%，联合组与单用拉帕替尼组的中位 PFS 无差异（均为 4 个月）。联合组、单用拉帕替尼和单用帕唑帕尼组发生 ≥3 级 AEs 的比例分别为 50%、17% 和 46%，发生治疗中断的比例分别为 24%、0% 和 23%。第二项临床试验采取了类似设计，一组患者随机接受拉帕替尼加或不加低剂量帕唑帕尼，另一组患者全部接受拉帕替尼联合高剂量帕唑帕尼治疗[66]。虽然联合组与拉帕替尼单药组在 12 周治疗反应率存在差异（36.2% 比 22.2%），但是作为主要研究终点的 12 周无疾病进展生存率之间无差异（36.2% 比 38.9%）。高剂量帕唑帕尼组的 12 周治疗反应率为 33%，与低剂量帕唑帕尼组相似。与之前研究结果相同，≥3 级 AE 发生率在单用拉帕替尼、低剂量帕唑帕尼联合组和高剂量帕唑帕尼联合组逐渐增加（22% 比 42% 比 60%），最常见 ≥3 级 AE 为腹泻，其中 40% 高剂量帕唑帕尼联合组患者发生腹泻。由 AE 导致治疗中断的发生率也存在类似趋势，分别为 4%、17% 和 30%。还有一项 I 期试验评估了拉帕替尼 + 帕唑帕尼 + 紫杉醇治疗晚期肿瘤（包括乳腺癌），目前尚无研究结果。

总之，舒尼替尼和帕唑帕尼的早期临床研究结果令人失望，提示药物可耐受但也伴随显著的药物毒性反应，对晚期患者的临床获益不明显。目前没有任何一种这类药物在早期乳腺癌患者中进行的相关临床研究。在转移性 HER2 阳性乳腺癌中联合 HER2 单抗的组合可能比联合第二种 TKI 的组合更能耐受。与贝伐单抗相同，更好地了解患者的肿瘤分子或临床特征并预测药物的敏感性，有利于在临床上确定治疗有效的患者群。鉴于目前 HER2 阳性乳腺癌治疗中已出现许多更有效且更耐受的治疗方案，目前没有一种抗血管生成剂对这些患者具有乐观的临床前景。

辅助/新辅助试验

贝伐单抗从药物作用机制上可能对辅助化疗后肿瘤残留或微转移患者有效，一些 II 期临床研究在淋巴结阳性和淋巴结阴性的高复发风险 HER2 阳性患者中进行了评估。一项评估曲妥珠单抗 + 贝伐单抗 + 多西他赛辅助治疗 29 例 pN2 或 pN3 HER2 阳性乳腺癌患者的 5 年 DFS 和 OS 率为 89.7% 和 100%，在未考虑 AE 发生增加的情况下，高危患者能够得到显著生存获益[67]。BETH 研究是一项多中心、III 期、随机、开放标签用于评估贝伐珠单抗加入辅助治疗中

作用的试验，约 3000 例患者接受贝伐珠单抗加入多西紫杉醇 + 卡铂 + 曲妥珠单抗化疗 6 周期后续曲妥珠单抗维持治疗，另约 280 例患者接受贝伐珠单抗加入曲妥珠单抗 + 多西紫杉醇 3 周期序贯 5 - 氟尿嘧啶 + 表柔比星 + 环磷酰胺化疗 3 周期后续曲妥珠单抗维持治疗，贝伐单抗组的 3~4 级 AE 发生率明显增加，导致该研究在 38 个月时被终止，此时所有组的 DFS 均约 92%，证明两种治疗方案中加入贝伐单抗均无额外获益[68]。由于缺乏临床证据支持贝伐单抗可以带来临床获益以及该药显著的毒性反应，临床医生不愿意在乳腺癌辅助治疗中应用，尤其在还有其他相对低毒的新型治疗药物可选情况下。

新辅助治疗结果也相似，大多数 II 期临床研究显示，加入贝伐单抗导致治疗 AE 发生增加，尤其是术后并发症，但是 pCR 率并未提高。一项评估贝伐单抗联合白蛋白结合型紫杉醇 + 卡铂 + 曲妥珠单抗新辅助化疗，随后曲妥珠单抗 + 贝伐单抗维持的 II 期临床研究显示 pCR 率为 56%（与曲妥珠单抗联合化疗的常规治疗相当），但是 35% 患者发生术后伤口愈合并发症，导致 20/29 治疗组患者无法按既定方案完成辅助治疗[69]。一项 II 期临床研究显示，新辅助表阿霉素 + 环磷酰胺化疗 4 周期序贯多西紫杉醇 + 曲妥珠单抗 + 贝伐单抗化疗 4 周期，随后曲妥珠单抗 + 贝伐单抗维持，患者的 pCR 为 46%，术后并发症发生率为 15%[67]。一项 II 期临床试验仅入组 HER2 阳性炎性乳腺癌，这类

患者本身预后较差，接受新辅助治疗氟尿嘧啶＋表阿霉素＋环磷酰胺＋贝伐单抗4周期，后多西紫杉醇＋曲妥珠单抗＋贝伐单抗4周期，患者 pCR 为63.5%，再次与常规曲妥珠单抗＋化疗而无贝伐单抗治疗的 pCR 率相似。还有一项来自欧洲正在进行的 II 期研究（NCT01690325）评估贝伐单抗加入新辅助多西紫杉醇＋曲妥珠单抗治疗的疗效（数据暂缺）。唯一一项可以证明新辅助贝伐单抗临床获益的 II 期临床研究是 AVATAXHER 研究，HER2 阳性早期乳腺癌患者在新辅助曲妥珠单抗＋多西紫杉醇化疗2周期后通过正电子发射断层扫描（PET - CT）预测对治疗有无应答，然后随机分配至贝伐单抗＋原方案或继续单用原方案治疗[70]。与 PET 预测应答者的53% pCR 相比，未接受贝伐单抗治疗的 PET 无应答者 pCR 为24%，而接受贝伐单抗治疗的 PET 无应答者 pCR 为44%，该结果提示贝伐单抗可能对亚组患者存在临床获益。

与贝伐单抗治疗晚期 HER2 阳性乳腺癌相同，已有相当明确证据表明贝伐单抗在未经选择的辅助/新辅助治疗患者中没有临床获益，甚至增加了治疗毒性。虽然有人建议贝伐单抗可能具有有效患者群，但考虑到其他耐受性良好的靶向治疗层出不穷，该药物的临床应用价值可能不大。

不良反应谱

贝伐单抗的毒性反应包括高血压（常见）、蛋白尿、轻微和明显出血、血栓栓塞、胃肠穿孔和伤口愈合受限。抗血管生成 TKI 确实可能引起一定程度的高血压症状，但总体上具有与其他 TKI 类似的不良反应。单用舒尼替尼治疗晚期乳腺癌的 II 期临床研究中报告较频繁的毒性反应包括疲劳（67%）、恶心（63%）、腹泻（58%）、黏膜炎（47%）和暂时性血细胞减少，最常见的3级毒性反应包括疲劳（14%）、恶心（8%）、呼吸困难（9%）和手足综合征（9%），无4级毒性[62]。报告的帕唑帕尼毒性反应同样包括腹泻（46%）、转氨酶升高（23%）、疲劳（23%）、高血压（23%）和中性粒细胞减少（23%）。

HER2/EGFR 双重抑制剂

HER2 需要与其他 HER 家族成员如 EGFR（HER1）、HER3 和 HER4 发生二聚化后才能刺激下游促增殖信号传导。这些其他家族成员信号传导也可以在 HER2 受抑制情况下继续维持下游通路激活，导致一些 TKI 小分子抑制剂被研发，对多个 HER 家族成员均有抑制活性。其中最早的拉帕替尼是一种可逆的双重 EGFR/HER2 抑制剂，已被 FDA 批准联合卡培他滨或来曲唑治疗晚期/转移性乳腺癌，而两种新药，不可逆的 EGFR/HER2 抑制剂阿法替尼和不可逆的 EGFR/HER2/HER4 抑制剂来那替尼，正在临床研发中。

临床前数据支持双重/泛 HER 家族抑制剂

曲妥珠单抗获得性耐药的 HER2 过

表达人乳腺癌细胞已显示 EGFR 表达上调并具有高水平的 EGFR 磷酸化和 EGFR/HER2 异二聚体化，且在体外和异种移植瘤实验中对 EGFR 抑制剂和 EGFR/HER2 双重抑制剂拉帕替尼均敏感[71]。而研究已发现过表达 HER2 人乳腺癌细胞系中 EGFR 过表达足以诱导曲妥珠单抗产生耐药[72]。结合上述结果，拉帕替尼联合抗 HER2 单抗在异种移植瘤实验中对 HER2 过表达人乳腺癌细胞生长的抑制作用大于单药并不令人惊讶[73]。Ⅲ 期 NCCTG N9831（Alliance）研究旨在评估曲妥珠单抗同时/序贯蒽环类和紫杉类辅助化疗的安全性和有效性，事后分析发现，EGFR 低表达患者加入曲妥珠单抗比单独化疗预后更好，而 EGFR 高表达患者未观察到曲妥珠单抗加入化疗获益，可能与曲妥珠单抗原发耐药有关[74]。

晚期乳腺癌治疗中的多种 HER 抑制剂

拉帕替尼是首个被开发的可逆 HER2/EGFR 抑制剂，已在与化疗联合治疗晚期乳腺癌中显示出治疗活性。EGF100151 研究是一项开放标签的随机 Ⅲ 期临床研究，对曲妥珠单抗联合化疗后进展的 HER2 阳性晚期或进展期乳腺癌患者进行治疗，拉帕替尼联合卡培他滨比单用卡培他滨中位 PFS 几乎翻倍（8.4 个月比 4.4 个月），但 OS 延长没有达到统计学差异，可能与单药组患者交叉到联合治疗组较多有关[75]。拉帕替尼联合卡培他滨因此获得 FDA 批准用于治疗曲妥珠单抗耐药的 HER2 阳性

晚期乳腺癌。然而，抗体药物偶联物 T – DM1 在一项大型多中心随机开放标签的 Ⅲ 期试验中被证实，对于这些患者，其疗效优于拉帕替尼 + 卡培他滨，且毒性反应较低[76]。MA. 31 是一项比较拉帕替尼或曲妥珠单抗联合紫杉烷化疗一线治疗 HER2 阳性转移性乳腺癌的开放标签的随机 Ⅲ 期临床研究，结果发现拉帕替尼组的 PFS 不如曲妥珠单抗组，且毒性反应较大[77]。因此，拉帕替尼 + 卡培他滨仍然是转移性 HER2 阳性乳腺癌的三线或更后线推荐的药物，位列紫杉烷类化疗联合曲妥珠单抗和 T – DM1 之后。这在本书第 3 章和第 4 章中有更详细的讨论。

鉴于曲妥珠单抗联合拉帕替尼比单用曲妥珠单抗可以额外获益的重要临床前证据，一些 Ⅰ/Ⅱ 期试验评估了曲妥珠单抗 + 拉帕替尼联合不同化疗方案一线和二线治疗转移性乳腺癌中的疗效。拉帕替尼 + 曲妥珠单抗 + 多西紫杉醇作为转移性 HER2 阳性乳腺癌患者（$n = 53$）一线治疗的 Ⅰb 期剂量递增临床研究发现，该联合方案的 ORR 为 31%，具有一定临床抗肿瘤活性，且耐受性良好，最常见的毒性反应包括中性粒细胞减少症（42%，3~4 级占 38%）、腹泻（87%，3~4 级占 15%）、恶心（72%）、脱发（70%）和皮疹（51%）[78]。一项评估拉帕替尼 + 曲妥珠单抗 + 紫杉醇一线治疗晚期乳腺癌安全性的小样本 Ⅱ 期临床研究提示，由腹泻继发的脱水是一种剂量限制性毒性，拉帕替尼剂量需要由 1000mg/d 减少至

750mg/d（且需要增加使用预防性抗肠动力药物洛哌丁胺），但不影响疗效。两项研究拉帕替尼剂量的队列研究，1000mg/d（队列 1，$n = 29$，ORR 79%；队列 2，$n = 14$，ORR 71%）与 750mg/d（队列 3，$n = 20$，ORR 71%）ORR 相似[79]。评估曲妥珠单抗 + 拉帕替尼

+ 化疗的双靶抗 HER2 治疗的其他临床研究正在进行（表 12.3），然而从拉帕替尼相关研究开展以来，曲妥珠单抗 + 帕妥珠单抗的双重 HER2 通路阻断作为转移性乳腺癌的一线治疗极大地改变了双靶抗 HER2 治疗的现状。

表 12.3　HER 家族抑制剂的部分临床研究

研究编号	研究分期	入组特征	研究设计	研究终点
拉帕替尼				
NCT00429299（CHER - LOB）[99]	Ⅱ	新辅助	紫杉醇联合 H 或 L，或 H + L 序贯 FEC 联合 H 或 L，或 H + L 治疗 HER2 阳性乳腺癌；已完成	pCR（ypT0/is ypN0）：H 25%　L 26.3%　H + L 46.7%（比 H 显著升高）
NCT00769470（TRIO US B07）[100]	Ⅱ	新辅助	多西紫杉醇 + 卡铂联合 H 或 L，H + L 治疗 HER2 阳性乳腺癌；已完成	pCR（ypT0 ypN0）H 42%　L 25%　H + L 52%（与 H 无显著性差异）
NCT00524303（LPT 109096）[101]	Ⅱ	新辅助	FEC 序贯紫杉醇联合 H 或 L，H + L 治疗 HER2 阳性乳腺癌；已完成	pCR（ypT0/is ypN0）H 54%　L 45%　H + L 74%　显著性未报道
NCT00548184（TBCR006）[102]	Ⅱ	新辅助	H + L（如果 ER 阳性联合来曲唑）治疗 HER2 阳性乳腺癌；已完成	pCR（ypY0 ypN0）全组 22%　ER 阳性 21%　ER 阴性 36%
NCT00999804（TBCR023）[103]	Ⅱ	新辅助	H + L（如果 ER 阳性联合来曲唑）持续 12 或 24 周治疗 HER2 阳性乳腺癌；已完成	pCR（ypY0 ypN0）全组 24 周 24.2%　ER 阳性 33.2%　ER 阴性 8.7%　全组 12 周 12.2%　ER 阳性 8.7%　ER 阴性 20%

续表

研究编号	研究分期	入组特征	研究设计	研究终点
NCT02073487	Ⅱ	新辅助	T – DM1 + L 序贯白蛋白结合型紫杉醇对比 H + 帕妥珠单抗 + 紫杉醇治疗 HER2 阳性乳腺癌；已完成	pCR
NCT00367471	Ⅰ	转移性	卡铂 + 紫杉醇 + H + L 治疗 HER2 阳性乳腺癌；进行中	AEs，PFS
NCT02073916（STE-LA）	Ⅰb/ Ⅱ	转移性且多线治疗	T – DM1 + L 序贯白蛋白结合型紫杉醇治疗难治性（≥2 线既往治疗）HER2 阳性乳腺癌；进行中	T – DM1 的 MTD
NCT02238509	Ⅱ	转移性且多线治疗	H + L 或 H + 化疗（任何）多线治疗（包含 H 和 L）HER2 阳性乳腺癌；进行中	CBR
NCT01160211	Ⅲ	转移性 HR 阳性	芳香化酶抑制剂联合 H 或 L 或 H + L 治疗绝经后 HR 阳性 HER2 阳性 H 难治性（一线曲妥珠单抗经治）乳腺癌；入组中	PFS，OS
NCT01873833	Ⅱ	转移性且 H 难治性	卡培他滨 + 环磷酰胺 + H + L 治疗 H 难治性 HER2 阳性乳腺癌；入组中	PFS
NCT00444535	Ⅱ	进展期	L + 贝伐单抗治疗未经治疗的转移性 HER2 阳性乳腺癌；进行中	12 周 PFS，ORR
NCT01400962	Ⅰ	转移性且 H 难治性	L 或 H 或无抗 HER2 治疗联合卡培他滨 + buparlisib（PI3K）剂量递增治疗 H 难治性 HER2 阳性乳腺癌；进行中	Buparlisib 的 MTD，ORR
NCT01283789	Ⅱ	转移性且 H 难治性	L 联合依维莫司（mTOR）治疗 H 难治性 HER2 阳性乳腺癌；进行中	6 个月 ORR
NCT00684983	Ⅱ	进展期且 H 难治性	L + 卡培他滨联合或不联合西妥木单抗（IGF – 1R）治疗 H 难治性 HER2 阳性乳腺癌；进行中	PFS，OS
NCT02650752	Ⅰ	CNS 转移	L 间歇性剂量递增联合卡培他滨治疗 HER2 阳性乳腺癌 CNS 转移；入组中	拉帕替尼的 MTD

研究编号	研究分期	入组特征	研究设计	研究终点
NCT01783756	Ⅰb/Ⅱ	CNS 转移	L + 卡培他滨 + 依维莫司治疗 H 难治性 HER2 阳性 CNS 转移；进行中	CNS ORR
NCT01622868	Ⅱ	CNS 转移	L 或无系统性治疗联合全脑放疗或立体定向放疗治疗 HER2 阳性 CNS 转移乳腺癌；入组中	可测量脑转移灶的 CR 率
来那替尼（HKI - 272）				
NCT00398567[87]	Ⅰ/Ⅱ	进展期且 H 难治性	H 联合 N 剂量递增治疗 H 难治性 HER2 阳性乳腺癌；进行中	ORR 27% 剂量限制性毒性
NCT01423123[88]	Ⅰ	进展期且 H 难治性	H 联合 N 剂量递增联合紫杉醇治疗 H 难治性 HER2 阳性乳腺癌；已完成	3 ~ 4 级 AEs：腹泻 38%，脱水 14%，电解质紊乱 19%，疲劳 19% ORR：38%
NCT00445458[141]	Ⅰ/Ⅱ	进展期且 H 难治性	N 剂量递增联合紫杉醇治疗 H 难治性 HER2 阳性乳腺癌（Ⅰ期试验包括任何实体瘤；进行中）	3 ~ 4 级 AEs：腹泻 29%，周围神经病变 3%，中性粒细胞减少 20%，白细胞减少症 18% ORR（0 ~ 1 线未含拉帕替尼方案）：71% ORR（2 ~ 3 线包含拉帕替尼方案）：77%
NCT00706030[91]	Ⅰ/Ⅱ	转移性且 H 难治性	N 联合长春瑞滨治疗 H 难治性 HER2 阳性乳腺癌（Ⅰ期试验包括任何实体瘤；进行中）	ORR（无拉帕替尼治疗史）：41% ORR（有拉帕替尼治疗史）：8%
NCT02236000（NSABP FB - 10）	Ⅰb/Ⅱ	转移性且 H 难治性	N 剂量递增联合 T - DM1 治疗 H 难治性 HER2 阳性乳腺癌；入组中	MTD，ORR
NCT01111825[142]	Ⅰ/Ⅱ	进展期且 H 难治性	治疗 H 难治性 HER2 阳性乳腺癌；已完成	3 ~ 4 级 AEs：腹泻（24%），黏膜炎（12%），高血糖（8%） ORR：40%

续表

研究编号	研究分期	入组特征	研究设计	研究终点
NCT03065387	I	进展性	N 联合依维莫司或帕博西尼或曲美替尼治疗进展期伴 EGFR/HER2/HER3/HER4 突变或 EGFR/HER2 扩增的实体瘤；尚未入组	MTD，ORR
NCT03101748	Ⅰb/Ⅱ	队列 A：进展性	队列 A：N 剂量递增联合 H 或 Pt 联合紫杉醇治疗进展期 HER2 阳性乳腺癌	队列 A：MTD，PFS
		队列 B：新辅助	队列 B：N 剂量递增联合 H 或 Pt 联合紫杉醇序贯 AC 治疗局部进展期炎性乳腺癌；尚未入组	队列 B：MTD，pCR
NCT03289039	Ⅱ	进展期且 H 难治性	N 联合或不联合氟维司群治疗进展期 H 难治性 ER 阳性/HER2 阳性乳腺癌；尚未入组	PFS，ORR，OS
NCT02673398	Ⅱ	转移性且 H 难治性	N 单药治疗 H 难治性 ≥60 岁 HER2 阳性乳腺癌；入组中	≥2 级 AEs 百分比，依从性，ORR，PFS，OS
NCT01494662（TB-CRC 022）[92,93]	Ⅱ	CNS 转移性	队列 1：N 单药治疗 CNS 新发转移或转移灶进展的 HER2 阳性乳腺癌	队列 1：CNS ORR 8%
			队列 2：HER2 阳性乳腺癌 CNS 病灶切除前后接受 N 治疗	队列 3A：CNS ORR 49%
			队列 3：N 联合卡培他滨治疗拉帕替尼未治疗（3A）或拉帕替尼经治（3B）的具有可测量 CNS 转移灶的 HER2 阳性乳腺癌；进行中	

续表

研究编号	研究分期	入组特征	研究设计	研究终点
NCT01808573（NA-LA）	Ⅲ	进展期且多线治疗	L 或 N 联合卡培他滨治疗 H 难治性（≥2 线 HER2 治疗方案）HER2 阳性乳腺癌；进行中	PFS，OS

AC，多柔比星/环磷酰胺；AE，不良事件；CBR，临床获益率（完全缓解＋部分反应＋疾病稳定＞6 个月）；CNS，中枢神经系统；EGFR，表皮生长因子受体；ER，雌激素受体；FEC，5 - 氟尿嘧啶，表柔比星，环磷酰胺；H，曲妥珠单抗；HR，雌激素受体；IGF - 1R，胰岛素样生长因子 1 受体，L，拉帕替尼；MBC，晚期/转移性乳腺癌；MTD，最大耐受剂量；mTOR，哺乳动物雷帕霉素靶标；N，来那替尼；ORR，总体反应率（完全缓解＋部分缓解）；OS，总生存期；pCR，病理完全缓解；PFS，无进展生存期；PI3K，磷酸肌醇 3 - 激酶；Pt，帕妥珠单抗；T - DM1，曲妥珠单抗 - 美坦新偶联物。

单纯拉帕替尼＋曲妥珠单抗而无化疗对晚期 HER2 阳性乳腺癌患者的疗效也引起了人们的研究兴趣，EGF104900 研究显示，双靶治疗比拉帕替尼单药可以使中位 OS 延长 4.5 个月，且未增加心脏 AE 发生，为晚期难治性患者提供了一个可以免除化疗的治疗方案[80]。该双靶方案一线治疗转移性乳腺癌临床有效，ORR 为 50%，中位 PFS 达 7.4 个月[81]，比先前报道的曲妥珠单抗单药反应率有所增加[82]。随着新型抗 HER2 药物帕妥珠单抗和 T - DM1 获得成功，拉帕替尼＋曲妥珠单抗的联合方案目前在临床研究之外临床应用范围有限，但这些数据的确支持含拉帕替尼的多靶抗 HER2 治疗可以作为免除化疗的可选方案之一。事实上，正在进行评估拉帕替尼联合新型抗 HER2 药物或其他靶向治疗转移性乳腺癌疗效的临床研究，可能有助于阐明其在抗 HER2 靶向治疗中的地位（表 12.3）。

最后，一些Ⅱ期试验显示拉帕替尼治疗 HER2 阳性伴 CNS 转移的乳腺癌患者部分有效，而这些患者的可选治疗药物有限。拉帕替尼联合卡培他滨在单臂Ⅱ期 LANDSCAPE 试验中显示对晚期 HER2 阳性伴 CNS 转移患者一线治疗有效，CNS 转移病灶的 ORR 为 66%，有效治疗的同时也发生了较多 3～4 级毒性反应（49%）[83]。然而，一项对曲妥珠单抗治疗期间发生 CNS 转移进展的患者接受拉帕替尼单药治疗的Ⅱ期研究结果显示，单药治疗没有临床活性，一组接受拉帕替尼＋卡培他滨治疗的患者 CNS 转移灶的 ORR 率也较低（20%）[84]。尽管如此，评估拉帕替尼在 CNS 转移中作用的临床研究仍在开展（表 12.3）。

新型不可逆的泛 TKIs 抑制剂来那替尼和阿法替尼在曲妥珠单抗耐药的 HER2 过表达细胞系实验中显示出显著疗效，目前正在 HER2 阳性乳腺癌患者中开展Ⅰ期、Ⅱ期和Ⅲ期临床试验，来那替尼最近已获批用于辅助治疗（见下文）。来那替尼最初作为单药治疗在临床上表现出令人惊讶的抗肿瘤活性。一项晚期 HER2 阳性乳腺癌的Ⅱ期研究中，来那替尼单药治疗而未接受曲妥珠单抗治疗患者的 ORR 为 56%，曲妥珠单抗耐药患者的 ORR 为 9%，中位 PFS 和 5 个月[85]。既往未经曲妥珠单抗治疗组患者的疗效与已报道的曲妥珠单抗或拉帕替尼单药的疗效相当。与拉帕替尼一样，腹泻也是该药的剂量限制性毒性，93% 患者发生腹泻，其中 3 ~ 4 级腹泻发生率为 21%，但腹泻通常会随着时间推移而出现改善，几乎所有患者在接受止泻药物治疗和治疗剂量调整期间仍能完成既定治疗。该药物没有心脏毒性的证据。

基于这些早期阳性结果，一项Ⅱ期非劣效性临床研究比较了单药来那替尼与拉帕替尼 + 卡培他滨治疗曲妥珠单抗经治的难治性 HER2 阳性乳腺癌的疗效[86]。来那替尼比卡培他滨 + 拉帕替尼的耐受性更强，再次显示出单药治疗活性，ORR 分别为 29% 和 47%，中位 PFS 分别为 4.53 个月和 6.83 个月，但未能根据预先设定的统计阈值最终证明劣效或非劣效。鉴于这些结果，一些其他Ⅰ/Ⅱ期临床研究评估了来那替尼联合化疗治疗曲妥珠单抗耐药难治性晚期 HER2 阳性乳腺癌[87-89]的安全性和有效性（表 12.3）。来那替尼 + 卡培他滨在未接受过拉帕替尼治疗的单臂Ⅰ/Ⅱ期研究中耐受良好且临床有效，ORR 为 64%，中位 PFS 9 个月[90]。该研究为目前正在进行的 NALA 试验（NCT01808573）奠定了基础，这是一项比较来那替尼 + 卡培他滨与拉帕替尼 + 卡培他滨的Ⅲ期随机临床研究（表 12.3）。来那替尼 + 紫杉醇在Ⅰ期研究阶段耐受良好，随后在大型Ⅱ期随机 NEfERT - T 研究中与曲妥珠单抗 + 紫杉醇作为晚期 HER2 阳性乳腺癌的一线治疗进行比较。在这项超过 400 名女性患者的临床研究中，未经治疗的晚期或转移性 HER2 阳性乳腺癌患者随机接受来那替尼或曲妥珠单抗联合紫杉醇治疗[91]。这项研究旨在评估来那替尼相对于曲妥珠单抗的优效性，但未能达到此目标，两组中位 PFS 均为 12.9 个月，来那替尼的 ORR 为 74.8%，曲妥珠单抗组为 77.6%。来那替尼确实在临床前模型实验显示出一些中枢神经系统（central nervous system，CNS）渗透作用，有趣的是，在将 CNS 进展情况预设为次要终点时，结果出现了显著差异，来那替尼组仅有 8.3% 患者发生了 CNS 进展，而曲妥珠单抗组为 17.43%。虽然曲妥珠单抗组的基线 CNS 转移率明显偏高，但是在调整不平衡因素后，来那替尼和曲妥珠单抗之间对 CNS 转移的疗效差异仍然较大。另一项专门评估单药来那替尼治疗 HER2 阳性伴 CNS 转移的单臂Ⅱ期临床研究未能证明有效[92]，但是，一项来那替尼 + 卡培他滨联合治疗未经拉帕替尼治疗患者的初步结果显示，CNS 转移灶 ORR 达到 49%[93]。此外，来那替尼单药或联合抗 HER2 治疗或其他新型靶向治疗或联合其他化疗药物治疗老年患者的相关临床研究正在进行中（表 12.3）。

总之，这些研究支持来那替尼对转移性乳腺癌具有明显的治疗活性，NALA 研究结果可能使来那替尼确立其二线或三线治疗地位，NEfERT - T 研究初步确立它可能成为一线治疗的选择，虽然需要进一步研究用于评估来那替尼在目前标准双重抗 HER2 靶向治疗即帕妥珠单抗 + 曲妥珠单抗治疗背景下的疗效。最后，NEfERT - T 试验还暗示了 CNS 转移的治疗活性，鉴于目前对有效治疗 CNS 具有巨大的临床需求，无疑需要对该研究进一步评估。

阿法替尼已被批准单药治疗 EGFR 突变 NSCLC，但在乳腺癌中的临床获益较低。单药阿法替尼在一项治疗反复经治且曲妥珠单抗耐药的难治性 HER2 阳性晚期乳腺癌患者的早期 Ⅱ 期试验中已显示出一定治疗活性，ORR 为 11%，但中位 PFS 为 3 个月[94]。除外单药治疗，阿法替尼联合长春瑞滨在治疗晚期实体瘤的 Ⅰ 期临床试验中显示耐受尚可。LUX - Breast 1 是一项开放标签的随机 Ⅲ 期研究，在含曲妥珠单抗方案一线治疗后疾病进展或转移性乳腺癌患者中，比较该组合方案与曲妥珠单抗 + 长春瑞滨的疗效[95]。独立数据监测委员会的风险 - 效益评估认为，阿法替尼毒性明显较高，该研究被提前终止，他们认为阿法替尼组不太可能达到预期的优效性结果，因此，希望继续留在阿法替尼组的患者被要求转为曲妥珠单抗 + 长春瑞滨、阿法替尼单药治疗或长春瑞滨单药治疗或在试验之外接受治疗，这显著影响了原计划的疗效比较。然而，中位随访 9.3 个月时，阿法替尼组中位 PFS 为 5.5 个月，曲妥珠单抗组为 5.6 个月，ORR 分别为 47% 和 47%。常见 ≥3 级毒性是中性粒细胞减少和腹泻。阿法替尼组发生严重 AE 明显增多

（36% 对曲妥珠单抗组 26%），阿法替尼和曲妥珠单抗治疗的永久性治疗中断发生率分别为 15% 和 7%。鉴于来那替尼可能有益于 CNS 转移的证据，一项名为 LUX - Breast 3 的开放标签随机 Ⅱ 期临床试验在曲妥珠单抗或拉帕替尼治疗进展后，评估了阿法替尼单药治疗、阿法替尼 + 长春瑞滨以及研究者选择的治疗方案用于治疗 HER2 阳性伴 CNS 转移患者的疗效差异[96]。但未发现任何含阿法替尼治疗组的患者获益，且耐受性差。LUX - Breast 2 Ⅱ 期试验评估阿法替尼单药治疗并随后加入长春瑞滨或紫杉醇治疗在新辅助或辅助 HER2 靶向治疗中接受曲妥珠单抗和/或拉帕替尼治疗后失败/进展（NCT01271725）的晚期 HER2 阳性乳腺癌患者，该研究已完成，但尚无研究结果。阿法替尼与该类别中的其他药物相比毒性增加，并且在大型 Ⅲ 期试验中缺乏临床获益证据，使其在转移性乳腺癌药物开发中并不比来那替尼更具吸引力。

在晚期/转移性乳腺癌中已批准或正在研究的三种多靶点 HER TKI 中，拉帕替尼的作用已相当明确，但正在被更新且更有效的多靶点 HER 抑制剂如帕妥珠单抗和来那替尼所取代。来那替尼已显示出一定的治疗活性，但其在进展期乳腺癌的治疗作用仍有待确定，无论是作为非一线治疗的选择之一，还是一线双重抗 HER2 与帕妥珠单抗或曲妥珠单抗联合时作为补充抗 HER2 治疗，还是作为避免化疗的方案之一，或者治疗伴 CNS 转移的患者，拉帕替尼也可能对

这个类型的患者有临床疗效。总之，阿法替尼受限于毒性反应较重和临床疗效欠佳，因此，似乎不太可能在晚期 HER2 阳性乳腺癌的治疗中发挥作用。

多靶点抗 HER 抑制剂在辅助/新辅助治疗中的作用

开放标签随机Ⅲ期 ALTTO 临床研究（优化拉帕替尼和/或曲妥珠单抗辅助治疗）比较了拉帕替尼单药治疗（早期关闭）、曲妥珠单抗单药治疗、拉帕替尼+曲妥珠单抗治疗和曲妥珠单抗治疗后序贯拉帕替尼治疗在辅助治疗中的作用。该研究未能证明双重抗 HER2 治疗能使患者的 DFS 获益，中位随访 4.5 年 DFS 显示，曲妥珠单抗为 86%，曲妥珠单抗为 87%，拉帕替尼为 87%，曲妥珠单抗+拉帕替尼为 88%[97]。含拉帕替尼治疗组患者≥3 级毒性发生率较其他组显著增加。值得注意的是，该研究方案作了几次重要调整——包括拉帕替尼单药治疗组因较曲妥珠单抗单药组疗效差而被中止，拉帕替尼组后期改用曲妥珠单抗治疗，这些可能显著降低了研究的统计学效力，使联合组的疗效未能显现。

随机Ⅲ期 GeparQuinto 头对头研究比较了曲妥珠单抗与拉帕替尼联合化疗在新辅助治疗中的作用，治疗方案分别为表阿霉素（蒽环类）联合环磷酰胺+曲妥珠单抗或拉帕替尼，序贯多西紫杉醇+曲妥珠单抗或拉帕替尼[98]。主要研究终点是 pCR（ypT0 ypN0），曲妥珠单抗组为 30.3%，而拉帕替尼组为 22.7%，达到了预设非劣性统计学阈值，几种预定且较宽泛 pCR 定义的二次分析中也得到了同样结果。

虽然拉帕替尼单药疗效在 GeparQuinto 研究中被证明不劣于曲妥珠单抗，多项Ⅱ期临床试验评估曲妥珠单抗联合拉帕替尼+化疗或无化疗（不同化疗方案）也得到证据支持联合治疗组获益[99-103]（表 12.3），但是三项评估双重抗 HER2 治疗的Ⅲ期研究中，只有 NeoALTTO 一项研究得到了双重治疗有效的显著性差异。这项随机开放标签的Ⅲ期研究将拉帕替尼联合曲妥珠单抗（L＋T）与二者单独使用（L 或 T）进行了比较，6 周抗 HER2 治疗（L＋T，L 或 T）序贯 12 周紫杉醇化疗，然后继续使用 HER2 靶向治疗至术后 1 年[104]。双重治疗组的 pCR 较高（51.3%），单用曲妥珠单抗组为 29.5%，单独使用拉帕替尼组 24.7%，已达到预定的显著性阈值。NSABP 41 和 CALGB 40601Ⅲ期随机试验也评估了双重抗 HER2/EGFR 与单靶在不同化疗联合治疗时的疗效，两者均显示双重治疗组 pCR 有提高趋势，但均未达到统计学差异。NSABP 41 研究中，患者接受了 4 周期阿霉素/环磷酰胺而无抗 HER2 治疗，然后接受 4 周期紫杉醇联合曲妥珠单抗、拉帕替尼或两者联合，序贯抗 HER2 治疗（L＋T、L 或 T）直至手术[105]。曲妥珠单抗组 pCR 为 52.5%，拉帕替尼组为 53.2%，联合组为 62%，HR 阳性和 HR 阴性亚组患者的结果相似，无显著性差异。CALGB 40601 研究中，患者接受了紫杉醇联合曲妥珠单抗或拉帕替尼或双重治疗[106]。拉帕替尼组因疗效比曲妥珠单抗差而被提前中止入组，后在其余组中作了入组目标修改后使该研究结果仍可保留统计效能。曲妥珠单抗 pCR 为 46%，拉帕替尼为 32%，双重治疗为 56%。有趣的是，在预先指定的二次分析中，HR 阴性亚组中双重治疗比单用曲妥珠单抗的 pCR 显著增加，而 HR 阳性亚组中未观察到这种差异。在所有这些研究中，拉帕替尼组的毒性增加与 ALTTO 试验观察到的非常相似，需要频繁下调拉帕替尼的剂量进行处理。

这三项研究结果出现差异的可能原因包括抗 HER2 治疗时机、化疗方案和患者人群（特别是因为 NeoALTTO 试验中单药治疗 pCR 率明显低于其他两项研究）的不同，但正如 CALGB 40601 研究结果所强调的那样，肿瘤本身的异质性可能是一个重要因素。然而，新型 HER2 抗体帕妥珠单抗与曲妥珠单抗以及来那替尼组合的成功治疗已使拉帕替尼在早期疾病中的治疗作用黯然失色。

鉴于来那替尼在转移性 HER2 阳性乳腺癌中的治疗活性，人们对于评估来那替尼在辅助和新辅助治疗中的作用较有兴趣。ExteNET 研究是一项大型随机双盲的Ⅲ期临床研究，旨在评估 HER2 阳性乳腺癌完成辅助曲妥珠单抗后使用来那替尼进行延长治疗的疗效。在该研究中，近 3000 例参与者在入组前 1~2 周完成新辅助和辅助曲妥珠单抗治疗，随机接受来那替尼或安慰剂治疗 12 个月（如果 HR 阳性，则接受激素治疗），

主要研究终点是 2 年 DFS[107]。由于药物所有权的三次变更，导致该研究经历了一些重要调整，包括早期方案修订中限制招募淋巴结阳性患者，以及最初计划入组 3850 例患者，后在入组到 2842 例患者时被停止。然而，来那替尼组在作为主要研究终点的 2 年 DFS 达到 93.9%，安慰剂组为 91.6%，HR 为 0.67（$P = 0.009$）。后续工作正在进行中（计划为 5 年），因此最终的 DFS 和 OS 数据尚未成熟。有趣的是，与使用拉帕替尼（上文 CALGB 40601）和来那替尼（下文 NSABP FG - 7）的新辅助研究相比，TKI 获益主要集中在 HR 阴性肿瘤中，而这项研究中根据 HR 状态进行预先设定的二次分析显示大多数从来那替尼获益的是 HR 阳性肿瘤，DFS 的 HR 为 0.51，而 HR 阴性患者的 HR 为 0.93，且无显著性差异。根据 ExteNET 研究结果，来那替尼作为延长辅助治疗已获得 FDA 批准，但 OS 获益仍有待观察。

NSABP FB - 7 随机Ⅱ期临床试验比较了 126 例 HER2 阳性乳腺癌患者接受新辅助紫杉醇与来那替尼或曲妥珠单抗或两者联合，随后序贯多柔比星和环磷酰胺治疗的疗效[108]。联合组 pCR（ypT0 pyN0）比来那替尼组和曲妥珠单抗组均显著增加（50% 比 33% 比 38%），尽管这种获益在 HR 阴性组较明显，而 HR 阳性组的差异不明显。来那替尼也被纳入 I - SPY 2 的Ⅱ期临床研究中[109]。这是一项新辅助研究，运用自适应随机化的独特随机化算法，该算法是指通过生物标志物指导，将患者

分配到多个不同实验治疗组，比较联合化疗与对照的单独化疗。该设计通过使用针对生物标志物特征的预先指定的功效阈值来识别与特定治疗组疗效相关的生物标志物特征，目标是可以将这些特征作为Ⅲ期研究设计和开展的基础。在该试验中，来那替尼超过了预先设定的 HER2 阳性 HR 阴性标记阈值，在此基础上计划进行Ⅲ期验证临床研究（I‐SPY 3）。总体而言，来那替尼正在成为新辅助和辅助治疗中的重要参与者，尽管其获益范围仍不明确，特别是需要考虑 HR 状态。根据目前的临床数据，似乎 HR 状态会显著影响来那替尼的临床疗效，但目前新辅助和辅助数据之间的差异问题仍有待解决，无论是通过临床前的机制研究还是更大型临床研究数据证实。

几项小型Ⅱ期新辅助临床研究对阿法替尼进行了评估，其中入组人数最多的一项单臂研究中，65 例患者接受曲妥珠单抗＋阿法替尼＋化学疗法以评估双重抗 HER2/EGFR 的疗效[110]。在这项试验中，患者接受 6 周阿法替尼和曲妥珠单抗治疗，随后在抗 HER2/EGFR 治疗中加入紫杉醇治疗 12 周，然后再 12 周表阿霉素＋环磷酰胺＋曲妥珠单抗后手术。他们观察到 pCR（ypT0/ypN0）率为 49.2%，HR 阴性（pCR 63%）和 HR 阳性（pCR 43%）肿瘤之间同样存在差异。该 pCR 率处在其他双重 HER2 阻断的新辅助试验报道结果的下游（50%～60%），没有达到 pCR 率 70% 的研究目标，原本想证明可能优于其他抗 HER2 药物，这也与以往阿法替尼治

疗转移性乳腺癌的疗效不如其他抗 HER2 疗法的研究结论一致。

在 HER 家族 TKIs 中，来那替尼在辅助/新辅助治疗中的效果最为肯定，并且已经获得 FDA 批准用于曲妥珠单抗之后的延长治疗。来那替尼的Ⅲ期新辅助临床研究正在进行中。来那替尼是此类药物中最有可能成为治疗早期 HER2 阳性乳腺癌的重要成员。在早期乳腺癌治疗中，HR 状态可能是需要考虑的重要因素之一，新辅助治疗的临床证据一致表明，HER 家族 TKI 药物可使 HR 阴性肿瘤亚组患者在新辅助治疗中获益更明显。而 ExteNET 辅助治疗研究中 HR 阳性肿瘤更获益的原因还有待进一步研究。

不良反应谱

三种药物的毒性非常相似，且具有小分子 TKI 的经典毒性，包括腹泻、恶心/呕吐、皮疹和疲劳。心脏毒性很少，与曲妥珠单抗联用时不会导致毒性增加。拉帕替尼联合卡培他滨治疗难治性晚期乳腺癌的大型临床研究中[111]，拉帕替尼增加的毒性症状包括腹泻（60%）、皮疹（27%）、恶心/呕吐（44%）和手掌‐足底红斑感觉（49%）。初始Ⅰ期试验中，来那替尼的常见毒性包括腹泻（84%）、恶心（55%）、虚弱（45%）和皮疹（10%）[112]。随后的单药和联合治疗中观察到相似症状。来那替尼相关的早期腹泻可以使用止泻药进行预防或处理，目前正在进行评估来那替尼辅助治疗患者接受洛哌丁胺预防治疗的疗效研究（NCT02400476）。腹泻也是阿法替尼最显著的毒性症状，Ⅱ期单药治疗研究的

发生率为 90%，其他包括皮疹（66%）、疲劳（41%）、恶心/呕吐（39%）和口腔炎（36%）[94]。

其他生长因子途径

除 ErbB/HER 受体本身外，许多位于细胞表面且与曲妥珠单抗耐药 HER2 阳性乳腺癌有关的其他 RTK 包括 IGF - 1R、c - MET、成纤维细胞生长因子受体 2（FGFR2）和肝配蛋白受体 2A（Eph2A）。虽然所有这些都已在临床前实验中被广泛研究，但目前只有评估 IGF - 1R、c - MET 和 FGFR2 抑制剂的临床研究，因此，本节重点介绍这三种受体。

抗 HER2 耐药相关 IGF - 1R、FGFR 和 c - MET 的临床前研究

IGF - 1 结合 IGF - 1R 导致与 ErbB 家族受体相同的下游效应分子被激活，包括 Ras/MAPK 和 PI3K/AKT 途径。因此，IGF - 1R 过表达可能在体外诱导乳腺癌细胞对曲妥珠单抗产生耐药[113]。此外，IGF - 1R 还可以与 HER2 和 HER3 发生直接异二聚体化，这些复合物的存在与人乳腺癌细胞系对曲妥珠单抗产生耐药有关。体外实验中抑制 IGF - 1R 或破坏这种二聚化可以恢复曲妥珠单抗耐药细胞系对治疗的敏感性[114]。有趣的是，与 HER2 二聚化结构域结合的帕妥珠单抗对曲妥珠单抗耐药乳腺癌细胞与 IGF - 1R 相互作用仅有中度干扰作用。I ~ Ⅲ期乳腺癌患者 4000 个肿瘤组织样本的组织芯片分析研究中，免疫组化检测 IGF - 1R 蛋白高表达与预后较差有关，特别是在 HER2 阳性患者亚组中[115]。40 例新辅助曲妥珠单抗联合长春瑞滨治疗患者的生物标志物研究发现，IGF - 1R 蛋白表达与病理 CR 率低有关，IGF - 1R 膜表达组的反应率为 50%，而未表达组的反应率为 97%（$P = 0.001$）[116]。该结果支持体外研究的结论，提示 IGF - 1R 对曲妥珠单抗耐药具有一定作用。

c - MET RTK 及其配体肝细胞生长因子（HGF）也与曲妥珠单抗耐药有关。与 IGF - 1R 和 ErbB 家族受体一样，c - MET 也可以激活 Ras/MAPK 和 PI3K 途径。已有研究显示，c - MET 能够在 HER2 过表达乳腺癌细胞对曲妥珠单抗的应答过程中表达上调。HER2 过表达乳腺癌细胞中，HGF 激活 c - MET 可以诱导曲妥珠单抗耐药的产生，抑制 c - MET 可以增加曲妥珠单抗的敏感性[117]。此外，c - MET 抑制剂 foretinib 与拉帕替尼能够协同作用于一组具有 c - MET 和 HER2 扩增的人肿瘤细胞系，包括几种乳腺癌细胞系[118]。130 例接受曲妥珠单抗治疗的 HER2 阳性转移性乳腺癌患者中，c - MET 和 HGF 的拷贝数增加均与曲妥珠单抗治疗失败相关[119]，而 c - MET 蛋白高表达与拉帕替尼治疗患者的 PFS 较短有关[118]。总之，这些数据支持 c - MET 在 HER2 阳性乳腺癌对曲妥珠单抗耐药具有作用，同时抑制 c - MET 和 HER2 可能使这些耐药患者获益。

FGFR2 是一种 RTK，通过与配体结

合激活 AKT 和下游信号传导以及 Ras/MAPK 途径。最近的一项研究已经确定 FGFR2 过表达是抗 HER2 治疗获得性耐药机制。这项研究发现，HER2 阳性异种移植瘤接受拉帕替尼 + 曲妥珠单抗的双重抗 HER2/EGFR 阻断后产生获得性耐药中存在 FGFR 信号传导被激活，其中 FGFR 拷贝数增加和 FGFR 磷酸化增加可以证明；用 FGFR 抑制剂治疗足以克服该双重阻滞耐药[120]。研究还发现，FGFR1 过表达与 FinHer 试验中 HER2 阳性早期乳腺癌患者较短的 PFS 相关，与 NeoALTTO 试验中使用抗 HER2 治疗 HER2 阳性早期乳腺癌患者的 pCR 率较低也有关，为 FGFR 信号传导对抗 HER2 治疗耐药的作用提供了相当有力的间接证据，至少在一部分患者中是如此。

众所周知，ErbB 家族受体信号传导并非真空中存在，正如这些临床前研究所示，肿瘤细胞能够适应被个别靶向抑制信号传导途径的环境。从 HER2 到定向 HER 家族的靶向疗法转变已经取得了显著临床获益。展望未来，靶向其他上游 RTK（例如本文所述的那些）可能有助于预防或克服 HER 家族治疗的抗药性。

临床试验

目前几种抗 IGF - 1R 单克隆抗体正在实体瘤中被研究，包括 IMC - A12（西妥昔单抗）、R1507（teprotumumab）、MK - 0646（dalotuzumab）、AMG - 479（ganitumab）和 CP - 751，871（figitumumab），但早期临床结果均令人失望。系统评估这些抗 IGF - 1R 单克隆

抗体在乳腺癌、结直肠癌、肺癌、胰腺癌和卵巢癌治疗方面的相关临床研究，包括几项大型胰腺癌和肺癌Ⅲ期临床研究，17 项已发表研究中只有 1 项证实这些药物具有一定活性[121]。临床前研究至少证明部分 HER2 阳性乳腺癌对 IGF - 1R 信号传导存在特定依赖，因此，这些药物在治疗 HER2 阳性乳腺癌中仍然可能取得成功，实际上目前正在进行西妥昔单抗联合拉帕替尼治疗曲妥珠单抗难治性 HER2 阳性转移性乳腺癌的Ⅱ期临床研究（NCT00684983）。表 12.4 中包括了其他正在进行的抗 IGF - 1R 单抗相关临床研究，包括一些尝试验证这些 IGF - 1R 抑制剂相关生物学效应的临床研究。

就 c - MET 而言，小分子 TKI 和几种抗 c - MET 抗体均已在实体瘤中被应用或开展相关临床研究。TKIs 包括竞争性 c - MET 抑制剂 ARQ197（tivantinib）和间变性淋巴瘤激酶（ALK）与 c - MET 的双重抑制剂克唑替尼，后者已被批准用于治疗 ALK 阳性 NSCLC。具有更广泛作用的 TKIs 包括 XL184（卡博替尼）和 XL880（foretinib），能够抑制包括 c - MET、VEGFR2 和 AXL 在内的 RTK 谱[122]。Onartuzumab 是单克隆抗 c - MET 抗体，AMG102（rilotumumab）是可以中和 c - MET 配体 HGF 的人源化单克隆抗体[122]。这些抑制剂在 NSCLC 中已取得显著成效，并且与靶向 EGFR 的 TKI 具有协同作用[122]。另一方面，虽然上消化道肿瘤通常过度表达 c - MET，但是 c - MET 抑制剂的临床疗效极低[123]。这些抑制剂在治疗转移性 TNBC 的Ⅱ期临床

研究中，包括 tivantinib、foretinib 和卡博替尼单药以及 onartuzumab 联合贝伐单抗 + 紫杉醇，并未观察到明确治疗活性。然而，TNBC 与 HER2 阳性乳腺癌分别代表显著不同的分子亚型，很难从这些结果推断这些抑制剂在 HER2 阳性疾病中的表现。另一方面，这些药物在常见 HER2 过度表达的上消化道肿瘤中的治疗反应最小，确实不支持 HER2 阳性乳腺癌患者可能从治疗中获益。目前正在招募患者开展 c – MET 抑制剂治疗 HER2 阳性乳腺癌的临床研究，尤其是伴有 CNS 转移的乳腺癌患者（表 12.4）。

目前已有许多抗 FGFR 药物正在实体瘤中开展临床研究，但是尚未有药物获得 FDA 批准[124]。选择性抑制 FGFR 家族成员的 TKI 包括 AZD4547、TAS120、BGJ398、JNJ – 42756493（er-dafitinib），广谱 TKIs 包括多韦替尼（同时抑制 VEGFR3、FLT3 和 c – KIT）、orantinib 和 nintedanib（同时抑制 VEG-FRs 和 PDGFR），以及 brivanib 和德立替尼（同时抑制 VEGFRs）。值得注意的是，不同 TKI 对 FGFR 家族成员本身具有不同抑制活性。还有一种配体捕获和几种抗 FGFR 抗体正在被研究。许多这类药物单用或与化疗或内分泌联合治疗 HER2 阴性乳腺癌的 I／II 期临床研究已完成或正在进行。一项 II 期临床研究显示，绝经后患者内分泌治疗后随机接受多韦替尼或安慰剂联合氟维司群治疗，在预先设定 FGF 信号途径扩增的亚组分析中，多韦替尼组患者的中位 PFS 比对照组延长了 1 倍，分别为 5.5 个月和 10.9 个月，但总体研究人群未观察到该结果[125]。AZD4547 联合芳香酶抑制剂治疗芳香酶抑制剂治疗失败的 ER 阳性晚期乳腺癌 I／II 期临床研究中也表现出治疗活性[126]。其他 HER2 阴性乳腺癌 I 期临床研究中显示出具有早期治疗活性的 FGFR 抑制剂包括德立替尼、BGJ398 和 JNJ – 42756493。选择 FGF 途径激活作为临床研究的入选标准是这些抑制剂能够成功治疗各型肿瘤的共同特点[127]。表 12.4 总结了 HER2 阳性乳腺癌中正在进行的相关临床研究。

表 12.4　其他生长因子抑制剂的部分临床研究

治疗靶点	化合物	研究编号	研究分期	研究终点
IGF – 1R	IMC – A12（西妥昔单抗）	NCT00684983	II 期：拉帕替尼 + 卡培他滨联合或不联合 IMC – A12 治疗 H 难治性进展期 HER2 阳性乳腺癌；进行中	PFS，OS
		NCT00699491	I／II 期：IMC – A12 联合替西罗莫司治疗转移性乳腺癌包括 HER2 阳性；进行中	MTD，ORR，AEs
	AMG – 479（ganitumab）	NCT01708161	Ib/II 期：Alpelisib 联合 AMG – 479 治疗进展期卵巢癌或 HR 阳性 PIK3CA 突变型乳腺癌；已完成	DLT 发生率；ORR

续表

治疗靶点	化合物	研究编号	研究分期	研究终点
IGF‑1R	R1507（teprotumumab）	NCT00882674	Ⅰ期：R1507 术前 1 周单次给药治疗 HER2 阳性可手术乳腺癌；已完成	比较手术前活检与术后乳腺肿瘤标本中的 IGF‑1R 表达
	MK‑0646（dalotuzumab）	NCT00759785	Ⅰ期：MK‑0646 单剂量治疗可手术 TN 或 ER 阳性/Luminal B 乳腺癌，并在治疗前后进行活检；已完成	比较治疗前后生长因子的基因表达特征和 IGF‑1R 表达
c‑MET	XL184（卡博替尼）	NCT02260531	Ⅱ期：XL184 联合曲妥珠单抗治疗 CNS 新发转移或进展的 HER2 阳性乳腺癌（研究也包括 cabozitinib 单药治疗 HR 阳性/HER2 阴性与 TN 伴 CNS 转移）；入组中	CNS ORR
FGFR	Lucatinib（FGFR/VEGFR 抑制剂）	NCT02202746	Ⅱ期：Lucatinib 单药治疗转移性乳腺癌包括 HER2 阳性，按 FGFR 通路激活分层；进行中	PFS, ORR
	INCB054828（选择性 FGFR1‑3 抑制剂）	NCT02393248	Ⅰ/Ⅱ期：包括乳腺癌在内的晚期实体瘤中进行剂量递增（第 1 部分）序贯剂量扩展（第 2 部分）序贯联合治疗（第 3 部分）；曲妥珠单抗联合治疗将纳入第 3 部分	MTD, ORR

AE, 不良事件；CNS, 中枢神经系统；DCIS, 原位导管癌；DFS, 无病生存时间；DLT, 剂量限制性毒性；ER, 雌激素受体；FGFR, 成纤维细胞生长因子受体；H, 曲妥珠单抗；HR, 激素受体；IGF‑1R, 胰岛素样生长因子‑1 受体；MBC, 转移性乳腺癌；MTD, 最大耐受剂量；ORR, 总体反应率（完全缓解＋部分反应）；OS, 总生存期；pCR, 病理完全缓解率；PFS, 无进展生存期；PIK3CA, 磷脂酰肌醇‑4, 5‑二磷酸 3‑激酶催化亚基 α；Pt, 帕妥珠单抗；T‑DM1, 曲妥珠单抗‑美坦新偶联物；TN, 三阴性。

总之，IGF‑1R、c‑MET 和 FGFR 抑制剂的临床疗效各不相同，目前 FDA 只批准用于治疗 ALK 阳性 NSCLC 的 c‑MET/ALK 抑制剂克唑替尼，更多是基于其抑制 ALK 的活性，而非 c‑MET。尽管大多数研究中未用信号通路激活的生物标记作为入组分层或限制，IGF‑1R 抑制剂在多种实体瘤中只有极小的临床活性，包括 HER2 阴性乳腺癌。从肿瘤生物学角度，HER2 阳性乳腺癌仍然可能代表一个更容易对治疗有反应的亚型，IGF‑1R 抑制剂西妥昔单抗正在难治性 HER2 阳性乳腺癌患者中进行Ⅱ期临床研究。目前 c‑MET 抑制剂在乳腺癌治疗中尚未成功，目前还只是在 TNBC 患者中进行了研究，现正在进行 c - MET 抑制剂用于 HER2 阳性伴 CNS 转移患者的相关临床研究。最后，FGFR 抑制剂在 ER 阳性/HER2 阴性乳腺癌中显示出早期成功的迹象，部分可能是选择 FGF 通路激活的患者入组，因为这些患者更可能对治疗产生反应。目前尚无针对 HER2 阳性乳腺癌开展 FGFR 抑制剂治疗的临床研究，但是这可能是将来富有成果的临床研究领域。

不良反应谱

　　IGF - 1R 抑制剂常见的毒性包括疲劳、皮疹、腹泻、恶心/呕吐、高血糖、厌食症和口炎，以及血小板减少和贫血[128]。但是，总体耐受性良好。回顾总结 15 项单中心研究报告的 4 种最常见 ≥3 级 AE 为疲劳（4.9%）、血小板减少症（3.5%）、中性粒细胞减少（2.8%）和高血糖（2.7%）[128]。c - MET 抑制剂、抗体抑制剂 onartuzumab 与外周性水肿、脱发、疲劳、恶心和腹泻有关，联合紫杉醇治疗时 ≥3 级 AEs 发生率高达 50%[129]。卡博替尼的常见毒性反应包括疲劳、恶心/呕吐、腹泻、厌食和手掌 - 足底红斑感觉异常，虽然 ≥3 级 AEs 发生比例不高，但是最常见的是手掌 - 足底红斑感觉异常（13%）和疲劳（11%）[130]。其他 c - MET TKIs 具有类似的 AEs 谱，也都耐受良好。FGFR 抑制剂多韦替尼的常见毒性包括腹泻、恶心/呕吐、无力、头痛，最常见 ≥3 级 AEs 包括高血压（20%）、腹泻（14.9%）、转氨酶升高（15%）和疲劳（13%）[125]。

免疫疗法

　　增强宿主抗肿瘤反应的治疗已在包括乳腺癌在内的多种实体瘤治疗中取得成功。该治疗策略的目标是通过改变宿主的适应性免疫，以达到控制肿瘤侵袭的目的，而且还要达到长期控制肿瘤的微转移的持久抑制反应，主要采取两种基本治疗方法。癌症疫苗是通过激发和放大肿瘤特异性 T 细胞效应，以刺激细胞和体液免疫反应，发挥立即清除肿瘤和形成持久控制肿瘤的免疫记忆功能。然而，肿瘤擅长逃避适应性免疫反应，这使得肿瘤疫苗的开发受到挑战。实体瘤的主要免疫逃避机制是免疫检查点发生异常。从生理学角度，免疫检查点通路对维持免疫系统对自身抗原的耐受性至关重要，从而预防自身免疫功能发生紊乱。从机制上讲，免疫检查点通路是细胞表面受体/配体相互作用，负向调节适应性免疫反应。肿瘤微环境中，PD - L1、PD - L2 等免疫检查点配体表达增加可以导致抗肿瘤 T 细胞反应消失。免疫检查点阻断可以抵消该作用，特别是抑制 CTLA - 4 和 PD - 1 免疫检查点受体的单克隆抗体以及针对 PD - L1 和 PD - L2 配体的抗体。免疫检查点抑制剂已在许多不同实体瘤的临床治疗中取得了显著成功，黑素瘤和肺癌疗效持久，而包括乳腺癌在内的许多其他肿瘤正在进行相关研究。在 HER2 阳性肿瘤治疗中，抗 HER2 抗体诱导的抗肿瘤反应常易被低估，如曲妥珠单抗联合帕妥珠单抗能够通过参与激活宿主免疫系统并锁定对 HER2 过表达肿瘤细胞发挥细胞介导的细胞性毒性作用，这可能是一个特别成功的治疗布局：两个肿瘤疫苗和免疫检查点的封锁。

HER2 阳性乳腺癌免疫治疗的临床前研究

临床前小鼠模型实验显示抗 CTLA-4 和 PD-1 抗体与抗 HER2 抗体具有协同作用，而在多西他赛、帕妥珠单抗和曲妥珠单抗新辅助 NeoSphere 研究的再分析结果显示，PD-L1 高表达与低 pCR 率有关，而高 pCR 率与免疫激活标志物有关[131]。包含帕妥珠单抗和曲妥珠单抗治疗的 TRYPHAENA 和 CALGB 40601 大型新辅助临床研究中也发现类似的抗肿瘤免疫标志物与预后改善有关[106,132]。NeoALTTO 研究的二次分析发现，无论患者是否接受过曲妥珠单抗或拉帕替尼治疗，大量肿瘤淋巴细胞浸润与预后更好有关[133]。CLEOPATRA 是一项比较曲妥珠单抗和多西他赛联合帕妥珠单抗或安慰剂治疗转移性 HER2 阳性乳腺癌的临床研究，二次分析发现肿瘤浸润淋巴细胞增多与预后改善有

关，与抗 HER2 治疗方案无关[134]。综上所述，以上结果支持免疫检查点阻断和其他免疫调节治疗在 HER2 阳性乳腺癌中的治疗作用。

免疫调节剂的临床试验

HER2 受体本身可以作为开发 HER2 阳性肿瘤疫苗的良好抗原，尽管目前相关临床研究尚未获得显著成效，对 HER2 阳性乳腺肿瘤疫苗的研究和开发也一直能够激起人们的兴趣。HER2 细胞外结构域获得 E75 肽疫苗 I 期研究证明，转移性乳腺癌患者能够对曲妥球单抗的抗 HER2 介导的 T 细胞产生应答，并持续数年，但最终未能证明任何临床获益，可能与患者入组时的分期偏晚有关[135]。随后，针对该疫苗的最大样本Ⅲ期辅助治疗相关研究最终因独立数据监测委员会判定研究无临床获益而被提前终止（表 12.5）。评价疫苗联合曲妥珠单抗治疗乳腺导管原位癌（表 12.5）的临床研究正在进行中。早期试验中的其他疫苗方法包括曲妥珠单抗 + 肽疫苗 + 化疗的组合，提取自 HER2 细胞内或跨膜结构域的肽基疫苗，DNA 疫苗，树突细胞疫苗，全肿瘤细胞疫苗，以及疫苗接种后离体扩增和自体 HER2 特异性 T 细胞的再输注[136]。

表 12.5 免疫调节治疗的部分临床研究

研究编号	临床研究	患者特征	研究设计	疗效指标
派姆单抗				
NCT03032107	Ⅰb	进展期且 H 难治性	派姆单抗联合 T-DM1 治疗 H 难治性进展期 HER2 阳性乳腺癌；入组中	AEs, ORR, PFS
NCT03272334	Ⅰ/Ⅱ	转移性且 H 难治性	派姆单抗联合抗 CD3/抗 HER2 自体 T 细胞激活治疗 H 难治性转移性 HER2 阳性乳腺癌；入组中	AEs/DLTs, 血清免疫反应, ORR
NCT02318901	Ⅰb/Ⅱ	转移性	派姆单抗联合 H 或 T-DM1 治疗转移性 HER2 阳性乳腺癌；入组中	MTD, AEs, ORR, PFS
NCT02129556（PAN-ACEA）	Ⅰb/Ⅱ	进展期且 H 难治性	派姆单抗联合曲妥珠单抗治疗 H 难治性进展期 HER2 阳性乳腺癌；进行中	MTD, ORR
NCT03199885	Ⅲ	转移性一线	H+Pt+紫杉醇联合派姆单抗或安慰剂一线治疗转移性 HER2 阳性乳腺癌；尚未入组	PFS, CNS 转移, 包括迟发性免疫相关 AEs
阿特珠单抗				
NCT02605915	Ⅰb	转移性和新辅助	转移性：H+Pt+阿特珠单抗联合或不联合多西紫杉醇，或阿特珠单抗联合剂量递增 T-DM1	DLTs, AEs
			新辅助：H+Pt+阿特珠单抗或 T-DM1+阿特珠单抗治疗 HER2 阳性乳腺癌；入组中	
NCT02924883	Ⅱ	进展期且 H 难治性	T-DM1 联合阿特珠单抗或安慰剂治疗 H 难治性进展期或转移性 HER2 阳性乳腺癌；进行中	AEs, PFS, ORR, OS
NCT03125928	Ⅱ	进展期一线	H+Pt+紫杉醇+阿特珠单抗一线治疗进展期或转移性 HER2 阳性乳腺癌；入组中	AEs, ORR,

续表

研究编号	临床研究	患者特征	研究设计	疗效指标
德瓦鲁单抗				
NCT02649686	Ⅰb	转移性且 H 难治性	H + 德瓦鲁单抗治疗 H 难治性转移性 HER2 阳性乳腺癌；进行中	AEs, ORR, CBR
疫苗				
NCT01570036	Ⅱ	早期淋巴结阳性或高危淋巴结阴性	H + GM‒CSF 联合或不联合 E75 HER2 疫苗治疗淋巴结阳性或高危淋巴结阴性 HER2 1 + 或 2 + 经治的乳腺癌；入组中	DFS
NCT02297698	Ⅱ	早期高危	H + E75 HER2 疫苗 + GM‒CSF 治疗早期 HER 阳性且研究定义高危的乳腺癌；入组中	浸润性 DFS, AEs
NCT01479244	Ⅲ	早期淋巴结阳性	E75 HER2 疫苗 + GM‒CSF 或安慰剂治疗淋巴结阳性 HER2 1 + 或 2 + 经治的乳腺癌；因无益而被中止	DFS, OS
NCT02636582	Ⅱ	DCIS	E75 HER2 疫苗 + GM‒CSF 或安慰剂治疗 DCIS；入组中	E75‒特异性 T 细胞应答，AEs

AE, 不良事件；CBR, 临床获益率（完全缓解 + 部分缓解 + 疾病稳定 >6 个月）；DCIS, 原位导管癌；DFS, 无病生存期；DLT, 剂量限制性毒性；GM‒CSF, 粒细胞‒巨噬细胞集落刺激因子；H, 曲妥珠单抗；MBC, 转移性乳腺癌；MTD, 最大耐受剂量；ORR, 总体有效率（完全缓解 + 部分缓解）；OS, 总生存期；pCR, 病理完全缓解率；PFS, 无进展生存期；Pt, 帕妥珠单抗；T‒DM1, 曲妥珠单抗‒美坦新偶联物。

鉴于免疫检查点抑制剂在其他实体肿瘤的成功治疗，许多令人兴奋的研究正在将这些药物扩展到治疗 HER2 + 乳腺癌。可用的药剂包括抗 PD1 抗体派姆单抗和纳武单抗，抗 PD‒L1 抗体阿特珠单抗、阿维鲁单抗和德瓦鲁单抗，以及抗 CTLA4 抗体伊匹单抗和 tremelimumab。其中，派姆单抗、阿特珠单抗和德瓦鲁单抗正在 HER2 阳性乳腺癌的临床试验中（表 12.5），主要与抗 HER2 抗体联合治疗转移性乳腺癌，包括计划进行（但尚未招募）派姆单抗对比安慰剂联合曲妥珠单抗、帕妥珠单抗和紫杉醇一线治疗转移性乳腺癌的Ⅲ期临床研究（NCT03199885）。

总之，HER2 免疫原性已使 HER2 阳性乳腺癌成为主动免疫和免疫检查点抑制剂治疗较有吸引力的适应证。虽然目前在这种情况下正在采用许多不同的疫苗策略，但尚未证实有前景的临床活性。同时，尽管免疫检查点抑制剂与抗 HER2 抗体联合治疗 HER2 阳性乳腺癌患者的首次临床研究结果备受期待，这些药物活性能否在其他乳腺癌患者中被验证仍有待观察。

不良反应谱

抗 PD - 1、抗 PD - L1 和抗 - CT-LA4 抗体引起的不良反应主要表现为自身免疫系统相关症状，包括皮疹、腹泻/结肠炎和甲状腺炎，以及 PD - 1 和 PD - L1 抑制剂相关性肺炎。联合抗 HER2 治疗时是否会出现新型免疫介导或其他毒性反应仍有待观察。

PARP 抑制剂

多聚 ADP 核糖聚合酶（poly ADP - ribose polymerases，PARPs）是参与识别和修复 DNA 单链断裂的核内 DNA 损伤传感器。2000 年初临床前研究发现 BRCA1/2 纯合突变细胞存在同源重组修复功能缺陷并对 PARP 抑制剂敏感[137]。随后一些 PARP 抑制剂被批准用于治疗晚期卵巢癌，并在具有胚系 BRCA 突变/HER2 阴性乳腺癌接受姑息或辅助治疗阶段的 III 期临床试验中初显令人鼓舞的肯定结果[138]。有一些临床前实验证明，HER2 过表达可能使乳腺癌细胞对 PARP 抑制剂更敏感。一组 HER2 阳性人乳腺癌细胞系在体外对 PARP 抑制剂维利帕尼和奥拉帕尼均敏感，而诱导 HER2 阴性乳腺癌细胞过表达 HER2 后也发现体外和体内异种移植模型均对维利帕尼敏感[139]，作用机制被认为与 DNA 修复无关，可能与维利

帕尼对 NF - κB 的抑制作用有关，尽管这一结论还有待证实。后续一项研究发现，在来自 307 例 HER2 阳性乳腺癌肿瘤标本中也存在 PARP1 蛋白和磷酸化 p65（NF - κB 通路激活标志物）蛋白的富集现象，支持了上述初步观察结果[140]。虽然该发现仍然需要更多临床前研究进行验证，但是他们提出了 PARP 抑制剂用于 HER2 阳性乳腺癌治疗的可能性，目前这还是一个未开发的临床研究领域。

小结

曲妥珠单抗、T - DM1 和帕妥珠单抗药物已显著改变了早期、局部晚期或转移性 HER2 阳性乳腺癌患者的治疗和预后。上述令人惊喜的其他靶向疗法尤其适用于治疗原发性或获得性抗 HER2 耐药的乳腺癌。这些靶向药物最终很可能仅对特定分子亚型患者起效，个体化药物敏感性也会随时间发生变化，因此，确定相关生物标志物用于指导临床有效用药十分重要。在这些新型靶向治疗中，CDK4/6 抑制剂、新型 PI3K 抑制剂和泛 HER 抑制剂来那替尼可能对更多患者有效。免疫检查点抑制剂也可能对这些患者治疗有效，与它们在其他肿瘤中的治疗表现相似。

参考文献

[1] Loibl S, Gianni L. HER2 - positive breast cancer. Lancet. 2017；389（10087）：2415 - 2429.

https：//doi. org/10. 1016/S0140 － 6736
（16）32417 － 5.

［2］Perez EA, Romond EH, Suman VJ, et al. Tras-
tuzumab plus adjuvant chemotherapy for human
epidermal growth factor receptor 2 － positive
breast cancer：planned joint analysis of overall
survival from NSABP B － 31 and NCCTG
N9831. J Clin Oncol. 2014；32（33）：3744 －
3752. https：//doi. org/10. 1200/JCO.
2014. 55. 5730.

［3］Swain SM, Baselga J, Kim S － B, et al. Pertu-
zumab, trastuzumab, and docetaxel in HER2 －
positive metastatic breast cancer. N Engl J Med.
2015；372（8）：724 － 734. https：//doi.
org/10. 1056/NEJMoa1413513.

［4］Yarden Y, Pines G. The ERBB network：at last,
cancer therapy meets systems biology. Nat Rev
Cancer. 2012；12（8）：553 － 563. https：//
doi. org/10. 1038/nrc3309.

［5］Rimawi MF, Schiff R, Osborne CK. Targeting
HER2 for the treatment of breast cancer. Annu
Rev Med. 2015；66（1）：111 － 128. https：//
doi. org/10. 1146/annurev － med － 042513
－015127.

［6］Arteaga CL, Engelman JA. ERBB receptors：
from oncogene discovery to basic science to mech-
anism － based cancer therapeutics. Cancer Cell.
2014；25（3）：282 － 303. https：//doi. org/
10. 1016/j. ccr. 2014. 02. 025.

［7］Rexer BN, Arteaga CL. Intrinsic and acquired re-
sistance to HER2 － targeted therapies in HER2
gene － amplified breast cancer：mechanisms and
clinical implications. Crit Rev Oncog. 2012；17
（1）：1 － 16.

［8］Hanahan D, Weinberg RA. Hallmarks of cancer：
the next generation. Cell. 2011；144（5）：646
－ 674. https：//doi. org/10. 1016/j. cell.
2011. 02. 013.

［9］MalumbresM, Barbacid M. Cell cycle, CDKs
and cancer：a changing paradigm. Nat Rev Canc-
er. 2009；9（3）：153 － 166. https：//doi.
org/10. 1038/nrc2602.

［10］Cancer Genome Atlas Network, Getz G, Chin L,
Mills GB, Ingle JN. Comprehensive molecular
portraits of human breast tumours. Nature. 2012；
490（7418）：61 － 70. https：//doi. org/10.
1038/nature11412.

［11］Finn RS, Martin M, Rugo HS, et al. Palbociclib
and letrozole in advanced breast cancer. N Engl J
Med. 2016；375（20）：1925 － 1936. https：//

doi. org/10. 1056/NEJMoa1607303.

［12］Hortobagyi GN, Stemmer SM, Burris HA, et al.
Ribociclib as first － line therapy for HR － posi-
tive, advanced breast cancer. N Engl J Med.
2016；375（18）：1738 － 1748. https：//doi.
org/10. 1056/NEJMoa1609709.

［13］Sledge GW, Toi M, Neven P, et al. MON-
ARCH 2：abemaciclib in combination with fulves-
trant in women with HRt/HER2 － advanced
breast cancer who had progressed while receiving
endocrine therapy. J Clin Oncol. 2017；35
（25）：2875 － 2884. https：//doi. org/10.
1200/JCO. 2017. 73. 7585.

［14］Goetz MP, Toi M, Campone M, et al. MON-
ARCH 3：abemaciclib as initial therapy for ad-
vanced breast cancer. J Clin Oncol. 2017；35
（32）：3638 － 3646. https：//doi. org/10.
1200/JCO. 2017. 75. 6155.

［15］Landis MW, Pawlyk BS, Li T, Sicinski P, Hinds
PW. Cyclin D1 － dependent kinase activity in mu-
rine development and mammary tumorigenesis.
Cancer Cell. 2006；9（1）：13 － 22. https：//
doi. org/10. 1016/j. ccr. 2005. 12. 019.

［16］Yu Q, Sicinska E, Geng Y, et al. Requirement
for CDK4 kinase function in breast cancer. Cancer
Cell. 2006；9（1）：23 － 32. https：//doi.
org/10. 1016/j. ccr. 2005. 12. 012.

［17］Choi YJ, Li X, Hydbring P, et al. The require-
ment for cyclin Dfunction in tumormaintenance.
Cancer Cell. 2012；22（4）：438 － 451. ht-
tps：//doi. org/10. 1016/j. ccr. 2012.
09. 015.

［18］Finn RS, Dering J, Conklin D, et al. PD
0332991, a selective cyclin D kinase 4/6 inhibi-
tor, preferentially inhibits proliferation of luminal
estrogen receptorpositive human breast cancer cell
lines in vitro. Breast Cancer Res. 2009；11
（5）：R77. https：//doi. org/10.
1186/bcr2419.

［19］Goel S, Wang Q, Watt AC, et al. Overcoming
therapeutic resistance in HER2 － positive breast
cancers with CDK4/6 inhibitors. Cancer Cell.
2016；29（3）：255 － 269. https：//doi. org/
10. 1016/j. ccell. 2016. 02. 006.

［20］Corona SP, Ravelli A, Cretella D, et al. CDK4/
6 inhibitors in HER2 － positive breast cancer. Crit
Rev Oncol Hematol. 2017；112：208 － 214. ht-
tps：//doi. org/10. 1016/j. critrevonc. 2017.
02. 022.

［21］Guerrero － Zotano A, Mayer IA, Arteaga CL.

PI3K/AKT/mTOR: role in breast cancer progression, drug resistance, and treatment. Cancer Metastasis Rev. 2016; 35 (4): 515 – 524. https://doi. org/10. 1007/s10555 – 016 – 9637 – x.

[22] Utermark T, Rao T, Cheng H, et al. The p110a and p110b isoforms of PI3K play divergent roles in mammary gland development and tumorigenesis. Genes Dev. 2012; 26 (14): 1573 – 1586. https://doi.   org/10.   1101/gad. 191973. 112.

[23] Nagata Y, Lan K – H, Zhou X, et al. PTEN activation contributes to tumor inhibition by trastuzumab, and loss of PTEN predicts trastuzumab resistance in patients. Cancer Cell. 2004; 6 (2): 117 – 127. https://doi. org/10. 1016/j. ccr. 2004. 06. 022.

[24] Yakes FM, Chinratanalab W, Ritter CA, King W, Seelig S, Arteaga CL. Herceptin – induced inhibition of phosphatidylinositol – 3 kinase and Akt Is required for antibody – mediated effects on p27, cyclin D1, and antitumor action. Cancer Res. 2002; 62 (14): 4132 – 4141.

[25] Berns K, Horlings HM, Hennessy BT, Madiredjo M. A functional genetic approach identifies the PI3K pathway as a major determinant of trastuzumab resistance in breast cancer. Cancer Cell. 2007; 12 (4): 395 – 402. https://doi. org/ 10. 1016/j. ccr. 2007. 08. 030.

[26] Chakrabarty A, Bhola NE, Sutton C, et al. Trastuzumabresistant cells rely on a HER2 – PI3K – FoxO – survivin axis and are sensitive to PI3K inhibitors. Cancer Res. 2013; 73 (3): 1190 – 1200. https://doi. org/10. 1158/0008 – 5472. CAN – 12 – 2440.

[27] Weigelt B, Warne PH, Downward J. PIK3CA mutation, but not PTEN loss of function, determines the sensitivity of breast cancer cells to mTOR inhibitory drugs. Oncogene. 2011; 30 (29): 3222 – 3233. https://doi. org/10. 1038/onc. 2011. 42.

[28] Miller TW, Forbes JT, Shah C, et al. Inhibition of mammalian target of rapamycin is required for optimal antitumor effect of HER2 inhibitors against HER2 – overexpressing cancer cells. Clin Cancer Res. 2009; 15 (23): 7266 – 7276. https://doi. org/10. 1158/1078 – 0432. CCR – 09 – 1665.

[29] O'Reilly KE, Rojo F, She Q – B, et al. mTOR inhibition induces upstream receptor tyrosine kinase signaling and activates Akt. Cancer Res. 2006; 66 (3): 1500 – 1508. https://doi. org/10. 1158/0008 – 5472. CAN – 05 – 2925.

[30] García – García C, Ibrahim YH, Serra V, et al. Dual mTORC1/2 and HER2 blockade results in antitumor activity in preclinical models of breast cancer resistant to anti – HER2 therapy. Clin Cancer Res. 2012; 18 (9): 2603 – 2612. https://doi. org/10. 1158/1078 – 0432. CCR – 11 – 2750.

[31] O'Brien NA, McDonald K, Tong L, et al. Targeting PI3K/mTOR overcomes resistance to HER2 – targeted therapy independent of feedback activation of AKT. Clin Cancer Res. 2014; 20 (13): 3507 – 3520. https://doi. org/10. 1158/1078 – 0432. CCR – 13 – 2769.

[32] Peddi PF, Hurvitz SA. PI3K pathway inhibitors for the treatment of brain metastases with a focus on HER2 breast cancer. J Neurooncol. 2014; 117 (1): 7 – 13. https://doi. org/10. 1007/s11060 – 014 – 1369 – 6.

[33] Baselga J, Cortés J, Im S – A, et al. Biomarker analyses in CLEOPATRA: a phase III, placebo – controlled study of pertuzumab in human epidermal growth factor receptor 2 – positive, first – line metastatic breast cancer. J Clin Oncol. 2014; 32 (33): 3753 – 3761. https://doi. org/10. 1200/JCO. 2013. 54. 5384.

[34] Baselga J, Lewis Phillips GD, Verma S, et al. Relationship between tumor biomarkers and efficacy in EMILIA, a phase III study of trastuzumab emtansine in HER2 – positive metastatic breast cancer. Clin Cancer Res. 2016; 22 (15): 3755 – 3763. https://doi. org/10. 1158/1078 – 0432. CCR – 15 – 2499.

[35] Perez EA, Dueck AC, McCullough AE, et al. Impact of PTEN protein expression on benefit from adjuvant trastuzumab in early – stage human epidermal growth factor receptor 2 – positive breast cancer in the North Central Cancer Treatment Group N9831 trial. J Clin Oncol. 2013; 31 (17): 2115 – 2122. https://doi. org/10. 1200/JCO. 2012. 42. 2642.

[36] Pogue – Geile KL, Song N, Jeong J – H, et al. Intrinsic subtypes, PIK3CA mutation, and the degree of benefit from adjuvant trastuzumab in the NSABP B – 31 trial. J Clin Oncol. 2015; 33 (12): 1340 – 1347. https://doi. org/10. 1200/JCO. 2014. 56. 2439.

[37] Yardley DA, Noguchi S, Pritchard KI, et al.

Everolimus plus exemestane in postmenopausal patients with HR (+) breast cancer: BOLERO -2 final progression - free survival analysis. Adv Ther. 2013; 30 (10): 870 - 884. https://doi. org/10. 1007/s12325 -013 -0060 -1.

[38] Wolff AC, Lazar AA, Bondarenko I, et al. Randomized phase Ⅲ placebo - controlled trial of letrozole plus oral temsirolimus as first - line endocrine therapy in postmenopausal women with locally advanced or metastatic breast cancer. J Clin Oncol. 2013; 31 (2): 195 - 202. https://doi. org/10. 1200/JCO. 2011. 38. 3331.

[39] Andre F, O'Regan R, Ozguroglu M, et al. Everolimus for women with trastuzumab - resistant, HER2 - positive, advanced breast cancer (BOLERO -3): a randomised, double - blind, placebo - controlled phase 3 trial. Lancet Oncol. 2014; 15 (6): 580 - 591. https://doi. org/10. 1016/S1470 -2045 (14) 70138 - X.

[40] Hurvitz SA, Andre F, Jiang Z, et al. Combination of everolimus with trastuzumab plus paclitaxel as first - line treatment for patients with HER2 - positive advanced breast cancer (BOLERO -1): a phase 3, randomised, double - blind, multicentre trial. Lancet Oncol. 2015; 16 (7): 816 - 829. https://doi. org/10. 1016/S1470 -2045 (15) 00051 -0.

[41] Andre F, Hurvitz S, Fasolo A, et al. Molecular alterations and everolimus efficacy in human epidermal growth factor receptor 2 - overexpressing metastatic breast cancers: combined exploratory biomarker analysis from BOLERO -1 and BOLERO -3. J Clin Oncol. 2016; 34 (18): 2115 - 2124. https://doi. org/10. 1200/JCO. 2015. 63. 9161.

[42] Seiler M, Ray - Coquard I, Melichar B, et al. Oral ridaforolimus plus trastuzumab for patients with HER2 trastuzumab - refractory metastatic breast cancer. Clin Breast Cancer. 2015; 15 (1): 60 - 65. https://doi. org/10. 1016/j. clbc. 2014. 07. 008.

[43] Hudis C, Swanton C, Janjigian YY, et al. A phase 1 study evaluating the combination of an allosteric AKT inhibitor (MK - 2206) and trastuzumab in patients with HER2 - positive solid tumors. Breast Cancer Res. 2013; 15 (6): R110. https://doi. org/10. 1186/bcr3577.

[44] Loibl S, la Peña de L, Nekljudova V, et al. Neoadjuvant buparlisib plus trastuzumab and paclitaxel for women with HER2 + primary breast cancer: a randomised, double - blind, placebo - controlled phase Ⅱ trial (NeoPHOEBE). Eur J Cancer. 2017; 85: 133 - 145. https://doi. org/10. 1016/j. ejca. 2017. 08. 020.

[45] Guerin M, Rezai K, Isambert N, et al. PIKHER2: a phase IB study evaluating buparlisib in combination with lapatinib in trastuzumab - resistant HER2 - positive advanced breast cancer. Eur J Cancer. 2017; 86: 28 -36. https://doi. org/10. 1016/j. ejca. 2017. 08. 025.

[46] Saura C, Bendell J, Jerusalem G, et al. Phase Ib study of Buparlisib plus Trastuzumab in patients with HER2 - positive advanced or metastatic breast cancer that has progressed on Trastuzumab - based therapy. Clin Cancer Res. 2014; 20 (7): 1935 - 1945. https://doi. org/10. 1158/1078 -0432. CCR -13 -1070.

[47] De Palma M, Biziato D, Petrova TV. Microenvironmental regulation of tumour angiogenesis. Nat Rev Cancer. 2017; 17 (8): 457 -474. https://doi. org/10. 1038/nrc. 2017. 51.

[48] Wen X - F, Yang G, Mao W, et al. HER2 signaling modulates the equilibrium between pro - and antiangiogenic factors via distinct pathways: implications for HER2 - targeted antibody therapy. Oncogene. 2006; 25 (52): 6986 - 6996. https://doi. org/10. 1038/sj. onc. 1209685.

[49] Konecny GE, Meng YG, Untch M, et al. Association between HER -2/neu and vascular endothelial growth factor expression predicts clinical outcome in primary breast cancer patients. Clin Cancer Res. 2004; 10 (5): 1706 -1716. https://doi. org/10. 1158/1078 - 0432. CCR -0951 -3.

[50] Linderholm B, Andersson J, Lindh B, et al. Overexpression of c - erbB - 2 is related to a higher expression of vascular endothelial growth factor (VEGF) and constitutes an independent prognostic factor in primary node - positive breast cancer after adjuvant systemic treatment. Eur J Cancer. 2004; 40 (1): 33 -42. https://doi. org/10. 1016/S0959 -8049 (03) 00673 -7.

[51] Le X - F, Mao W, Lu C, et al. Specific blockade of VEGF and HER2 pathways results in greater growth inhibition of breast cancer xenografts that overexpress HER2. Cell Cycle. 2008; 7 (23): 3747 - 3758. https://doi. org/10. 4161/cc. 7. 23. 7212.

[52] Martin M, Makhson A, Gligorov J, et al. Phase

II study of bevacizumab in combination with tras-tuzumab and capecitabine as first – line treatment for HER – 2 – positive locally recurrent or meta-static breast cancer. Oncologist. 2012；17（4）：469 – 475. https：//doi. org/10. 1634/theon-cologist. 2011 –0344.

[53] Schwartzberg LS, Badarinath S, Keaton MR, Childs BH. Phase II multicenter study of docetax-el and bevacizumab with or without trastuzumab as first – line treatment for patients with metastatic breast cancer. Clin Breast Cancer. 2014；14（3）：161 – 168. https：//doi. org/10. 1016/j. clbc. 2013. 12. 003.

[54] Zhao M, Pan X, Layman R, et al. A Phase II study of bevacizumab in combination with trastu-zumab and docetaxel in HER2 positive metastatic breast cancer. Invest New Drugs. 2014；32（6）：1285 – 1294. https：//doi. org/10. 1007/s10637 –014 –0122 –5.

[55] Gianni L, Romieu GH, Lichinitser M, et al. AVEREL：a randomized phase III Trial evaluating bevacizumab in combination with docetaxel and trastuzumab as firstline therapy for HER2 – posi-tive locally recurrent/metastatic breast cancer. J Clin Oncol. 2013；31（14）：1719 –1725. ht-tps：//doi. org/10. 1200/JCO. 2012. 44. 7912.

[56] Arteaga CL, Mayer IA, O' Neill AM, et al. A randomized phase III double – blinded placebo – controlled trial of first – line chemotherapy and trastuzumab with or without bevacizumab for pa-tients with HER2/neu – overexpressing metastatic breast cancer（HER2 + MBC）：a trial of the Eastern Cooperative Oncology Group（E1105）. J Clin Oncol. 2012；30（suppl 15）：605. ht-tps：//doi. org/10. 1200/jco. 2012. 30. 15 _ suppl. 605.

[57] Hurvitz SA, Pegram M, Lin L, et al. Final re-sults of a phase II trial evaluating trastuzumab and bevacizumab as first line treatment of HER2 – am-plified advanced breast cancer. Cancer Res. 2009；69（suppl 24）：6094. https：//doi. org/10. 1158/0008 – 5472. SABCS – 09 –6094.

[58] Drooger JC, van Tinteren H, de Groot SM, et al. A randomized phase 2 study exploring the role of bevacizumab and a chemotherapy – free approach in HER2 – positive metastatic breast cancer：the HAT study（BOOG 2008 – 2003）, a Dutch Breast Cancer Research Group trial. Cancer.

2016；122（19）：2961 – 2970. https：//doi. org/10. 1002/cncr. 30141.

[59] Rugo HS, Chien AJ, Franco SX, et al. A phase II study of lapatinib and bevacizumab as treatment for HER2 – overexpressing metastatic breast canc-er. Breast Cancer Res Treat. 2012；134（1）：13 –20. https：//doi. org/10. 1007/s10549 –011 –1918 – z.

[60] Sideras K, Dueck AC, Hobday TJ, et al. North central cancer treatment group（NCCTG）N0537：phase II trial of VEGF – trap in patients with me-tastatic breast cancer previously treated with an an-thracycline and/or a taxane. Clin Breast Cancer. 2012；12（6）：387 – 391. https：//doi. org/10. 1016/j. clbc. 2012. 09. 007.

[61] Moreno – Aspitia A, Morton RF, Hillman DW, et al. Phase II trial of sorafenib in patients with metastatic breast cancer previously exposed to an-thracyclines or taxanes：North Central Cancer Treatment Group and Mayo Clinic Trial N0336. J Clin Oncol. 2009；27（1）：11 –15. https：//doi. org/10. 1200/JCO. 2007. 15. 5242.

[62] Burstein HJ, Elias AD, Rugo HS, et al. Phase II study of sunitinib malate, an oral multitargeted tyrosine kinase inhibitor, in patients with metastat-ic breast cancer previously treated with an anthra-cycline and a taxane. J Clin Oncol. 2008；26（11）：1810 – 1816. https：//doi. org/10. 1200/JCO. 2007. 14. 5375.

[63] Cardoso F, Canon J – L, Amadori D, et al. An exploratory study of sunitinib in combination with docetaxel and trastuzumab as first – line therapy for HER2 – positive metastatic breast cancer. Breast. 2012；21（6）：716 – 723. https：//doi. org/10. 1016/j. breast. 2012. 09. 002.

[64] Bachelot T, Garcia – Saenz JA, Verma S, et al. Sunitinib in combination with trastuzumab for the treatment of advanced breast cancer：activity and safety results from a phase II study. BMC Canc-er. 2014；14（1）：166. https：//doi. org/10. 1186/1471 –2407 –14 –166.

[65] Cristofanilli M, Johnston SRD, Manikhas A, et al. A randomized phase II study of lapatinib + pazopanib versus lapatinib in patients with HER2 + inflammatory breast cancer. Breast Cancer Res Treat. 2013；137（2）：471 – 482. https：//doi. org/10. 1007/s10549 –012 –2369 – x.

[66] Johnston SRD, Gómez H, Stemmer SM, et al. A randomized and open – label trial evaluating the addition of pazopanib to lapatinib as first – line

therapy in patients with HER2 – positive advanced breast cancer. Breast Cancer Res Treat. 2013; 137 (3): 755 – 766. https: //doi. org/10. 1007/s10549 – 012 – 2399 – 4.

[67] Smith JW, Buyse ME, Rastogi P, et al. Epirubicin with cyclophosphamide followed by docetaxel with trastuzumab and bevacizumab as neoadjuvant therapy for HER2 – positive locally advanced breast cancer or as adjuvant therapy for HER2 – positive pathologic stage III breast cancer: a phase II trial of the NSABP Foundation Research Group, FB – 5. Clin Breast Cancer. 2017; 17 (1): 48 – 54. e3. https: //doi. org/10. 1016/j. clbc. 2016. 07. 008.

[68] Slamon DJ, Swain SM, Buyse M, et al. Primary Results from BETH, a Phase 3 Controlled Study of Adjuvant Chemotherapy and Trastuzumab Bevacizumab in Patients with HER2 – positive, Node – positive or High Risk Nodenegative Breast Cancer; 2013. http: //www. abstracts2view. com/sabcs13/view. php? nu = SABCS13L _ 875&terms = .

[69] Yardley DA, Raefsky E, Castillo R, et al. Phase II study of neoadjuvant weekly nab – paclitaxel and carboplatin, with bevacizumab and trastuzumab, as treatment for women with locally advanced HER2 + breast cancer. Clin Breast Cancer. 2011; 11 (5): 297 – 305. https: //doi. org/ 10. 1016/j. clbc. 2011. 04. 002.

[70] Coudert B, Pierga J – Y, Mouret – Reynier M – A, et al. Use of [(18) F] – FDG PET to predict response to neoadjuvant trastuzumab and docetaxel in patients with HER2 – positive breast cancer, and addition of bevacizumab to neoadjuvant trastuzumab and docetaxel in [(18) F] – FDG PET – predicted non – responders (AVATAXHER): an open – label, randomised phase 2 trial. Lancet Oncol. 2014; 15 (13): 1493 – 1502. https: //doi. org/10. 1016/S1470 – 2045 (14) 70475 – 9.

[71] Ritter CA, Perez – Torres M, Rinehart C, Guix M. Human breast cancer cells selected for resistance to trastuzumab in vivo overexpression epidermal growth factor receptor and ErbB ligands and remain dependent on the ErbB receptor network. Clin Cancer Res. 2007; 13 (16): 4909 – 4919. https: //doi. org/10. 1158/1078 – 0432. CCR – 07 – 0701.

[72] Dua R, Zhang J, Nhonthachit P, Penuel E, Petropoulos C, Parry G. EGFR over – expression and activation in high HER2, ER negative breast cancer cell line induces trastuzumab resistance. Breast Cancer Res Treat. 2010; 122 (3): 685 – 697. https: //doi. org/10. 1007/s10549 – 009 – 0592 – x.

[73] Arpino G, Gutierrez C, Weiss H, et al. Treatment of human epidermal growth factor receptor 2 – overexpressing breast cancer xenografts with multiagent HER – targeted therapy. JNCI J Natl Cancer Inst. 2007; 99 (9): 694 – 705. https: //doi. org/10. 1093/jnci/djk151.

[74] Cheng H, Ballman K, Vassilakopoulou M, et al. EGFR expression is associated with decreased benefit from trastuzumab in the NCCTG N9831 (Alliance) trial. Br J Cancer. 2014; 111 (6): 1065 – 1071. https: //doi. org/10. 1038/bjc. 2014. 442.

[75] Cameron D, Casey M, Oliva C, Newstat B, Imwalle B, Geyer CE. Lapatinib plus capecitabine in women with HER – 2 – positive advanced breast cancer: final survival analysis of a phase III randomized trial. Oncologist. 2010; 15 (9): 924 – 934. https: //doi. org/10. 1634/theoncologist. 2009 – 0181.

[76] Diéras V, Miles D, Verma S, et al. Trastuzumab emtansine versus capecitabine plus lapatinib in patients with previously treated HER2 – positive advanced breast cancer (EMILIA): a descriptive analysis of final overall survival results from a randomised, open – label, phase 3 trial. Lancet Oncol. 2017; 18 (6): 732 – 742. https: //doi. org/10. 1016/S1470 – 2045 (17) 30312 – 1.

[77] Gelmon KA, Boyle FM, Kaufman B, et al. Lapatinib or trastuzumab plus taxane therapy for human epidermal growth factor receptor 2 – positive advanced breast cancer: final results of NCIC CTG MA. 31. J Clin Oncol. 2015; 33 (14): 1574 – 1583. https: //doi. org/10. 1200/ JCO. 2014. 56. 9590.

[78] Crown J, Kennedy MJ, Tresca P, et al. Optimally tolerated dose of lapatinib in combination with docetaxel plus trastuzumab in first – line treatment of HER2 – positive metastatic breast cancer. Ann Oncol. 2013; 24 (8): 2005 – 2011. https: // doi. org/10. 1093/annonc/mdt222.

[79] Esteva FJ, Franco SX, Hagan MK, et al. An open – label safety study of lapatinib plus trastuzumab plus paclitaxel in first – line HER2 – positive metastatic breast cancer. Oncologist. 2013; 18 (6): 661 – 666. https: //doi. org/10.

1634/theoncologist. 2012 - 0129.

[80] Blackwell KL, Burstein HJ, StornioloAM, et al. Overall survival benefit with lapatinib in combination with trastuzumab for patients with human epidermal growth factor receptor 2 - positive metastatic breast cancer: final results from the EGF104900 Study. J Clin Oncol. 2012; 30 (21): 2585 - 2592. https://doi. org/10. 1200/JCO. 2011. 35. 6725.

[81] Lin NU, Guo H, Yap JT, et al. Phase II study of lapatinib in combination with trastuzumab in patients with human epidermal growth factor receptor 2 - positive metastatic breast cancer: clinical outcomes and predictive value of early [18F] Fluorodeoxyglucose positron emission tomography imaging (TBCRC 003). J Clin Oncol. 2015; 33 (24): 2623 - 2631. https://doi. org/10. 1200/JCO. 2014. 60. 0353.

[82] Vogel CL, Cobleigh MA, Tripathy D, et al. Efficacy and safety of trastuzumab as a single agent in first - line treatment of HER2 - overexpressing metastatic breast cancer. J Clin Oncol. 2002; 20 (3): 719 - 726. https://doi. org/10. 1200/JCO. 2002. 20. 3. 719.

[83] Bachelot T, Romieu G, Campone M, et al. Lapatinib plus capecitabine in patients with previously untreated brain metastases from HER2 - positive metastatic breast cancer (LANDSCAPE): a single - group phase 2 study. Lancet Oncol. 2013; 14 (1): 64 - 71. https://doi. org/10. 1016/S1470 - 2045 (12) 70432 - 1.

[84] Lin NU, Diéras V, Paul D, et al. Multicenter phase II study of lapatinib in patients with brain metastases from HER2 - positive breast cancer. Clin Cancer Res. 2009; 15 (4): 1452 - 1459. https://doi. org/10. 1158/1078 - 0432. CCR - 08 - 1080.

[85] Burstein HJ, Sun Y, Dirix LY, et al. Neratinib, an irreversible ErbB receptor tyrosine kinase inhibitor, in patients with advanced ErbB2 - positive breast cancer. J Clin Oncol. 2010; 28 (8): 1301 - 1307. https://doi. org/10. 1200/JCO. 2009. 25. 8707.

[86] Martin M, Bonneterre J, Geyer CE, et al. A phase two randomised trial of neratinib monotherapy versus lapatinib plus capecitabine combination therapy in patients with HER2 + advanced breast cancer. Eur J Cancer. 2013; 49 (18): 3763 - 3772. https://doi. org/10. 1016/j. ejca. 2013. 07. 142.

[87] Swaby R, Blackwell K, Jiang Z, et al. Neratinib in combination with trastuzumab for the treatment of advanced breast cancer: a phase I/II study. J Clin Oncol. 2009; 27 (15S): 1004. https://doi. org/10. 1200/jco. 2009. 27. 15s. 1004.

[88] Jankowitz RC, Abraham J, Tan AR, et al. Safety and efficacy of neratinib in combination with weekly paclitaxel and trastuzumab in women with metastatic HER2 - positive breast cancer: an NSABP Foundation Research Program phase I study. Cancer Chemother Pharmacol. 2013; 72 (6): 1205 - 1212. https://doi. org/10. 1007/s00280 - 013 - 2262 - 2.

[89] Awada A, Dirix L, Manso Sanchez L, et al. Safety and efficacy of neratinib (HKI - 272) plus vinorelbine in the treatment of patients with ErbB2 - positive metastatic breast cancer pretreated with anti - HER2 therapy. Ann Oncol. 2012; 24 (1): 109 - 116. https://doi. org/10. 1093/annonc/mds284.

[90] Saura C, Garcia - Saenz JA, Xu B, et al. Safety and efficacy of neratinib in combination with capecitabine in patients with metastatic human epidermal growth factor receptor 2 - positive breast cancer. J Clin Oncol. 2014; 32 (32): 3626 - 3633. https://doi. org/10. 1200/JCO. 2014. 56. 3809.

[91] Awada A, Colomer R, Inoue K, et al. Neratinib plus paclitaxel vs trastuzumab plus paclitaxel in previously untreated metastatic ERBB2 - positive breast cancer: the NEfERT - T randomized clinical trial. JAMA Oncol. 2016; 2 (12): 1557 - 1564. https://doi. org/10. 1001/jamaoncol. 2016. 0237.

[92] Freedman RA, Gelman RS, Wefel JS, et al. Translational Breast Cancer Research Consortium (TBCRC) 022: a phase II trial of neratinib for patients with human epidermal growth factor receptor 2 - positive breast cancer and brain metastases. J Clin Oncol. 2016; 34 (9): 945 - 952. https://doi. org/10. 1200/JCO. 2015. 63. 0343.

[93] Freedman RA, Gelman RS, Melisko ME, et al. TBCRC 022: phase II trial of neratinibt capecitabine for patients (Pts) with human epidermal growth factor receptor 2 (HER2t) breast cancer brain metastases (BCBM). J Clin Oncol. 2017; 35 (suppl 15): 1005. https://doi. org/10. 1200/JCO. 2017. 35. 15_ suppl. 1005.

[94] Lin NU, Winer EP, Wheatley D, et al. A phase II study of afatinib (BIBW 2992), an irreversible ErbB family blocker, in patients with HER2 – positive metastatic breast cancer progressing after trastuzumab. Breast Cancer Res Treat. 2012; 133 (3): 1057 – 1065. https：//doi. org/10. 1007/s10549 – 012 – 2003 – y.

[95] Harbeck N, Huang C – S, Hurvitz S, et al. Afatinib plus vinorelbine versus trastuzumab plus vinorelbine in patients with HER2 – overexpressing metastatic breast cancer who had progressed on one previous trastuzumab treatment (LUX – Breast 1): an open – label, randomised, phase 3 trial. Lancet Oncol. 2016; 17 (3): 357 – 366. https：//doi. org/10. 1016/S1470 – 2045 (15) 00540 – 9.

[96] Cortés J, Diéras V, Ro J, et al. Afatinib alone or afatinib plus vinorelbine versus investigator’s choice of treatment for HER2 – positive breast cancer with progressive brain metastases after trastuzumab, lapatinib, or both (LUXBreast 3): a randomised, open – label, multicentre, phase 2 trial. Lancet Oncol. 2015; 16 (16): 1700 – 1710. https：//doi. org/10. 1016/S1470 – 2045 (15) 00373 – 3.

[97] Piccart – Gebhart M, Holmes E, Baselga J, et al. Adjuvant lapatinib and trastuzumab for early human epidermal growth factor receptor 2 – positive breast cancer: results from the randomized phase III adjuvant lapatinib and/or trastuzumab treatment optimization trial. J Clin Oncol. 2016; 34 (10): 1034 – 1042. https：//doi. org/10. 1200/JCO. 2015. 62. 1797.

[98] Untch M, Loibl S, Bischoff J, et al. Lapatinib versus trastuzumab in combination with neoadjuvant anthracyclinetaxane – based chemotherapy (GeparQuinto, GBG 44): a randomised phase 3 trial. Lancet Oncol. 2012; 13 (2): 135 – 144. https：//doi. org/10. 1016/S1470 – 2045 (11) 70397 – 7.

[99] Guarneri V, Frassoldati A, Bottini A, et al. Preoperative chemotherapy plus trastuzumab, lapatinib, or both in human epidermal growth factor receptor 2 – positive operable breast cancer: results of the randomized phase II CHERLOB study. J Clin Oncol. 2012; 30 (16): 1989 – 1995. https：//doi. org/10. 1200/JCO. 2011. 39. 0823.

[100] Hurvitz SA, Miller JM, Dichmann R, et al. Abstract S1 – 02: final analysis of a phase II 3 – arm randomized trial of neoadjuvant trastuzumab or lapatinib or the combination of trastuzumab and lapatinib, followed by six cycles of docetaxel and carboplatin with trastuzumab and/or lapatinib in patients with HER2t breast cancer (TRIO – US B07). Cancer Res. 2014; 73 (suppl 24): S1 – S02 – S1 – 02. https：//doi. org/ 10. 1158/0008 – 5472. SABCS13 – S1 – 02.

[101] Holmes FA, Nagarwala YM, Espina VA, et al. Correlation of molecular effects and pathologic complete response to preoperative lapatinib and trastuzumab, separately and combined prior to neoadjuvant breast cancer chemotherapy. J Clin Oncol. 2011; 29 (suppl 15): 506. https：// doi. org/10. 1200/jco. 2011. 29. 15_ suppl. 506.

[102] Rimawi MF, Mayer IA, Forero A, et al. Multicenter phase II study of neoadjuvant lapatinib and trastuzumab with hormonal therapy and without chemotherapy in patients with human epidermal growth factor receptor 2 – overexpressing breast cancer: TBCRC 006. J Clin Oncol. 2013; 31 (14): 1726 – 1731. https：//doi. org/10. 1200/JCO. 2012. 44. 8027.

[103] Rimawi MF, Niravath PA, Wang T, et al. Abstract S6 – 02: TBCRC023: a randomized multicenter phase II neoadjuvant trial of lapatinib plus trastuzumab, with endcorine therapy and without chemotherapy, for 12 vs. 24 weeks in patients with HER2 overexpressing breast cancer. Cancer Res. 2015; 75 (suppl 9): S6 – S02 – S6 – 02. https：//doi. org/10. 1158/1538 – 7445. SABCS14 – S6 – 02.

[104] Baselga J, Bradbury I, Eidtmann H, et al. Lapatinib with trastuzumab for HER2 – positive early breast cancer (Neo – ALTTO): a randomised, open – label, multicentre, phase 3 trial. Lancet. 2012; 379 (9816): 633 – 640. https：//doi. org/10. 1016/S0140 – 6736 (11) 61847 – 3.

[105] Robidoux A, Tang G, Rastogi P, et al. Lapatinib as a component of neoadjuvant therapy for HER2 – positive operable breast cancer (NSABP protocol B – 41): an open – label, randomised phase 3 trial. Lancet Oncol. 2013; 14 (12): 1183 – 1192. https：//doi. org/10. 1016/ S1470 – 2045 (13) 70411 – X.

[106] Carey LA, Berry DA, Cirrincione CT, et al. Molecular heterogeneity and response to neoadjuvant human epidermal growth factor receptor 2

targeting in CALGB 40601, a randomized phase III trial of paclitaxel plus trastuzumab with or without lapatinib. J Clin Oncol. 2016; 34 (6): 542 – 549. https://doi. org/10. 1200/JCO. 2015. 62. 1268.

[107] Chan A, Delaloge S, Holmes FA, et al. Neratinib after trastuzumab – based adjuvant therapy in patients with HER2 – positive breast cancer (ExteNET): a multicentre, randomised, double – blind, placebo – controlled, phase 3 trial. Lancet Oncol. 2016; 17 (3): 367 – 377. https://doi. org/10. 1016/S1470 – 2045 (15) 00551 – 3.

[108] Jacobs SA, Robidoux A, Garcia J, et al. Abstract PD5 – 04: NSABP FB – 7: a phase II randomized trial evaluating neoadjuvant therapy with weekly paclitaxel (P) plus neratinib (N) or trastuzumab (T) or neratinib and trastuzumab (NtT) followed by doxorubicin and cyclophosphamide (AC) with postoperative T in women with locally advanced HER2 – positive breast cancer. Cancer Res. 2016; 76 (suppl 4): PD5 – 04 – PD5 – 04. https://doi. org/10. 1158/1538 – 7445. SABCS15 – PD5 – 04.

[109] Park JW, Liu MC, Yee D, et al. Adaptive randomization of neratinib in early breast cancer. N Engl J Med. 2016; 375 (1): 11 – 22. https://doi. org/10. 1056/NEJMoa1513750.

[110] Hanusch C, Schneeweiss A, Loibl S, et al. Dual blockade with Afatinib and trastuzumab as Neoadjuvant treatment for patients with locally advanced or operable breast cancer receiving taxane – anthracycline containing chemotherapy – DAFNE (GBG – 70). Clin Cancer Res. 2015; 21 (13): 2924 – 2931. https://doi. org/10. 1158/1078 – 0432. CCR – 14 – 2774.

[111] Geyer CE, Forster J, Lindquist D, et al. Lapatinib plus capecitabine for HER2 – positive advanced breast cancer. N Engl J Med. 2006; 355 (26): 2733 – 2743. https://doi. org/10. 1056/NEJMoa064320.

[112] Wong K – K, Fracasso PM, Bukowski RM, et al. A phase I study with neratinib (HKI – 272), an irreversible pan ErbB receptor tyrosine kinase inhibitor, in patients with solid tumors. Clin Cancer Res. 2009; 15 (7): 2552 – 2558. https://doi. org/10. 1158/1078 – 0432. CCR – 08 – 1978.

[113] Lu Y, Zi X, Zhao Y, Mascarenhas D, Pollak M. Insulin – like growth factor – I receptor sig-

naling and resistance to trastuzumab (Herceptin). J Natl Cancer Inst. 2001; 93 (24): 1852 – 1857.

[114] Nahta R, Yuan LXH, Zhang B, Kobayashi R, Esteva FJ. Insulin – like growth factor – I receptor/human epidermal growth factor receptor 2 heterodimerization contributes to trastuzumab resistance of breast cancer cells. Cancer Res. 2005; 65 (23): 11118 – 11128. https://doi. org/10. 1158/0008 – 5472. CAN – 04 – 3841.

[115] Yerushalmi R, Gelmon KA, Leung S, et al. Insulin – like growth factor receptor (IGF – 1R) in breast cancer subtypes. Breast Cancer Res Treat. 2012; 132 (1): 131 – 142. https://doi. org/10. 1007/s10549 – 011 – 1529 – 8.

[116] Harris LN, You F, Schnitt SJ, et al. Predictors of resistance to preoperative trastuzumab and vinorelbine for HER2 – positive early breast cancer. Clin Cancer Res. 2007; 13 (4): 1198 – 1207. https://doi. org/10. 1158/1078 – 0432. CCR – 06 – 1304.

[117] Shattuck DL, Miller JK, Carraway KL, Sweeney C. Met receptor contributes to trastuzumab resistance of Her2 – overexpressing breast cancer cells. Cancer Res. 2008; 39 (7): 720 – 727. https://doi. org/10. 1016/j. ctrv. 2013. 01. 006.

[118] Liu L, Shi H, Liu Y, et al. Synergistic effects of foretinib with HER – targeted agents in MET and HER1 – or HER2 – coactivated tumor cells. Mol Cancer Ther. 2011; 10 (3): 518 – 530. https://doi. org/10. 1158/1535 – 7163. MCT – 10 – 0698.

[119] Minuti G, Cappuzzo F, Duchnowska R, et al. Increased MET and HGF gene copy numbers are associated with trastuzumab failure in HER2 – positive metastatic breast cancer. Br J Cancer. 2012; 107 (5): 793 – 799. https://doi. org/10. 1038/bjc. 2012. 335.

[120] Hanker AB, Garrett JT, Estrada MV, et al. HER2 – Overexpressing Breast Cancers Amplify FGFR Signaling upon Acquisition of Resistance to Dual Therapeutic Blockade of HER2. Clin Cancer Res. 2017; 23 (15): 4323 – 4334. https://doi. org/10. 1158/1078 – 0432. CCR – 16 – 2287.

[121] Qu X, Wu Z, Dong W, et al. Update of IGF – 1 receptor inhibitor (ganitumab, dalotuzumab, cixutumumab, teprotumumaband figitumumab)

effects on cancer therapy. Oncotarget. 2017; 8 (17): 29501 – 29518. https://doi. org/10. 18632/oncotarget. 15704.

[122] Scagliotti GV, Novello S, Pawel von J. The e-merging role of MET/HGF inhibitors in oncology. Cancer Treat Rev. 2013; 39 (7): 793 – 801. https://doi. org/10. 1016/j. ctrv. 2013. 02. 001.

[123] Mo H – N, Liu P. Targeting MET in cancer therapy. Chronic Dis Transl Med. 2017; 3 (3): 148 – 153. https://doi. org/10. 1016/j. cdtm. 2017. 06. 002.

[124] Babina IS, Turner NC. Advances and challenges in targeting FGFR signalling in cancer. Nat Rev Cancer. 2017; 17 (5): 318 – 332. https://doi. org/10. 1038/nrc. 2017. 8.

[125] Musolino A, Campone M, Neven P, et al. Phase II, randomized, placebo – controlled study of dovitinib in combination with fulvestrant in postmenopausal patients with HR (+), HER2 (–) breast cancer that had progressed during or after prior endocrine therapy. Breast Cancer Res. 2017; 19 (1): 18. https://doi. org/10. 1186/s13058 – 017 – 0807 – 8.

[126] Seckl M, Badman PD, Liu X, et al. RADICAL trial: a phase Ib/IIa study to assess the safety and efficacy of AZD4547 in combination with either anastrozole or letrozole in ER positive breast cancer patients progressing on these aromatase inhibitors (AIs). J Clin Oncol. 2017; 35 (suppl 15): 1059. https://doi. org/10. 1200/JCO. 2017. 35. 15_ suppl. 1059.

[127] Andre F, Cortés J. Rationale for targeting fibroblast growth factor receptor signaling in breast cancer. Breast Cancer Res Treat. 2015; 150 (1): 1 – 8. https://doi. org/10. 1007/s10549 – 015 – 3301 – y.

[128] Ma H, Zhang T, Shen H, Cao H, Du J. The adverse events profile of anti – IGF – 1R monoclonal antibodies in cancer therapy. Br J Clin Pharmacol. 2014; 77 (6): 917 – 928. https://doi. org/10. 1111/bcp. 12228.

[129] Dieras V, Campone M, Yardley DA, et al. Randomized, phase II, placebo – controlled trial of onartuzumab and/or bevacizumab in combination with weekly paclitaxel in patients with metastatic triple – negative breast cancer. Ann Oncol. 2015; 26 (9): 1904 – 1910. https://doi. org/10. 1093/annonc/mdv263.

[130] Tolaney SM, Nechushtan H, Ron I – G, et al. Cabozantinib for metastatic breast carcinoma: results of a phase II placebo – controlled randomized discontinuation study. Breast Cancer Res Treat. 2016; 160 (2): 305 – 312. https://doi. org/10. 1007/s10549 – 016 – 4001 – y.

[131] Bianchini G, Gianni L. The immune system and response to HER2 – targeted treatment in breast cancer. Lancet Oncol. 2014; 15 (2): e58 – e68. https://doi. org/10. 1016/S1470 – 2045 (13) 70477 – 7.

[132] IgnatiadisM, Van den Eynden GG, Salgado R, et al. Tumor infiltrating lymphocytes before and after dual HER2 blockade in HER2 – amplified early breast cancer: a TRYPHAENA substudy. J Clin Oncol. 2016; 34 (suppl 15): 11507 – 11507. https://doi. org/10. 1200/JCO. 2016. 34. 15_ suppl. 11507.

[133] Salgado R, Denkert C, Campbell C, et al. Tumorinfiltrating lymphocytes and associations with pathological complete response and event – free survival in HER2 – positive early – stage breast cancer treated with lapatinib and trastuzumab: a secondary analysis of the NeoALTTO trial. JAMA Oncol. 2015; 1 (4): 448 – 454. https://doi. org/10. 1001/jamaoncol. 2015. 0830.

[134] Luen SJ, Salgado R, Fox S, et al. Tumour – infiltrating lymphocytes in advanced HER2 – positive breast cancer treated with pertuzumab or placebo in addition to trastuzumab and docetaxel: a retrospective analysis of the CLEOPATRA study. Lancet Oncol. 2017; 18 (1): 52 – 62. https://doi. org/10. 1016/S1470 – 2045 (16) 30631 – 3.

[135] Disis ML, Wallace DR, Gooley TA, et al. Concurrent trastuzumab and HER2/neu – specific vaccination in patients with metastatic breast cancer. J Clin Oncol. 2009; 27 (28): 4685 – 4692. https://doi. org/10. 1200/JCO. 2008. 20. 6789.

[136] Milani A, Sangiolo D, Montemurro F, Aglietta M, Valabrega G. Active immunotherapy in HER2 overexpressing breast cancer: current status and future perspectives. Ann Oncol. 2013; 24 (7): 1740 – 1748. https://doi. org/10. 1093/annonc/mdt133.

[137] Farmer H, McCabe N, Lord CJ, et al. Targeting the DNA repair defect in BRCA mutant cells as a therapeutic strategy. Nature. 2005; 434 (7035): 917 – 921. https://doi. org/10. 1038/nature03445.

[138] Robson ME, Im S – A, Senkus E, et al. Olym-piAD: phase III trial of olaparib monotherapy versus chemotherapy for patients (pts) with HER2 – negative metastatic breast cancer (mBC) and a germline BRCAmutation (gBRCAm). J Clin Oncol. 2017; 35 (suppl 18): LBA4 – LBA4. https://doi. org/10. 1200/JCO. 2017. 35. 18_ suppl. LBA4.

[139] Nowsheen S, Cooper T, Bonner JA, LoBuglio AF, Yang ES. HER2 overexpression renders hu-man breast cancers sensitive to PARP inhibition independently of any defect in homologous re-combination DNA repair. Cancer Res. 2012; 72 (18): 4796 – 4806. https://doi. org/10. 1158/0008 – 5472. CAN – 12 – 1287.

[140] Stanley J, Klepczyk L, Keene K, et al. PARP1 and phosphop65 protein expression is increased in human HER2 – positive breast cancers. Breast Cancer Res Treat. 2015; 150 (3): 569 – 579. https://doi. org/10. 1007/s10549 – 015 – 3359 – 6.

[141] Chow LW – C, Xu B, Gupta S, et al. Combi-nation neratinib (HKI – 272) and paclitaxel ther-apy in patients with HER2 – positive metastatic breast cancer. Br J Cancer. 2013; 108 (10): 1985 – 1993. https://doi. org/10. 1038/ bjc. 2013. 178.

[142] Gajria D, King T, Pannu H, et al. Abstract P5 – 18 – 04: tolerability and efficacy of targeting both mTOR and HER2 signaling in trastuzumab – refractory HER2t metastatic breast cancer. Cancer Res. 2014; 72 (suppl 24): P5 – P18 – 04 – P5 – 18 – 04. https://doi. org/10. 1158/0008 – 5472. SABCS12 – P5 – 18 – 04.

第 13 章

调控 HER2 阳性乳腺癌患者的免疫系统

WILLIAM R. GWIN, III, MD · MARY L. （NORA）DISIS, MD

摘要

　　一般认为 HER2 阳性乳腺癌具有免疫原性。HER2 阳性乳腺癌组织中的浸润性淋巴细胞（tumor‐infiltrating lymphocytes，TILs）可预测全身治疗的反应。TILs 含有多种免疫细胞成分，如 CD8$^+$ T 细胞是预测临床反应的关键因子。最近的研究发现，在 HER2 阳性乳腺癌发生过程中，宿主针对 HER2 抗原特异性的 Th1 免疫应答会逐渐消失。而系统治疗也会影响 HER2 阳性乳腺癌的免疫微环境，例如曲妥珠单抗可部分恢复 HER2 特异性免疫，环磷酰胺可抑制调节性 T 细胞形成。鉴于上述疗法可影响免疫应答，目前研究者正在寻找新的药物，以最大限度地提高 HER2 特异性抗肿瘤免疫，从而改善 HER2 阳性乳腺癌患者的预后。

引言

　　HER2 受体在特定类型的乳腺癌持续过表达，并使其成为难治性疾病。为此，研究者通过多方努力，试图通过构建多种疫苗及细胞治疗平台以诱导针对 HER2 受体的免疫应答来控制肿瘤。不幸的是，有证据表明，在 HER2 阳性乳腺癌发生过程中，针对 HER2 特异的免疫应答会逐步丧失。据报道，健康人 HER2 的免疫原性最强，HER2 阳性的导管原位癌次之，HER2 阳性浸润性乳腺癌免疫原性最差[1]。针对 HER2 特异的单克隆抗体曲妥珠单抗可部分恢复乳腺癌患者 HER2 的免疫原性，特别是与 HER2 疫苗联用的时候[2]。除了直接诱导针对 HER2 的免疫应答，研究者还试图通过其他途径来扩大宿主抗肿瘤免疫。Th1 型免疫是抗肿瘤免疫极关键的组成部分，Th1 型免疫活化预示适应性免疫应答的开启，从而可通过细胞毒效应直接杀伤肿瘤细胞[3]。可以用来激活 Th1 型免疫的途径包括：激活 NK 细胞，抑制 Treg 细胞，接种肿瘤相关抗原疫苗以及靶向免疫检测分子。在这一章，我们将剖析 HER2 阳性乳腺癌免疫微环境，综述既往、当前以及未来 HER2 阳性乳腺癌的免疫治疗策略。

HER2 阳性乳腺癌的免疫微环境

免疫系统与肿瘤微环境的相互作用是新而活跃的研究领域。要使免疫系统充分激活而发挥抗肿瘤作用，有必要了解肿瘤微环境。在 HER2 阳性肿瘤组织中以及组织周围有肿瘤浸润淋巴细胞、HER2 特异的 CD4 T 细胞、NK 细胞及免疫调节 T 细胞（图 13.1）。不同肿瘤之间免疫微环境或多或少都会有所差异，HER2 阳性乳腺癌免疫微环境具有某些特征性的表现。这里，我们将先论述适应性免疫系统（如 T，B 细胞），然后再论述非特异性免疫（如 DCs，NKs 及巨噬细胞）在 HER2 阳性乳腺癌的作用。

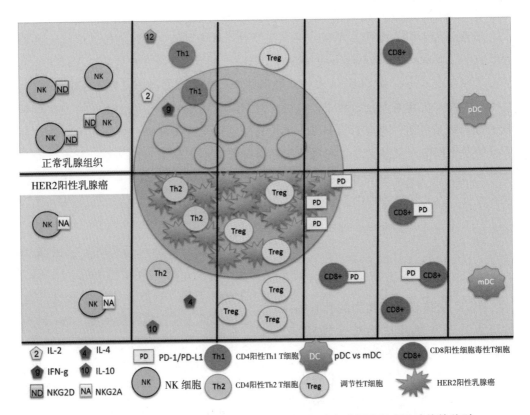

图 13.1　和正常组织相比，HER2 阳性乳腺癌组织中免疫细胞组成及功能的差别

（1）通过上调抑制性受体 NKG2A 及下调活化受体 NKG2D，HER2 阳性乳腺癌 NK 细胞的功能受抑制。（2）Th1 与 Th2 免疫微环境的比较，在 HER2 阳性乳腺癌微环境中，CD4 阳性 Th2 T 细胞分泌 IL－4 和 IL－10 以抑制抗肿瘤免疫；而正常乳腺组织中，CD4 阳性 Th1 T 细胞分泌 IL－2、INF－γ，可激活免疫应答。（3）调节性 T 细胞（Tregs）在 HER2 阳性乳腺癌肿瘤中出现升高。（4）某些 HER2 阳性乳腺癌组织中，肿瘤细胞及免疫细胞表达上调免疫检查点分子 PD－1 和 PD－L1。（5）树突状细胞，肿瘤组织内的单核树突细胞（mDCs）与 HER2 过表达有关，而循环的浆细胞样树突细胞（pDCs）与生存提高相关。

适应性免疫系统：T 细胞与 B 细胞

适应性免疫系统是由淋巴细胞组成的，这些淋巴细胞在对特定病原体作出最初反应后，会产生免疫记忆，从而增强对随后遇到该病原体的高度特异性反应。免疫细胞与恶性细胞的相互作用可发生在正常组织与肿瘤组织的分界面，也可发生在肿瘤微环境里面。TILs 对肿瘤预后的预测作用一直存在很多争议，这促使人们开展大型Ⅲ期研究，以分析 HER2 阳性乳腺癌患者的组织标本的 TILs[4,5]。研究者还继续对 TILs 做了深入的界定，特别是肿瘤组织中 TILs 的含量、分布及 TILs 的类型对预后的影响（表 13.1）。此外，人们也在寻求 TILs 更综合的评估方法，比如说"免疫评分"（Immunoscore）。在肠道肿瘤实践中，免疫评分通过定量分析肿瘤微环境的免疫细胞组成，特别是 CD8 阳性和 CD45RO 阳性 T 细胞，并将该评分与结直肠癌患者的生存评估终点相关联[6,7]。我们正在研究如何将这些指标纳入 HER2 阳性乳腺癌免疫微环境的综合评估。

表 13.1　HER2 阳性乳腺癌免疫标记物

免疫标记物	水平	临床结局	文献
特异性免疫反应			
CD8$^+$ T 细胞（CTLs）	• >60% 患者 • 52% 有高水平 CTL 浸润 • 与 HER2 表达相关（$P <$ 0.001）	• 提高生存（$P =$ 0.009）	• Bailur et al. [26] • Mohammed et al. [97]
CD4$^+$ T 细胞（Th1）	• HER2 阳性乳腺癌发生过程中水平下降	• 水平提高与生存正相关（$P = 0.002$）	• Datta et al. [1,92]
CD4$^+$ T 细胞（Th2）	• HER2 阳性乳腺癌发生过程中水平上升	• 水平提高与生存负相关（$P = 0.002$）	• Datta et al. [1,92]
调节性 T 细胞（Tregs）	• 70% 的患者 • 65% 为 Treg 升高	• 更短的 DFS（HR 3.13），OS（HR = 7.69），降低 pCR（OR = 0.15）	• Bense et al. [11]
PD－1/PD－L1	• 33% HER2 阳性/HR 阴性患者 • 28% HER2 阳性/HR 阳性 Luminal B 患者	• 更差的 OS（HR 3.68）	• Muenst et al. [16] • Qin et al. [21]
DCs 细胞	• 没有证据表明 DCs 数量减少	• 肿瘤组织内 pCD123$^+$ DC 升高与更差的 OS（58% vs 93%）和更短的 RFS（37% vs 90%）相关	• Bailur et al. [26]

续表

免疫标记物	水平	临床结局	文献
NK 细胞	• NK 数量降低（$P < 0.05$）	• 活化受体与无远处转移生存相关（89% *vs* 42%，$P = 0.01$）	• Muraro et al. [31] Mamessier et al. [32,33]
巨噬细胞与肿瘤相关巨噬细胞（TAMs）	• CD163 阳性肿瘤相关巨噬细胞数量上升（$P < 0.001$）	• CD68 阳性巨噬细胞与乳腺癌特异的生存（$P < 0.001$）及 DFS（$P = 0.004$）负相关	• Mahmoud et al. [40]
肥大细胞	• 没有证据提示水平降低	• 与更短的 DFS（HR = 5.85）及 OS（HR = 5.33）相关	• Bense et al. [11]
γδ T 细胞	• 没有证据提示水平降低	• γδ T 细胞与更长的 OS（HR = 0.27）和更高的 pCR（OR = 1.55）相关	• Bense et al. [11]

TILs 可预测 HER2 阳性乳腺癌患者对化疗及 HER2 靶向治疗的反应

HER2 阳性乳腺癌组织微环境的 TILs 含量及其与预后的关系已被广泛研究。最近基于 15 项 TILs 的荟萃分析中（共 13914 例），多数 HER2 阳性乳腺癌（929 例）组织中存在一定程度的 TILs 浸润（76%~89%），其中少部分患者（11%~24%）存在显著的淋巴细胞浸润（lymphocyte - predominate），（大于 50%~60% TILs）[8]。GeparDuo 和 Gepar-Trio Ⅲ期临床研究显示，TILs 的水平与新辅助化疗后的 pCR 率显著相关[4]。淋巴细胞为主的 HER2 阳性乳腺瘤患者（定义为浸润淋巴细胞 > 60%）相对于无 TILs 浸润的患者具有更高的 pCR 率（31% 对 4.3%，$P = 0.016$）[4]。一项对辅助曲妥珠单抗的回顾性分析 Fin-HER 研究发现，TILs 的水平与无远处转移生存（distant metastasis - free survival，DMFS）显著相关。该临床试验中，随机接受曲妥珠单抗（2mg/kg，每周）的患者 TILs 每上升 10%，DMFS 可有显著提高（$P = 0.025$）[9]。通过分析 BIG 02 - 98 辅助化疗临床试验标本肿瘤基质中淋巴细胞浸润及肿瘤细胞间的淋巴细胞浸润，发现接受蒽环为基础化疗方案的患者，肿瘤基质中淋巴细胞浸润水平的提高与 DFS 及 OS 明显相关（DFS $P = 0.042$；OS $P = 0.018$）[5]。

HER2 阳性乳腺癌患者中，1 型抗肿瘤免疫微环境逐渐丧失，代之以 2 型肿瘤耐受型免疫微环境

研究者除了对 TILs 的水平高低及浸

润部位进行了研究，也对 TILs 的成分及特性进行了广泛的研究，尤其是对肿瘤组织中 1 型免疫与 2 型免疫的研究。1 型抗肿瘤免疫涉及 Th1 细胞的活化与扩增，Th1 细胞通过释放 1 型细胞因子（如 IFN - γ）发挥抗肿瘤免疫作用。这些细胞因子能够与肿瘤抗原一起激活抗原呈递细胞（antigen - presenting cells, APCs）如树突状细胞（DCs），后者遂将肿瘤抗原呈递给 CD8 阳性 CTLs，使 CTLs 活化扩增而杀伤肿瘤。Stanton 等的荟萃分析提示，61% 的 HER2 阳性乳腺癌组织中（范围为 40% ~ 83%），每 1 高倍镜视野有 1 个 CD8 阳性 T 细胞，52% 的 HER2 阳性乳腺癌患者可被分类为高 CD8 阳性 T 细胞类型[8]。

对于 HER2 阳性的乳腺癌，在肿瘤的发生过程中，有证据表明 HER2 特异性的 Th1 型抗肿瘤免疫会逐渐消失。HER2 阴性的乳腺癌患者往往保存有抗 HER2 的免疫反应，但发现 HER2 阳性的导管原位癌 HER2 特异的 CD4$^+$T 细胞会降低（$P < 0.0001$），HER2 阳性的浸润性导管癌组织中 HER2 特异的 T 细胞水平会更低（$P < 0.001$）[1]。HER2 阳性乳腺癌组织中 HER2 特异的 Th1 细胞的消失不是因为免疫缺陷、T 细胞无能或免疫抑制性表型细胞上升（如 Tregs），而是因为抗肿瘤免疫 Th1 型转变为肿瘤耐受 Th2 型[1]。

与 Th1 型抗肿瘤免疫（CD4$^+$Th1 细胞与 CD8$^+$T 细胞共同参与）不同的是，肿瘤耐受 Th2 型应答涉及 Th2 细胞，它可以分泌诸如 IL - 4、IL - 6 及 IL - 10 等细胞因子，这些细胞因子可抑制急性炎症反应，防止 CTL 活化。这一类免疫微环境同时还包括其他免疫抑制性细胞如 CD4$^+$CD25$^+$FOXP3$^+$Tregs 和髓系来源的抑制性细胞（myeloid - derived suppressor cells, MDSCs），它们共同组成了免疫抑制性微环境。Stanton 等的分析文章提示，虽然仅在一小部分 HER2 阳性的肿瘤组织中进行了 Tregs 分析，但高达 70% 被评估的肿瘤组织中含有 FOXP3 阳性细胞，这其中大多数（67%）又是 FOXP3 高表达的[8]。一项辅助治疗的临床研究表明，HER2 阳性乳腺癌在瘤床外的淋巴样基质结构存在显著与疾病相关的 FOXP3 阳性 Treg 细胞（$P = 0.002$），Tregs 在这些淋巴样组织的存在预示患者无复发生存期更短（$P = 0.025$）[10]。另一项临床研究表明，HER2 阳性乳腺癌新辅助或辅助治疗之后，Tregs 升高往往提示更低的 pCR（$OR = 0.15$，95% CI = 0.03 ~ 0.69），更短的 DFS（$HR = 3.31$，95% CI = 1.23 ~ 7.89）及 OS（$HR = 7.69$，95% CI = 3.43 ~ 17.23）[11]。另外，对曲妥珠单抗（6mg/kg，每 3 周一疗程）治疗之后的转移性乳腺癌，循环 Tregs 数量与 PFS 呈负相关（曲线下面积 = 0.970，$P = 0.004$）[12]。

有几项研究通过分析 HER2 阳性乳腺癌患者 Th1 与 Th2 型基因表达谱以及免疫活化/免疫抑制生物标记物来分析这些患者的临床预后。其中一项研究将免疫活化信号通路基因表达类型分别归类为 Th1 型或 Th2 型。他们的结果提示，对 HER2 阳性的乳腺癌，低 TGF-β(Th2) 伴高 IL-12 表达（Th1 型）比单一类型通路的激活具有更好的临床结局（HR = 0.19, CI = 0.06 ~ 0.62, P = 0.002）[13]。在 GeparSixto 新辅助临床试验中（紫杉醇 80mg/m^2/周）+ 蒽环类（脂质体阿霉素 30mg/m^2/周）+/- 铂类（卡铂 AUC 1.5/周），免疫活化标记物如 CCL5（P = 0.00008）、CXCL9（P = 0.0001）、CD8A（P = 0.002）、IGKC（P = 0.002）、CD21（P = 0.001），以及免疫抑制标记物如 PD-1（P = 0.003）、PD-L1（P = 0.00002）、CT-LA4（P = 0.001）、FOXP3（P = 0.005）高表达与高 pCR 率相关[14]。之前相关研究也提示免疫抑制标记物与好的临床结局相关[15]。目前人们越来越多地认识到不管是免疫活化标记物还是免疫抑制标记物的高表达均代表免疫活化的肿瘤炎性环境。

至于免疫检查点 PD-1/PD-L1 在 HER2 阳性乳腺癌中的作用，一项组织芯片研究分析了 PD-L1 表达与不同乳腺癌类型的关系。该研究发现，Luminal B HER2 阳性型乳腺癌 PD-L1 阳性率为 28.8%，HER2 阳性乳腺癌为 33.9%，而三阴性乳腺癌患者为 30.7%[16]。另一研究表明，所有乳腺癌类型中（共 465 例），高 PD-L1 表达与 HER2 阳性乳腺癌类型（P = 0.003）及高水平的 TILs（P < 0.001）均相关[17]。一项更小样本的研究（44 名患者）结果也提示，与其他参数相比，TILs 的 PD-L1 表达与 HER2 阳性乳腺癌（P = 0.019）及 TILs 浸润相关（P = 0.001）[18]。该项研究中，TILs 及肿瘤细胞都存在 PD-L1 表达。

除了活化的 T 细胞，PD-L1 及 PD-L2 也可在其他免疫细胞上表达（包括单个核细胞及 DC 细胞）[19]。在一项大于 600 份样本的病例分析中，对于 Luminal B 型 HER2 阳性乳腺癌患者，PD-1 阳性 TILs 的出现预示 OS 更差（HR = 3.689, P < 0.001）。另一项大于 1000 例样本分析试验也提示，PD-L1 是 HER2 阳性乳腺癌预后差的独立预测因子，这类患者具有更短的 DFS（HR = 1.866, P = 0.001）及 OS（HR = 1.517, P = 0.036）。PD-L1 对 HER2 阳性乳腺癌的预后意义存在矛盾结果，因此，该领域研究正在进行中。比如一些研究提示预后较好[17,20]，而另一些研究提示预后更差[16,21]。有意思的是，在 60% 新辅助化疗后和仅 37% 未接受新辅助化疗的患者中测到 PD-L1 表达，这提示系统性治疗可能上调抑制性免疫信号通路[22]。

在 HER2 阳性乳腺癌组织中，免疫细胞存在很多差异，很有必要标准化免疫分析系统[23]。如前所述，在结直肠癌肿瘤中已开发出免疫评分系统，该系统通过量化肿瘤微环境中的免疫细胞，尤其是 CD8 阳性及 CD45RO 阳性 T 细胞，通过评分预测临床预后[6,7]。通过相似的思路，一项研究分析了 PD-L1 及 TILs 在 HER2 阳性乳腺癌患者（167 例）预后中的作用。该研究 53% 的患者肿瘤组织中表达 PD-L1 或者 TILs 上有高 PD – L1 表达。对纯 HER2 阳性的乳腺癌而言，TILs 细胞及肿瘤细胞高 PD – L1 免疫分值与高级别肿瘤组织分级（$P < 0.001$）、高 TILs 浸润（$P < 0.001$）显著相关，同时肿瘤组织周围具有更多三级淋巴样结构（$P = 0.002$），而且往往提示更好的 DFS（$P = 0.039$）[24]。这就是说，对于 HER2 阳性乳腺癌患者，研究者正在考虑如何将相关免疫标志物如 PD – L1、Tbet 阳性 CD4 阳性 T 细胞及 Tregs 纳入 HER2 阳性乳腺癌的免疫微环境综合评分系统，这些免疫标志物如何变化可能影响临床结局。

HER2 阳性乳腺癌的非特异免疫系统：DC 细胞、NK 细胞及巨噬细胞

非特异免疫在生物进化过程中发展为抵御感染性疾病如细菌与病毒的第一道防线，同时也发展为清理受损及死亡的细胞[25]。与特异性免疫相比，非特异性免疫不能形成长久的免疫记忆。

HER2 阳性乳腺癌的 DC 细胞

DCs 是抗原呈递细胞，在非特异性与特异性免疫系统之间扮演信使的角色。未成熟 DCs 可从周围摄取病原体如病毒及细菌，这一过程通过模式识别受体如 Toll 样受体进行。在抗原摄取的过程中，不成熟的 DCs 逐步转变成成熟的 DCs，并迁移到局部淋巴结以激活 T 细胞。按传统的分类方法，DCs 可分为单核细胞源性树突状细胞（monocytic dendritic cells, mDCs）（CD11+）和浆细胞样树突状细胞（plasmacytoid dendritic cells, pDCs）（CD123+）。mDCs 主要分泌白介素 – 12 和 TLR1 – 8；而 pDCs 则表达 TNF – α 及 TLR – 7/9[26]。有一项研究评估了乳腺癌组织中的 DCs 及 T 细胞浸润情况，研究提示组织中 CD3+ T 细胞及 CD208（DC – LAMP +）mDCs 与 HER2 过表达显著相关（$P = 0.009$），而 mDCs 与无复发生存及 OS 无明显相关[27]。该研究还提示，在乳腺癌所有亚型中，肿瘤组织中存在 CD123+ pDCs 与患者有更短的 OS（60 个月时 93% 比 58%）以及无复发生存时间（60 个月时 90% 比 37%）有关。与这一研究不同的是，另一项研究提示，若高水平循环 pDCs 伴随低水平的免疫抑制细胞（Tregs 及 MDSCs），并且出现 HER2 特异性的循环 CD8+ T 细胞，则对所有乳腺癌亚型患者都有显著的生存获益（$P = 0.009$）[26]。肿瘤组织中的 pDCs 与循环中的 pDCs 可能存在功能不同，导致上述研究结论不一致，这值得进一步研究。

HER2 阳性乳腺癌 NK 细胞数量下降，功能改变

NK 细胞是一种天然免疫细胞，它可以区分正常细胞与恶性细胞[28]。在肿瘤组织中，NK 细胞可被活化从而靶向肿瘤组织，通过释放细胞毒性酶类（如颗粒酶）直接杀伤清除肿瘤细胞。同时，NK 细胞还可以通过释放细胞因子，募集和活化其他免疫细胞[29]。NK 细胞有活化受体如 NKG2D、DNAM – 1

以及抑制性受体如 NKG2A。NK 细胞还表达免疫球蛋白样受体 CD16（FcγRIII），该受体可以介导抗体依赖性细胞毒（antibody - dependent cellular cytotoxicity，ADCC）效应，尤其与抗HER2 单抗曲妥珠单抗和帕妥珠单抗的抗肿瘤活性有关。

一项包括多种亚型局部晚期乳腺癌患者的循环免疫细胞的研究显示，在CD3 细胞亚群中，HER2 阴性乳腺癌患者相对于 HER2 阳性患者（$P = 0.049$）及健康人群（$P = 0.025$），有更高数量的 CD16$^+$ CD56$^+$ NK 细胞[30]。该团队的第二项研究显示，相对于 HER2 阴性组，NK 细胞百分比在 HER2 阳性组患者的基线和新辅助化疗期间均较低（P 均 < 0.05）[31]。有趣的是，HER2 阳性患者在接受新辅助紫杉醇（80mg/m^2/周）+ 曲妥珠单抗（2mg/kg/周）化疗期间，较化疗前发生 NF - κB 核转位（NF - κB 核转位是 NK 细胞活化的标志）的 NK 细胞百分比明显升高（$P < 0.05$）[31]。这些在本章的稍后部分会进一步叙述。

一项评估患者外周血的研究提示，对不同类型（包括 HER2 阳性乳腺癌）及不同分期乳腺癌患者而言，NK 细胞的功能会发生改变，如 NK 细胞的活化受体 NKG2D（$P \leqslant 0.005$）、DNAM - 1（$P < 0.05$）及 CD16（$P < 0.05$）的荧光指数会降低，而 NK 细胞的抑制性受体 NKG2A（$P \leqslant 0.0005$）表达会上升。这些变化与 NK 细胞脱颗粒化及细胞毒性的下降明显相关（$P < 0.05$）[32]。另

一项研究显示，对不同分期 HER2 阳性乳腺癌患者而言，晚期患者 CD56$^+$ NK 细胞 CD16 表达下降（$P = 0.013$），辅助化疗后的患者也是如此（$P = 0.006$）。该研究同时发现，与对照组相比，HER2 阳性的患者外周血 NK 细胞活化受体 NKG2D（$P \leqslant 0.0005$）、DNAM（$P \leqslant 0.0005$）及细胞毒性受体NKp30（$P < 0.0005$）表达均降低[33]。虽然上述研究提示 NK 细胞的活化因子下降，但通过 mRNA 表达分析表明，多数 HER2 阳性乳腺癌患者 NK 细胞的活化配体表达上升（$P = 0.01$），特别是MICB（NKG2D 的配体）（$P = 0.02$）及B7 - H6（NKp46 的配体）[33]。

临床前 HER2 阳性乳腺癌动物模型（MMTV - Neu）已用于评估 NK 细胞功能改变是肿瘤特异性的还是系统性的。在肿瘤发生起始，同一小鼠体内的肿瘤浸润 NK 细胞及外周血 NK 细胞表面，NK 细胞活化受体 NKG2D 和 DNAM - 1表达均降低。功能性分析研究提示，与对照组相比，荷瘤小鼠（HER2 阳性FVB - Neu 小鼠）体内肿瘤来源的 NK细胞及外周血 NK 细胞的细胞毒效应出现降低（$P < 0.05$）[33]。

通过基因组学分析，对于 HER2 阳性乳腺癌患者，在淋巴细胞相关基因表达谱中，若 NKG7 表达上升，则患者可获得长期的 DMFS。NKG7 表达者及NKG7 不表达者获得长期 DMFS 的概率分别为 89% 与 42%（$P = 0.01$）[34]。Per Mamessier 等认为，乳腺癌 NK 细胞受体表达的变化可能受乳腺肿瘤微环境

的影响，且 TGF－β1 是引起 NK 细胞受体表达变化的潜在原因之一，因为它在进展期乳腺癌患者中高表达，是很强的抑制因子[32]；因此，小鼠动物模型里，阻断 TGF－β1 可抑制乳腺癌转移并使 NK 细胞的功能重新恢复[35]。

HER2 阳性乳腺癌患者，巨噬细胞和肥大细胞是免疫抑制性的，与临床预后差相关，γδT 细胞预示临床预后较好

有几项研究评估了非特异性免疫系统的其他几位成员，如肿瘤相关巨噬细胞、肥大细胞及 γδT 细胞，并分析了它们与临床预后的关系。巨噬细胞可以吞噬细胞碎片、异物、微生物、肿瘤细胞，以及被认为是外来物或其他不正常的物质。不同于 M2 型巨噬细胞（具有免疫抑制和促进肿瘤生长的作用），M1 型巨噬细胞具有促炎及抑制肿瘤细胞的功能[36,37]。M2 高表达 CD163，这一标记可用于区分 M1 和 M2 型巨噬细胞[38]。肿瘤相关性巨噬细胞类似 M2，可促进肿瘤生长[39]。一项大于 250 名患者的研究显示，高 CD163 计数与高 Ki67 表达（OR 5.4，$P < 0.001$）以及 HER2 阳性肿瘤（OR 4.5，$P < 0.001$）强相关。另一项大于 1000 名患者的研究评估了肿瘤组织中 CD68 阳性巨噬细胞（没有区分 M1 与 M2）密度分布。他们发现，巨噬细胞数量增高与高肿瘤

分级 [r（s）= 0.39，$P < 0.001$]、HER2 阳性状态（$P < 0.001$）明显相关。此外，通过方差分析，CD68 阳性巨噬细胞增高预示乳腺癌特异生存较差（$P < 0.001$）以及无病生存期（$P = 0.004$）更短[40]。

肥大细胞在超敏反应起重要作用，它们同时参与伤口愈合、防御病原体及免疫耐受等过程。对非转移性 HER2 阳性乳腺癌患者而言，肥大细胞增多的患者 DFS 更短（HR = 5.85，95% CI 2.20 ~ 15.54），OS 更差（HR = 5.33，95% CI 2.04 ~ 13.91）[11]。γδT 细胞可在乳腺癌组织中聚集，对 T 细胞具有很强的抑制功能，可阻止 DC 细胞活化及成熟[42]。但 Bense 等人的同一研究提示，γδT 细胞增多预示更好的 pCR（OR = 1.55，95% CI 1.01 ~ 2.38），更长的 DFS（HR = 0.68，95% CI 0.48 ~ 0.98），和更长的 OS（HR = 0.27，95% CI 0.01 ~ 0.73）[11]。

HER2 靶向抗体的免疫调节效应

目前认为，一系列常用于 HER2 阳性乳腺癌的治疗药物具有免疫调节作用，它们包括曲妥珠单抗、帕妥珠单抗、泰素类药物及环磷酰胺。具体见表 13.2。

表 13.2 系统性治疗策略及其在 HER2 阳性乳腺癌中的免疫效应

系统性治疗	免疫效应	文献
曲妥珠单抗	• 抗体依赖的细胞毒效应（ADCC） • 抗体依赖的吞噬效应 • 提高 HER2 特异的 Th1 型免疫，降低 Th2 型免疫	Arnould et al.[47], Lazar et al.[48] Petricevic et al.[12] Taylor et al.[51]
帕妥珠单抗	• ADCC	Scheuer et al.[65], Diessner et al.[66]
T-DM1	• ADCC	Juntilla et al.[98]
紫杉类药物	• 提高血清中 Th1 型细胞因子 • 提高 NK 细胞数量 • 清除髓来源抑制性细胞 • 促进 DC 成熟	Tsavaris et al.[74] Miura et al.[77] Sevko et al.[72] Machiels et al.[76]
环磷酰胺	低剂量环磷酰胺： • 诱导 CD4 阳性 Tregs 凋亡 • 提高 HER2 特异的抗体反应 标准剂量环磷酰胺： • 不会扩增 HER2 特异的抗体反应	Chen et al.[80]

HER2 特异性单克隆抗体：曲妥珠单抗

临床靶向治疗 HER2 阳性乳腺癌的首要进展即是发现了抗 HER2 的单克隆抗体曲妥珠单抗[43]。曲妥珠单抗是人源化的 IgG1 型单克隆抗体，可以和 HER2 受体结构域Ⅳ结合[44]。曲妥珠单抗最初是在筛选抗 HER2 抗体的过程中被发现的[45]，通过置换鼠源抗体的 4D5 片段成为人源化抗体，逐渐发展为现在的曲妥珠单抗[46]。最初研究者认为曲妥珠单抗可通过被动免疫控制肿瘤，目前发现曲妥珠单抗的作用机制相当复杂。曲妥珠单抗的关键机制之一为 AD-CC 效应[47]。在 ADCC 过程中，曲妥珠单抗的 Fc 端与免疫效应细胞如 NK 细胞的 FcrR 结合，激活免疫系统以杀灭肿瘤细胞[48]。

曲妥珠单抗的治疗效应与 TILs 的关系

如前所述，通过对 FinHER 研究的病理分析（辅助化疗 +/- 曲妥珠单抗 2mg/kg，每周方案），对于随机接受曲妥珠单抗治疗的患者，TILs 上升与无远处转移生存（distant disease-free survival, DDFS）相关[9]。该研究提示，每提高 10% TILs，DDFS 即可获得显著提升（$P = 0.025$）。由于肿瘤微环境对于曲妥珠单抗介导的 ADCC 很关键，研究者们正在研究肿瘤组织中是否只要出现

TILs，还是需要 TILs 达到一定数量才能预测宿主对曲妥珠单抗的反应。通过分析肿瘤基质 TILs（stroma TILs），N9831 临床试验（辅助化疗多柔比星 60mg/m² + 环磷酰胺 600mg/m² + 紫杉醇 80mg/m² 加或不加曲妥珠单抗 2mg/kg/周）发现治疗组的效应与淋巴细胞为主型乳腺癌状态（lymphocyte - predominant breast cancer status）有明显的相关性（$P = 0.03$）。但是有意思的是，LPBC 似乎不能从治疗中加入曲妥珠单抗获益（HR 2.43，95% CI 0.58 ~ 10.22，$P = 0.22$），这与非 LPBC 型乳腺癌不同，非 LPBC 型患者可从化疗方案中加入曲妥珠单抗获益（HR 0.49，95% CI 0.35 ~ 0.69，$P < 0.001$）[49]。这项研究表明，LPBC 型高 STILs 不能从曲妥珠单抗获益，这一结论由于该研究 LPBC 数量太少，还需要进一步研究。

曲妥珠单抗可诱导适宜的免疫微环境以利于 TILs 浸润。有研究者对 45 位患者的石蜡标本进行了遗传学分析以明确患者是否获得 pCR。这些患者接受紫杉醇（80mg/m²，每周）序贯蒽环类方案方案化疗（5 - FU 500mg/m² + 环磷酰胺 500mg/m² + 表柔比星 75mg/m²，加或不加曲妥珠单抗）。该研究表明，只有 CD40 信号通路活化（涉及 1275 个独特性基因的 64 个基因）与患者使用曲妥珠单抗后获得 pCR 相关。该研究的伪发现率（false discovery rate，FDR）为 0.0022[50]。

曲妥珠单抗提升 HER2 阳性乳腺癌患者的 T1 型特异性免疫

现在有越来越多的证据表明曲妥珠单抗可以部分激活抗 HER2 的免疫。在一项小型基于曲妥珠单抗治疗的研究中，29% 的 HER2 阳性乳腺癌患者具有基线的抗 HER2 抗体免疫，接受曲妥珠单抗治疗后，这一比值上升到 56%（$P < 0.001$）。在评估 HER2 特异性 T 细胞反应时，该研究提示，患者在接受曲妥珠单抗治疗之后，60% 的患者 HER2 特异性的 Th1 型 T 细胞免疫得以提升。而且，有意思的是，这些反应在曲妥珠单抗治疗之后仍持续存在[51]。

一项回顾性研究分析了新辅助化疗后（多西他赛 100mg/m² 或 75mg/m² + 卡铂 AUC6）加或不加曲妥珠单抗（2mg/kg/周）的作用，研究发现加用曲妥珠单抗可明显提升 T - bet 阳性 T 细胞（Th1）数量（$P = 0.008$）。而且，在含曲妥珠单抗治疗组中，瘤周淋巴组织中出现 T - bet 阳性淋巴细胞预示更好的无复发生存（$P = 0.04$）[52]。

曲妥珠单抗主要通过 NK 细胞介导的 ADCC 来抗肿瘤

ADCC 一直被认为是曲妥珠单抗抗肿瘤的主要机制[53-55]，但在 HER2 阳性乳腺癌患者中 ADCC 活性变化很大[56]。由于 NK 细胞被认为是 HER2 阳性乳腺癌介导 ADCC 效应最高的细胞，人们普遍认为 NK 细胞功能改变是 ADCC 变化的主要机制[56]。例如，接受曲妥珠单抗新辅助治疗的患者，其 ADCC 效应即主要来自 NK 细胞的裂解活性[57]。在一项新辅助治疗项目研究中，获得 pCR 患者相比部分反应的患者而言，基线水平 ADCC 活性也相对高些，但没有统计学差异，他们的平均值 ± 标准差分别为 20.83 ± 18 [4.33 ~ 72.54]，16.63 ± 14.98 [0.00 ~ 46.70]。这项研究同时还表明，对获得 pCR 的患者，新辅助治疗后宿主免疫系统的 ADCC 裂解功能会有恢复趋势，而部分反应的患者被证明具有相反的趋势[31]。

相对于早期 HER2 阳性的乳腺癌患者，晚期 HER2 阳性乳腺癌患者在曲妥珠单抗治疗后，其 ADCC 效应各项报道结果不一[56]。Petricevic 等评估比较了辅助治疗和晚期接受含曲妥珠单抗治疗以及未使用曲妥珠单抗治疗的患者的 ADCC 效应及抗体 - 依赖细胞介导的继发的吞噬作用。相对于健康人群，转移性患者（$P = 0.002$），辅助性治疗的患者（$P = 0.02$）及未使用曲妥珠单抗的患者（$P < 0.001$），他们的 ADCC 效应均明显受到抑制。对辅助期间接受曲妥珠单抗的人群，这种受抑制的 ADCC 活性与标志物 CD107α 表达负相关（$P = 0.034$），CD107α 是 CD56 阳性 NK 细胞脱颗粒的标记蛋白，预示 NK 细胞毒效应活化。值得注意的是，不管治疗时间长短以及加不加其他化疗，所有这些患者的 ADCC 效应相似[12]，这提示曲妥珠单抗用于晚期乳腺癌患者可以和辅助治疗一样有效激活 ADCC 效应[12]。

一项小型新辅助治疗 HER2 阳性乳腺癌的临床试验证明（每 3 周多西他赛 100mg/m² + 每周曲妥珠单抗 2mg/kg），相对于未接受曲妥珠单抗的患者，接受曲妥珠单抗的患者 NK 细胞的数量（$P = 0.043$）及表达活性蛋白颗粒酶 B（$P = 0.032$）的 T 细胞数量均显著上升[47]。这一发现也被其他研究所证实，相对于对曲妥珠单抗无反应的患者，对曲妥珠单抗有反应的患者具有更高的 ADCC 效应及 NK 细胞介导的细胞裂解效应[57,58]。有意思的是，新辅助（每周紫杉醇 80mg/m² + 每周曲妥珠单抗 2mg/kg）化疗可明显诱导 NK 细胞数量上升，不管患者病理反应如何（pCR 或 PR）（$P < 0.05$）[31]。

曲妥珠单抗与免疫效应细胞是通过抗体的 Fc 端和效应细胞上的 FcrR 相互作用的。FcrR 可分为活化型和抑制性受体。FcrR 基因编码区的单个核苷酸多态性与抗体的亲和性及功能相关[54]。FcrR 基因多态性与曲妥珠单抗治疗患者的临床效应目前尚有争论，有些研究认为正相关[54,59]，有些研究认为没有相关性[60]。Musolino 开展了一项前瞻性研究，他们评估了接受紫杉醇 + 曲妥珠单抗治疗患者的 ADCC 效应、FcrR 多态性及临床预后之间是否存在相关性。他们发现，外周血单个核细胞携带 FcrR Ⅲa -158v/v 和/或 FcrR Ⅱa - 131H/H 基因型患者具有更高的曲妥珠单抗介导的细胞毒效应（71% 比 38%，$P = 0.04$）。这项研究同时提示 V/V 和/或 H/H 基因型与 ORR（OR 8.7，95% CI 1.4 ~ 53.8，$P = 0.02$）及 PFS（HR 5.3，95% CI 1.6 ~ 16.9，$P = 0.005$）显著相关[54]。在 N9831 临床试验中，一项回顾性分析评估了曲妥珠单抗治疗后，FcrR 多态性与临床结局的相关性。他们发现，具有 FCB3A – 158V/V 或 FCB3A/F 的患者（HR 0.31，95% CI 0.22～0.43），比低亲和位点为纯合子的患者（HR 0.71，95% CI 0.51～1.01）更能从曲妥珠单抗治疗中获益[61]。

为了探索曲妥珠单抗的 Fc 端改变是否可以提高 ADCC 效应，研究者应用 HER2 表达由低到高的一系列细胞系来明确曲妥珠单抗 Fc 端的变化对 ADCC 的影响。他们发现，不管 HER2 抗原表达水平如何，有两个特异的变异体 S239D – I332E 及 S239D – I332E – A330L 可显著提高 ADCC 效应。此外，对于几乎少见 HER2 表达的细胞系如 MCF 细胞系，使用变异型抗体也可以检测到检测阈值以上的 ADCC 效应[48]，这提示可以开发治疗 HER2 低表达乳腺癌的抗体。

优化 HER2 单克隆抗体 Fc 端的探索现在已被转化为单克隆抗体 margetuximab 的临床开发。margetuximab 母抗体就是曲妥珠单抗。在体外实验中，在没有免疫效应细胞介导的情况下，margetuximab 和曲妥珠单抗有相同的 HER2 结合表位、相似的亲和力，表现出相似的肿瘤靶向性和效应细胞依赖的抗增殖活性[62]。然而，margetuximab 的 Fc 端可以更好地与 NK 细胞及巨噬细胞上活化型受体 FcrR ⅢA 的异构体结合[62]。在 margetuximab Ⅰ期 HER2 阳性难治性乳腺癌临床研究中，margetuximab 可介导更强的 ADCC 效应，这体现为 margetuximab 治疗组有更低的 EC50 及更强

的 PMBC 细胞毒性（$P < 0.0001$）。另外，超过一半的患者（18/23，78%）肿瘤负荷减小，包括持续性反应 >30 周的患者[63]。

HER2 特异性单克隆抗体：帕妥珠单抗

在开发其他类型抗 HER2 单克隆抗体过程中，临床前研究筛查发现 2C4 单克隆抗体可以结合 HER2 的Ⅱ区，从而可以通过防止 HER2 同/异二聚体化而抑制信号转导。2C4 单克隆抗体的可变区被克隆到含有人 κ 及 CH1 结构域的载体中，从而构建出人鼠嵌合的抗原结合片段 Fab，并由此产生帕妥珠单抗。帕妥珠单抗是人源化的 IgG1 单克隆抗体，靶向 HER2 受体的胞外二聚体区[64]。帕妥珠单抗通过临床开发，目前已被 FDA 批准用于 HER2 阳性乳腺癌。和曲妥珠单抗类似，帕妥珠单抗也可介导 ADCC 效应并诱导细胞死亡[65-67]。

帕妥珠单抗可介导类似于曲妥珠单抗的 ADCC 效应，与曲妥珠单抗联用可使 ADCC 效应放大

在 HER2 阳性乳腺癌临床前研究模型中，曲妥珠单抗和帕妥珠单抗均可有效介导 ADCC 效应[65,66]，虽然有些研究认为帕妥珠单抗诱导的 ADCC 效应弱些[67]。关于联合应用曲妥珠单抗与帕妥珠单抗，它们介导的 ADCC 效应是否相加，临床前研究数据有不一致的地方。在某项临床前实验中，

研究者发现二者联合 ADCC 效应没有相应提高[65]。另一独立的研究提示，联合二者相较于任何一方，均可显著提高 ADCC 杀伤靶细胞的效应（$P < 0.05$）[66]。Toth 的研究给出了二者不一致的原因：体外 ADCC 实验抗体剂量反应曲线提示抗体介导的杀伤效应会饱和。这样，联合曲妥珠单抗与帕妥珠单抗只有在未饱和的状态下才可获得相加效应。而在体内实验的条件下，治疗局域组织的药物水平可能不会使 ADCC 饱和[67]，但还是会有一个阈值使得增加抗体的剂量后也不能提升相应的 ADCC 效应。

细胞毒药物的免疫调节作用

化疗药物曾经一度被认为纯粹是免疫抑制性的。近期的发现已在挑战这一理念，研究发现一系列化疗药物具有免疫调节功能，它们主要通过诱导细胞免疫性死亡（immunogenic cell death, ICD）而实现。常用于 HER2 阳性乳腺癌患者的细胞毒药物包括环磷酰胺和紫杉类（多西他赛及紫杉醇）。目前，它们均被认为具有免疫调节功能，具体详见下述。

紫杉类在 HER2 阳性乳腺癌中的免疫调节作用

微管抑制剂诸如紫杉类药物，可通过诱导内质网应激反应而使钙调蛋白转位至浆膜，从而诱导免疫介导的吞噬作用[68]；随后，肿瘤抗原可被 DC 呈递[69]，通过增加细胞毒性 T 细胞浸润，

增强 I 型免疫效应[70,71]。紫杉类药物紫杉醇也可以通过活性代谢物聚集在 MDSCs 细胞内而使 MDSCs 清除[72,73]。一项小型临床研究评估了紫杉醇的免疫效应，结果提示，和对照组相比，紫杉醇（200mg/m² 每 3 周）及多西他赛（100mg/m² 每 3 周）可使外周血 Th1 型细胞因子增加，比如可以显著升高 IFN - γ（$P < 0.001$）、IL - 2（$P < 0.001$）、IL - 6（$P < 0.007$）以及粒单核细胞集落刺激因子（granulocyte - macrophage colony - stimulating factor, GM - CSF）（$P = 0.01$）。此外，值得注意的是 NK 细胞及淋巴细胞活化杀伤细胞的活性也提升了。两种紫杉类药物可使血清中的 IL - 1 及 TNF - α 降低[74]。临床前研究还提示低剂量的紫杉醇可促使小鼠 DC 细胞不依赖 TLR 而成熟[75]。通过 ELIS-pot 检测 IFN - γ 及 IL - 4，研究发现 DC 细胞成熟可提升 Th1 免疫反应，而对 Th2 型免疫反应无影响，这将导致促炎因子分泌，从而提升 CD8⁺ T 细胞活化及裂解活性[76]。

一项小型研究（20 例）观察紫杉醇（80mg/m² 单周）联合曲妥珠单抗（2mg/kg 单周）治疗的 ADCC 效应。他们发现，单用曲妥珠单抗 ADCC 效应仅提高了 20%，而紫杉醇联合曲妥珠单抗的 ADCC 效应可提高至 126%（$P < 0.05$）。所有接受联合治疗方案患者的 ADCC 效应均有提高。NK 细胞的数量也从单用曲妥珠单抗的 51% 提升到联合方案的 112%（$P < 0.05$）[77]。

环磷酰胺

环磷酰胺可联合紫杉类或蒽环类药物（如多柔比星、表柔比星）用于HER2 阳性乳腺癌辅助或新辅助化疗。环磷酰胺因其免疫调节能力曾被广泛研究，尤其是低剂量环磷酰胺使用时。乳腺癌患者接受剂量密集方案 AC – T（多柔比星 $60mg/m^2$ + 环磷酰胺 $600mg/m^2$ 序贯紫杉醇 $175mg/m^2$）被发现可致外周血循环 MDSCs 提高（$P <0.0001$）[78]。一般认为，其他方式的环磷酰胺给药方案可对免疫系统产生不同的效应。环磷酰胺的节拍化疗（50mg口服，一日 2 次，服用 1 周，停 1 周）可选择性诱导循环 Tregs 降低（$P <0.001$），而其他免疫细胞如 T 细胞却没有相应降低。有意思的是，节拍化疗患者 NK 细胞的功能可从基线水平明显提升（$P < 0.01$），以致与非肿瘤人群的NK 细胞功能水平相差无几[79]。在抗原暴露前 3 天使用低剂量的环磷酰胺可克服免疫耐受，从而提高抗体及 T 细胞效应；然而，在抗原暴露同时或之后给予相同剂量的药物反可诱导抗原特异性免疫耐受[80]。临床前实验研究表明，低剂量环磷酰胺可清除 Tregs，促使 DCs成熟，使 CD4 T 细胞从 Th2 型向 Th1 型转变，诱使 Th17 分化，通过 IFN – α促使 $CD44^{hi}$T 记忆细胞形成。另外，在疫苗使用前 1 天，或者前 7 天，分别使用环磷酰胺 200～300mg/m² 或 600mg/m²可使 Tregs 细胞降低[79,81]。

HER2 疫苗

肿瘤疫苗一直被用于诱导 Th1 型抗原特异性免疫，以使体内已存的抗肿瘤免疫放大[1]。HER2 受体是乳腺癌疫苗制备的常用靶点。早期的 HER2 疫苗主要是蛋白肽，以诱使以 CD8 阳性淋巴细胞为主的细胞毒免疫效应。现在针对HER2 的疫苗已逐渐演化成包括免疫佐剂如 GM – CSF 及 POLY – ICLC，DNA疫苗及新型给药载体，如质粒和病毒。HER2 疫苗在原位癌、新辅助、辅助及转移性乳腺癌患者中均被评估过。

早期 HER2 靶向的疫苗是 HER2 抗原肽。这些抗原肽可诱导 HER2 特异的CD8 阳性 T 细胞活化，但这些效应持续时间短[82]。为了获得长久的 HER2 特异性免疫应答，一种可以活化 CD4 和 CD8阳性 T 细胞、诱导迟发性超敏反应（CD4 阳性 T 细胞介导）及持久的 CD8阳性 T 细胞反应的 HER2 抗原肽疫苗应运而生[83,84]。这些众多抗原肽疫苗中，E75 抗原肽脱颖而出，E75 抗原肽疫苗（NeuVax，nelipepimut – S））来自 HER2细胞外结构域，E75 抗原肽疫苗联合GM – CSF 是这些肽疫苗中最重要的临床进展。在对乳腺癌辅助治疗方案中，对任意 HER2 表达水平 [免疫组化（IHC）1＋至 3＋]，E75 治疗组相对于未治疗组，5 年 DFS 有明显提高（89.7% 比 80.2%，$P = 0.08$）[85]。这其中对 HER2 低表达的患者（IHC 1＋至2＋，FISH 阴性），E75 治疗组（88.1%）相对于未治疗组（77.5%），

5 年 DFS 也有获益趋势（$P = 0.16$）。该研究同时还显示 E75 抗原肽疫苗可诱使表位扩展（HER2 抗原内表位扩展及不同抗原间表位扩展），并可降低 Tregs 及 TGF-β的水平，同时提高记忆 T 细胞水平[85]。不幸的是，NeuVax 在早期淋巴结阳性女性乳腺癌的 Ⅲ 期 PRESENT 临床研究中（HER2 低至中等量表达，IHC 1+ 或 2+）却因无效而中途夭折。

如前所述，尽管有证据表明曲妥珠单抗可使小部分患者产生对 HER2 的免疫，但是它诱导的 HER2 特异的 T 细胞免疫变化不定[2]。因此，HER2 疫苗常与曲妥珠单抗及其他系统性治疗联用以增强 HER2 特异性免疫及临床疗效。在一项小型针对新辅助治疗后肿瘤微小残留的 HER2 阳性患者的临床试验中，曲妥珠单抗联合 HER2 疫苗能够诱导 HER2 特异性 Th 细胞免疫效应。这一研究显示，HER2 疫苗联合曲妥珠单抗可以使大多数患者（84%）扩大 HER2 特异的 CTL 效应并诱导表位扩展（74% 的患者）。有意思的是，HER2 分子内表位扩展越多，血清 TGF-β水平下降越多（$r = 0.614$，$P = 0.0003$）[2]。另一项联合 VRP - HER2 疫苗与 HER2 靶向治疗的研究显示了病毒载体的重要性，即用 alpha 病毒样复制颗粒（alphavirus - like replicon particles，VRP）运载 HER2 基因 DNA 序列[86]。这一 VPR - HER2 疫苗基于减毒病毒载体而构建，它高表达异源性病毒蛋白，靶向 DC 细胞表达，可诱导有力的体液及细胞免疫[87,88]。到目前为止，VRP - HER2 疫苗联合曲妥珠单抗的

治疗策略耐受良好，两者联合可以放大 HER2 特异的免疫效应。临床随访发现，多线治疗后的晚期患者随访时间已超过 26 个月，但还未达到中位 OS[89]。

基于细胞的疫苗包括自体 APCs（这些细胞体外用自身抗原处理过）。Lapuleucel T 就是这样一款疫苗，它是用连接有 GM - CSF 序列的重组 HER2（HER500）肽负载自体 APCs。在治疗的第 8 周，与基线（0.0 点/3×10^5 PMBC）相比，Lapuleucel T 可使 HER2 抗原反应特异的 IFN-γ水平明显提升（中位 IFN-γ ELISPOT 点，16 点/3×10^5 PMBC，$P = 0.001$）。但这一研究临床获益有限，仅 1 例患者获得部分缓解，3 例患者疾病稳定大于 1 年[90]。

另一项 Ⅰ 期研究评估了体外扩增 HER2 疫苗特异 T 细胞并重输体内的可行性及安全性。首次输入体内之后，HER2 特异的 T 细胞数量明显提升（$P = 0.01$），并在 66% 的患者（4/6）体内存留超过 70 天，43% 患者观察到部分临床反应[91]。

一项前导性实验研究了新辅助治疗（化疗 + 曲妥珠单抗）未获得 pCR 的患者，在辅助治疗阶段接受 HER2 处理过的 Ⅰ 型 DC 疫苗（DC1）的治疗效应。该研究的 DC1 疫苗来自于外周血单个核细胞，在用 IFN-γ联合细菌脂多糖 LPS（TLR4 的激动剂）处理后可迅速活化，成为成熟的 DCs，表达高水平的共刺激因子和 IL-12。该研究提示，接受了 HER2 抗原的 DC1 疫苗治疗的患者针对 HER2 的免疫原性明显增强[92]。

阻断免疫检查点

乳腺癌日益被关注的领域是免疫检查点分子 CTLA-4、PD-1 及 PD-L1 的免疫调节与治疗作用。CTLA-4 可下调免疫反应，它在 Treg 细胞上常规表达，但传统的 T 细胞仅在活化之后才表达 CTLA-4。PD-1 和配体 PD-L1 是 CD28/CTLA-4 家族的成员，在 T 细胞被抗原活化之后作为负反馈机制调节 T 细胞功能[16]。针对这些免疫检查点的单克隆抗体可使患者临床获益，已被 FDA 批准用于黑色素瘤、非小细胞肺癌、肾癌、膀胱癌及其他肿瘤。

PD-1 和 PD-L1 可在 HER2 阳性乳腺癌患者组织中广泛表达，这些数据支持开展抗 PD-1 及 PD-L1 抗体的 HER2 阳性乳腺癌临床试验。存在的挑战在于，难以预测哪些患者能够从这些治疗中获益。由于种种原因（可采用的检测抗体多种多样且难以统一，PD-L1 IHC 阳性界值尚无共识，组织的处理不一致等），目前将 PD-L1 IHC 作为预测疗效的生物标记物尚不可靠。在 JAVELIN 临床研究中，所有患者接受抗 PD-L1 抗体阿维鲁单抗治疗（10mg/kg，间隔 2 周给药），其中在 HER2 阳性乳腺癌患者中（$n=26$），无人获得部分或完全缓解；在 HR 阳性 HER2 阴性患者中（$n=72$），2 例有反应；在三阴性患者中（$n=58$），3 例有反应。通过这一临床研究初步分析发现，PD-L1 表达大于 10% 并不常见（136 名患者有 8.8%），但高于此值的患者有更高的反应率（16.7% 比 1.6%）[93]。

在小鼠模型试验里，联合曲妥珠单抗与 PD-1 抗体可以见到更多的肿瘤消减（$P=0.0097$）[94]。最近，乳腺癌荷瘤小鼠实验也证实了 PD-1 抗体联合多肽疫苗组（来自乳腺癌抗原，包括 HER2），相比单用疫苗组，延长了疫苗介导的 PFS，同时提高了中位生存时间近 3 倍（$P=0.0002$）。这项研究也证明，PD-1 阻断可通过改变肿瘤微环境中 CD8 T 细胞及 DCs 的组成而提高疫苗效应[95]。

有意思的是，加用曲妥珠单抗可提高 PD-1/PD-L1 表达。2017 年圣安东尼奥会议上报道了正在进行的 IB/II 期 PANACEA 临床试验的相关结果。该试验入组的均为曲妥珠单抗治疗进展的患者，这些患者接受每 3 周 200mg 帕博利珠单抗联合曲妥珠单抗（6mg/kg）治疗。研究显示，在 PD-L1 阳性意向治疗的患者中，这项研究达到了主要终点，ORR 为 15%，疾病控制率 25%。PD-L1 阳性转移灶中有 ≥5% 或更多的 TILs 的患者 ORR 达 39%，疾病控制率达 47%，这提示量化 TILs 有助于明确哪些患者最能从治疗中获益，PD-L1 阴性患者对治疗无反应[96]。

小结

HER2 阳性乳腺癌具有免疫原性，表现出独特的免疫表型。HER2 阳性的乳腺癌在发生过程中逐步丧失 HER2 特异的 Th1 免疫反应，这是 HER2 阳性乳腺癌的免疫逃逸机制。为应对 HER2 乳腺癌免疫逃逸，曲妥珠单抗似乎可部分恢复 HER2 免疫原性，而正在开展的疫苗研究也显示出增强 HER2 免疫原性的巨大潜能。另外，肿瘤基质中的 TILs，尤其是它的免疫刺激及免疫抑制细胞，是系统化疗、HER2 靶向治疗的预测因子；同时它们在目前正在开展的免疫调节治疗研究中也有潜在预测疗效的作用。

参考文献

[1] Datta J, Rosemblit C, Berk E, et al. Progressive loss of anti – HER2 CD4 (t) T – helper type 1 response in breast tumorigenesis and the potential for immune restoration. Oncoimmunology. 2015；4 (10)：e1022301. https：//doi. org/10. 1080/2162402x. 2015. 1022301. Epub 2015/10/10. PubMed PMID： 26451293；PMCID：PMC4589053.

[2] Disis ML, Wallace DR, Gooley TA, et al. Concurrent trastuzumab and HER2/neu – specific vaccination in patients with metastatic breast cancer. J Clin Oncol. 2009；27 (28)：4685 –4692. https：//doi. org/10. 1200/jco. 2008. 20. 6789. Epub 2009/09/02. PubMed PMID： 19720923；PMCID：PMC2754913.

[3] Sica A, Larghi P, Mancino A, et al. Macrophage polarization in tumour progression. Semin Cancer Biol. 2008；18 (5)：349 – 355. https：//doi. org/10. 1016/j. semcancer. 2008. 03. 004. Epub 2008/05/10. PubMed PMID：18467122.

[4] Denkert C, Loibl S, Noske A, et al. Tumor – associated lymphocytes as an independent predictor of response to neoadjuvant chemotherapy in breast cancer. J Clin Oncol. 2010；28 (1)：105 – 113. https：//doi. org/10. 1200/jco. 2009. 23. 7370. Epub 2009/11/18. PubMed PMID：19917869.

[5] Loi S, Sirtaine N, Piette F, et al. Prognostic and predictive value of tumor – infiltrating lymphocytes in a phase III randomized adjuvant breast cancer trial in node – positive breast cancer com-paring the addition of docetaxel to doxorubicin with doxorubicin – based chemotherapy：BIG 02 –98. J Clin Oncol. 2013；31 (7)：860 –867. https：//doi. org/10. 1200/jco. 2011. 41. 0902. Epub 2013/01/24. PubMed PMID：23341518.

[6] Galon J, Costes A, Sanchez – Cabo F, et al. Type, density, and location of immune cells within human colorectal tumors predict clinical outcome. Science (New York, NY). 2006；313 (5795)：1960 – 1964. https：//doi. org/10. 1126/science. 1129139. Epub 2006/09/30. PubMed PMID：17008531.

[7] Pages F, Berger A, Camus M, et al. Effector memory T cells, early metastasis, and survival in colorectal cancer. N Engl J Med. 2005；353 (25)：2654 – 2666. https：//doi. org/10. 1056/NEJMoa051424. Epub 2005/12/24. PubMed PMID：16371631.

[8] Stanton SE, Adams S, Disis ML. Variation in the incidence and magnitude of tumor – infiltrating lymphocytes in breast cancer subtypes：a systematic review. JAMA Oncol. 2016；2 (10)：1354 – 1360. https：//doi. org/10. 1001/jamaoncol. 2016. 1061. Epub 2016/06/30. PubMed PMID：27355489.

[9] Loi S, Michiels S, Salgado R, et al. Tumor infiltrating lymphocytes are prognostic in triple negative breast cancer and predictive for trastuzumab benefit in early breast cancer：results from the FinHER trial. Ann Oncol. 2014；25 (8)：1544 – 1550. https：//doi. org/10. 1093/annonc/mdu112. Epub 2014/03/13. PubMed PMID：24608200.

[10] Gobert M, Treilleux I, Bendriss – Vermare N, et al. Regulatory T cells recruited through CCL22/CCR4 are selectively activated in lymphoid infil-trates surrounding primary breast tumors and lead to an adverse clinical outcome. Cancer Res. 2009；69 (5)：2000 – 2009. https：//doi. org/10. 1158/0008 – 5472. can – 08 – 2360. Epub 2009/02/27. PubMed PMID：19244125.

[11] Bense RD, Sotiriou C, Piccart – Gebhart MJ, et al. Relevance of tumor – infiltrating immune cell composition and functionality for disease outcome in breast cancer. J Natl Cancer Inst. 2017；109 (1). https：//doi. org/10. 1093/jnci/djw192. Epub 2016/10/16. PubMed PMID：27737921.

[12] Petricevic B, Laengle J, Singer J, et al. Trastu-

zumab mediates antibody – dependent cell – mediated cytotoxicity and phagocytosis to the same extent in both adjuvant and metastatic HER2/neu breast cancer patients. J Transl Med. 2013; 11: 307. https: //doi. org/10. 1186/1479 – 5876 – 11 – 307. Epub 2013/12/18. PubMed PMID: 24330813; PMCID: PMC4029549.

[13] Teschendorff AE, Gomez S, Arenas A, et al. Improved prognostic classification of breast cancer defined by antagonistic activation patterns of immune response pathway modules. BMC Cancer. 2010; 10: 604. https: //doi. org/10. 1186/1471 –2407 – 10 – 604. Epub 2010/11/06. PubMed PMID: 21050467; PMCID: PMC2991308.

[14] Denkert C, von Minckwitz G, Brase JC, et al. Tumor infiltrating lymphocytes and response to neoadjuvant chemotherapy with or without carboplatin in human epidermal growth factor receptor 2 – positive and triple – negative primary breast cancers. J Clin Oncol. 2015; 33 (9): 983 – 991. https: //doi. org/10. 1200/jco. 2014. 58. 1967. Epub 2014/12/24. PubMed PMID: 25534375.

[15] Jacquemier J, Bertucci F, Finetti P, et al. High expression of indoleamine 2, 3 – dioxygenase in the tumour is associated with medullary features and favourable outcome in basal – like breast carcinoma. Int J Cancer. 2012; 130 (1): 96 – 104. https: //doi. org/10. 1002/ijc. 25979. Epub 2011/02/18. PubMed PMID: 21328335.

[16] Muenst S, Soysal SD, Gao F, Obermann EC, Oertli D, Gillanders WE. The presence of programmed death 1 (PD – 1) – positive tumor – infiltrating lymphocytes is associated with poor prognosis in human breast cancer. Breast Cancer Res Treat. 2013; 139 (3): 667 – 676. https: //doi. org/10. 1007/s10549 – 013 – 2581 – 3. Epub 2013/06/13. PubMed PMID: 23756627; PMCID: PMC3885332.

[17] Bae SB, Cho HD, Oh MH, et al. Expression of programmed death receptor ligand 1 with high tumor infiltrating lymphocytes is associated with better prognosis in breast cancer. J Breast Cancer. 2016; 19 (3): 242 –251. https: //doi. org/ 10. 4048/jbc. 2016. 19. 3. 242. Epub 2016/10/11. PubMed PMID: 27721873; PMCID: PMC5053308.

[18] Ghebeh H, Mohammed S, Al – Omair A, et al. The B7 – H1 (PD –L1) T lymphocyte – inhibitory molecule is expressed in breast cancer patients with infiltrating ductal carcinoma: correlation with important high – risk prognostic factors. Neoplasia (New York, NY). 2006; 8 (3): 190 – 198. https: //doi. org/10. 1593/neo. 05733. Epub 2006/04/14. PubMed PMID: 16611412; PMCID: PMC1578520.

[19] Brown JA, Dorfman DM, Ma FR, et al. Blockade of programmed death – 1 ligands on dendritic cells enhances T cell activation and cytokine production. J Immunol (Baltim, Md: 1950). 2003; 170 (3): 1257 – 1266. Epub 2003/01/23. PubMed PMID: 12538684.

[20] Schalper KA, Velcheti V, Carvajal D, et al. In situ tumor PDL1 mRNA expression is associated with increased TILs and better outcome in breast carcinomas. Clin Cancer Res. 2014; 20 (10): 2773 –2782. https: //doi. org/10. 1158/1078 – 0432. ccr – 13 – 2702. Epub 2014/03/22. PubMed PMID: 24647569.

[21] Qin T, Zeng YD, Qin G, et al. High PD – L1 expression was associated with poor prognosis in 870 Chinese patients with breast cancer. Oncotarget. 2015; 6 (32): 33972 – 33981. https: // doi. org/10. 18632/oncotarget. 5583. Epub 2015/09/18. PubMed PMID: 26378017; PMCID: PMC4741818.

[22] Ghebeh H, Lehe C, Barhoush E, et al. Doxorubicin downregulates cell surface B7 – H1 expression and upregulates its nuclear expression in breast cancer cells: role of B7 – H1 as an anti – apoptotic molecule. Breast Cancer Res. 2010; 12 (4): R48. https: //doi. org/10. 1186/ bcr2605. Epub 2010/07/16. PubMed PMID: 20626886; PMCID: PMC2949635.

[23] Fridman WH, Zitvogel L, Sautes – Fridman C, Kroemer G. The immune contexture in cancer prognosis and treatment. Nat Rev Clin Oncol. 2017; 14 (12): 717 – 734. https: //doi. org/10. 1038/nrclinonc. 2017. 101. Epub 2017/07/26. PubMed PMID: 28741618.

[24] Kim A, Lee SJ, Kim YK, et al. Programmed death – ligand 1 (PD – L1) expression in tumour cell and tumour infiltrating lymphocytes of HER2 – positive breast cancer and its prognostic value. Sci Rep. 2017; 7 (1): 11671. https: //doi. org/10. 1038/s41598 – 017 – 11905 – 7. Epub 2017/09/17. PubMed PMID: 28916815; PMCID: PMC5601941.

[25] Elliott MR, Ravichandran KS. The dynamics of apoptotic cell clearance. Dev Cell. 2016; 38

(2): 147 - 160. https://doi. org/10. 1016/
j. devcel. 2016. 06. 029. Epub 2016/07/28.
PubMed PMID: 27459067; PMCID: PMC4966906.

[26] Kini Bailur J, Gueckel B, Pawelec G. Prognostic
impact of high levels of circulating plasmacytoid
dendritic cells in breast cancer. J Transl Med.
2016; 14 (1): 151. https://doi. org/10.
1186/s12967 - 016 - 0905 - x. Epub 2016/05/
29. PubMed PMID: 27234566;
PMCID: PMC4884426.

[27] Treilleux I, Blay JY, Bendriss - Vermare N, et
al. Dendritic cell infiltration and prognosis of ear-
ly stage breast cancer. Clin Cancer Res. 2004;
10 (22): 7466 - 7474. https://doi. org/10.
1158/1078 - 0432. ccr - 04 - 0684. Epub 2004/
12/01. PubMed PMID: 15569976.

[28] Trinchieri G. Biology of natural killer cells. Adv
Immunol. 1989; 47: 187 - 376. Epub 1989/
01/01. PubMed PMID: 2683611.

[29] Vivier E, Tomasello E, Baratin M, Walzer T,
Ugolini S. Functions of natural killer cells. Nat
Immunol. 2008; 9 (5): 503 - 510. https://
doi. org/10. 1038/ni1582. Epub 2008/04/22.
PubMed PMID: 18425107.

[30] Muraro E, Martorelli D, Turchet E, et al. A dif-
ferent immunologic profile characterizes patients
with HER - 2 - overexpressing and HER - 2 -
negative locally advanced breast cancer: implica-
tions for immune - based therapies. Breast Cancer
Res. 2011; 13 (6): R117. https://doi. org/
10. 1186/bcr3060. Epub 2011/11/25. PubMed
PMID: 22112244; PMCID: PMC3326559.

[31] Muraro E, Comaro E, Talamini R, et al. Im-
proved natural killer cell activity and retained anti
- tumor CD8 (+) T cell responses contribute to
the induction of a pathological complete response
in HER2 - positive breast cancer patients undergo-
ing neoadjuvant chemotherapy. J Transl Med.
2015; 13: 204. https://doi. org/10. 1186/
s12967 - 015 - 0567 - 0. Epub 2015/06/28.
PubMed PMID: 26116238; PMCID:
PMC4483222.

[32] Mamessier E, Sylvain A, Thibult ML, et al. Hu-
man breast cancer cells enhance self tolerance by
promoting evasion from NK cell antitumor immu-
nity. J Clin Investig. 2011; 121 (9): 3609 -
3622. https://doi. org/10. 1172/jci45816.
Epub 2011/08/16. PubMed PMID: 21841316;
PMCID: PMC3171102.

[33] Mamessier E, Sylvain A, Bertucci F, et al. Hu-

man breast tumor cells induce self - tolerance
mechanisms to avoid NKG2D - mediated and
DNAM - mediated NK cell recognition. Cancer
Res. 2011; 71 (21): 6621 - 6632. https://
doi. org/10. 1158/0008 - 5472. can - 11 -
0792. Epub 2011/09/23. PubMed PMID:
21937679.

[34] Alexe G, Dalgin GS, Scanfeld D, et al. High ex-
pression of lymphocyte - associated genes in node
- negative HER2 + breast cancers correlates with
lower recurrence rates. Cancer Res. 2007; 67
(22): 10669 - 10676. https://doi. org/10.
1158/0008 - 5472. can - 07 - 0539. Epub 2007/
11/17. PubMed PMID: 18006808.

[35] Thiery JP, Sleeman JP. Complex networks or-
chestrate epithelial - mesenchymal transitions. Nat
Rev Mol Cell Biol. 2006; 7 (2): 131 - 142.
https://doi. org/10. 1038/nrm1835. Epub
2006/02/24. PubMed PMID: 16493418.

[36] Liguori M, Solinas G, Germano G, Mantovani
A, Allavena P. Tumor - associated macrophages
as incessant builders and destroyers of the cancer
stroma. Cancers. 2011; 3 (4): 3740 - 3761.
https://doi. org/10. 3390/cancers3043740.
Epub 2011/01/01. PubMed PMID: 24213109;
PMCID: PMC3763394.

[37] Quatromoni JG, Eruslanov E. Tumor - associated
macrophages: function, phenotype, and link to
prognosis in human lung cancer. Am J Transl
Res. 2012; 4 (4): 376 - 389. Epub 2012/11/
13. PubMed PMID: 23145206; PMCID:
PMC3493031.

[38] Heusinkveld M, van der Burg SH. Identification
and manipulation of tumor associated macrophages
in human cancers. J Transl Med. 2011; 9: 216.
https://doi. org/10. 1186/1479 - 5876 - 9 -
216. Epub 2011/12/20. PubMed PMID:
22176642; PMCID: PMC3286485.

[39] Klingen TA, Chen Y, Aas H, Wik E, Akslen
LA. Tumor associated macrophages are strongly
related to vascular invasion, non - luminal sub-
types, and interval breast cancer. Hum Pathol.
2017; 69: 72 - 80. https://doi. org/10.
1016/j. humpath. 2017. 09. 001. Epub 2017/
09/20. PubMed PMID: 28923419.

[40] Mahmoud SM, Lee AH, Paish EC, Macmillan
RD, Ellis IO, Green AR. Tumour - infiltrating
macrophages and clinical outcome in breast canc-
er. J Clin Pathol. 2012; 65 (2): 159 - 163. ht-
tps://doi. org/10. 1136/jclinpath - 2011 -

200355. Epub 2011/11/04. PubMed PMID：22049225.

[41] Theoharides TC, Valent P, Akin C. Mast cells, mastocytosis, and related disorders. N Engl J Med. 2015；373 (19)：1885 – 1886. https：//doi. org/10. 1056/NEJMc1510021. Epub 2015/11/05. PubMed PMID：26535528.

[42] Peng G, Wang HY, Peng W, Kiniwa Y, Seo KH, Wang RF. Tumor – infiltrating gammadelta T cells suppress T and dendritic cell function via mechanisms controlled by a unique toll – like receptor signaling pathway. Immunity. 2007；27 (2)：334 – 348. https：//doi. org/10. 1016/j. immuni. 2007. 05. 020. Epub 2007/07/28. PubMed PMID：17656116.

[43] Slamon DJ, Leyland – Jones B, Shak S, et al. Use of chemotherapy plus a monoclonal antibody against HER2 for metastatic breast cancer that overexpresses HER2. N Engl J Med. 2001；344 (11)：783 – 792. https：//doi. org/10. 1056/nejm200103153441101. Epub 2001/03/15. PubMed PMID：11248153.

[44] Cho HS, Mason K, Ramyar KX, et al. Structure of the extracellular region of HER2 alone and in complex with the Herceptin Fab. Nature. 2003；421 (6924)：756 – 760. https：//doi. org/10. 1038/nature01392. Epub 2003/03/01. PubMed PMID：12610629.

[45] Lewis GD, Figari I, Fendly B, et al. Differential responses of human tumor cell lines to anti – p185HER2 monoclonal antibodies. Cancer Immunol Immunother. 1993；37 (4)：255 – 263. Epub 1993/09/01. PubMed PMID：8102322.

[46] Carter P, Presta L, Gorman CM, et al. Humanization of an anti – p185HER2 antibody for human cancer therapy. Proc Natl Acad Sci USA. 1992；89 (10)：4285 – 4289. Epub 1992/05/15. PubMed PMID：1350088；PMCID：PMC49066.

[47] Arnould L, Gelly M, Penault – Llorca F, et al. Trastuzumab – based treatment of HER2 – positive breast cancer：an antibody – dependent cellular cytotoxicity mechanism? Br J Cancer. 2006；94 (2)：259 – 267. https：//doi. org/10. 1038/sj. bjc. 6602930. Epub 2006/01/13. PubMed PMID：16404427；PMCID：PMC2361112.

[48] Lazar GA, Dang W, Karki S, et al. Engineered antibody Fc variants with enhanced effector function. Proc Natl Acad Sci USA. 2006；103 (11)：4005 – 4010. https：//doi. org/10. 1073/pnas. 0508123103. Epub 2006/03/16.

PubMed PMID：16537476；PMCID：PMC1389705.

[49] Perez EA, Ballman KV, Tenner KS, et al. Association of stromal tumor – infiltrating lymphocytes with recurrence – free survival in the N9831 adjuvant trial in patients with early – stage HER2 – positive breast cancer. JAMA Oncol. 2016；2 (1)：56 – 64. https：//doi. org/10. 1001/jamaoncol. 2015. 3239. Epub 2015/10/16. PubMed PMID：26469139；PMCID：PMC4713247.

[50] Esteva FJ, Wang J, Lin F, et al. CD40 signaling predicts response to preoperative trastuzumab and concomitant paclitaxel followed by 5 – fluorouracil, epirubicin, and cyclophosphamide in HER – 2 – overexpressing breast cancer. Breast Cancer Res. 2007；9 (6)：R87. https：//doi. org/10. 1186/bcr1836. Epub 2007/12/19. PubMed PMID：18086299；PMCID：PMC2246190.

[51] Taylor C, Hershman D, Shah N, et al. Augmented HER – 2 specific immunity during treatment with trastuzumab and chemotherapy. Clin Cancer Res. 2007；13 (17)：5133 – 5143. https：//doi. org/10. 1158/1078 – 0432. ccr – 07 – 0507. Epub 2007/09/06. PubMed PMID：17785568.

[52] Ladoire S, Arnould L, Mignot G, et al. T – bet expression in intratumoral lymphoid structures after neoadjuvant trastuzumab plus docetaxel for HER2 – overexpressing breast carcinoma predicts survival. Br J Cancer. 2011；105 (3)：366 – 371. https：//doi. org/10. 1038/bjc. 2011. 261. Epub 2011/07/14. PubMed PMID：21750556；PMCID：PMC3172914.

[53] Barok M, Isola J, Palyi – Krekk Z, et al. Trastuzumab causes antibody – dependent cellular cytotoxicity – mediated growth inhibition of submacroscopic JIMT – 1 breast cancer xenografts despite intrinsic drug resistance. Mol Cancer Ther. 2007；6 (7)：2065 – 2072. https：//doi. org/10. 1158/1535 – 7163. mct – 06 – 0766. Epub 2007/07/11. PubMed PMID：17620435.

[54] Musolino A, Naldi N, Bortesi B, et al. Immunoglobulin G fragment C receptor polymorphisms and clinical efficacy of trastuzumab – based therapy in patients with HER – 2/neupositive metastatic breast cancer. J Clin Oncol. 2008；26 (11)：1789 – 1796. https：//doi. org/10. 1200/jco. 2007. 14. 8957. Epub 2008/03/19. PubMed PMID：18347005.

[55] Clynes RA, Towers TL, Presta LG, Ravetch JV. Inhibitory Fc receptors modulate in vivo cytotoxicity against tumor targets. Nat Med. 2000；6 (4)：

443 – 446. https：//doi. org/10. 1038/74704. Epub 2000/03/31. PubMed PMID：10742152.

[56] Kute T, Stehle Jr JR, Ornelles D, Walker N, Delbono O, Vaughn JP. Understanding key assay parameters that affect measurements of trastuzumab – mediated ADCC against Her2 positive breast cancer cells. Oncoimmunology. 2012；1（6）：810 – 821. https：//doi. org/10. 4161/onci. 20447. Epub 2012/11/20. PubMed PMID：23162748；PMCID：PMC3489736.

[57] Varchetta S, Gibelli N, Oliviero B, et al. Elements related to heterogeneity of antibody – dependent cell cytotoxicity in patients under trastuzumab therapy for primary operable breast cancer overexpressing Her2. Cancer Res. 2007；67（24）：11991 – 11999. https：//doi. org/10. 1158/0008 – 5472. can – 07 – 2068. Epub 2007/12/20. PubMed PMID：18089830.

[58] Beano A, Signorino E, Evangelista A, et al. Correlation between NK function and response to trastuzumab in metastatic breast cancer patients. J Transl Med. 2008；6：25. https：//doi. org/10. 1186/1479 – 5876 – 6 – 25. Epub 2008/05/20. PubMed PMID：18485193；PMCID：PMC2415031.

[59] Tamura K, Shimizu C, Hojo T, et al. FcgammaR2A and 3A polymorphisms predict clinical outcome of trastuzumab in both neoadjuvant and metastatic settings in patients with HER2 – positive breast cancer. Ann Oncol. 2011；22（6）：1302 – 1307. https：//doi. org/10. 1093/annonc/mdq585. Epub 2010/11/27. PubMed PMID：21109570.

[60] Hurvitz SA, Betting DJ, Stern HM, et al. Analysis of Fcgamma receptor IIIa and IIa polymorphisms：lack of correlation with outcome in trastuzumab – treated breast cancer patients. Clin Cancer Res. 2012；18（12）：3478 – 3486. https：//doi. org/10. 1158/1078 – 0432. ccr – 11 – 2294. Epub 2012/04/17. PubMed PMID：22504044；PMCID：PMC3821872.

[61] Gavin PG, Song N, Kim SR, et al. Association of polymorphisms in FCGR2A and FCGR3A with degree of trastuzumab benefit in the adjuvant treatment of ERBB2/HER2 – positive breast cancer：analysis of the NSABP B – 31 trial. JAMA Oncol. 2017；3（3）：335 – 341. https：//doi. org/10. 1001/jamaoncol. 2016. 4884. Epub 2016/11/05. PubMed PMID：27812689；PMCID：PMC5344747.

[62] Nordstrom JL, Gorlatov S, Zhang W, et al. Anti – tumor activity and toxicokinetics analysis of MGAH22, an anti – HER2 monoclonal antibody with enhanced Fcgamma receptor binding properties. Breast Cancer Res. 2011；13（6）：R123. https：//doi. org/10. 1186/bcr3069. Epub 2011/12/02. PubMed PMID：22129105；PMCID：PMC3326565.

[63] Bang YJ, Giaccone G, Im SA, et al. First – in – human phase 1 study of margetuximab（MGAH22）, an Fc – modified chimeric monoclonal antibody, in patients with HER2 – positive advanced solid tumors. Ann Oncol. 2017；28（4）：855 – 861. https：//doi. org/10. 1093/annonc/mdx002. Epub 2017/01/26. PubMed PMID：28119295.

[64] Adams CW, Allison DE, Flagella K, et al. Humanization of a recombinant monoclonal antibody to produce a therapeutic HER dimerization inhibitor, pertuzumab. Cancer Immunol Immunother. 2006；55（6）：717 – 727. https：//doi. org/10. 1007/s00262 – 005 – 0058 – x. Epub 2005/09/10. PubMed PMID：16151804.

[65] Scheuer W, Friess T, Burtscher H, Bossenmaier B, Endl J, Hasmann M. Strongly enhanced antitumor activity of trastuzumab and pertuzumab combination treatment on HER2 – positive human xenograft tumor models. Cancer Res. 2009；69（24）：9330 – 9336. https：//doi. org/10. 1158/0008 – 5472. can – 08 – 4597. Epub 2009/11/26. PubMed PMID：19934333.

[66] Diessner J, Bruttel V, Becker K, et al. Targeting breast cancer stem cells with HER2 – specific antibodies and natural killer cells. Am J Cancer Res. 2013；3（2）：211 – 220. Epub 2013/04/18. PubMed PMID：23593542；PMCID：PMC3623839.

[67] Toth G, Szoor A, Simon L, Yarden Y, Szollosi J, Vereb G. The combination of trastuzumab and pertuzumab administered at approved doses may delay development of trastuzumab resistance by additively enhancing antibody – dependent cell – mediated cytotoxicity. mAbs. 2016；8（7）：1361 – 1370. https：//doi. org/10. 1080/19420862. 2016. 1204503. Epub 2016/07/06. PubMed PMID：27380003；PMCID：PMC5058622.

[68] Chao MP, Jaiswal S, Weissman – Tsukamoto R, et al. Calreticulin is the dominant pro – phagocytic signal on multiple human cancers and is counterbalanced by CD47. Sci Transl Med. 2010；2（63）：63ra94. https：//doi. org/10. 1126/scitranslmed.

3001375. Epub 2010/12/24. PubMed PMID：21178137；PMCID：PMC4126904.

[69] Senovilla L, Vitale I, Martins I, et al. An immuno-surveillance mechanism controls cancer cell ploidy. Sci (New York, NY). 2012；337 (6102)：1678 - 1684. https：//doi. org/10. 1126/science. 1224922. Epub 2012/09/29. PubMed PMID：23019653.

[70] Galluzzi L, Buque A, Kepp O, Zitvogel L, Kroemer G. Immunological effects of conventional chemotherapy and targeted anticancer agents. Cancer Cell. 2015；28 (6)：690 - 714. https：//doi. org/10. 1016/j. ccell. 2015. 10. 012. Epub 2015/12/19. PubMed PMID：26678337.

[71] Lo CS, Sanii S, Kroeger DR, et al. Neoadjuvant chemotherapy of ovarian cancer results in three patterns of tumor - infiltrating lymphocyte response with distinct implications for immunotherapy. Clin Cancer Res. 2017；23 (4)：925 - 934. https：//doi. org/10. 1158/1078 - 0432. ccr - 16 - 1433. Epub 2016/09/08. PubMed PMID：27601594.

[72] Sevko A, Michels T, Vrohlings M, et al. Antitumor effect of paclitaxel is mediated by inhibition of myeloid - derived suppressor cells and chronic inflammation in the spontaneous melanoma model. J Immunol (Baltim Md 1950). 2013；190 (5)：2464 - 2471. https：//doi. org/10. 4049/jimmunol. 1202781. Epub 2013/01/30. PubMed PMID：23359505；PMCID：PMC3578135.

[73] Liechtenstein T, Perez - Janices N, Gato M, et al. A highly efficient tumor - infiltrating MDSC differentiation system for discovery of anti - neoplastic targets, which circumvents the need for tumor establishment in mice. Oncotarget. 2014；5 (17)：7843 - 7857. https：//doi. org/10. 18632/oncotarget. 2279. Epub 2014/08/26. PubMed PMID：25151659；PMCID：PMC4202165.

[74] Tsavaris N, Kosmas C, Vadiaka M, Kanelopoulos P, Boulamatsis D. Immune changes in patients with advanced breast cancer undergoing chemotherapy with taxanes. Br J Cancer. 2002；87 (1)：21 - 27. https：//doi. org/10. 1038/sj. bjc. 6600347. Epub 2002/06/27. PubMed PMID：12085250；PMCID：PMC2364288.

[75] Pfannenstiel LW, Lam SS, Emens LA, Jaffee EM, Armstrong TD. Paclitaxel enhances early dendritic cell maturation and function through TLR4 signaling in mice. Cell Immunol. 2010；263 (1)：79 - 87. https：//doi. org/10. 1016/j. cellimm. 2010. 03. 001. Epub 2010/03/30. PubMed PMID：20346445；PMCID：PMC2862830.

[76] Machiels JP, Reilly RT, Emens LA, et al. Cyclophosphamide, doxorubicin, and paclitaxel enhance the antitumor immune response of granulocyte/macrophage - colony stimulating factor - secreting whole - cell vaccines in HER - 2/neu tolerized mice. Cancer Res. 2001；61 (9)：3689 - 3697. Epub 2001/04/28. PubMed PMID：11325840.

[77] Miura D, Yoneyama K, Furuhata Y, Shimizu K. Paclitaxel enhances antibody - dependent cell - mediated cytotoxicity of trastuzumab by rapid recruitment of natural killer cells in HER2 - positive breast cancer. J Nippon Med Sch (Nippon Ika Daigaku zasshi). 2014；81 (4)：211 - 220. Epub 2014/09/05. PubMed PMID：25186575.

[78] Diaz - Montero CM, Salem ML, Nishimura MI, Garrett - Mayer E, Cole DJ, Montero AJ. Increased circulating myeloid - derived suppressor cells correlate with clinical cancer stage, metastatic tumor burden, and doxorubicincyclophosphamide chemotherapy. Cancer Immunol Immunother. 2009；58 (1)：49 - 59. https：//doi. org/10. 1007/s00262 - 008 - 0523 - 4. Epub 2008/05/01. PubMed PMID：18446337；PMCID：PMC3401888.

[79] Ghiringhelli F, Menard C, Puig PE, et al. Metronomic cyclophosphamide regimen selectively depletes CD4 + CD25 + regulatory T cells and restores T and NK effector functions in end stage cancer patients. Cancer Immunol Immunother. 2007；56 (5)：641 - 648. https：//doi. org/10. 1007/s00262 - 006 - 0225 - 8. Epub 2006/09/09. PubMed PMID：16960692.

[80] Chen G, Emens LA. Chemoimmunotherapy：re-engineering tumor immunity. Cancer Immunol Immunother. 2013；62 (2)：203 - 216. https：//doi. org/10. 1007/s00262 - 012 - 1388 - 0. Epub 2013/02/08. PubMed PMID：23389507；PMCID：PMC3608094.

[81] Nizar S, Copier J, Meyer B, et al. T - regulatory cell modulation：the future of cancer immunotherapy? Br J Cancer. 2009；100 (11)：1697 - 1703. https：//doi. org/10. 1038/sj. bjc. 6605040. Epub 2009/04/23. PubMed PMID：

19384299；PMCID：PMC2695683.

［82］Knutson KL, Schiffman K, Cheever MA, Disis ML. Immunization of cancer patients with a HER－2/neu, HLA－A2 peptide, p369－377, results in short－lived peptide－specific immunity. Clin Cancer Res. 2002；8 (5)：1014－1018. Epub 2002/05/15. PubMed PMID：12006513.

［83］Disis ML, Schiffman K, Gooley TA, McNeel DG, Rinn K, Knutson KL. Delayed－type hypersensitivity response is a predictor of peripheral blood T－cell immunity after HER－2/neu peptide immunization. Clin Cancer Res. 2000；6 (4)：1347－1350. Epub 2000/04/25. PubMed PMID：10778962.

［84］Knutson KL, Schiffman K, Disis ML. Immunization with a HER－2/neu helper peptide vaccine generates HER－2/neu CD8 T－cell immunity in cancer patients. J Clin Investig. 2001；107 (4)：477 － 484. https：//doi. org/10. 1172/jci11752. Epub 2001/02/22. PubMed PMID：11181647；PMCID：PMC199268.

［85］Mittendorf EA, Clifton GT, Holmes JP, et al. Final report of the phase I/II clinical trial of the E75 (nelipepimut－S) vaccine with booster inoculations to prevent disease recurrence in high－risk breast cancer patients. Ann Oncol. 2014；25 (9)：1735 － 1742. https：//doi. org/10. 1093/annonc/mdu211. Epub 2014/06/08. PubMed PMID：24907636；PMCID：PMC4143091.

［86］Rayner JO, Dryga SA, Kamrud KI. Alphavirus vectors and vaccination. Rev Med Virol. 2002；12 (5)：279 － 296. https：//doi. org/10. 1002/rmv. 360. Epub 2002/09/05. PubMed PMID：12211042.

［87］Pushko P, Parker M, Ludwig GV, Davis NL, Johnston RE, Smith JF. Replicon－helper systems from attenuated Venezuelan equine encephalitis virus：expression of heterologous genes in vitro and immunization against heterologous pathogens in vivo. Virology. 1997；239 (2)：389 － 401. https：//doi. org/10. 1006/viro. 1997. 8878. Epub 1998/01/22. PubMed PMID：9434729.

［88］Pushko P, Bray M, Ludwig GV, et al. Recombinant RNA replicons derived from attenuated Venezuelan equine encephalitis virus protect guinea pigs and mice from Ebola hemorrhagic fever virus. Vaccine. 2000；19 (1)：142－153. Epub 2000/08/05. PubMed PMID：10924796.

［89］Gwin WR, et al. Effect of alphavirus vaccine encoding HER2 during concurrent anti－HER2 therapies on induction of oligoclonal T cell and antibody responses against HER2. J Clin Oncol. 2015；33：3081.

［90］Park JW, Melisko ME, Esserman LJ, Jones LA, Wollan JB, Sims R. Treatment with autologous antigen－presenting cells activated with the HER－2 based antigen Lapuleucel－T：results of a phase I study in immunologic and clinical activity in HER－2 overexpressing breast cancer. J Clin Oncol. 2007；25 (24)：3680 － 3687. https：//doi. org/10. 1200/jco. 2006. 10. 5718. Epub 2007/08/21. PubMed PMID：17704416.

［91］Disis ML, Dang Y, Coveler AL, et al. HER－2/neu vaccineprimed autologous T－cell infusions for the treatment of advanced stage HER－2/neu expressing cancers. Cancer Immunol Immunother. 2014；63 (2)：101 － 109. https：//doi. org/10. 1007/s00262 － 013 － 1489 － 4. Epub 2013/10/29. PubMed PMID：24162107；PMCID：PMC3945106.

［92］Datta J, Berk E, Xu S, et al. Anti－HER2 CD4 (t) T－helper type 1 response is a novel immune correlate to pathologic response following neoadjuvant therapy in HER2－positive breast cancer. Breast Cancer Res. 2015；17：71. https：//doi. org/10. 1186/s13058 － 015 － 0584 － 1. Epub 2015/05/23. PubMed PMID：25997452；PMCID：PMC4488128.

［93］Dirix LY, Takacs I, Jerusalem G, et al. Avelumab, an anti－PD－L1 antibody, in patients with locally advanced or metastatic breast cancer：a phase 1b JAVELIN Solid Tumor study. Breast Cancer Res Treat. 2017. https：//doi. org/ 10. 1007/s10549 － 017 － 4537 － 5. Epub 2017/10/ 25. PubMed PMID：29063313.

［94］Stagg J, Loi S, Divisekera U, et al. Anti－ErbB－2 mAb therapy requires type I and II interferons and synergizes with anti－PD－1 or anti－CD137 mAb therapy. Proc Natl Acad Sci USA. 2011；108 (17)：7142 － 7147. https：//doi. org/ 10. 1073/pnas. 1016569108. Epub 2011/04/ 13. PubMed PMID：21482773；PMCID：PMC3084100.

［95］Karyampudi L, Lamichhane P, Scheid AD, et al. Accumulation of memory precursor CD8 T cells in regressing tumors following combination therapy with vaccine and anti－PD－1 antibody. Cancer

Res. 2014; 74 (11): 2974 – 2985. https: //
doi. org/10. 1158/0008 – 5472. can – 13 –
2564. Epub 2014/04/15. PubMed PMID:
24728077; PMCID: PMC4313351.

[96] Loi S, et al. Abstract GS2 – 06: Phase Ib/II
Study Evaluating Safety and Efficacy of Pembroli-
zumab and Trastuzumab in Patients with Trastu-
zumab – Resistant HER2 – Positive Metastatic
Breast Cancer: Results from the PANACEA
(IBCSG 45 – 13/BIG 4 – 13/KEYNOTE – 014)
Study. 2018.

[97] Mohammed ZM, Going JJ, Edwards J, Elsberger

B, McMillan DC. The relationship between lym-
phocyte subsets and clinico – pathological determi-
nants of survival in patients with primary operable
invasive ductal breast cancer. Br J Cancer. 2013;
109: 1676 – 1684.

[98] Junttila TT, Li G, Parsons K, Phillips GL, Sli-
wkowski MX. Trastuzumab – DM1 (T – DM1)
retains all the mechanisms of action of trastuzum-
ab and efficiently inhibits growth of lapatinib in-
sensitive breast cancer. Breast Cancer Res Treat.
2011; 128: 347 – 356.

第 14 章

用于 HER2 阳性乳腺癌的生物仿制药

HOPE S. RUGO，MD

摘要

曲妥珠单抗改变了 HER2 阳性早期乳腺癌和转移性乳腺癌的预后。与简单的化合物不同，诸如曲妥珠单抗之类的生物制剂是在活细胞中生产的。这给生产生物制剂造成了很大的困难，因为不可能生产出与原生物制剂完全相同的产品。随着许多生物制剂的专利保护期限已过或者已接近，美国、欧盟以及世界卫生组织的管理机构制定了生物仿制药的分析和评估指南。一些曲妥珠单抗生物仿制药已通过以短期疗效为终点的 Ⅲ 期临床研究评估，其中有 3 种生物仿制药获得了美国（1 种）或欧盟（2 种）的批准。这些曲妥珠单抗生物仿制药的监管评估、外推和互换性等具体问题将被进一步分析。预计曲妥珠单抗生物仿制药的出现将使治疗成本降低 20%～30%，并改善全球范围内的使用情况。

关键词

生物仿制药；乳腺癌；转移性；新辅助；曲妥珠单抗

引言

曲妥珠单抗的使用显著改善了早期和晚期 HER2 阳性乳腺癌临床治疗的结局，提高了反应速度、控制持续时间、无进展生存期和总生存期[1]。曲妥珠单抗的成功在于能够识别乳腺癌的 HER2 阳性亚型，并且这些乳腺癌对曲妥珠单抗都表现出良好的反应性，即使在进展后仍有持续反应。对于生物制品来说，目前一个主要的问题是治疗/成本效益，这限制了世界范围的广泛应用。

生物仿制药是什么（表 14.1）[2]？大众对仿制药的概念都很熟悉，简单的小分子化学物质被仿制只需要化学结构和药代动力学与原始产品相似。相比之下，生物制品是活细胞中制造的大分子、复杂分子，由于生产和翻译后修饰的变化，即使是当前的产品或者参考品，也可能与原始产品会略有不同，这取决于生产的时间和地点[3]。生物仿制品只能做到与这些原始生物制品"相似"。由于其复杂性，欧洲药品管理局（EMA）、美国食品药品监督管理局（FDA）和世界卫生组织已经为它们的发展制定了指导方针[4]。随着专利期限的结束或即将结束，近年来新的生物仿制药数量激增，为生产者、支付者和患者创造一个重要的新领域[5]。曲妥珠单抗的主要专利于2014 年 7 月在欧盟到期，于 2019 年 6 月在美国到期。许多生物仿制药已经在临床上使用；在美国，第 1 个被批准的肿瘤生物仿制药是髓系生长因子非格司亭，当然也有一些其他药物在欧洲临床上使用。截至 2018 年初，美国批准了 1 种曲妥珠单抗生物仿制药，欧盟批准了 2 种仿制药；但是尚没有一个在临床应用，许多申请仍在等待中。

生物制品还有另外两个术语：生物制品的预期仿制品（"me - too biologics"）和生物改良剂。预期仿制品是指已获得许可的生物产品的拷贝，但这些产品不符合生物仿制药的监管标准；而生物改良剂是经过结构和/或功能改变以改善或改变临床性能的生物制剂。生物改良剂必须经过完整的生物制剂开发和批准程序。

表 14.1　生物制品和仿制药之间的区别

	小分子仿制药	生物制品
生产方式	化学合成	生命系统（培养细胞）
特征	有限的物理化学方法	全面的理化分析与生物测定
生产	容易生产	翻译后修饰使生产条件变得困难和复杂化
安全注意事项	靶特异性和非靶毒性	靶特异性毒性，非靶毒性，免疫原性特征（如抗药物抗体）

生物仿制药的要求

生物仿制药的评价内容侧重于与参考药物之间在结构、功能和生物活性方面的相似度[6]（图 14.1）。事实上，"生物仿制品和参照药品在安全性、纯度和效价方面不应有任何临床意义上的差异"[7]。参照药品必须显示出比公认的标准治疗具有更优的疗效，并且安全性上可被接受，而生物仿制药则必须在临床前检测、药效学和药代动力学方面表现出与参照药品的相似性。证明生物相似性的最后一步是在适当的目标人群中确认其安全性和有效性，同时评估其免疫原性。其中一个主要挑战是确定最佳人群，以比较生物仿制药和对照品之间任何有临床意义的差异。生物仿制药临床指南的基础是在小范围内证明与参照药品在各短期终点之间的等效性，以避免参照药品被批准前所需的昂贵且较大的试验。重要的是确保生物仿制药符合严格的监管准则，因为世界各地有不少国家正在使用一些生物仿制药，而有些国家的监管准则并不严格，只需要一个小规模的安全性评估试验就可获得批准。

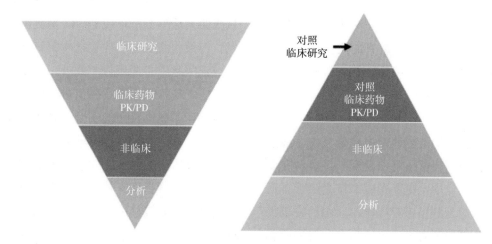

图 14.1　生物仿制药生产流程
（PD，药效学；PK，药代动力学）

生物仿制药的分析评价

　　需要对提交的生物仿制药进行广泛的分析评估[8]。包括对初级（氨基酸序列）、次级和三级结构的评估，以及翻译后修饰（如糖型、唾液酸化）和杂质的评估。由于生物制品不可能完全相同，甚至原始生物制品也会出现变化，因此需要比较相似性[3]。然后，必须通过功能特征证明类似的生物学活性；对于曲妥珠单抗生物仿制药，这包括通过细胞和 Fcγ 受体结合分析评估 HER2、抗体依赖性细胞毒性和抑制增殖等；安全性评估包括心肌细胞的安全性研究，对非人类灵长类动物进行药代动力学和毒理学研究。

临床研究

　　对生物相似性的评估首先要在少量的病人中比较提交的生物仿制药和原始生物制品之间的药代动力学。以曲妥珠单抗为例，评估是将美国和欧盟来源的曲妥珠单抗与提交的生物仿制药在健康成人间进行比较[9,10]。生物仿制药的最终评估是Ⅲ期临床试验，通过一个高敏感方式，将提交的生物仿制药与原始产品进行比较，主要终点采用短期疗效指标。这些试验还必须包括短期和长期的安全性，用抗药性抗体评估药代动力学和免疫原性，以及远期疗效[11]。

　　目前正在讨论是否有可能制定最佳的方法，用于曲妥珠单抗生物仿制药的短期疗效终点评估。中心确认的集中测定的反应率是一个普遍可接受的终点，允许较小的样本量，是评估药物活性的更快方法。一个关注点是反应与长期疗效终点的相关性，如无事件生存率（EFS）或 PFS 和 OS。两种临床设置最为相关，一种是以总有效率（ORR）为主要终点的一线治疗转移性疾病，另一种是以病理完全反应（PCR）为主要终点的新辅助治疗。对于 HER2 阳性疾病，一线转移治疗应答的改善通常与改善的 PFS 和 OS 相关，而在新辅助治疗方案中，PCR 与无病生存率和 OS 相关[12-14]。

　　新辅助和转移性病例研究中，通过生物仿制药评估可以发现其优势。在新辅助治疗中，患者先前未接受治疗，而转移性乳腺癌患者可能在新辅助或辅助阶段接受了曲妥珠单抗治疗。对一些临床试验数据的 meta 分析发现，使用 pCR 而不是 ORR 作为疗效指标具有更小的长期疗效损失，并且新辅助研究可能是评价生物仿制药的最佳方式[15]。然而，术后治疗方式可能会有显著差异，这可能会影响第 2 终点 EFS 的结果，而且治疗暴露的时限为 1 年。在曲妥珠单抗生物仿制药一线治疗转移性乳

腺癌的临床试验中，包含了一部分有限接受曲妥珠单抗治疗或 HER2 检测的患者，与最初曲妥珠单抗获批的关键试验中登记的患者非常相似。此外，稳定或有反应的转移性患者在病情进展前接受抗体治疗，提供长期的安全性和免疫原性数据。反应率是对提案的曲妥珠单抗仿制药临床研究的一个短期、敏感的测量方式；监管指南支持这些终点。事实上，新辅助和转移一线方案都提供用于曲妥珠单抗生物仿制药评估和探索性研究的必要数据。

临床试验

　　使用 FDA 和 EMA 规定的管理指南，5 个Ⅲ期临床研究报告了可比较的疗效，2 个在一线转移性患者（表14.2a），3 个在新辅助患者（表14.2b）。

表 14.2A　生物仿制药一线治疗转移性乳腺癌Ⅲ期临床研究主要疗效终点

生物仿制药	例数	治疗	主要终点	结果	
				风险差异	风险比
[a]MYL - 14010[16] 曲妥珠单抗 - dkst	500	紫杉醇加曲妥珠单抗或 MYL - 141010	ORR（24 周）	5.53 [95% CI - 3.08%~ 14.04%]	1.09 [90% CI 0.974~1.211]
[b]PF - 05280014[18]	707	紫杉醇加曲妥珠单抗或 PF - 05280014	ORR（25 周）	N/A	0.94 [95% CI 0.842~1.049]

ORR，总体有效率；wk，周
[a]等效边界：危险差异 [-15%，15%]；风险比 [0.81，1.24]。
[b]等效边界：风险比 [0.8，1.25]。

表 14.2B　生物仿制药新辅助治疗早期乳腺癌Ⅲ期临床研究的主要疗效终点

生物仿制药	例数	治疗	主要终点	结果	
				风险差异	风险比
[a]CT－P6[19]	549	D/FEC 加 CT－P6 或曲妥珠单抗×1 年	整体 pCR	－0.04%［95% CI －0.12%～0.05%］	0.93［95% CI 0.78，1.11］
[b]SB－3[20]	800	D/FEC 加 SB－3 或曲妥珠单抗×1 年	乳腺 pCR	10.70%［95% CI 4.13%～17.26%］	1.259［95% CI 1.08～1.460］
ABP 980[23]	725	EC 序贯紫用醇加 ABP－90 或曲妥珠单抗×1 年	整体 pCR	7.3%［90% CI 1.2%～13.4%］	1.19［90% CI 1.03～1.37］
[c]PF－05280014[22]	226	D/Ca 加 PF－05280014 或曲妥珠单抗×6 周期	PK 6 周期后整体 pCR	NR	NR

D/Ca，多西他赛 75mg/m² 加卡铂（AUC＝6）静注，3 周方案共 6 周期；D/FEC，多西他赛 75mg/m² 静注，3 周方案共 4 周期，序贯 5－FU/表柔比星/环磷酰胺（500mg/m²/75mg/m²/500mg/m²）静注，3 周方案共 4 周期，联合抗体药物治疗 1 年；EC/紫杉醇，表柔比星 90mg/m² 静注，每 3 周方案共 4 周期，序贯紫杉醇（每周或 3 周方案）共 12 周，联合抗体药物，随后抗体药物维持到 1 年，原先的曲妥珠单抗组进一步随机分组（详见正文）；NR，未报道；pCR，病理完全缓解；PK，药代动力学；整体 pCR，乳腺和淋巴结都达 pCR

[a]等效边界：风险差异［－15%，15%］；风险比［0.74，1·35］。

[b]等效边界：风险差异［－13%，13%］；风险比［0.785，1.546］。

[c]等效边界：风险差异［－13%，13%］；风险比［0.76，1.32］。

第 1 个发表的多中心、双盲、随机、平行、Ⅲ期临床研究是评估制药公司 Mylan 研发的生物仿制药 MYL0401O（曲妥珠单抗－dkst，Ogivri），作为等效性研究一线治疗转移性 HER2 阳性乳腺癌[16]。符合条件的患者被随机分配接受紫杉烷（84% 接受多西他赛治疗）联合生物仿制药或曲妥珠单抗。对有反应或稳定的患者进行至少 24 周的化疗，随后予抗体治疗，直到疾病进展或毒性不能耐受。在 458 名符合条件的患者中，不到 10% 的患者接受了曲妥珠单抗辅助治疗。主要终点为第 24 周的 ORR，次要终点包括第 48 周的肿瘤进展时间（TTP）、PFS 和 OS，以及抗抗体药物抗体（ADA）的发展和安全性。对于曲妥珠单抗－dkst 和曲妥珠单抗的 24 周时 ORR 分别为 69.6%（95% CI 63.62%～75.51%）和 64%（95% CI 57.81%～70.26%）。ORR 比率和差异在预先设定的等效范围内（表 14.2A）。在 48 周时，生物仿制药和曲妥珠单抗之间各类指标差异没有显著统计学意义，如 TTP 41.3%对 43.0%；降低 1.7%（95% CI 为 -11.1% ~ 6.9%）、PFS 44.3% 对 44.7%；降低 0.4%（95% CI -9.4% ~8.7%）或 OS 89.1% 对 85.1%；降低 4.0%（95% CI 为 -2.1% ~ 10.3%）。值得注意的是，由于事件数量较少，生存数据仍不成熟。在包括心脏事件在内的毒性方面没有临床意义上的差异，并且在两组少数患者中都检测到 ADA。

基于这些数据，Mylan 公司开发的生物仿制药在美国获得批准，使用了"大量产品结构和功能性特征、动物数据、人体药代动力学和药效学数据的比较，以及临床研究，包括 Ogivri 和美国许可的赫赛汀之间的临床免疫原性[17]。"此外，FDA 批件中提到"这些数据表明 Ogivri 与美国许可的赫赛汀非常相似，而且产品之间没有临床意义上的差异。"Ogivri 获得了目前曲妥珠单抗的所有适应证，包括 HER2 阳性胃癌、早期和晚期乳腺癌，尽管它要在 2019 年中期赫赛汀美国专利到期后才能在临床使用。

另一项随机、双盲、Ⅲ期临床研究在一线转移性乳腺癌患者中比较曲妥珠单抗生物仿制药 PF -05280014 与曲妥珠单抗联合每周紫杉醇至少 33 周，随后抗体药物维持治疗，直至疾病进展或毒性不可耐受[18]。707 例受试者中有约 10% 的患者曾使用曲妥珠单抗辅助治疗。主要研究终点 ORR 在生物仿制药组和赫赛汀组分别为 62.5%（95% CI 57.2% ~ 67.6%）和 66.5%（95% CI 61.3% ~ 71.4%）。反应的风险比在等效范围内（表 14.2A），次要终点包括 1 年的 PFS（56% 对 52%）和 OS（88.84% 对 87.96%）也相似。在安全性和免疫原性方面无差异，目前正在审批当中。

3 种曲妥珠单抗生物仿制药通过新辅助研究，其中 2 种已被欧盟批准。第一项被发表的研究、也是第一种被欧盟批准曲妥珠单抗生物仿制药是 CT -P6[19]。这是一项随机、双盲、主动对照、Ⅲ期等效性研究，入组的乳腺癌患者为 Ⅰ ~ Ⅲ 期 HER2 阳性。给予 D/FEC 方案化疗：多西他赛 $75mg/m^2$ 共 4 周期（每 3 周方案），随后给予 5 - Fu $500mg/m^2$、表阿霉素 $75mg/m^2$ 和环磷酰胺 $500mg/m^2$ 共 4 周期（每 3 周方案）；并随机接受 CT -P6 或曲妥珠单抗治疗。完成 8 周期新辅助化疗后，所有患者接受手术，随后每 3 周输注最初指定的抗体药物，完成 1 年的治疗。主要终点是乳腺和腋窝淋巴结的 pCR，次要终点包括最后一名患者开始治疗的 3 年长期安全性和疗效。CT -P6 组和曲妥珠单抗组的 PCR 率分别为 46%（95% CI 40.4 ~ 53.2）和 50.4%（95% CI 44.1 ~ 56.7），疗效（风险差异和风险比）（表 14.2B）达到了预定的等效界限。安全性和免疫原性方面无差异（A-DAs 阴性）。长期随访正在进行中。

欧盟批准的第二个曲妥珠单抗生物仿制药是 SB -3。在这项Ⅲ期、随机、双盲研究中，共有 800 名 Ⅱ ~ Ⅲ期

HER2 阳性乳腺癌患者接受 SB－3 或曲妥珠单抗联合 D/FEC 方案新辅助治疗，术后完成 1 年抗体药物治疗[20]。主要终点是乳腺 pCR。次要终点包括乳腺和腋窝淋巴结 pCR、安全性、1 年的 EFS 和 OS。两组间的乳腺 pCR 率相似（在 SB－3 和曲妥珠单抗组分别为 51.7% 和 42.0%），两者的风险差异和风险比均达到等效界限（表 14.2B）。乳腺和淋巴结的 pCR 率也相似（分别为 45.8% 和 35.8%），安全性终点（包括心脏功能和免疫原性）无差异。中位随访时间仅超过 1 年，两组间治疗引起的不良事件发生率相当，每组只有 3 名患者有 ADA 的证据。两组间的 EFS 相似，风险比为 0.94（92.2% 和 91.6%，SB－3 对曲妥珠单抗；95% CI 为 0.59 ~ 1.51），OS 也相似（99.8% 和 98.9%）[21]。

另外 2 个新辅助研究已经被报道，这 2 个生物仿制药也正在审批中。新辅助研究 PF－0520014 共纳入 226 例早期 HER2 阳性乳腺癌患者，接受多西他赛 75mg/m^2 和卡铂（AUC ＝6）静滴（3 周方案）化疗共 6 个周期，并随机分组联合生物仿制药或曲妥珠单抗治疗，治疗后进行手术[22]。本试验的主要终点是第 5 周期谷浓度 >20μg/ml 的患者百分比的非劣效性，分别在接受 PF－0520014 和曲妥珠单抗的患者中达到 92.1% 和 93.3%，满足两组间差异的非劣效性界限 －12.5%（95% CI 的下限，－8.02% ~ 6.49%）。通过对乳腺和淋巴结的 pCR 检测，疗效也相似（pf－05280014 为

47.0%，95% CI 36.9% ~ 57.2%；曲妥珠单抗为 50.0%，95% CI 80.2% ~ 93.7%）。不良事件的数量相似，两组患者的 ADA 发生率很低。

ABP－90 的Ⅲ期新辅助研究有一个额外的设计方案，包括在生物仿制药和原研药之间进行切换[23]。HER2 阳性早期乳腺癌患者（肿块大小 ≥2cm）接受每 3 周表阿霉素 90mg/m^2 加环磷酰胺 600mg/m^2 × 4 个周期化疗，随后接受 ABP－90 或曲妥珠单抗联合 3 周或每周紫杉醇（由研究者选择）共 12 周期，然后进行手术。术后，最初随机分为 ABP－90 组的患者继续使用该抗体治疗 1 年；最初被随机分为曲妥珠单抗组的患者被重新随机分为接受 ABP－90 或曲妥珠单抗治疗。主要终点是乳腺和淋巴结的 pCR，ABP－90 和曲妥珠单抗组的 pCR 率分别为 48% 和 40.5%。风险差异和风险比均在预先规定的等效范围内（表 14.2B）。从曲妥珠单抗转为 ABP－90 的患者与留在曲妥珠单抗或短期随访后留在 ABP－90 的患者相比，其安全性和疗效均无差异[24,25]。

上述 5 种生物仿制药均已在美国和欧盟提交监管审批申请。如前所述，一种生物仿制药在美国获得批准，另两种在欧盟获得批准。其他几种生物仿制药已在主要集中于安全性的小规模随机试验中进行了评估。

药物警戒

监管后批准药物警戒是将生物仿制

药纳入临床实践的一个关键和必需的组成部分，美国和欧盟制定了相应的指导方针。药物警戒包括集中监测和谨慎的安全报告，并对不良影响进行持续评估，以生成上市后监测数据。

外推与互换性

外推是指在一种人群中生物仿制药被批准，可以外推到原研药被批准的任何人群中，并且有充分的科学依据可供使用[26]。在一个人群中的等效性是否意味着临床医生可以相信不同适应证之间的类似效果？外推是生物仿制药发展的一个关键组成部分，其基础是证明安全性、有效性和免疫原性的可比性，在敏感和关键临床指征方面无临床相关差异。只有通过外推，才能简化开发工作，以降低生物仿制药的市场化成本，并改善准入条件。事实上，Mylan 公司的曲妥珠单抗生物仿制药被批准用于 HER2 过表达型乳腺癌和转移性胃/胃食管交界处腺癌。考虑到曲妥珠单抗的适应证和与其他药物组合（包括抗体帕妥珠单抗）的疗效和安全性，并没有增加额外的安全性或药代动力学问题[14]，符合严格监管批准标准的仿制药物在没有额外数据的情况下外推似乎是合理和安全的[27]。

FDA 发布了关于生物仿制药互换性的指导草案，该草案允许药房在不考虑安全性或有效性的情况下用生物仿制药替代。生物制品必须在专门的切换研究中进行测试，评估药代动力学、药效学、免疫原性和安全性，尽管考虑到研究设计不允许这样做，切换不需要证明有效性。目前还没有产品获得这一称号。在辅助治疗中评估从原研药曲妥珠单抗转为生物仿制药的安全性是走向互换性的第一步[24]。目前尚不清楚获得这一称号需要哪些试验或需要多少数据。一般来说，处方医生应该参与到患者的决策中。

命名

生物仿制药的命名应遵循监管准则，美国、欧盟以及其他国家之间存在差异。美国食品和药品管理局已经确定，生物仿制药将使用通用名称，后面跟着 4 个首字母，以避免与特定公司关联。例如，Mylan 公司的曲妥珠单抗生物仿制药名为 trastuzumab – dkst（商标名 Ogivri）。

未来的计划

好消息是，目前已经在肿瘤领域中批准了曲妥珠单抗生物仿制药，有望在不久的将来用于临床。一种曲妥珠单抗生物仿制药在美国获得批准，两种在欧盟获得批准，许多申请正在审批中。令人鼓舞的是，在辅助治疗和转移性病例维持治疗中，也能看到类似的疗效和安全性。St. Gallen 国际专家共识会议最近核准了曲妥珠单抗生物仿制药的外推应用[28]。

曲妥珠单抗是一种救命的生物疗法，其生物仿制药有望降低成本并改善全球范围内的药物可及性[29]。

据估计，使用生物仿制药将降低至少 20%～30% 的医疗成本，并且可能会随着竞争的加剧而增加。鉴于乳腺癌是全世界妇女最常见的恶性肿瘤，且 HER2 阳性疾病占所有病例的 20% 左右，低成本曲妥珠单抗生物仿制药的可用性有可能显著改善疾病的预后。在原研药随时可用的国家，大量的肿瘤生物治疗导致整体医疗成本上升，使用按照国际监管准则严格测试的低成本替代品将有助于控制整体医疗成本。

参考文献

[1] Jiang H, Rugo HS. Human epidermal growth factor receptor 2 positive (HER2 +) metastatic breast cancer: how the latest results are improving therapeutic options. Ther Adv Med Oncol. 2015; 7 (6): 321 –339.

[2] Buske C, Ogura M, Kwon HC, Yoon SW. An introduction to biosimilar cancer therapeutics: definitions, rationale for development and regulatory requirements. Future Oncol. 2017; 13 (15s): 5 –16.

[3] Kim S, Song J, Park S, et al. Drifts in ADCC – related quality attributes of Herceptin (R): impact on development of a trastuzumab biosimilar. MAbs. 2017; 9 (4): 704 –714.

[4] Coiffier B. Preparing for a new generation of biologic therapies: understanding the development and potential of biosimilar cancer therapeutics. Future Oncol. 2017; 13 (15s): 1 –3.

[5] Reinke T. The biosimilar pipeline seams seem to Be bursting. Manag Care. 2017; 26 (3): 24 –25

[6] Rugo HS, Linton KM, Cervi P, Rosenberg JA, Jacobs I. A clinician's guide to biosimilars in oncology. Cancer Treat Rev. 2016; 46: 73 –79.

[7] FDA. Guidance for Industry: Scientific Considerations in Demonstrating Biosimilarity to a Reference Product; 2015. http: //www. fda. gov/ downloads/DrugsGuidanceCompliance Regulato-

ryInformation/Guidances/UCM291128. pdf.

[8] Hurst S, Ryan AM, Ng CK, et al. Comparative nonclinical assessments of the proposed biosimilar PF – 05280014 and trastuzumab (Herceptin (R)). BioDrugs. 2014; 28 (5): 451 –459.

[9] Yin D, Barker KB, Li R, et al. A randomized phase 1 pharmacokinetic trial comparing the potential biosimilar PF –05280014 with trastuzumab in healthy volunteers (REFLECTIONS B327 – 01). Br J Clin Pharmacol. 2014; 78 (6): 1281 –1290.

[10] Esteva FJ, Stebbing J, Wood – Horrall RN, Winkle PJ, Lee SY, Lee SJ. A randomised trial comparing the pharmacokinetics and safety of the biosimilar CT – P6 with reference trastuzumab. Cancer Chemother Pharmacol. 2018.

[11] Markus R, Liu J, Ramchandani M, Landa D, Born T, Kaur P. Developing the totality of evidence for biosimilars: regulatory considerations and building confidence for the healthcare community. BioDrugs. 2017; 31 (3): 175 –187.

[12] Cortazar P, Zhang L, Untch M, et al. Pathological complete response and long – term clinical benefit in breast cancer: the CTNeoBC pooled analysis. Lancet. 2014; 384 (9938): 164 –172.

[13] Slamon D, Eiermann W, Robert N, et al. Adjuvant trastuzumab in HER2 – positive breast cancer. N Engl J Med. 2011; 365 (14): 1273 –1283.

[14] Swain SM, Kim SB, Cortes J, et al. Pertuzumab, trastuzumab, and docetaxel for HER2 – positive metastatic breast cancer (CLEOPATRA study): overall survival results from a randomised, double – blind, placebo – controlled, phase 3 study. Lancet Oncol. 2013; 14 (6): 461 –471.

[15] Jackisch C, Scappaticci FA, Heinzmann D, et al. Neoadjuvant breast cancer treatment as a sensitive setting for trastuzumab biosimilar development and extrapolation. Future Oncol. 2015; 11 (1): 61 –71.

[16] Rugo HS, Barve A, Waller CF, et al. Effect of a proposed trastuzumab biosimilar compared with trastuzumab on overall response rate in patients with ERBB2 (HER2) – positive metastatic breast cancer: a randomized clinical trial. JAMA. 2017; 317 (1): 37 –47.

[17] FDA. FDA Approves Ogivri as a Biosimilar to Herceptin; 2017. https: //www. fda. gov/

Drugs/InformationOnDrugs/ApprovedDrugs/ ucm587404. htm.

[18] Pegram M, Tan – Chiu E, Freyman A, et al. A randomized, double – blind study of PF – 05280014 (a potential trastuzumab biosimilar) vs trastuzumab, both in combination with paclitaxel, as first – line treatment forHER2 – positivemetastatic breast cancer. ESMO Conf Proc. 2017：Abstr #238PD.

[19] Stebbing J, Baranau Y, Baryash V, et al. CT – P6 compared with reference trastuzumab for HER2 – positive breast cancer: a randomised, double – blind, active – controlled, phase 3 equivalence trial. Lancet Oncol. 2017.

[20] Pivot X, Bondarenko I, Nowecki Z, et al. Phase III, randomized, double – blind study comparing the efficacy, safety, and immunogenicity of SB3 (trastuzumab biosimilar) and reference trastuzumab in patients treated with neoadjuvant therapy for human epidermal growth factor receptor 2 – positive early breast cancer. J Clin Oncol. 2018：JCO2017740126.

[21] Pivot X, Bondarenko I, Nowecki Z, et al. A phase III study comparing SB3 (a proposed trastuzumab biosimilar) and trastuzumab reference product in HER2 – positive early breast cancer treated with neoadjuvant – adjuvant treatment: final safety, immunogenicity and survival results. Eur J Cancer. 2018; 93：19 –27.

[22] Lammers PE, Dank M, Masetti R, et al. A randomized, double – blind study of PF – 05280014 (a potential biosimilar) vs trastuzumab, both given with docetaxel (D) and carboplatin (C), as neoadjuvant treatment for operable human epidermal growth factor receptor 2 – positive (HER21)

breast cancer. ESMO Conf Proc. 2017：Abstr # 154PD.

[23] von Minckwitz G, Ponomarova O, Morales S, Zhang N, Hanes V. Efficacy and safety of biosimilar ABP 980 compared with trastuzumab in HER2 positive early breast cancer. ESMO Conf Proc. 2017：Abstr #151PD.

[24] von Minckwitz G, Turdean M, Zhang N, Santi P, Hanes V. Biosimilar ABP 980 in patients with early breast cancer: results of single switch from trastuzumab to ABP 980. SABCS Conf Proc. 2017：Abstr #P5 –20 –13.

[25] Kolberg H – C, Demetriou GS, Zhang N, Tomasevic Z, Hanes V. Safety results from a randomized, doubleblind, phase 3 study of ABP 980 compared with trastuzumab in patients with breast cancer. SABCS Conf Proc. 2017：Abstr #PD3 – 10.

[26] Declerck P, Danesi R, Petersel D, Jacobs I. The language of biosimilars: clarification, definitions, and regulatory aspects. Drugs. 2017; 77 (6)：671 –677.

[27] Cohen HP, Blauvelt A, Rifkin RM, Danese S, Gokhale SB, Woollett G. Switching reference Medicines to biosimilars: a systematic literature review of clinical outcomes. Drugs. 2018.

[28] Curigliano G, Burstein HJ, Winer EP, et al. De – escalating and escalating treatments for early – stage breast cancer: the St. Gallen international Expert Consensus Conference on the primary therapy of early breast cancer 2017. Ann Oncol. 2017; 28 (8)：1700 –1712.

[29] Yu B. Greater potential cost savings with biosimilar use. Am J Manag Care. 2016; 22 (5)：378.